Larry Keller u. a.

Das 12 Wochen Power-Workout
für den Topbody

Fett verbrennen, Muskeln aufbauen

Bechtermünz

Erstmals veröffentlicht 2000 unter dem Titel
The Men's Health® Hard-Body Plan
von Rodale Inc.

Deutsche Erstausgabe

Copyright © der deutschen Übersetzung by Weltbild Verlag GmbH, Augsburg 2001
Koordination und Bearbeitung der deutschen Ausgabe:
Neumann & Nürnberger, Leipzig
Übertragung ins Deutsche: Antje Lorbeer, Leipzig
Gesamtherstellung: Neue Stalling, Oldenburg

Printed in Germany

ISBN 3-8289-1927-8

Anmerkung des Verlages

Die Informationen in diesem Buch sollen Ihnen helfen, die richtigen Entscheidungen
hinsichtlich Ihres Übungsprogramms und der Verbesserung Ihrer Fitness zu treffen.
Sie sollen jedoch nicht ein Fitnessprogramm unter Anleitung oder gar ärztlichen Rat
ersetzen. Wie bei allen Trainingsprogrammen sollten Sie den Rat Ihres Arztes einholen,
bevor Sie mit den hier gezeigten Übungen beginnen.

Achtung! Sicherheit geht vor! Bevor Sie mit den Übungen beginnen, sollten Sie sämt-
liche Geräte einem Sicherheitscheck unterziehen. Passen Sie Ihr Übungsprogramm
stets Ihrem Können, Ihrer Kondition und Ihrer körperlichen Konstitution an.

MITARBEITER

Chefredakteur: Ken Winston Caine
Autoren: Rick Ansorge, Jeffrey Bouley, Ken Winston Caine,
Susannah Hogendorn, Larry Keller, James McCommons, Eric Metcalf
Künstlerische Leitung: Charles Beasley
Gestaltung: Christopher Rhoads
Bildredaktion: James A. Gallucci
Fotografen: Mitch Mandel, Kurt Wilson (Seite 247)
Stylist: Trory Schnyder
Stellvertretende Forschungsleiterin: Leah Flickinger
Assistentin: Sandra Salera Lloyd
Redaktion: Deborah Pedron
Wissenschaftliche Leitung: Deborah Pedron, Elizabeth B. Price
Wissenschaftliche Mitarbeiter: Molly Donaldson Brown, Anne Dixon,
Karen Jacobs, Mary S. Mesaros, Joanne Policelli, Kirk Swanson, Rebecca Theodore
Produktionsleitung: Marilyn Hauptly
Layout: Donna G. Rossi
Studioleiter: Leslie M. Keefe
Produktionskoordination: Brenda Miller, Jodi Schaffer, Patrick T. Smith

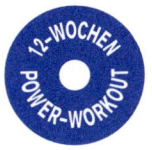

INHALT

TEIL 4: DER HARD-BODY-ERNÄHRUNGSPLAN

DIE HARD-BODY-GRUNDAUSSTATTUNG

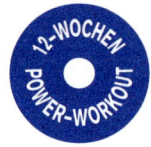

EINLEITUNG

Ich habe früher für einen Verlag gearbeitet, der Publikationen zur täglichen Fitness herausgegeben hat und zur „alten Schule" gehörte. Schon damals hatte ich das Gefühl, dass dort irgendetwas falsch lief, aber ich konnte mir auch nicht vorstellen, was wir anders machen sollten.

Typisches Beispiel: Eines Tages traf ich einen meiner Kollegen in der Sporthalle der Firma an. Er war ein guter Athlet, aber er hatte zuvor nie mit Gewichten trainiert. Trotzdem führte er eine Armübung nach der anderen durch. Als ich ihn schließlich fragte, was er da treibt, erklärte er mir: „Heute ist mein Arm-Tag."

Ein Mann, der gerade einmal seit etwa drei Wochen Gewichte drückte, hatte also schon einen „Arm-Tag" – und möglicherweise auch einen Bein-Tag, einen Brust-Tag oder sogar einen Tag, an dem er seine Nackenpartie trainierte.

Das war, als ob man auf der Überholspur der Autobahn das Fahren lernt, als ob ein Kleinkind, das gerade das Laufen gelernt hatte, an einem Marathon teilnimmt oder jemand seine kriminelle Laufbahn mit einem Einbruch in Fort Knox beginnt. Dafür gibt es sicher noch eine ganze Menge anderer Vergleiche. Für mich war es jedenfalls absolut unverständlich, dass ein Mann, der nie zuvor Training mit Gewichten gemacht hatte, mit Bodybuilding-Übungen für Fortgeschrittene anfing.

Aber das waren eben die Übungsvorschläge, die seinerzeit in den Muskel-Zeitschriften zu finden waren, und auf die selbst schlaue Jungs hereingefallen sind.

Ich, zum Beispiel, fing 1970 damit an, Sandsäcke zu stemmen und erst als ich 20 Jahre später eine Bodybuilding-Zeitschrift in der Hand hielt lernte ich, wie man es falsch macht. Zuvor hatte ich natürlich alles *völlig* verkehrt gemacht und es dauerte wieder ein paar Jahre, bis ich genug von der Wissenschaft verstand, um nun ganz zuversichtlich behaupten zu können, dass ich doch sehr genau wusste, wie man die Sache richtig angeht.

Hätte es zu jener Zeit schon *Das 12-Wochen-Power-Workout für den Top-Body* gegeben, dann wären mir sicherlich eine ganze Menge Frustration, Verletzungen und Tausende nutzloser Stunden mit schlecht konzipierten und ausgeführten Übungen erspart geblieben und ich hätte meinen Körper stattdessen mit dem für eine Kräftigung und einen besseren Muskelaufbau nötigen Rüstzeug versorgen können.

Zu diesem Rüstzeug gehört auch die richtige Ernährung zur richtigen Zeit. *Das 12-Wochen-Power-Workout für den Top-Body* zeigt, woraus eine Ernährung für ein Maximum an Muskeln und ein Minimum an Fett bestehen muss.

Für Anfänger dient dieses Buch als umfassender Lehrpfad. Auf nur ein paar hundert Seiten enthält es das Wissen, das sich Leute wie ich im Laufe der Jahre angeeignet haben. Alle Übungen sind gleich von Anfang an effektiv und erfolgversprechend und bieten eine ganze Reihe von Variationen für eine abwechslungsreiche Gestaltung des Trainingsprogramms.

Sie können es natürlich auch so machen, wie ich es einst getan habe und mehr als zwanzig Jahre lang Ihre Zeit vergeuden. Wenn ja, na dann sehen wir uns an Ihrem Arm-Tag.

Lou Schuler, A.C.E. (American Council on Exercise)
Fitnessberater der Zeitschrift „*Men's Health*"

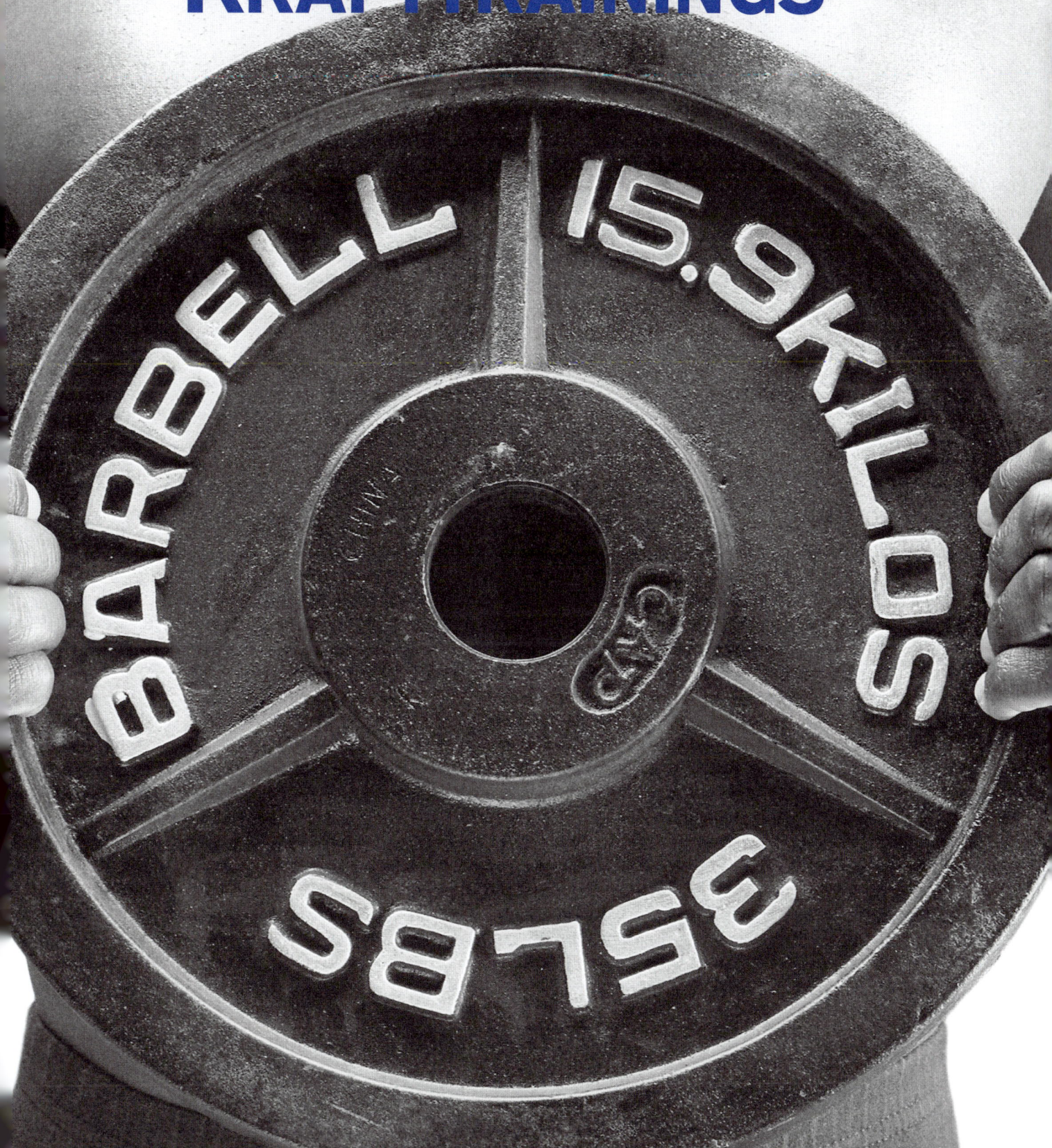

TEIL 1

DIE NEUE WISSENSCHAFT DES
KRAFTTRAININGS

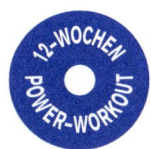

KRÄFTIGER WERDEN
DIE WISSENSCHAFT DER KRAFT

IN DEN LETZTEN 30 JAHREN HAT DIE WISSENSCHAFTLICHE FORSCHUNGS-ARBEIT AUF DEM GEBIET DES BODYBUILDINGS STARK ZUGENOMMEN. DAS 12-WOCHEN-POWER-WORKOUT FÜR DEN TOP-BODY VERSORGT SIE MIT ZUVERLÄSSIGEN WISSENSCHAFTLICHEN ERKENNTNISSEN.

Vor dreißig Jahren in einer heruntergekommenen Boxtrainingshalle war Big Wally der Mann, den die Leute um Rat fragten, wenn es darum ging, Muskeln aufzubauen, Fett zu verbrennen und den Körper in Bestform zu bringen. Big Wally wusste genau, wie viel Gewicht wie oft gedrückt werden musste. Big Wally wusste, wie man sich zu ernähren hatte. Big Wally wusste, welche seltsamen Zusatzpräparate man einnehmen musste. Die Leute erzielten Erfolge, weil einiges, was ihnen Big Wally lehrte, richtig war … aber manches war auch gefährlich.

Heute wissen wir viel mehr. An den besten Universitäten beschäftigen sich Frauen und Männer in weißen Laborkitteln mit solchen Dingen. Sie führen Experimente und Langzeit-Studien durch. An den Universitäten gibt es sogar ganze Abteilungen, in denen die verschiedenen Besonderheiten im Bereich des Muskelaufbaus und der sportlichen Leistung untersucht werden. Manche Leute promovieren sogar auf dem Gebiet des Muskelaufbaus, das als Trainingsphysiologie bezeichnet wird.

Das ist eine richtige Wissenschaft und *Das 12-Wochen-Power-Workout für den Top-Body* bietet die wissenschaftliche Präzision aus zuverlässiger Quelle. An unserem Trainingsprogramm hat einer der bekanntesten Experten, Dr. Peter W. R. Lemon, mitgearbeitet. Er ist Dozent und Forschungsleiter für Sporternährung an der University of Western Ontario in Kanada.

Dr. Lemon, der seine Forschungsarbeit Ende der 60-er Jahre begann, gehört zu den Vorreitern des wissenschaftlichen Trainingsansatzes. Er ist jedoch nicht nur ein Theoretiker, sondern er trainiert auch selbst seit über 30 Jahren mit Gewichten.

Im Verlauf dieser Jahre hat er einen ganzen Mischmasch aus verschiedenen Theorien mitbekommen, die den Muskelaufbau fördern und Rettungsringe verschwinden lassen sollten. Über solche spekulativen Theorien sind wir jedoch längst hinaus. Heute hält die Wissenschaft definitive Antworten bereit. Mit diesem Buch halten Sie zuverlässige wissenschaftliche Aussagen in Ihren Händen.

Die Wissenschaft beschäftigt sich außerdem mit

GEWALTIGES WACHSTUM DER MUSKELFORSCHUNG

Wir alle wissen, dass Muskelaufbau gut für uns ist. Diese allgemeine Erkenntnis wurde von der wachsenden Zahl von Menschen, die sich auf wissenschaftlicher Ebene mit dem Studium aller Aspekte sportlicher Leistungsfähigkeit, Ausdauer und Gesundheit beschäftigen, begleitet oder vielleicht auch vorangetrieben.

Als Dr. Peter Lemon Ende der 60-er und Anfang der 70-er Jahre Student war, steckte die Wissenschaft über Training, Ernährung und Fitness noch in den Kinderschuhen. „Als ich mein erstes Seminar über Trainingsphysiologie besuchte, gab es zu diesem Thema nur zwei Lehrbücher", erinnert er sich. „Heute gibt es wahrscheinlich 50 davon – oder mehr."

Das ist nicht das einzige Zeichen für das enorme Wachstum auf dem wissenschaftlichen Gebiet des Sports und der Sporternährung. In knapp 20 Jahren hat sich die Teilnehmerzahl bei den Jahresversammlungen der amerikanischen Hochschule für Sportmedizin mehr als verdreifacht.

1981 nahmen 1650 Personen an der Konferenz teil und 1999 waren es sogar 5400 Teilnehmer. So viele Personen auf einmal trifft man höchstens bei einem Baseballspiel der Montreal Expos an.

Die Hochschulen und Universitäten sind bemüht, mit dem wachsenden Interesse an dieser Studienrichtung Schritt zu halten. Während Sport als Hauptfach an den Universitäten früher ausschließlich für die Ausbildung von Studenten zu Sportlehrern vorgesehen war, umfassen diese Studiengänge heute auch die Bereiche Personal Training, Sportrehabilitation und Präventivmedizin.

der Frage, wie Sie sich ernähren sollten, um den Muskelaufbau beim Gewichtstraining zu maximieren und den Fettabbau zu fördern. Wir geben Ihnen auch darauf die richtigen Antworten. Sie werden bei manchen Dingen sicherlich überrascht sein. „Die Ernährung ist ein Gebiet, auf dem es so viele Fehlinformationen gibt", erklärt Dr. Lemon. „Jeder glaubt, es wäre so einfach. Aber in Wirklichkeit ist es ein sehr komplizierter Bereich."

Deshalb haben wir einen weiteren Experten zu Rate gezogen, Thomas Incledon, M.S., der auf dem Gebiet der Trainingsphysiologie promoviert und den Ernährungsplan zusammengestellt hat. Incledon ist eingetragener Diätassistent, Experte für Kraft- und Konditionstraining und Leiter für Sporternährung der Human Performance Specialists in Plantation, Florida. Er hat an zahlreichen Ernährungsstudien mitgearbeitet und Artikel über Ernährung und Fitness geschrieben.

Wozu führt denn nun dieses ganze Expertenwissen? Ganz einfach: Sie werden sich nach wissenschaftlichen Methoden ernähren und sicherlich so viel Freude am Essen haben wie nie zuvor. Die Ernährung erfolgt unter dem Einsatz der leistungs-

fähigsten Methode für einen schnellen Muskelaufbau. Sie werden Erfolge erzielen, die weit über einen gestählten Körper hinausgehen (aber keine Sorge – das ist genau der Kernpunkt des Plans).

MIT MUSKELPOWER INS LABOR

Zusammen mit den neuen Erkenntnissen über den bestmöglichen Muskelaufbau hat die Wissenschaft auch unzählige Vorteile des Gewichtstrainings ans Licht gebracht. Je mehr Muskeln gebildet werden, desto stärker wird auch der Stoffwechsel angeregt und damit die Fettverbrennung angekurbelt. Durch ein Training mit Gewichten verringert sich auch der Knochenschwund. Das mag vielleicht heute nicht wichtig erscheinen, sondern wird erst im Alter spürbar, wenn einem die Haare und Zähne ausgefallen sind. (Dem Verlust der Haare und Zähne wirkt ein Gewichtstraining leider nicht entgegen.)

Abgesehen davon verleihen Ihnen Gewichtstraining und andere Übungsformen mehr Energie und selbstverständlich mehr Kraft. Sport wirkt sich sogar positiv auf Ihre Stimmung aus. Noch skeptisch? Forscher am Medical Center der Duke University haben herausgefunden, dass sich der Zustand depressiver Patienten nach einem 16-wöchigen Trainingsprogramm in fast gleichem Maße verbesserte wie bei Patienten, die mit einem Antidepressivum oder einer Kombination aus Medikamenten und sportlicher Betätigung behandelt worden waren.

Sie wollen sicher Fett verlieren und Muskeln aufbauen, um Ihr Aussehen und Wohlbefinden zu verbessern. Als angenehmen Nebeneffekt gewinnen Sie dabei auch an Ausgeglichenheit im Umgang mit Ihren Mitmenschen. *Das 12-Wochen-Power-Workout für den Top-Body* bietet Ihnen die neuesten und zuverlässigsten Erkenntnisse in diesem Bereich, es ist Ihr Handbuch, Ihre Bibel zur Muskelbildung und zum Fettabbau.

Dieses Buch steckt voller zuverlässiger Informationen darüber, wie oft mit wie viel Gewicht trainiert und wie oft und wie viel gegessen werden soll. Nachfolgend finden Sie einen Überblick und im Verlauf des Trainingsprogramms erhalten Sie zu diesen Themen noch ausführlichere Informationen.

GUTES ESSEN

Hier haben wir ein Merkmal des Hard-Body-Plans, das Sie ganz bestimmt mögen werden. Sie bekommen oft etwas zu Essen. Darauf bestehen wir sogar. Versuchen Sie es mit sechs bis sieben Mahlzeiten am Tag. Natürlich reden wir nicht davon, sich sechsmal täglich an einem reichlichen Büfett den Magen voll zu schlagen, denn das Einzige was Sie davon reichlich hätten, wären Bauch und Gesäß.

Wir meinen damit, dass Sie häufiger, aber weniger essen sollen. Wenn Sie sechs oder sieben leicht zuzubereitende Mahlzeiten am Tag zu sich nehmen, dann quält Sie ganz bestimmt nicht der Hunger. Dafür gibt es viele gute Gründe, die alle von neuesten Forschungsergebnissen bestätigt werden.

Durch kleinere und häufigere Mahlzeiten auf den Tag verteilt kann Ihr Körper die Nährstoffe des Essens optimal aufnehmen und schafft somit die bestmöglichen Voraussetzungen für den Muskelaufbau.

Wenn Sie sich beim Abendessen den Bauch voll schlagen, kann ihr Körper einfach nicht alle Nährstoffe aufnehmen und scheidet sie ungenutzt wieder aus.

Bei einer häufigen Nahrungsaufnahme werden die Nährstoffe je nach Bedarf aufgeteilt und unterstützen Ihren Körper bei der Aufrechterhaltung eines anabolischen oder gewebebildenden Zustands. Außerdem kurbelt eine häufige Nahrungszufuhr den Stoffwechsel an, weil der Körper bei der Verdauung Kalorien verbrennt. Das hat wiederum eine verstärkte Fettverbrennung zur Folge. Der Körper nutzt die gelieferten Kalorien als eine Art Kraftstoff, anstatt sie als Fett einzulagern.

Das 12-Wochen-Power-Workout für den Top-Body bietet Ihnen Dutzende von Gerichten, die nicht nur schmackhaft und abwechslungsreich sind, sondern auch für ein ausgewogenes Verhältnis von Kohlenhydraten, Proteinen und Fett sorgen, um Ihren Muskelaufbau nach unserem Trainingsprogramm optimal zu fördern. Die Formel lautet: 15 Prozent Protein, 20 bis 25 Prozent Fett und die restlichen 60 bis 65 Prozent Kohlenhydrate.

Sie haben vielleicht eine Kost erwartet, die mit Proteinen vollgepumpt ist. Viele Fitness-Junkies glauben, dass Protein den Aufbau starker Muskeln

NÜSSE

Nüsse sind sehr nährstoffreich und können Ihre Mahlzeiten bereichern, aber müssen auf Grund ihres Fettgehalts in Maßen gegessen werden. Eine Portion Nüsse besteht aus etwa 28 Gramm und wird wie folgt auf die Anzahl der Nüsse und ihren Kaloriengehalt umgerechnet:

Mandeln: etwa 24 Stück, 164 Kalorien
Cashew-Nüsse: etwa 18 Stück, mittelgroß, 163 Kalorien
Macadamia-Nüsse: etwa 11 Stück, 204 Kalorien
Erdnüsse: etwa 68 Stück, klein, 165 Kalorien
Pekan-Nüsse: etwa 15 Hälften, 195 Kalorien
Walnüsse (getrocknet): etwa 14 Hälften, 185 Kalorien

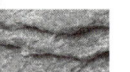

beschleunigt. Wir wissen, dass Sie davon schon gehört haben. Wir wissen auch, dass man es in letzter Zeit mit proteinreichen Nahrungsmitteln ziemlich übertrieben hat. Protein ist tatsächlich *der* entscheidende Nährstoff für die Stärkung und den Aufbau von Muskeln, aber wahrscheinlich nehmen Sie sowieso schon eine ausreichende Menge davon zu sich.

Das 12-Wochen-Power-Workout für den Top-Body legt viel Wert auf Kohlenhydrate, da der Körper diese leichter in Energie umwandeln kann als Proteine. Die Umwandlung von Kohlenhydraten in Energie bedeutet, dass Ihr Körper nicht auf das Protein zurückgreifen muss, welches stattdessen für die Regeneration des Muskelgewebes und zur Stimulation des Muskelwachstums zur Verfügung steht.

Sie brauchen nicht zu befürchten, dass unser Ernährungsplan auf den Magen von Kate Moss zugeschnitten ist. Unsere Kost ist herzhaft und gesund.

Morgens können Sie zum Beispiel ein Pilz-Omelette mit einer Scheibe Roggenbrot und etwas Milch, Kaffee und einer Grapefruit zu sich nehmen, zum Mittagessen ein Thunfisch-Sandwich und abends Hühnerbrust mit Folienkartoffel (mit Butter!), Gemüse und Erdbeeren. Dazwischen gibt es drei bis vier herzhafte Snacks – richtige Mini-Mahlzeiten – auf den Tag verteilt. Das ist ganz bestimmt kein Ernährungsplan der zur Qual wird, sondern einer, der in Kombination mit unserem Trainingsprogramm beim Abnehmen hilft.

Die andere entscheidende Komponente des Ernährungsplans ist das richtige Timing. Forschungen haben ergeben, dass der Verzehr einer Mischung aus Kohlenhydraten und Proteinen vor und unmittelbar nach dem Workout den Muskelaufbau immens begünstigt, weil die Kombination beider Nährstoffe die schädlichen chemischen Reaktionen vermindert, die aus den winzigen Rissen im Muskelgewebe infolge des Gewichtstrainings entstehen. Das hat zur Folge, dass die Erholungsphase nach dem Training verkürzt wird, weniger Schmerzen entstehen und der Aufbau größerer Muskeln verstärkt wird.

Was könnte es Besseres geben?

Innerhalb einer Stunde nach Beendigung des Workouts essen Sie einen kleinen Snack mit Kohlenhydraten und Proteinen im Verhältnis 4:1. Dabei haben Sie eine große Auswahl – von einem Bagel bis hin zu Obst oder einem Energieriegel.

Natürlich sind wir uns auch bewusst, dass es Zeiten gibt, in denen Sie im Urlaub oder auf Geschäftsreise sind und häufig auswärts essen müssen. Das ist bei der Einhaltung eines Ernährungsplans oft hinderlich, aber wir haben vorgesorgt und zeigen Ihnen, wie Sie auch einen Restaurantbesuch in ihren Plan integrieren können.

Zuerst geben wir Ihnen eine Menge Tipps, wie Sie auf Reisen Ihre Kalorien unter Kontrolle halten können. Das sind alles Dinge, die Sie sich leicht merken können: Bestellen Sie sich zum Beispiel Salat-Dressings oder Saucen extra, damit Sie selbst entscheiden können, wie viel Sie davon nehmen. Wenn Sie wissen, dass Sie abends auswärts essen, dann können Sie Ihren Kalorienbedarf ausgleichen, indem Sie zum Frühstück, zu Mittag und bei den Zwischenmahlzeiten weniger essen.

Wir halten sogar eine Menge von Vorschlägen für einen Restaurantbesuch für Sie bereit, damit Sie

ALKOHOLFÜHRER

Haben Sie sich eigentlich schon mal gefragt, woher der Begriff *Bierbauch* kommt? Werfen Sie doch einfach einen Blick auf die Nährwertangaben alkoholischer Getränke:

Bier (0,33 l): 150 Kalorien
Light-Bier (0,33 l): 78 bis 131 Kalorien
Gin, Rum, Wodka oder Whisky (4 cl, 40 Vol. %): 100 Kalorien
Rotwein (0,1 l): 75 Kalorien
Weißwein (0,1 l): 70 Kalorien

wissen, bei welchen Speisen Ihnen nicht das Fett von der Gabel tropft. Damit meinen wir natürlich keinen Sandwich mit Bambussprossen oder Kresse und einem Klecks Hüttenkäse. Mit dem *12-Wochen-Power-Workout für den Top-Body* können Sie Steak, Hummer und Buletten essen – nur nicht in einer Mahlzeit. Sie werden sich gut und bewusst ernähren.

GEWICHTSTRAINING MIT SCHWUNG

Eine bewusste Ernährung allein bringt natürlich noch keine Muskeln, sondern liefert die Energie für Ihre Workouts und die Nährstoffe für die Erholung des Körpers nach dem Training. Dieses Buch bietet Ihnen ein 12-wöchiges Power-Programm für das Training mit Gewichten für Anfänger, Fortgeschrittene und Geübte. Ebenso wie der Ernährungsplan basiert auch das Workout-Programm auf wissen-

schaftlichen Erkenntnissen und den Erfahrungen von Männern wie Ihnen.

Das Besondere am *12-Wochen-Power-Workout für den Top-Body* ist, dass es in Trainingsprogramme für Anfänger, Fortgeschrittene und Geübte unterteilt ist. Ganz egal auf welcher Stufe Sie sich befinden, wir haben immer den passenden Trainingsplan für Sie. Sie können aus insgesamt über 180 Übungen auswählen.

Es gibt Übungen mit freien Gewichten. Es gibt Übungen mit Trainingsmaschinen. Und es gibt sogar Übungen ohne Gewichte, bei denen Sie alles vom Gummischlauch über Wasserflaschen bis hin zu Ihrem eigenen Körpergewicht nutzen können. Natürlich bieten wir auch Übungen, die Herz und Kreislauf in Schwung bringen.

LOCKER VOM HOCKER

Wenn Sie den ganzen Tag an den Schreibtisch gefesselt sind und keine Zeit haben, um ins Fitness-Studio zu gehen, dann haben wir hier ein paar Lockerungs- und Dehnungsübungen fürs Büro:

- **Hände und Finger.** Ballen Sie die Hände zwei Sekunden lang fest zu einer Faust. Halten Sie die Handflächen nach unten und spreizen Sie Ihre Finger fünf Sekunden lang weit auseinander. Aber nicht den Mittelfinger ausstrecken wenn der Chef gerade vorbei geht. Übung fünfmal wiederholen.
- **Handgelenke.** Strecken Sie die Arme nach vorn und bewegen Sie die Hände mehrmals auf und ab, als ob Sie im Fußballstadion die Welle machen, ohne dabei aufzustehen. Lassen Sie Ihre Hände zehnmal kreisen, abwechselnd mit den Handflächen nach oben und unten. Übung fünfmal wiederholen.
- **Schultern.** Ziehen Sie die Schultern soweit wie möglich nach oben – d.h. machen Sie einfach die Bewegung, die Sie immer tun, wenn Sie Ihr Chef etwas fragt. Halten Sie diese Position etwa zwei Sekunden und senken Sie danach die Schultern wieder ab. Übung fünfmal wiederholen. Tun Sie das aber besser nicht, wenn Ihnen der Chef eine Frage stellt, denn sonst werden Sie sich womöglich schnell nach einem neuen Job umsehen müssen.
- **Untere Rückenpartie:** Beugen Sie sich im Sitzen zwischen den Beinen so tief wie möglich nach unten und halten Sie dabei die Hände flach. Verharren Sie kurz in dieser Position und richten Sie sich langsam wieder auf. Wenn Sie ein Kollege fragt, was das soll, dann sagen Sie ihm einfach, dass Sie glaubten die Sirene für einen Luftangriff gehört zu haben. Wiederholen Sie die Übung fünfmal und achten Sie darauf, dass Ihr Bürostuhl nicht wegrollen kann.
- **Hintere Oberschenkelmuskeln:** Verschränken Sie die Hände unter den Knien und ziehen Sie die Knie an die Brust. Halten Sie die Position etwa fünf Sekunden lang, lösen Sie die Hände und kehren Sie in die Ausgangsstellung zurück. Übung fünfmal wiederholen.

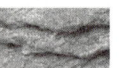

Hier sind die Highlights. Genauere Informationen dazu finden Sie im Programmverlauf.

- **Einzelsätze.** *Das 12-Wochen-Power-Workout für den Top-Body* ist darauf ausgelegt, dass Anfänger bei jeder Übung nur einen Durchgang (Übungssatz) ausführen.

- **Schwere Gewichte.** Meist wird von Ihnen verlangt, je Übungssatz die Übung nicht mehr als zehnmal zu wiederholen, unabhängig davon, ob Sie in Einzel- oder Supersätzen trainieren. Wenn Sie mehr Wiederholungen schaffen, dann erhöhen Sie das Gewicht so, dass Sie nur noch sechs Wiederholungen machen können. Hat sich Ihre Kraft soweit verstärkt, dass Sie auch zu 10 Wiederholungen in der Lage sind, dann wird das Gewicht erneut soweit erhöht, dass Sie nur noch 6 Wiederholungen schaffen.

- **Geschwindigkeit.** Zwischen einer Übung und der nächsten wird nur das Minimum an notwendiger Erholungszeit eingeräumt und keine Minute mehr. Eigentlich ist eine Minute zur Erholung zwischen den einzelnen Übungseinheiten völlig ausreichend. Dadurch gestaltet sich das Workout effizienter und schneller und es bleibt noch genug Zeit für andere Dinge.

- **Supersätze.** Für Fortgeschrittene bieten wir auch Supersätze an, bei denen alle Übungen nacheinander ohne Pause durchgeführt werden. Dadurch ist das Workout intensiver und man verbringt nicht so viel Zeit im Fitness-Studio.

- **Intensivwiederholung.** Einige Übungsprogramme erfordern, dass Sie die Gewichte bis zur Erschöpfung (Muskelermüdung) heben und danach ein oder zwei weitere Wiederholungen versuchen. Dafür brauchen Sie jedoch einen Trainingspartner.

- **Pyramiden-Training.** Gelegentlich wird bei jedem Übungssatz das Gewicht so lange erhöht und die Zahl der Wiederholungen verringert, bis Sie nur noch eine Wiederholung schaffen. Wie auch bei den erzwungenen Wiederholungen, wird damit das Wachstum der Muskelfasern durch maximale Belastung angeregt.

So wie Sie der Ernährungsplan nicht verhungern lässt, brauchen Sie auch nicht zu befürchten, dass unser Gewichtstraining in die Torturen der Rekrutenausbildung ausartet. Das soll nicht heißen, dass es einfach ist – aber es ist zu schaffen. Wir versorgen Sie mit den neusten wissenschaftlichen Erkenntnissen, dem Fachwissen, und Sie müssen den Willen und die notwendige Disziplin aufbringen. Packen Sie´s an! Das ist die Sache wirklich wert. In ein paar Wochen können Sie einen kräftigen Mann mit einem Top-Body im Spiegel sehen. Den werden Sie ganz bestimmt mögen.

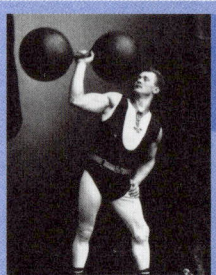

FAKTEN

Annähernder Kalorienverbrauch eines Mannes (79 kg) nach einer Stunde:

Jogging, 8,8 km/h: **858**	Rad fahren, 19 km/h: **476**	Tennis, Einzel: **464**
Jogging, 11 km/h: **1067**	Schwimmen, 20 m/min: **319**	Wandern, 3 km/h: **278**
Laufen, 18 km/h: **1488**	Schwimmen, 35 m/min: **580**	Wandern, 5 km/h: **371**
Laufen auf der Stelle: **754**	Seilspringen: **750**	Wandern, 7 km/h: **510**
Rad fahren, 9,6 km/h: **280**	Skilanglauf: **812**	

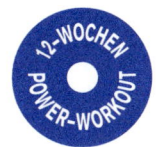

Anatomie und Physiologie leicht gemacht

Grundwissen des Muskelwachstums

Bei der Muskelbildung sind Blut, Sauerstoff, Hormone, Kohlenhydrate und Proteine beteiligt. Muskeln bestehen aus Bündeln schnell- und langsam kontrahierender Fasern. Ein Training der schnellen Fasern fördert Kraft und Muskelwachstum und ein Training der langsamen Fasern die Ausdauer.

Es gibt einen Song von Diana Ross, in dem sie einen Mann mit Muskeln haben will. Nun gut, Lady, Glück gehabt. Wir haben Hunderte von Muskeln. Natürlich handelt es sich bei den meisten nicht von der Art Muskeln, die uns das Hemd sexy auf der Brust spannen lassen, so wie es Miss Ross uns vorgeschwärmt hat. Allerdings bezweifeln wir, dass sie dabei an die unwillkürlichen Muskeln gedacht hat, die zum Beispiel bei der Verdauung eine Rolle spielen oder die wir zum Blinzeln brauchen. Sicherlich hat sie auch nicht gerade unsere Herzmuskulatur in Erregung versetzt.

Nein, wir und Diana Ross interessieren uns vielmehr für die Entwicklung der willkürlichen Muskeln oder Skelettmuskeln. Es gibt mehr als 600 solcher Muskeln, die bewusst gesteuert, d. h. angespannt werden können.

Das 12-Wochen-Power-Workout für den Top-Body ist auf die Entwicklung der Skelettmuskeln ausgerichtet. Stellen Sie sich einfach vor, Sie wären ein Arzt oder Hannibal Lecter. Streifen Sie die Haut ab und werfen Sie mit uns einen Blick auf das Muskelgewebe.

Ein Blick unter die Haut

Beachten Sie zuerst die Farbe. Die Muskeln, die vorwiegend aus schnellen Fasern bestehen, sind heller als die mit den langsamen Muskelfasern. Denken Sie einfach an ein Stück Hühnerbrust neben einem Hühnerbein. Was das mit den schnellen und langsamen Fasern auf sich hat, werden wir Ihnen später erklären.

Sehen Sie die faserigen Stränge an Ihren Muskeln? Das sind Sehnen. Sie verbinden die Muskeln mit den Knochen … aber nicht alle Muskeln. Einige Muskeln sind an anderen Muskeln befestigt und andere – wie zum Beispiel die 17 Stück, die wir zum Lächeln brauchen – sind wiederum mit der Haut verbunden.

Jetzt stellen Sie sich einfach vor, wie Sie Ihre freigelegten Muskeln arbeiten lassen. Beim Gewichtheben wird im zentralen Nervensystem ein Reiz ausgelöst. Ihre Muskelfasern erhalten dann Nervenimpulse, durch die sich der Muskel zusammenzieht. Er ist dazu in der Lage, weil er über einen Vorrat an Glykogen, eine Art eingelagerte Kohlenhydrate, verfügt, aus dem er seine Energie gewinnt. Das Zusammenziehen der Muskeln entsteht durch die Umwandlung von chemischer in mechanische Energie in den Muskelfasern.

Das 12-Wochen-Power-Workout für den Top-Body macht sich diesen Effekt zunutze, indem der Glykogen-Vorrat durch den Verzehr kleiner Snacks unmittelbar nach den Workouts in nur der Hälfte der üblicherweise benötigten Zeit wieder aufgefüllt wird.

Wenn Sie eine Übung ständig wiederholen, dann sehen Sie, wie der dabei beanspruchte Muskel vor Ihren Augen wächst. Das ist genau der Anblick, nach dem wir alle in den Fitness-Studios lechzen – die Muskeln sehen dabei wie aufgepumpt aus und die Venen treten hervor, als ob sich unter der Haut ein Sack voller Schlangen befände. Das kommt daher, weil sich der Muskel mit dem Blut füllt, das durch die Kapillaren strömt. Das Blut enthält den Sauerstoff und die Nährstoffe, die für das Wachstum und die Regeneration der Muskelfasern benötigt werden. Der aufgepumpte Anblick, der nach zwei oder drei Übungsgängen auftritt, verschwindet jedoch, sobald sich der erste Blutschwall in Ihrem System aufgelöst hat. Dieser Anblick – oder ein andauerndes Muskelwachstum – kommt erst dann zustande, wenn Sie Ihre Muskelfasern mit ausreichendem Gewicht beanspruchen. Aber keine Angst, *Das 12-Wochen-Power-Workout für den Top-Body* sorgt schon dafür.

Muskeln sind wie die Kinder in manchen Familien – sie machen ständig das Gegenteil voneinander. Während sich der Bizeps beim Armbeugen zusammenzieht, bleibt sein Gegenmuskel, der Trizeps, entspannt. Wenn Sie Ihren Ellbogen strecken, wird hingegen der Trizeps beansprucht und der Bizeps bleibt locker.

Wenn es darum geht, wie viel Muskel Sie beim Gewichtstraining entwickeln, sind die genetischen Gegebenheiten stärker als der eigene Wunsch. Wir haben doch alle schon einen dieser Jungs im Fitness-Studio gesehen, die nur ein Mindestmaß an Workouts machen und trotzdem so aussehen, als ob sie bei einem Gladiatorenkampf mitmachen könnten. Und dann gibt es wiederum den Typ Mann, der zwar weitaus härter trainiert, aber immer noch wie ein Buchhalter aussieht – wenn auch wie ein Buchhalter, der verdammt gut in Form ist. Wenn Sie zu Letzteren gehören, dann brauchen Sie nicht zu verzweifeln. Ja, es gibt zwar natürliche Grenzen, aber trotzdem kann jeder Körper Muskeln entwickeln. „Egal welcher Körper-Typ – Sie können trotzdem muskulöser und kräftiger werden", erklärt Dr. Peter Lemon, der den Übungsteil in diesem Buch erstellt hat. „Das gilt für Männer und Frauen jeden Alters."

DIE MACHT DER MORPHE

Für sein vielzitiertes System zur Klassifizierung des Körperbaus hat William Herbert Sheldon 46 000 Männer und Frauen fotografiert und 88 verschiedene Kategorien bestimmt. Der Einfachheit halber nahm er eine Unterteilung in drei Hauptgruppen vor:

- **Endomorph.** Korpulente Männer mit kleinerer Statur besitzen normalerweise mehr Fettzellen als die anderen Typen.
- **Mesomorph.** Muskulöse Männer, die leicht Muskeln entwickeln und breite Schultern, eine schmale Taille und wenig Körperfett haben. Zu

diesem Typ gehören zum Beispiel Footballspieler oder Wettkampf-Bodybuilder.

• **Ektomorph.** Große und schlanke Männer, wie zum Beispiel Basketballspieler. Sie brauchen länger, um Muskeln zu bilden. Diese Männer können das Muskelwachstum beim Training anregen, indem sie 600 Kalorien mehr zu sich nehmen und zum Beispiel vier bis sechs Mahlzeiten am Tag einnehmen, erklärt Thomas Incledon, eingetragener Diätassistent und Experte für Kraft- und Konditionstraining, der den Ernährungsplan in diesem Buch zusammengestellt hat. (Kleinere und häufigere Mahlzeiten stehen für jedermann auf unserem Ernährungsplan. Wir werden Ihnen genau erklären, wie sie Ihren genauen Kalorienbedarf berechnen können.)

Der Körperbau der meisten ist jedoch eine Kombination aus den verschiedenen Grundtypen: Wir besitzen zum Teil endo-, meso- oder ektomorphe Merkmale, von denen jedoch eines etwas überwiegt, so Dr. Lemon. Dieser dominierende Teil bestimmt unseren Muskelzuwachs – egal wie hart wir trainieren.

FASERIGE ANGELEGENHEIT

Die Wissenschaftler, die sich mit der Kraft beschäftigen, interessieren sich weniger für die verschiedenen Körperbau-Typen, sondern vielmehr für die langsamen und schnellen Muskelfasern unseres Körpers, die auch als Fasertyp I bzw. Typ II bezeichnet werden. Bei einem Dreiviertel der Menschen bewegt sich das Verhältnis zwischen beiden Muskelfasertypen zwischen 60:40 und 40:60. Bei Spitzensportlern sieht dieses Verhältnis allerdings anders aus. Bei einigen Sprintern wurde zum Beispiel festgestellt, dass ihre Beinmuskulatur zu 85 Prozent aus schnellen Muskelfasern besteht.

„Stellen Sie sich das einfach so vor, dass es auf der einen Seite die schnellen, stark kontrahierenden Muskelfasern gibt, die zwar sehr kräftig sind, aber schnell ermüden und auf der anderen Seite, die langsamen Fasern, die nicht annähernd so viel Kraft erzeugen können, aber weitaus mehr Ausdauer besitzen. Wahrscheinlich liegen noch viele andere Muskelfaser-Typen dazwischen", so Dr. Lemon.

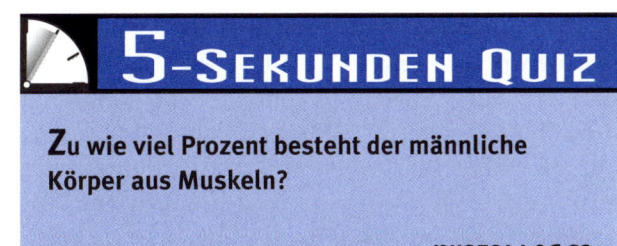

Wenn Ihre Trainingsgewichte so schwer sind, dass Sie nur ein paar Wiederholungen schaffen, dann werden die schnellen Fasern beansprucht. Die werden nämlich nur dann ins Spiel gebracht, wenn die langsamen Fasern bereits ermüdet sind. Wenn Sie mit leichteren Gewichten und einer höheren Wiederholungszahl trainieren, dann beanspruchen Sie nur die langsamen Fasern.

Das 12-Wochen-Power-Workout für den Top-Body enthält gleich zu Beginn eine Menge von Übungen zur Beanspruchung der schnellen Fasern. Das sind die Übungen, bei denen die Gewichte so schwer sein müssen, dass Sie nur sechs Wiederholungen schaffen. Später gehen wir zu gemischten Übungen über, um die Muskeln „wach" zu halten und das Wachstum zu fördern.

Wenn Sie zu denen gehören, die im täglichen Leben nichts Schwereres anheben müssen als die Fernbedienung Ihres Fernsehers, dann erneuern sich die alten Zellen in Ihren Muskeln alle ein bis zwei Wochen. Trainieren Sie jedoch mit Gewichten oder machen andere Kraftübungen, dann wird dieser Prozess beschleunigt, weil durch das Training winzige Risse in den Muskelfasern entstehen.

Durch ausreichende Erholung vor dem nächsten Workout können sich die Muskelfasern selbst reparieren und werden größer und kräftiger als zuvor. Um ein Muskelwachstum zu erreichen, sollten Sie das Gewicht bei Ihren Übungen allmählich erhöhen.

Bei Frauen schwellen die Muskeln durch Gewichtsübungen normalerweise nicht so stark an wie bei Männern, da sie weniger schnelle und langsame Muskelfasern besitzen. Der weibliche Körper enthält auch weniger Testosteron. Das bedeutet wiederum, dass sich bei Männern mit einem hohen Testosteronspiegel ein schnelleres und stärkeres Muskelwachstum beobachten lässt, als bei Männern, die nur wenig von diesem Hormon besitzen.

Im Alter nimmt die Zahl der schnellen Muskelfasern ab und die der langsamen überwiegt. Dieser Muskelfaserverlust könnte wahrscheinlich stark vermindert werden, wenn Männer in den Vierzigern und älter mit Gewichten trainieren würden. Es ist allerdings nicht bekannt, ob die bereits verlorenen schnellen Fasern durch Gewichtsübungen *zurückgewonnen* werden können.

FASER-POWER

Wissenschaftler wie Dr. Lemon waren einst der Ansicht, dass das Potential für unser Muskelwachstum in hohem Maße von der uns angeborenen Zahl von schnellen und langsamen Muskelfasern vorbestimmt ist. Diese Auffassung hat sich heute geändert.

„Es gibt viel mehr Möglichkeiten zur Manipulation des Muskelwachstums als wir einst angenommen hatten", erklärt Dr. Lemon. Wir alle besitzen das nötige Potential durch bestimmte Übungen die Entwicklung der verschiedenen Fasertypen zu fördern.

Wenn Sie allerdings über eine Menge von Ausdauer fördernden schnellen Muskelfasern verfügen, die sich ideal für einen Marathonlauf eignen, dann werden Sie es trotz gezielter Übungen zum Training Ihrer schnellen Fasern wahrscheinlich doch nicht bis zum Weltklassesprinter bringen. Das ist schon allein deshalb unmöglich, sagt Dr. Lemon, weil die besten Sprinter durch ihren ungewöhnlich hohen Anteil schneller Fasern im Muskelgewebe bereits mit einem entscheidenden genetischen Vorteil an den Start gehen.

Wenn Sie hingegen mit einem hohen Anteil schneller Fasern geboren wurden, dann würden Sie es trotz gezieltem Gewichtstraining oder anderen Übungen wohl nicht schaffen, diese in langsame Fasern umzuwandeln. „Sie können zwar nicht über ihre Grenzen hinausgehen, aber sich trotzdem ein ordentliches Maß an Ausdauer antrainieren", so Dr. Lemon.

EINE FRAGE DER FASERN

Okay, kommen wir zu den Grundlagen zurück. Durch Muskeltraining entstehen winzige Risse in

FASER-WANDEL

Die Wissenschafter glauben heute, dass es möglich ist, das angeborene Verhältnis zwischen schnellen und langsamen Muskelfasern zu verändern. Diese Auffassung ist zum Teil durch Experimente an Tieren bestätigt wurden.

Für spezielle Studien wurden die Nerven schneller Muskelfasern an langsamen Fasern befestigt und umgekehrt. Das Ergebnis: Die vorhandenen Fasern nahmen die Merkmale des Implantats an.

Bei anderen Experimenten wurden die langsamen Muskelfasern elektrisch so stimuliert, als ob sie schnelle Fasern wären und umgekehrt. Die Forscher fanden dabei heraus, dass schnelle Muskeln, wie z. B. der Bizeps, die 12 Stunden am Tag mit geringer Intensität elektrisch stimuliert wurden, die Merkmale langsamer Muskelfasern annahmen.

Was heisst das für die Praxis? Wenn Sie bei Gewichtsübungen Ihre schnellen Muskeln wie langsame Muskelfasern trainieren und umgekehrt, dann wird sich der Muskel etwas verändern. Das bedeutet zum Beispiel, dass ein langsamer Muskel, wie der Quadrizeps, durch ein Training mit schweren Gewichten und wenigen Wiederholungen allmählich immer mehr Merkmale eines schnellen Muskels annehmen würde.

den Muskelfasern. Nach ihrer Regeneration sind die Fasern dann größer als zuvor. Es kommt somit zu einem Muskelwachstum. Einige Wissenschaftler sind der Ansicht, dass sich eine Muskelfaser nach Erreichen einer bestimmten Größe aufspaltet, wodurch sich die Zahl der verfügbaren Muskelfasern erhöht und mehr Platz für weiteres Muskelwachstum geschaffen wird. Dieser Aufspaltungsprozess wird als Hyperplasie bezeichnet.

Wir wurden alle mit einer unterschiedlichen Anzahl an Muskelfasern geboren. Ein Mann, der etwa 25 Prozent mehr Fasern hat als Sie, besitzt demnach das Potential größere Muskeln zu entwickeln, weil sein Körper beim Gewichtstraining auf eine größere Anzahl solcher wachstumsfördernden Zellen zurückgreifen kann. Wenn Sie einige Ihrer Muskelfasern also so stark trainieren, dass sie sich aufspalten, dann würde sich theoretisch Ihr Potential zur Muskelbildung erhöhen.

Das Problem ist allerdings, dass noch nicht festgestellt werden konnte, ob das Ganze auch beim Menschen funktioniert. Versuche an Katzen und Nagetieren haben zumindest gezeigt, dass sich bei diesen Tieren die Zahl der Muskelfasern durch Gewichtstraining erhöht. Wenn Sie also eine kräftige Katze haben wollen, dann kaufen sie ihr einfach ein Hantelset in Miniaturgröße. Wenn Sie etwas für *Ihre* Muskeln tun wollen, dann halten Sie sich am besten an Ihr Trainingsprogramm. Vielleicht klappt es ja tatsächlich mit der Faserspalterei.

„Es lässt sich leider nur schwerlich herausfinden, ob das Ganze auch beim Menschen funktioniert, weil man für entsprechende Experimente den Muskel entfernen und zerstören müsste und sich dafür wohl kaum genug freiwillige Testpersonen finden ließen", so Dr. Lemon.

MUSKEL-MESSAGE

Wenn Sie mit dem Training beginnen, dann werden Sie sich wahrscheinlich schon kräftiger fühlen, noch ehe ein sichtbares Muskelwachstum eingetreten ist. Das liegt daran, dass in Ihrem Körper eine *neuromuskuläre Reaktion* hervorgerufen wird.

Diese Reaktion funktioniert so: Wenn Sie mit dem Gewichtdrücken anfangen, dann wird diese neue Aktivität über die Nerven an Rückenmark und Gehirn weitergeleitet. Die Nerven geben den jeweils beanspruchten Muskeln den Befehl sich zusammenzuziehen – und die Muskeln gehorchen wie ein braver Soldat. Erst dann können sich die Muskeln entspannen und erst dann reagieren die Muskelfasern auf den Reiz, der durch das Gewichtheben ausgeübt wird.

„Das Gehirn sagt Ihrem Körper was geschieht", erklärt Harvey Wallmann, Sporttherapeut sowie Dozent und Leiter der Abteilung für Sporttherapie an der University of Nevada, Las Vegas. „Zuerst muss Ihr Körper diesen Prozess durchlaufen."

Wenn das geschehen ist, dann wird die Kommunikation zwischen Nerven und Muskelfasern schon nach ein paar Trainingsrunden viel effizienter und es werden immer mehr Fasern ins Spiel gebracht. Das ist schon das halbe Patentrezept für ein Muskelwachstum.

Die andere Hälfte besteht darin, eine größere Muskelmasse zu bilden. Dafür braucht der Körper allerdings ein paar Wochen Zeit, da er die für eine Muskelkontraktion benötigten Proteine erst gewinnen muss.

Nehmen wir mal an, dass Sie gerade erst mit dem Trainingsprogramm begonnen haben und bei einer Übung mit einem bestimmten Gewicht nur sechs Wiederholungen schaffen. Ein paar Tage später klappt es mit acht Wiederholungen und Ende der Woche sogar schon mit neun. Ihr Körper sieht aber noch genauso aus wie vorher. Warum? Ihr Nervensystem kommuniziert mit Ihren Muskeln zwar schon viel besser – daher die Zunahme der Wiederholungen – aber es gibt noch kein sichtbares Ergebnis, weil Ihr Körper noch nicht genug Protein für die Muskelkontraktionen produzieren konnte.

Drei Wochen nach Trainingsbeginn werden Sie sich wahrscheinlich schon weitaus kräftiger fühlen.

Das geht sehr schnell, so Dr. Lemon. Sie werden feststellen, dass es Ihnen plötzlich viel leichter fällt, die vollen Mülltonnen an die Straße zu schleppen oder dass Sie problemlos zwei Treppen hinaufsprinten können, während Sie früher bereits nach der ersten

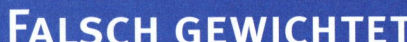

FALSCH GEWICHTET

Es steht außer Frage, dass man sowohl physisch als auch psychisch vom Gewichtstraining profitiert. Wenn das Gewichtdrücken jedoch zur Besessenheit wird und Sie mit Ihrem Aussehen immer unzufrieden sind, dann leiden Sie möglicherweise unter dem männlichen Pendant der Magersucht, das als Muskeldysmorphie bezeichnet wird.

Psychiater haben herausgefunden, dass bestimmte Fitness-Fanatiker sich nie mit ihrem Aussehen zufrieden geben, auch wenn sie noch so muskelbepackt sind. Sie haben zwar die Muskeln eines Superhelden aber tragen Schlabberklamotten und trainieren zu Hause, um ihre vermeintliche Schwächlichkeit zu verstecken. Solche Männer sind sogar bereit, Job und Beziehung aufzugeben, nur um mehr Zeit im Fitness-Studio verbringen zu können. Einige von ihnen experimentieren auch mit esoterischen Diäten und Präparaten oder verwenden Steroide, obwohl sie deren Nebenwirkungen bereits zu spüren bekommen haben.

ins Keuchen kamen. Es wird allerdings ein paar Wochen dauern, bis Sie die ersten Veränderungen an ihrem Körper feststellen können.

Um sichtbare Ergebnisse zu erzielen, müssen Sie natürlich richtig trainieren. Wenn Sie beim Gewichtstraining Ihre maximale Kapazität aber nur zu 40 bis 50 Prozent auslasten, dann kommt es zwar trotzdem zu einer neuromuskulären Reaktion Ihres Körpers, aber Sie werden noch immer wie ein halbes Hähnchen aussehen, „weil Sie Ihre Muskeln nicht über das Normalmaß hinaus belasten", so Wallmann.

Sie können also versuchen bei einigen Ihrer Routineübungen mehr Gewicht einzusetzen. Natürlich dürfen Sie es nicht übertreiben. „Anfangs werden Sie wahrscheinlich Muskelkater bekommen, da diese Methode nur durch Ausprobieren funktioniert", erklärt Wallmann. „Sie wissen einfach noch nicht, wie viel Sie schaffen und wie viel nicht."

Das Ganze ist wie ein Drahtseilakt. Wenn Sie keinen Muskelkater verspüren und nach ein paar Wochen kein Muskelwachstum erkennbar ist, dann brauchen Sie mehr Gewicht. Haben Sie nach den Workouts jedoch richtige Schmerzen – und nicht nur einen Muskelkater – dann sollten Sie mit weniger Gewicht trainieren.

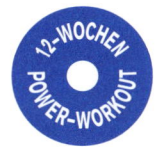

Praktische Umsetzung der Wissenschaft
Wie uns das 12-Wochen-Power-Workout schneller zu Kraft verhilft

DAS 12-WOCHEN-POWER-WORKOUT ENTHÄLT DIE NEUSTEN ERKENNTNISSE ZUM GEWICHTSTRAINING UND BRINGT SUPERSÄTZE, INTENSIVWIEDERHOLUNGEN, PYRAMIDEN-TRAINING UND ANDERE TRAININGSMETHODEN ZUR MAXIMIERUNG DES MUSKELWACHSTUMS ZUM EINSATZ.

Jetzt haben wir Ihnen bereits einen allgemeinen Überblick über das 12-Wochen-Power-Workout und das Muskelwachstum vermittelt. In diesem Kapitel werden die wichtigsten Merkmale des Trainingsprogramms erläutert, das in nur 12 Wochen einen Hard-Body-Man aus Ihnen machen wird.

EINZELSÄTZE

Beim konventionellen Gewichtstraining war man lange Zeit der Auffassung, dass für einen Muskelwachstum jeder Übungssatz mindestens dreimal wiederholt werden müsste. Heutigen wissenschaftlichen Erkenntnissen zufolge, ist diese Theorie zumindest bei kurzzeitigen Trainingsprogrammen

genauso überholt wie der Trugschluss, dass übergewichtige Personen erst abnehmen müssen, ehe sie mit dem Gewichtstraining anfangen können, um nicht noch mehr Masse zuzulegen.

Zwei Wissenschaftler an der Adelphi University in Garden City, New York haben 35 Studien überprüft, in denen Einzelsätze und Mehrfachsätze miteinander verglichen wurden. Bei 33 der 35 Studien wurde zwischen den Personen, die jeweils nach einer der beiden Übungsformen trainierten, kein deutlicher Unterschied in Bezug auf die Kraftzunahme festgestellt. Die Wissenschaftler kamen dabei zu dem Schluss, dass bei 4- bis 25-wöchigen Trainingsprogrammen infolge des Trainings nach Einzel- oder Mehrfachsätzen kein deutlicher Kraft- oder Muskelzuwachs verzeichnet werden konnte.

Diese Erkenntnis macht sich *Das 12-Wochen-Power-Workout für den Top-Body* zunutze. Für Anfänger haben wir das Training in Einzelsätzen vorgesehen, weil es drei Vorteile mit sich bringt:

- Das Workout nimmt nicht so viel Zeit in Anspruch.
- Es werden weniger Übungen durchgeführt.
- Das Verletzungsrisiko ist geringer.

Wenn das so vorteilhaft ist, warum werden Einzelsätze beim Gewichtstraining nur für Anfänger empfohlen? Ganz einfach, weil die Muskeln bei fortgeschrittenerem Training nach mehr Abwechslung verlangen.

Bei Anfängern wird das Muskelwachstum durch Einzelsätze ausreichend stimuliert, erklärt Dr. Peter Lemon. Wenn sich die Muskeln aber erst einmal an das Workout gewöhnt haben, müssen sie durch zusätzliche Herausforderungen überlastet werden.

Um das zu erreichen, wird die Zahl der Übungssätze ständig erhöht. Laut Dr. Lemon gilt das für Fortgeschrittene und Geübte.

DER SCHNELLERE WEG ZUR KRAFT

Zeitmangel ist die wohl häufigste Ausrede, mit der sich viele Männer für ein ausgelassenes Training rechtfertigen. Genau diese Männer verbringen allerdings auch eine Menge Zeit im Fitness-Studio, die gar nicht nötig ist. „Sie können die für Ihre Übungen benötigte Zeit drastisch verkürzen", so Dr. Lemon.

Das *12-Wochen-Power-Workout für den Top-Body* hilft Ihnen dabei, Ihre Trainingszeit so effizient einzuteilen, dass Sie genug Zeit haben, um zur Arbeit zu gehen, mit den Kindern zu spielen, mit Ihrer Frau zu schlafen und trotzdem in Form zu bleiben.

Das Geheimnis besteht einfach darin, zwischen den einzelnen Übungen nicht herumzutrödeln, erklärt Dr. Lemon. Vergessen Sie nicht, dass Sie in einer Sporthalle sind und nicht im Museum. Also Tempo! Ihre Muskeln brauchen zwar etwas Zeit zur Erholung, aber nicht viel. „Ich erwarte, dass die Leute nur mit sehr kurzen Pausen von einer Übung zur nächsten übergehen", so Dr. Lemon. Was bedeutet *sehr kurz*? „Etwa eine Minute Pause ist ideal."

Das ist allerdings nicht der einzige Weg, wie Ihnen *Das 12-Wochen-Power-Workout für den Top-Body* die Zeit im Studio verkürzt. Dabei sind nämlich auch

DER GOLD-STANDARD

Was McDonald's für Fast Food ist und Wal-Mart für Supermärkte, ist Gold's für Fitness-Studios, nämlich allgegenwärtig. Das erste Gold's Gym wurde 1965 von Joe Gold in der Nähe von Muscle Beach in Venice, Kalifornien, eröffnet. Die Zahl der Fitnessklubs nahm zu wie die Muskeln eines Fitness-Freaks. Nachdem Joe Gold die Kette 1979 verkauft hatte, begannen die neuen Eigentümer 1980 Lizenzen für die Studios zu vergeben.

Heute gibt es mehr als 500 Gold's Gyms auf der ganzen Welt und an den unterschiedlichsten Orten, wie Kairo, Moskau, London, Seoul und Mexiko City. Das Original in Venice existiert aber noch immer.

Der Klub zählt insgesamt über 2 Millionen Mitglieder, zu denen auch Stars aus Sport und Unterhaltung gehören, wie Muhammed Ali, Billy Crystal, Rebecca De Mornay, Janet Jackson, Michael Jordan, Michelle Pfeiffer, Keanu Reeves, Arnold Schwarzenegger und Brooke Shields.

Der Markenname Gold's Gym ist auf allen möglichen Produkten zu finden – von Getränken und Präparaten zur Nahrungsergänzung, über Heimtrainingsgeräte, bis hin zu Körperpflegeprodukten und Bekleidung. Wer hätte gedacht, dass Fitness eine solche Goldgrube sein kann?

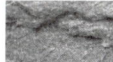

die so genannten Supersätze behilflich. Bei einem Supersatz handelt es sich um eine Kombination aus zwei Übungen mit freien Gewichten, die entweder dieselbe Muskelgruppe beanspruchen oder unterschiedliche Muskelgruppen gleichzeitig. Diese Methode gehört sozusagen in die Kategorie „Zwei zum Preis von einem".

Wenn Sie sich beim Gewichtstraining zum Beispiel schon auf fortgeschrittener Stufe befinden, dann würden Sie Kurzhantel-Curls machen und anschließend gleich zum Kurzhantel-Heben übergehen, ohne die Hanteln zuvor abzusetzen.

Beim Supersatz gehen Sie also von einer Übung nahtlos in eine andere über. Dadurch wird das Training kürzer, aber intensiver, und das ist gut so.

Manche Gewichtheber trainieren sogar in Dreiersätzen oder in noch höheren Sätzen, bei denen Sie drei oder vier Übungen ohne Pause nacheinander absolvieren. Vielleicht würden Sie diese Herausforderung sogar schaffen. Aber Achtung: Versuchen Sie das nur, wenn Sie mit dem Training bereits weiter fortgeschritten sind, sonst steigt das Verletzungsrisiko, erklärt Dr. Lemon.

Das Schöne an Supersätzen ist, dass man sich die Übungen selbst zusammenstellen kann. „Ihrer Kreativität sind keine Grenzen gesetzt", so Dr. Lemon.

ZWEITÄGIGE PAUSE

Das 12-Wochen-Power-Workout für den Top-Body verlangt zwar nur sehr kurze Ruhephasen zwischen den einzelnen Übungen, aber erfordert wiederum, dass Sie zwischen den Workouts der gleichen Muskelgruppen eine 48-stündige Pause einlegen. Es bringt nichts, dass Sie zum Beispiel Ihre Brust und die Oberarme trainieren und gleich am nächsten Tag dieselben Muskelgruppen erneut beanspruchen.

Wenn Sie jeden Tag dieselben Muskeln trainieren, dann „erzielen Sie nur wenige Erfolge und in manchen Fällen kann es sogar zu einem Kraftabfall kommen", erklärt Dr. Lemon.

Das lässt sich damit erklären, dass die Muskeln nicht genug Zeit gehabt haben, sich an die Stimulierung durch das Workout vom Vortag anzupassen.

Wenn eine Muskelgruppe intensiv trainiert wird, dann entstehen Risse im Muskelgewebe. Erst wenn sich die Muskeln selbst reparieren, kommt es zu einem Muskel- und Kraftzuwachs. Sie müssen Ihren Muskeln also genug Zeit geben sich zu regenerieren.

Wenn Sie möchten, können Sie jedoch bis zu 6 Tage pro Woche trainieren. Sie müssen Ihr Workout nur so einrichten, dass dieselben Muskelgruppen nicht an aufeinander folgenden Tagen beansprucht werden. An einem Tag können Sie zum Beispiel Arme und Schultern trainieren und am nächsten Tag Beine und Gesäß.

Abgesehen davon, dass Sie Ihren Muskelfasern eine Erholungspause gönnen müssen, sollten Sie es mit dem Training auch nicht übertreiben, um nicht die Lust zu verlieren. „Wenn Sie jeden Tag wirklich hart trainieren, dann wäre das extrem anstrengend und Sie würden aufgeben, weil das Workout in richtig harte Arbeit ausartet", erklärt Dr. Lemon.

IMMER MAL WAS ANDERES

Sie wollen doch bestimmt auch nicht jeden Tag das Gleiche zu Abend essen oder ständig dasselbe Lied hören, stimmts? Mit dem Trainieren ist es nämlich genauso. Männer wollen Abwechslung. „Es wird schnell langweilig, wenn Sie Mal für Mal die gleichen acht Übungen absolvieren", so Dr. Lemon.

Das 12-Wochen-Power-Workout für den Top-Body bietet Ihnen eine große Auswahl an Übungen. Probieren Sie die 182 Übungen auf Level I für Anfänger, auf Level II für Fortgeschrittene und auf Level III für Geübte aus. Woche für Woche gibt's was Neues. Wir bieten Ihnen eine Fülle von Übungen, die es Ihnen nicht langweilig werden lassen. Diese Vielfalt ist nicht allein auf die *Anzahl* der Übungen beschränkt, sondern hängt auch davon ab, wie Sie die Übungen durchführen. Wenn Sie mit freien Gewichten trainieren wollen, dann haben wir Dutzende Übungen für Sie parat. Für Gewichtsmaschinen? Natürlich auch. Und für den Fall, dass Sie gerade keine Gewichte zur Hand haben (zum Beispiel im Urlaub), gibt es sogar eine Menge Übungen, die ganz ohne Gewichte auskommen. Alle drei

DIE ZEIT VOR ARNOLD

Sie glauben, dass Arnold Schwarzenegger der erste Bodybuilder war, dessen Muskeln ihm eine erfolgreiche Filmkarriere ermöglicht haben? Irrtum.

Der verstorbene Steve Reeves wurde 1947 zum Mr. America und 1950 zum Mr. Universum gekürt. Zwischen 1954 und 1968 spielte er in 18 Filmen mit, bei denen es sich zumeist um spannende Historienfilme mit Schauplatz im antiken Griechenland oder Rom handelte, wie zum Beispiel *Hercules* und *Die letzten Tage von Pompeji*. Nachdem sich Reeves während des Filmdrehs beim Sturz mit einem Streitwagen eine Schulterverletzung zugezogen hatte, heiratete er eine polnische Gräfin und zog sich auf seine Ranch in der Nähe von San Diego zurück, um sich voll und ganz der Pferdezucht zu widmen. Da er durch seinen Unfall nicht mehr mit schweren Gewichten trainieren konnte, begann er mit Power Walking und schrieb ein Buch zu diesem Thema.

Als Reeves 2000 im Alter von 74 Jahren starb, war er noch immer ein gut aussehender und muskulöser Mann, der immer unvergessen bleiben wird. Im Jahre 1995, genau 45 Jahre nach seinem letzten Bodybuilding-Titel und 27 Jahre nach seinem letzten Film, wurde die Steve Reeves International Society ins Leben gerufen. Der Fanklub zählt heute mehr als 1000 Mitglieder.

Methoden zielen darauf ab, Ihren Körper zu festigen und die Muskelbildung zu fördern. Um Verletzungen zu vermeiden, halten wir natürlich auch die erforderlichen Übungen zum Aufwärmen und Abkühlen für Sie bereit.

Diese Mischung aus verschiedenen Übungen lässt die Sache nicht langweilig werden und sorgt für einen schnelleren Muskelaufbau. Das haben Sie sich doch bestimmt schon immer von einem Trainingsprogramm gewünscht. Jetzt erklären wir Ihnen, wie es funktioniert.

Wie im Kapitel *Grundwissen des Muskelwachstums* ab Seite 9 bereits ausführlich erklärt, bestehen unsere Muskeln größtenteils aus schnell und langsam kontrahierenden Fasern. Die schnellen Muskelfasern wachsen mit Abstand am schnellsten. Wenn Sie sich allerdings auf Übungen beschränken, bei denen ausschließlich die schnellen Muskelfasern beansprucht werden, dann hat der Muskel keine Möglichkeit, sein gesamtes Potential auszuschöpfen, so Dr. Lemon.

Je mehr Muskelfasern Sie in Anspruch nehmen, desto größer werden Ihre Muskeln und desto symmetrischer sehen sie aus. „Diese beiden Faktoren verhelfen Ihnen zu einem besseren Aussehen", erklärt Dr. Lemon.

Schon allein durch eine Reihe von *unterschiedlichen* Bewegungen bringen Sie die maximale Anzahl von Muskelfasern zum Einsatz und ermöglichen dem Muskel sich voll auszubilden.

Außerdem sorgt ein Training der langsamen Fasern für ein besseres Ausdauervermögen, das sich bei sportlichen Aktivitäten, beim Sex oder beim Wandern natürlich bezahlt macht. Um alle Teile einer Muskelgruppe zu erreichen, muss Ihr Gewichtstraining abwechslungsreich gestaltet sein.

Ein umfassendes und abwechslungsreiches Trainingsprogramm ist deshalb das A und O. Im Kapitel *Wie das richtige Gewicht bestimmt wird* auf S. 21 erfahren Sie, wie und wann Sie eine Plateaustufe erreichen könnten, d. h. an einen Punkt gelangen, an dem Sie scheinbar keine Fortschritte mehr machen. *Das 12-Wochen-Power-Workout für den Top-Body* erklärt Ihnen, wie Sie Ihr Training umgestalten, damit Sie eine solche Stufe schneller überwinden als Sie Schwarzenegger buchstabieren können.

• **10 – 6 Wiederholungen.** Die meiste Zeit über werden Sie bei den Gewichtsübungen auf 10 Wiederholungen hinarbeiten. Wenn Sie dann 10 Wiederholungen schaffen, wird das Gewicht so erhöht, dass Sie die Übung nur noch sechsmal wiederholen können. Hat Ihre Kraft dann soweit zugenommen, dass Sie auch auf dieser Gewichtsstufe zu 10 Wiederholungen in der Lage sind, wird das Übungsgewicht erneut erhöht, so dass Sie anfänglich wieder nur 6 Wiederholungen schaffen.

„Diese Methode zwingt Sie mit höchster Intensität zu trainieren", so Dr. Lemon. „Es steht außer Frage, dass die Intensität des Workouts für den Anpassungsprozess des Muskels entscheidend ist." Wenn Ihre Kraft zunimmt – und das wird sie – müssen Sie entweder das Gewicht oder die Anzahl der Wiederholungen erhöhen. Dr. Lemon hält in den meisten Fällen eine Erhöhung des Gewichts für günstiger. Aber nicht immer.

• **Weniger Last, mehr Wiederholungen.** Etwa einmal pro Woche sollten Sie Ihr Übungsgewicht verringern und die Zahl der Wiederholungen erhöhen – z. B. von 15 auf 20. Dadurch werden Ihre langsamen Muskelfasern beansprucht, die bei einer Wiederholungszahl von 6 bis 10 noch nicht zum Einsatz gebracht werden. Bei einer erhöhten Wiederholungszahl verspüren Sie eine andere Art der Muskelermüdung und bringen ein wenig Abwechslung in Ihr Workout.

• **Pyramiden.** Beim Gewichtstraining können Sie so genannte Pyramiden nach oben bzw. nach unten aufbauen. Das hat nichts mit Ägypten zu tun, sondern damit, dass Sie nach jedem Übungssatz das Gewicht erhöhen und die Zahl der Wiederholungen verringern.

Wenn Sie also zum Beispiel mit einem Übungssatz beginnen, der aus zehn Wiederholungen be-

steht, dann erhöhen Sie das Gewicht und machen nur noch sechs Wiederholungen, erhöhen das Gewicht erneut und führen nur noch 3 Wiederholungen aus, bis Sie dann zum Schluss die Last ein weiteres Mal vergrößern und vielleicht nur noch eine Wiederholung machen. Bei dieser Methode wird eine sehr hohe Zahl Ihrer Muskelfasern beansprucht, erklärt Dr. Lemon.

• **Supersätze.** Wie bereits erklärt, werden beim Supersatz Ihre Muskeln sehr intensiv trainiert, weil zwei Übungen unmittelbar nacheinander ausgeführt werden.

• **Intensivwiederholungen.** Bei dieser Übungsmethode werden die Muskeln bis hin zur Erschöpfung (Muskelermüdung) trainiert und danach noch ein bis zwei weitere Wiederholungen angehängt. „Da einige der Muskelfasern erschöpft sind, muss der Körper auf andere zurückgreifen", so Dr. Lemon. „Das sind dann die Muskelfasern, die normalerweise nicht beansprucht werden."

Für Intensivwiederholungen brauchen Sie allerdings einen Trainingspartner, der Ihnen bei den letzten erzwungenen Wiederholungen behilflich ist. Sie können dafür auch eine Gewichtsmaschine benutzen. Für Anfänger oder Personen, die allein und mit freien Gewichten trainieren, ist diese Methode allerdings nicht zu empfehlen, da die Gefahr besteht, dass Sie unter dem Gewicht stecken bleiben, wenn Sie eine Wiederholung nicht zu Ende bringen können.

IM DOPPELPACK

Für *Das 12-Wochen-Power-Workout* brauchen Sie zwar keinen Trainingspartner, aber Dr. Lemon empfiehlt trotzdem ein Training zu zweit. Wir sagen Ihnen auch warum:

• **Sicherheit.** Egal ob Sie nun gerade eine Intensivwiederholung machen oder feuchte Handflächen haben, es kann durchaus passieren, dass Sie beim Training mit freien Gewichten eine Hantel fallen lassen oder sie Ihnen zumindest beinahe aus der Hand rutscht. Ein Trainingspartner kann dafür sorgen, dass Ihnen das Gewicht nicht herunterfällt oder kann Sie befreien, wenn Sie erschöpft unter einem Gewicht liegen. Mit einem Partner würden

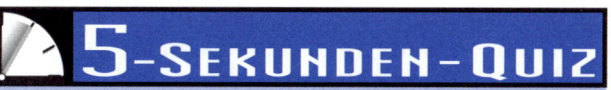

5-SEKUNDEN-QUIZ

Wie viele Männer in Amerika trainieren nach eigenen Angaben mindestens 100 Tage pro Jahr mit Langhanteln?

Antwort: Laut Herstellerverband für Sportartikel sind es fast 6,8 Millionen.

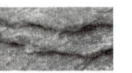

Sie über eine solche Situation lachen und ohne Partner wäre Ihnen da wohl eher zum Heulen zumute. Wir wissen wie das ist.

• **Motivation.** „Beim Training mit einem Partner spielt wahrscheinlich der soziale Aspekt die größte Rolle", so Dr. Lemon. Zu zweit macht das Training viel mehr Spaß. Ein Partner motiviert Sie und sorgt dafür, dass Sie sich nicht mit fadenscheinigen Ausreden vor dem Training drücken. Beim Workout können Sie zum Beispiel wetteifern, wer das meiste Gewicht und die meisten Wiederholungen schafft und dergleichen.

Sie können sogar noch einen Schritt weitergehen und sich einen professionellen Trainer suchen, der Ihnen die richtigen Tipps zur richtigen Zeit gibt, indem er Ihnen sagt, ob sie mehr oder weniger Gewicht einsetzen sollten, wie viele Wiederholungen am besten für Sie sind usw. Es konnte nachgewiesen werden, dass das Workout mit einem Personal Trainer produktiver ist. Dr. William Kraemer hat eine Studie an der Pennsylvania State University durchgeführt, bei der Gewichtheber für ein 12-wöchiges Trainingsprogramm in zwei Gruppen aufgeteilt wurden. Die eine Gruppe trainierte allein und die andere mit Unterstützung eines Personal Trainers, der auf Kraft- und Konditionstraining spezialisiert war. Es wurde festgestellt, dass die Gruppe mit professioneller Unterstützung deutlich bessere Fortschritte machte als die Gewichtheber, die ohne Hilfe trainierten.

DAS POSITIVE AM NEGATIVEN

Um den größtmöglichen Nutzen aus *Das 12-Wochen-Power-Workout für den Top-Body* zu ziehen, gehen Sie das Negative langsam an. Was das heißt? Ganz einfach: Die *Negativ-Phase* beim Gewichtstraining bedeutet, dass das Gewicht gesenkt wird. Beim Bankdrücken würde die Negativ-Phase bedeuten, dass Sie die Stange senken. Das nennt man auch exzentrische Phase. Wenn Sie die Stange wieder nach oben drücken, befinden Sie sich in der konzentrischen Phase.

Versuchen Sie das Gewicht nur *halb so schnell* zu senken wie sie es angehoben haben, empfiehlt Dr. Lemon. Dadurch wird ein Widerstand zum Druck der Schwerkraft erzeugt und das Muskelwachstum extrem angeregt.

Beim Bankdrücken lassen manche Männer das Gewicht in der Negativ-Phase von ihrer Brust abprallen, um Schwung für das darauf folgende Anheben zu gewinnen. Machen Sie das nicht nach. Um den vollen Nutzen zu erreichen, müssen Sie das Gewicht und die beanspruchten Muskeln beim Absenken unter Kontrolle haben.

Da die Negativ-Phase extrem stark zur Muskelbildung beiträgt, sollten Sie mit dem Einsatz besonders schwerer Gewichte so lange warten, bis Sie das Level III für Geübte des Trainingsplans erreicht haben. Dr. Lemon bezeichnet ein Gewicht als *besonders schwer*, wenn Sie es nicht mehr als sechsmal ordentlich anheben können.

GROSSE UND KLEINE MUSKELN

Um Ihr Workout nach dem Trainingsplan noch abwechslungsreicher zu gestalten, können Sie die Reihenfolge, nach der Sie die verschiedenen Muskelgruppen trainieren, verändern, so Dr. Lemon. Fangen Sie dabei jedoch mit dem Training der großen Muskelgruppen an und gehen Sie anschließend zu den kleineren Muskelgruppen über. Wenn Sie Ihr Workout andersherum beginnen, dann sind Sie möglicherweise zu erschöpft, um die größeren Muskeln ausreichend zu trainieren.

Beim Beintraining sollten Sie also zuerst mit dem Oberschenkel anfangen, da dieser aus großen Muskeln besteht und danach zu den weitaus kleineren Wadenmuskeln übergehen.

Für die Arme gilt das Gleiche: Zuerst Bizeps und Trizeps und anschließend Unterarm und Handgelenk.

Das ist alles. Um sich einen schöneren Körper anzutrainieren, müssen Sie einfach nur dem Trainingsprogramm folgen. Also, worauf warten Sie noch?

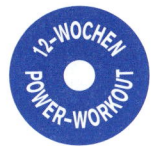

GEWICHTE

WIE DAS RICHTIGE GEWICHT BESTIMMT WIRD

BEGINNEN SIE DAS TRAININGSPROGRAMM MIT LEICHTEN GEWICHTEN UND TRAINIEREN SIE SO LANGE, BIS SIE DIE FORM UND TECHNIK JEDER ÜBUNG BEHERRSCHEN. ANSCHLIESSEND ERHÖHEN SIE DAS GEWICHT SO WEIT, DASS SIE NUR NOCH 6 BIS 10 WIEDERHOLUNGEN SCHAFFEN. WENN IHNEN DIE 10 WIEDERHOLUNGEN LEICHT FALLEN – UND DAS WERDEN SIE – IST ES ZEIT FÜR EINE ERNEUTE GEWICHTSERHÖHUNG.

Bei Gewichten gilt die einfache Regel: Nie mit mehr Gewicht trainieren als Sie schaffen.

Aber wie finden Sie heraus, wie viel Sie schaffen? Das ist auch ganz einfach: Fangen Sie locker an und arbeiten Sie sich nach oben.

Ob es dafür eine Regel gibt? Nun, dass ist ein wenig komplizierter und hängt von Ihrer persönlichen Fitness ab und davon, auf welcher Stufe des Gewichtstrainings Sie sich gerade befinden.

BASICS FÜR ANFÄNGER

Lassen Sie die Sache locker angehen. Das ist für den Anfang besonders wichtig. „Viele Anfänger versuchen so viel Gewicht zu heben wie sie können und beanspruchen dabei nicht die Muskeln, für die die Übung eigentlich bestimmt ist", warnt Dr. Peter Lemon.

Nehmen wir mal an, Sie wollen mit Langhantel-Curls Ihren Bizeps trainieren und beginnen dabei mit schweren Gewichten. So machen das erschreckend viele Leute und entwickeln dabei diese ruckartige Bewegung mit der sie die Hantelstange von der Brust mit Schwung nach oben drücken. Das ist völlig verkehrt. Langhantel-Curls werden nicht auf Ruck ausgeführt. „Durch eine ruckartige Bewegung werden große Rücken- und Beinmuskeln beansprucht, die in dieser Übung eigentlich gar nichts verloren haben", so Dr. Lemon. Das unkorrekte Ausführen der Übung fördert auch nicht die Entwicklung dieser ungewollt eingesetzten Rücken- und Beinmuskeln „Da das Gewicht für solche großen Muskeln relativ gering ist, werden sie auch nicht intensiv genug trainiert", erklärt Dr. Lemon.

Um diesen weit verbreiteten Fehler zu vermeiden, sollten Sie in den ersten zwei bis drei Trainingssitzungen leichte Gewichte einsetzen und Ihr Augenmerk stattdessen auf eine korrekte Technik und Durchführung der Übungen richten, so Dr. Lemon. Erst dann können Sie ein Gewicht wählen, mit dem Sie 6 bis 10 Wiederholungen schaffen. Dr. Lemon erklärt:

„Wenn Sie bei einem bestimmten Gewicht nach nur 3 Wiederholungen schon völlig erschöpft sind, sollten Sie die Last vermindern. Schaffen Sie mit einem Gewicht jedoch 12 bis 15 Wiederholungen, dann sollten Sie mehr Gewicht einsetzen."

Sind Sie in der Lage mehrere Übungssätze mit je 10 Wiederholungen durchzuführen, dann können Sie das Gewicht erhöhen. Die Last sollte so schwer sein, dass Sie erneut nur etwa 6 bis 10 Wiederholungen schaffen, so Dr. Lemon.

Zehn Wiederholungen entsprechen etwa 72 Prozent des Gewichts der so genannten Maximalwie-derholung, also dem größten Gewicht, das Sie nur einmal heben können. Sechs Wiederholungen entsprechen ungefähr 85 Prozent des Gewichts der Maximalwiederholung. Beim Gewichtstraining im Bereich der höheren Prozente werden vor allem die schnellen Muskelfasern beansprucht, bei denen ein so schnelles Wachstum verzeichnet wird. Und genau das ist der Punkt. Wenn Sie eine Übung 15 bis 20-mal wiederholen, dann trainieren Sie lediglich bei 50 bis 60 Prozent Ihres Maximalgewichts und beanspruchen viel mehr Ihre langsamen Muskelfasern, die zwar Ihre Ausdauer fördern, aber nicht so schnell wachsen.

Für Anfänger ist eine korrekte Trainingstechnik besonders wichtig. Wird eine Übung nicht ordnungsgemäß ausgeführt, dann sind nach ein paar Wochen auch keine Ergebnisse zu sehen und man verliert schnell die Lust. Wenn Sie in einem Fitness-Studio trainieren, könnten Sie den Trainer bitten, dass er Sie im Auge behält und darauf hinweist, wenn Sie eine Übung nicht richtig ausführen. Alle die zu Hause trainieren, müssen selbst darauf achten. Um die erforderliche Trainingsform im Kopf zu behalten, lesen Sie sich die einzelnen Übungsanleitungen am besten alle paar Tage erneut durch.

Die allgemeine Regel besagt, das ein Übungsgewicht zum erforderlichen Zeitpunkt um etwa

EINMAL IST KEINMAL

Vor allem Anfängern ist von einer Trainingsmethode ganz besonders abzuraten: Einmal-Wiederholungen. Einige Männer setzen bei einer Übung – wie z. B. Bankdrücken – freiwillig so viel Gewicht ein, dass sie nur eine einzige Wiederholung schaffen. Solange Sie nicht für die Olympiade trainieren oder für irgendeinen anderen Wettkampf, sollten Sie die Finger davon lassen.

„Ich sehe bei dieser Methode keinen großen Vorteil", so Dr. Peter Lemon. „Wenn Sie sich unbedingt einen Muskel, das Herz oder den Hirnstamm kaputtmachen wollen, dann sind solche massiven Übungen auf Krampf bestens geeignet.

„Den gleichen Trainingserfolg können Sie auch mit weniger Gewicht und mehr Wiederholungen erreichen. Wer seinen Erfolg messen will, der kann das auch anhand der 6 – 10-Wiederholungs-Tests tun, die weitaus ungefährlicher sind. Wenn Sie heute sechsmal 90 kg schaffen und einen Monat später sechsmal 113 kg, dann können Sie Ihre Fortschritte immer noch auf diese Weise feststellen.

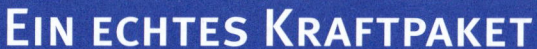

EIN ECHTES KRAFTPAKET

Wir haben Ihnen ja schon erklärt, dass Einmal-Wiederholungen mit sehr hohem Gewicht zur massiven Kraftentwicklung für die meisten von uns nicht geeignet sind. John Wooten ist da wohl eine Ausnahme.

Der Mann aus Boston veranstaltet Stunts, bei denen er seine enorme Kraft unter Beweis stellt. Er hat schon einmal einen 280 Tonnen schweren Zug und eine Boeing 747 gezogen. Wooten, der Anfang Fünfzig ist und sich selbst als stärksten Mann der Welt bezeichnet, zog erst kürzlich ein 16 000 Tonnen schweres und 20 Meter langes Kreuzschiff im Wasser an einem Seil vom Dock. Der 1,82 m große und 130 kg schwere Mann hat ein Krebsleiden überstanden, besitzt nur noch einen Lungenflügel und leidet an Asthma. Er sagt, dass er im Alter von 12 Jahren mit dem Gewichtheben angefangen hat und noch heute mindestens einmal pro Woche Spinat isst.

10 Prozent erhöht werden soll, erklärt Patrick Mediate, Spezialist für Kraft- und Konditionstraining und Koordinator des östlichen Regionalverbandes der Amerikanischen Gesellschaft für Kraft- und Konditionstraining.

Nachdem Sie die ersten 6 Trainingswochen geschafft haben, müssen Sie sich zum Weitermachen bestimmt nicht erst mühsam überwinden. Sie werden sich viel leichter zum Training motivieren können, wenn Ihr Körper sichtbare Resultate zeigt.

IN FORM BLEIBEN

Mit einem Workout-Programm wollen Sie sich sicherlich keinen Bizeps von der Größe einer Bowlingkugel oder seilartig hervortretende Venen antrainieren, sondern vielmehr Ihr Aussehen und Wohlbefinden verbessern. Wenn Sie Ihr Ziel erst einmal erreicht haben, sollten Sie dann mit dem gleichen Gewicht weitertrainieren, um den Zustand Ihres Körpers zu erhalten? Nein.

„Sie sollten Ihr Workout auf jeden Fall ändern,"

so Mediate. Das ist vor allem deshalb unbedingt wichtig, weil Ihre Muskeln irgendwann nicht mehr auf den ausgeübten Reiz reagieren, wenn Sie das Trainingsgewicht nicht entsprechend ändern.

Um das zu vermeiden, sollten Sie das Gewicht für einige Wochen etwas erhöhen und die Zahl der Wiederholungen verringern. Oder versuchen Sie es einige Zeit lang mit weniger Gewicht und mehr Wiederholungen. Sie können aber auch ein paar neue Übungen durchführen, bei denen dieselben Muskelgruppen beansprucht werden.

DAS PLATEAU ÜBERWINDEN

Wann befinden Sie sich auf einer Plateaustufe? Wenn Sie mit demselben Gewicht und derselben Wiederholungszahl trainieren wie auch im Monat zuvor und scheinbar keinerlei Fortschritte machen. Vor etwa einem Monat haben sie beim Bankdrücken 63 Kilo mit 10 Wiederholungen geschafft und heute sind Sie noch immer nicht weiter.

Sie kommen auf eine Plateaustufe – garantiert – wenn Sie Ihr Training nicht verändern, so Dr. Thomas Baechle, Vorsitzender der Abteilung für Sportwissenschaft an der Creighton University in Omaha, Nebraska. „Nach einer Weile hat sich der Körper einfach daran gewöhnt. Derselbe Reiz, der einst den Kraftzuwachs ausgelöst hat, ist jetzt nicht mehr stark genug. Da die Muskeln kräftiger werden, werden zur Bewältigung des desselben Gewichts weniger Fasern benötigt. Wenn Sie das Gewicht nicht erhöhen, dann werden die anfänglich für das Gewicht eingesetzten Fasern immer fauler. Sie werden einfach nicht in gleichem Maße zum Einsatz gebracht."

Das bedeutet, dass alle Muskelfasern, die sich einst zusammengetan und Ihnen so viel Kraft verliehen hatten, sich nun zurücklehnen, vor sich hinschlummern und die Form verlieren. Man muss sie einfach wieder aufwecken.

„Indem man das ganze System in Schock versetzt, werden die Muskeln zu weiterem Wachstum angeregt", fügt Dr. Lemon hinzu. Und wie man das macht, erklärt uns Rick Huegli, vormals leitender Kraft- und Konditionstrainer an der University of Washington in Seattle:

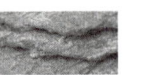

DAS BANKDRÜCK-BAROMETER

Die meisten von uns kennen doch bestimmt die alte Regel: Wer beim Bankdrücken sein Körpergewicht schafft, ist ein richtig starker Kerl.
Stimmt das denn? So ungefähr.
Die Gesamtkraft lässt sich allerdings besser daran messen, wie oft man sein Körpergewicht bei Übungen wie Barrenstütz, Liegestütz, Klimmzügen und Kniebeugen schafft, sagt der Trainer Patrick Mediate. Bankdrücken sagt mehr über die Schulterkraft als über die Kraft des gesamten Körpers aus, erklärt er.
„Wer mit dem rechten und danach mit dem linken Bein voll in die Kniebeuge gehen kann, ist ziemlich stark", so Mediate.

„Zu einem ordentlichen Workout gehört auch genügend Abwechslung, damit es mit der Zeit nicht langweilig wird. Ansonsten hängt man auf einer Plateaustufe fest, verliert die Lust und kommt nicht weiter."

Um sicher zu gehen, dass Sie für genügend Abwechslung sorgen, empfiehlt Huegli den Trainingsverlauf schriftlich festzuhalten.

„Dabei ist es hilfreich, das Workout-Logbuch mit einer Art Übungsmenü zu ergänzen, das in Körperteile, Muskelgruppen und Trainingsziele unterteilt ist. Sie schaffen sich dadurch eine Grundlage für Ihr Workout-Programm", erklärt er. Das bedeutet also, dass Sie Ihr Trainingsprogramm durchdenken und mit realisierbaren Übungsvariationen versehen sollten.

Wenn Sie zu Hause trainieren, dann können Sie auch eine Tafel aufhängen, auf der Sie sich zur Erinnerung ein paar Übungen und Variationen vermerken.

Um die Intensität Ihrer Übungen zu erhöhen – und Ihre schlummernden Muskelfasern wieder aus dem Dornröschen-Schlaf zu wecken – sollten Sie die Trainingsmethoden anwenden, die wir zuvor bereits beschrieben haben. Verändern Sie die Übungsfolge und trainieren Sie mit weniger Gewicht aber mehreren Wiederholungen bzw. Übungssätzen. Sie können auch versuchen die Wiederholungen langsamer auszuführen. Der Trainingsplan bietet Ihnen reichlich Gelegenheit Ihre Übungen zu variieren.

Für einige Männer wäre es sogar angebracht, das Gewicht bei manchen Übungen zu erhöhen – nämlich bei den Übungen, in denen Sie bereits in eine Sackgasse geraten sind. Dr. Lemon erklärt:

„Selbst wenn Sie bei einer Übung keine 10 Wiederholungen schaffen, sollten Sie das Gewicht trotzdem erhöhen. Es gibt Leute, die bei einem bestimmten Gewicht nur 6 bis 8 Wiederholungen schaffen und wenn sie das Gewicht erhöhen, trotzdem zu 7 bis 8 Wiederholungen in der Lage sind. Das ist so etwas Ähnliches wie eine psychische Plateauphase. Wir setzen wahrscheinlich nur einen Bruchteil unseres Kraftpotentials ein."

Durch zu viel Training kann man auch in eine Plateauphase gelangen, sagt Dr. Baechle. Wenn Sie zu früh mit zu vielen Übungssätzen trainieren hat der Körper nicht genug Zeit zum Anpassen.

Ausreichende Erholung zwischen den Trainingssitzungen ist für ein kontinuierliches Muskelwachstum unbedingt erforderlich. „Trainingspausen sind genauso wichtig wie das Training selbst", erklärt Dr. Baechle. *Das 12-Wochen-Power-Workout für den Top-Body* hält sich an dieses Grundprinzip und ermöglicht Ihnen somit ein intensives Training und einen schnellen Muskelaufbau. Nach unserem Programm wird dieselbe Muskelgruppe nicht an aufeinander folgenden Tagen trainiert.

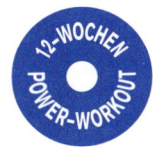

SIND SIE BEREIT?

WORKOUT – JA ODER NEIN

SIE HABEN VOR KURZEM EINE KLEINIGKEIT GEGESSEN, TRAGEN BEQUEME, LOCKERE KLEIDUNG UND WOLLEN IHR BESTES GEBEN – DANN SIND SIE ZUM TRAINING BEREIT. EINE KLEINE ERKÄLTUNG ODER MUSKELKATER SIND KEINE ENTSCHULDIGUNG. GEHEN SIE DAGEGEN AN.

Die Mitgliedskarte des Fitness-Studios ist in Ihrer Sporttasche. Oder Sie haben sich zu Hause einen perfekten Trainingsraum eingerichtet. Sie sind motiviert. Sie haben die Theorie des Trainingsplans verinnerlicht und sind bereit, sich in einen Muskelmann zu verwandeln. Jetzt bleiben also noch folgende Fragen: Wann sollte man trainieren, um die besten Ergebnisse zu erzielen? Wann sollte man nicht trainieren? Was braucht man sonst noch, um sicher zu gehen ob man bereit ist?

Zur Beantwortung der letzten Frage sei gesagt, dass man dafür nicht viel benötigt. Männer mittleren Alters, die irgendein Leiden haben oder in deren Familie es so etwas gibt, sollten vor Trainingsbeginn zunächst ihren Arzt konsultieren. Der Amerikanische Hochschule für Sportmedizin zufolge sollten Sie Ihren Arzt um Erlaubnis fragen, wenn Sie mehr als eine der folgenden Fragen mit *ja* beantworten:

- Sind Sie älter als 45 ?
- Haben Ihr Vater oder Bruder im Alter unter 55 Jahren bzw. Ihre Mutter oder Schwester unter 65 Jahren einen Herzinfarkt gehabt?
- Rauchen Sie?
- Ist Ihr Blutdruck schon einmal höher als 140 zu 90 gewesen oder nehmen Sie Medikamente gegen Bluthochdruck ein?
- Ist Ihr Cholesterinspiegel höher als 240?
- Sind Sie körperlich inaktiv, d.h. haben Sie an 3 Tagen oder seltener pro Woche weniger als 30 Minuten Bewegung?
- Haben Sie mehr als 10 kg Übergewicht?

Haben Sie zwei oder mehr Fragen mit *ja* beantwortet? Ihr Doc wird höchstwahrscheinlich dafür sein, dass Sie sich sportlich betätigen – aber fragen Sie ihn zur Sicherheit trotzdem.

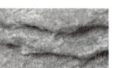

ESSEN NICHT VERGESSEN

Sie werden zwar auch Muskeln entwickeln, wenn Sie vor dem Gewichtstraining nichts essen, aber es ist trotzdem besser, vorher eine Kleinigkeit zu sich zu nehmen. Sie sollten zum Beispiel morgens nicht mit leerem Magen trainieren, weil Ihr Körper über Nacht eine beträchtliche Menge an Kohlenhydraten verloren hat. Dadurch kann die Glukose-Menge im Blut sinken und Sie fühlen sich leicht benommen, als ob Ihr Kopf voller Rasierschaum wäre. Ein Essen mit viel Kohlenhydraten vor dem Training verleiht Ihnen jedoch mehr Energie – und das haben wir auch im Ernährungsplan berücksichtigt.

Essen ist auch nach dem Training wichtig, damit Sie Ihrem Körper die Kohlenhydrate wieder zuführen können, die er durch das Workout verbraucht hat. Es konnte außerdem nachgewiesen werden, dass Proteine den Regenerations- und Wachstumsprozess der Muskeln nach dem Training unterstützen. Wie Sie im dritten Teil dieses Buches erfahren werden, ist es empfehlenswert, innerhalb von 15 bis 60 Minuten nach dem Workout etwas zu essen.

Die Sache wird noch viel effektiver, wenn Sie anstatt drei großer Mahlzeiten mehrere Snacks oder kleinere Mahlzeiten auf den Tag verteilt zu sich nehmen. Dadurch ist Ihr Bauch nie zu voll zum Trainieren. Der Trainingsplan sieht sechs bis sieben Mahlzeiten pro Tag vor. Sie werden nicht hungern müssen, aber natürlich auch nicht gemästet werden. Mit uns ernähren Sie sich genau richtig und folgen dabei den neuesten wissenschaftlichen Erkenntnissen der Sporternährung.

RICHTIGES TIMING IST NICHT ALLES

Manche Leute nehmen es mit der Einhaltung der richtigen Tageszeit für ihr Workout so ernst wie ein Leichenbestatter, der ein Unfallopfer inspiziert. Das ist genauso wichtig wie die Frage, welche Farbe Ihr T-Shirt für das Training haben sollte. Wie wär's denn mit einem lachsfarbenen Shirt mit dunkelgrünen Ziernähten und farblich passenden Schuhen?

Es gibt tatsächlich ein paar Studien, in denen empfohlen wird nachts zu trainieren. Man geht davon aus, dass das Verhältnis zwischen anabolischen und katabolischen Hormonen vor allem abends für den Muskelaufbau besonders förderlich ist. *Anabolische* Hormone sind für die Bildung von Muskelfasern zuständig und *katabolische* Hormone bewirken genau das Gegenteil. Einfach ausgedrückt besteht die gesamte Muskel-Theorie aus einem einzigen Auf und Ab.

„Die Tageszeit spielt zwar eine Rolle, aber sie ist nicht der entscheidende Faktor", so Peter Lemon. Es ist nicht so wichtig *wann*, sondern *dass* Sie etwas tun, erklärt er.

Egal zu welcher Tageszeit – trainieren Sie und Sie werden kräftiger und muskulöser. Ein Trainingsprogramm ist leichter durchzuhalten, wenn Sie zu einer Zeit trainieren, an der es Ihnen am besten passt.

Wie sieht es denn mit zwei Trainingssitzungen am Tag aus? Das machen vor allem manche Hardcore-Bodybuilder, die abwechselnd pro Workout ein bis zwei Muskelgruppen trainieren. Dagegen gibt es zwar nichts einzuwenden, aber die meisten Leute haben einfach keine Zeit oder Lust, sich einem so straffen Trainingsprogramm auszusetzen, so Dr. Lemon.

SCHMERZEN UND ERKRANKUNGEN

Die Muskeln schmerzen Ihnen noch vom letzten Training. Sie sind erkältet und ihr Kopf fühlt sich wie ein Betonklotz an. Das wäre doch ein guter Grund, das Training diesmal ausfallen zu lassen, stimmts? Vielleicht, vielleicht auch nicht.

Muskelkater und Gewichtstraining gehören zusammen wie Elizabeth Taylor und die Ehe – vor allem dann, wenn Sie gerade erst mit dem Trainingsprogramm begonnen haben. Viele Männer neigen dazu, am Anfang gleich mit zu viel Gewicht zu trainieren, anstatt die Last allmählich zu erhöhen. Deshalb bekommen sie Muskelschmerzen. Trainieren Sie am besten nicht so intensiv und arbeiten Sie sich durch, rät Harvey Wallmann, Dozent für Sporttherapie an der University of Nevada in Las Vegas. „Schmerzende Muskeln sind geschwächt und beschädigt und ein anhaltendes intensives Training kann zu stärkerer Schädigung oder gar zu Verletzungen führen", erklärt er.

„Am Anfang werden Ihre Muskeln wahrscheinlich immer etwas schmerzen, weil das Training viel mit Ausprobieren zu tun hat und Sie noch nicht wissen, was Sie schaffen und was nicht", so Wallmann.

Es ist daher ganz besonders wichtig, zwischen Muskelkater und richtigen Schmerzen zu unterscheiden. „Muskelkater ist nicht weiter schlimm", so Wallmann. „Schmerzen sind es aber. Mit Schmerzen will Ihnen Ihr Körper sagen, dass Sie aufhören sollen." Wenn Sie bloß Muskelkater verspüren, dann sollten Sie wahrscheinlich mit leichterem Gewicht weitermachen bis sich das Ziehen in den Muskeln gelegt hat. Durch leichte Wiederholungen können Sie ihr Befinden sogar verbessern, weil auf diese Weise die Milchsäure abgebaut wird, die den Muskelkater verursacht.

Bevor Sie mit dem Training beginnen, sollten Sie einen schmerzenden Muskel mit feuchtwarmen Umschlägen lockern und danach maximal 20 Minuten lang in ein Handtuch gewickelte Eiswürfel auflegen.

Dieser Tipp stammt von Patrick Mediate, dem Koordinator des östlichen Regionalverbandes der Amerikanischen Gesellschaft für Kraft- und Konditionstraining.

Wenn der Muskelkater nicht aufhört, dann spielen Sie nicht den Macho. Es besteht sonst die Gefahr, dass Sie eine Sehnenentzündung bekommen oder Ihre Sehnen durch das Gewichtstraining ernsthaft verletzt werden. Übrigens: Die Körperteile, die beim Gewichtstraining am häufigsten verletzt werden, sind die Finger. An zweiter Stelle folgen Rücken und Schultern.

Um den Muskelkater gleich von Anfang an zu minimieren, sollten Sie vor, nach und sogar zwischen den einzelnen Workouts Dehnungsübungen machen. Es wurde nachgewiesen, dass die Regeneration der Muskeln durch fehlende Dehnung etwas gehemmt wird. Beim Dehnen kommt es natürlich auch auf die richtige Technik an. Im Kapitel *Aufwärmen und Abkühlen* auf Seite 41 sagen wir Ihnen, wie man es richtig macht.

Wenn Sie erkältet sind, können Sie trotzdem weitertrainieren ohne dass die Symptome verstärkt werden. In einer Studie sind 50 freiwillige Testpersonen mit einem Erkältungsvirus infiziert und in zwei Gruppen aufgeteilt worden, von denen der einen Bewegung und der anderen Ruhe verordnet wurde.

Es ließen sich allerdings keine deutlichen Unterschiede dahingehend feststellen, wie lange die Symptome der Erkältung in beiden Gruppen an-

ZEIT FÜR WENIGER GEWICHT

Muskelschmerzen – vor allem solche, die sich erst ein paar Tage nach dem Workout bemerkbar machen – sind nur eines der Symptome des Überlastungssyndroms, das durch frühzeitiges Training mit zu hohem Gewicht auftritt. Hier eine einfache Lösung: Verringern Sie das Gewicht.

Es ist auch oftmals besser das Gewicht zu mindern, wenn Sie sich häufig nervös und reizbar fühlen, schlecht einschlafen können, eine erhöhte Herzfrequenz haben oder unter Appetitlosigkeit und allgemeiner Erschöpfung leiden, sagt Patrick Mediate, Koordinator des östlichen Regionalverbandes der Amerikanischen Gesellschaft für Kraft- und Konditionstraining.

Einige Männer, die auf Grund übertriebenen Workouts nicht schlafen können, glauben, dass ihre Schlafprobleme auf unzureichendes Training zurückzuführen sind und trainieren deshalb noch härter, so Mediate. „Das ist ein Teufelskreis, der die Situation noch verschlimmert."

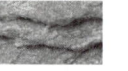

hielten. Die Wissenschaftler geben daher den folgenden Rat:

Bei einer Erkältung können Sie ruhig weitertrainieren, solange die Symptome nur „ab Hals aufwärts" zu spüren sind, wie zum Beispiel Schnupfen, Niesen oder Halsschmerzen. Verringern Sie jedoch die Intensität des Trainings.

Wenn die Symptome nach den ersten paar Minuten bereits nachlassen, dann können Sie die Intensität der Übung dementsprechend erhöhen.

Leiden Sie jedoch unter Symptomen „ab Hals abwärts", wie zum Beispiel Fieber, Brechreiz, Durchfall oder Husten mit Auswurf, dann sollten Sie mit dem Training aussetzen. Nehmen Sie das Training aber erst wieder auf, nachdem Sie sich richtig auskuriert haben.

BEI DER STANGE BLEIBEN

Auch wenn Sie sich körperlich fit fühlen, sind Sie erst dann richtig zum Training bereit, wenn auch der Kopf mitspielt. Ist das nicht der Fall, werden Sie ständig eine gute Ausrede parat haben, um das Training ausfallen zu lassen.

„Motiviert zu bleiben ist ein entscheidender Faktor", so Dr. Lemon. „Es muss irgendeinen Grund geben, warum Sie trainieren – vielleicht wollen Sie etwas für Ihre Gesundheit tun, am Strand eine bessere Figur machen oder was auch immer. Dieses Ziel müssen Sie sich immer vor Augen halten, um nicht die Motivation zu verlieren.

Die Kunst besteht darin, die ersten 6 Wochen durchzustehen.

„Nach einer Weile werden Sie irgendwie süchtig danach. Wenn man die Leute etwa 6 Wochen lang zum Training motivieren kann, entwickeln sie da-

HOME SWEET HOME

Einer Studie zufolge trainieren ungefähr 18 Millionen Amerikaner mindestens zweimal pro Woche zu Hause. Hier haben wir ein paar Vorteile, die das Heimtraining gegenüber dem Fitness-Studio hat:
- **Bequemlichkeit. Man braucht zum Trainieren nicht erst in einen Fitnessklub zu fahren.**
- **Unabhängigkeit. Man muss sich nach keinen Öffnungszeiten richten, braucht nicht zu warten, bis die Geräte frei sind, muss sich die Umkleidekabine und Dusche nicht mit anderen teilen.**
- **Kosten. Die Heimausstattung kann zwar mehr als 5000 Dollar kosten, aber der Mitgliedsbeitrag für einen Fitnessklub kann sich nach ein paar Jahren auf einen noch höheren Betrag summieren. Privatsphäre. Manche Leute möchten mehr Zeit zu Hause mit ihrer Familie verbringen.**

nach genug Selbstmotivation zum Weitermachen", erklärt er.

Die Kehrseite sieht allerdings so hässlich aus wie Mike Ditka in einem Ballettröckchen. „Sobald die Leute ein Training ausgelassen haben, fällt es ihnen leichter, auch das nächste auszulassen", so Dr. Lemon. „Und schon bald haben sie fünf Trainingssitzungen hintereinander wegfallen lassen. Passen Sie bloß auf, dass Sie nicht in diesen Strudel gelangen."

Wie schon gesagt, Dr. Lemon ist davon überzeugt, dass es besser ist, mit einem Trainingspartner oder in der Gruppe zu trainieren. Gruppengeist und soziale Verpflichtung erhalten Ihre Motivation und sorgen dafür, dass Sie Ihr Trainingsprogramm einhalten.

OUTFIT-TIPPS

Das Gute am Gewichtstraining ist, dass Sie für das Workout keine besondere Kleidung brauchen. Sie können den Aufwand so gering halten wie Sie wollen.

Bequeme Shorts und T-Shirts sind ein guter Anfang, die Kleidung soll leicht sein und den Schweiß aufsaugen. Gut sitzende Shorts haben zudem einen Vorteil. „Das Spandex-Material ist gut geeignet, weil es die Wärme hält und damit Verletzungen verhindert", so Mediate.

Tragen Sie am besten Schuhe mit stabilen Kappen und rutschfesten Sohlen. Crosstraining-Schuhe sind besser als Running-Schuhe, da diese nur für Vorwärtsbewegungen entwickelt wurden und somit Knöchel- und Knieverletzungen hervorrufen können, erklärt Mediate.

Manche Männer tragen beim Gewichtheben gern Handschuhe. Die haben eigentlich nur den Vorteil, dass man beim Training mit besonders schwerem Gewicht einen besseren Griff hat.

Die meisten Leute sollten sich keinen Gewichthebergürtel zulegen. „Am Anfang, wenn man sich erst an das Tragen gewöhnen muss, kann man sein Training gar nicht so richtig ausnutzen", so Mediate. Das liegt daran, dass ein Gewichtgürtel die Kräftigung der unteren Rückenmuskeln und Bauchmuskeln hemmen kann. Solche Hilfsmittel sind eher nach einer Rückenverletzung angebracht, weil Sie eine unterstützende und stabilisierende Wirkung haben und Sie somit schneller wieder trainieren können. Die Gürtel sind aber auch hilfreich, wenn Sie ein besonders schweres Gewicht bei einer geringen Anzahl von Wiederholungen drücken. Aber Vorsicht: Wenn Sie ein solches Gewicht allerdings nur mit Unterstützung eines Gewichtgürtels schaffen, dann ist die Last wahrscheinlich einfach zu groß und Sie sollten das Gewicht verringern.

So, jetzt haben Sie das richtige Trainingsoutfit. Sollten Sie aber aus irgendeinem Grund das Workout noch immer verschieben wollen, dann haben wir einen weiteren Sicherheitscheck für Sie parat, wie Sie Zeit sparen können. Sie könnten sich zum Beispiel erst einmal im Fitnessraum umsehen und die Geräte inspizieren. Halten Sie Ausschau nach irgendwelchen warnenden Hinweisen an den Geräten und lesen Sie was darauf steht. Halten Sie Ausschau nach ausgefransten Kabeln, verschlissenen Bolzen oder fehlenden Manschetten. Sehen Sie das Trainingsfahrrad da drüben? Probieren Sie es doch einfach mal aus. Mal sehen, ob es richtig funktioniert. Mal testen, ob es auch 5 oder 10 Minuten kräftiges Strampeln aushält. So sind Sie genau auf dem richtigen Weg, Hard-Body-Man.

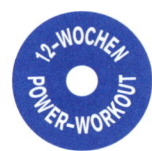

DER GANZKÖRPER-MUSKELPLAN
EIN BLICK AUFS GANZE

DER TRAININGSPLAN BIETET FÜR ALLE TRAININGSSTUFEN VIELE ÜBUNGEN FÜR EIN GANZKÖRPER-WORKOUT. FOLGEN SIE EINFACH DEM PROGRAMM – UND IHRE MUSKELN _WERDEN_ ZUNEHMEN.

Sie halten *Das 12-Wochen-Power-Workout für den Top-Body* gerade in den Händen. Und was nun? Wie können Sie mit dem Programm optimale Ergebnisse erzielen? Gut, dass Sie fragen.

Der erste Schritt: Bestimmen Sie, ob Sie zu den Anfängern, Fortgeschrittenen oder Geübten gehören. Das ist wichtig, weil die Anzahl und Art der Übungen auf die entsprechenden Trainingsniveaus zugeschnitten sind. Wenn Sie kein Neuling mehr sein wollen und gleich auf Level II für Fortgeschrittene oder mit dem Programm auf Level III für Geübte beginnen, dann ist es sehr wahrscheinlich, dass das Training zu hart für Sie wird und Sie entmutigt aufgeben. Deshalb sollten Sie sich allmählich steigern.

Wenn Sie allerdings schon seit einer Weile mit Gewichten trainieren, brauchen Sie wahrscheinlich nicht auf Level I für Anfänger zu beginnen. Das Programm ist so konzipiert, dass Sie schnell Erfolge an Ihrem Körper sehen werden. Die Feinabstimmung kommt dann später dran. Haben Sie aber schon vorher Gewichtstraining betrieben, dann sind diese anfänglichen Erfolge schon ein alter Hut für Sie. Sie sollten daher eine Stufe höher gehen, wenn Sie merken, dass das Programm zu einfach für Sie ist, damit es nicht langweilig wird und nicht die Lust verloren geht, erklärt Dr. Peter Lemon.

LEVEL I – FÜR ANFÄNGER

Der weitaus wichtigste und effektivste Bestandteil des Trainingsplans für Anfänger ist das Training in Einzelsätzen. Wie bereits erläutert, ist Einzelsatz-Training für Neulinge zum Muskelaufbau ausreichend. Außerdem erfordert das Workout dadurch nicht so viel Zeit, was vor allem günstig ist, wenn Sie ein regelmäßiges Training erst in Ihren Lebens- und Zeitplan integrieren müssen.

Jede Muskelgruppe wird 2 bis 3-mal pro Woche trainiert. Bei jeder Übung wird zunächst ein Trainingsgewicht eingesetzt mit dem Sie nur sechs Wiederholungen schaffen.

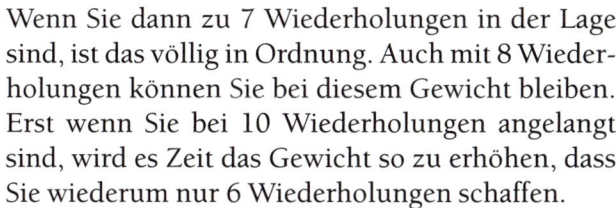

Wenn Sie dann zu 7 Wiederholungen in der Lage sind, ist das völlig in Ordnung. Auch mit 8 Wiederholungen können Sie bei diesem Gewicht bleiben. Erst wenn Sie bei 10 Wiederholungen angelangt sind, wird es Zeit das Gewicht so zu erhöhen, dass Sie wiederum nur 6 Wiederholungen schaffen.

Warum? Sie können nur dann Fortschritte machen, wenn Sie die Zahl der Wiederholungen bzw. das Gewicht entsprechend ihres Kraftzuwachses erhöhen. Am Anfang wird vor allem Ihre Ausdauer zunehmen. Wenn aber Ihre Muskeln zunehmen sollen – und dass möglichst schnell – dann müssen Sie die Last erhöhen. „Trainieren Sie so intensiv wie möglich", sagt Dr. Lemon.

LEVEL II – FÜR FORTGESCHRITTENE

Auf der Stufe für Fortgeschrittene wird das Workout erwartungsgemäß schwieriger. Anstatt des Trainings in Einzelsätzen werden Sie nunmehr jede Übung in drei Sätzen (einschließlich Aufwärmübung) mit jeweils 6 bis 10 Wiederholungen durchführen.

Wir werden Ihr Workout auch mit ein paar neuen Trainingsmethoden ergänzen. Sie können zum Beispiel am Ende eines Übungssatzes ein bis zwei Teilwiederholungen durchführen, wenn Sie für eine Gesamtwiederholung zu erschöpft sind. Durch diese effektive Methode, die bis zur Muskelermüdung führt, wird eine große Anzahl von Muskelfasern gezielt beansprucht und belastet, um das Muskelwachstum stark anzuregen. „Ich bin davon überzeugt, dass eine Beanspruchung des Muskels über das Normalmaß hinaus besonders erfolgversprechend ist", so Dr. Lemon. Dafür brauchen Sie allerdings einen Trainingspartner – vor allem, wenn Sie freie Gewichte verwenden.

Eine weitere Herausforderung auf Level II ist das Training in Supersätzen. Dabei werden zwei verschiedene Übungen unmittelbar nacheinander und ohne Pause durchgeführt. Supersätze machen das Workout intensiver und sorgen für Abwechslung sowie für eine kürzere Trainingszeit. Dr. Lemon erklärt:

„Die Intensität des Workouts trägt entscheidend zur Anpassung der Muskeln bei."

Klar können Sie so lange mit gemäßigter Intensität trainieren, bis sie genau so viel Energie verbraucht haben wie bei einem kürzeren und intensiveren Workout. Aber wozu? Mit einem schnelleren und härteren Training erzielen Sie viel bessere Erfolge.

Eine andere Methode zur Abwechslung auf Level II lautet einfach nur: Abwechslung. Wir werden Sie regelmäßig anweisen, Ihren üblichen Trainingsplan ein wenig umzugestalten und anstatt der 6 bis 10 Wiederholungen etwa 15 bis 20 Wiederholungen bei einem höheren Gewicht als normal durchzuführen. Und dann haben wir noch eine Möglichkeit, wie Sie ein wenig Abwechslung in Ihren Trainingsplan bringen können: Erhöhen Sie die Last bei aufeinander folgenden Übungssätzen und verringern Sie die Zahl der Wiederholungen. So etwas nennt man Pyramiden-Training.

LEVEL III – FÜR GEÜBTE

Auf dem Niveau für Geübte enthält der Hard-Body-Plan viele der Trainingskonzepte, die Sie bereits auf Level II für Fortgeschrittene kennen gelernt haben. Die Übungen stellen hier allerdings eine viel größere Herausforderung dar und werden mit mehr Gewicht durchgeführt.

Wenn Sie diese Stufe erreicht haben, werden Sie natürlich auch ein härteres Workout erwarten und schätzen. Sie fühlen sich im Fitnessraum mittlerweile schon richtig wohl und werden die zusätzliche Trainingszeit genießen. Es ist aber keinesfalls erforderlich, dass Sie bis zum Level III aufsteigen.

Die meisten Männer rücken nicht auf das Trainingslevel für Geübte vor und brauchen das auch nicht, so Dr. Lemon.

Sie wollen es härter? Na gut, dann versuchen Sie es mal mit French Curls und Trizepsbeugen im Liegen für die Arme, Nackendrücken für die Schultern,

Langhantelüberzüge hinter dem Kopf für die Brust, Rumpfaufrichten für den Rücken und Kniebeugen für die Oberschenkel. Das sind nur einige der schwierigeren Übungen, die für Geübte bestimmt sind. Wenn Sie die beherrschen, dann werden Sie ihre Abwechslung und Herausforderung zu schätzen wissen.

Wenn Ihre Kraft zugenommen hat, dann werden Sie sicher nicht nur mit höherem Gewicht trainieren, sondern auch mehr Übungen ausprobieren wollen. Kein Problem. Dafür sorgen wir schon. Auf Level II für Fortgeschrittene finden Sie mehr Übungen als im Anfänger-Teil des Hard-Body-Plans und der Teil für Geübte enthält mehr Übungen als Level I und II zusammen.

GEMEINSAMER NENNER

Es gibt ein paar Dinge, die die Übungen von Level I, II und III gemein haben. Das ist zum einen, dass die Übungen auf ein gesamtes Body-Workout ausgerichtet sind. Keine Muskelgruppe wird ausgelassen.

Das ist aus mehreren Gründen wichtig. Wenn Sie eine Muskelgruppe trainieren und eine andere nicht, sind Sie anfälliger für Verletzungen. Wer seine hinteren Oberschenkelmuskeln trainiert und die Quadrizepsmuskeln am vorderen Oberschenkel vernachlässigt, bekommt leichter Muskelzerrungen in den Oberschenkeln oder gar chronische Schmerzen im unteren Rückenbereich. Wer seine

Brustmuskeln trainiert und den Rücken auslässt – und das machen viele Männer – schlafft mit den Jahren auf eine schlechte Körperhaltung ab. Sollten wir Sie dabei erwischen, werden wir Ihr Exemplar dieses Buches auf der Stelle beschlagnahmen.

Im *12-Wochen-Power-Workout für den Top-Body* werden die Übungen für die verschiedenen Muskelgruppen auf jeder Ebene wöchentlich verändert, so dass Sie während des Verlaufs der drei verschiedenen Wochenprogramme manche Übungen nur aller vier Wochen wiederholen werden.

Was dabei herauskommt, wird Ihnen sicher gefallen. Ihre Muskeln werden intensiv trainiert und dabei die meisten oder alle der wachstumsfördernden Muskelfasern im Verlauf des Trainingsprogramms beansprucht. Dadurch sehen Ihre Muskeln größer, besser und symmetrischer aus.

Sie werden tolle Erfolge erzielen, weil sich Ihr Workout – genauso wie der Rest Ihres Lebens – ständig verändern wird. Bei unverändertem Training würden sich die Muskeln an die gleichbleibende Belastung gewöhnen und zu wachsen aufhören. „Sie müssen Ihre Muskeln mit neuer Stimulation ständig austricksen, damit sie sich weiter entwickeln", so Dr. Lemon. „Wenn die Belastung gleich bleibt, passen sich die Muskeln nicht mehr an. Verändern Sie Ihr Training, um die Muskeln anzuregen.

„Ich empfehle Ihnen daher, nicht nur mit schwerem Gewicht und wenigen Wiederholungen zu trainieren, sondern hin und wieder auch auf ein leichteres Gewicht mit häufigeren Wiederholun-

EINEN SCHRITT WEITER

Wann sind Sie bereit, von Level I auf Level II bzw. von Level II auf Level III überzugehen? Dafür gibt es keine feste Regel. Die Geschwindigkeit des Muskel- und Kraftzuwachses ist von Mensch zu Mensch verschieden und hängt von den genetischen Gegebenheiten ab und davon, wie hart Sie trainieren, so Dr. Lemon.

Wer jedoch sehr ernsthaft nach dem Hard-Body-Plan trainiert, wird wahrscheinlich nach 12 Wochen von der Anfängerstufe auf Level II für Fortgeschrittene übergehen können, so Dr. Lemon, der das Programm ausgearbeitet hat.

„Viele Leute kommen nie über die Fortgeschrittenen-Stufe hinaus", sagt er. „Das Level III für Geübte ist ziemlich hart. Das hat ganz und gar nichts mit Ihrer Durchschnittlichkeit zu tun. Wenn Sie auf Level II weitertrainieren, dann ist das ausgezeichnet."

Selbst ein Mann, der lieber auf dem Anfänger-Level bleibt, wird Fortschritte machen. Seine Muskeln werden zwar nicht mehr weiter zunehmen, aber dafür in ihrem antrainierten Zustand bleiben. „Das ist auf jeden Fall viel besser als vorher", so Lemon.

gen auszuweichen", sagt Dr. Lemon. „Auf diese Weise beanspruchen Sie die verschiedenen Fasertypen und stimulieren somit alle Fasern und nicht nur einen Fasertyp. Da Ihre gesamten Muskeln nicht nur zunehmen, sondern sich auch stets an die jeweilige Situation anpassen, kommt es sowohl zu Veränderungen der Kraft als auch der Ausdauer.

Durch ein Training aller Muskelgruppen wird das Muskelwachstum gefördert, das von Leuten, die ein *Dr.* vor dem Namen haben, aus einem anderen Grund als Hypertrophie bezeichnet wird. Ein Workout des gesamten Körpers sorgt nämlich auch für eine stärkere hormonelle Reaktion. Manche Wissenschaftler sind der Ansicht, dass bei einem Training von nur vereinzelten Muskelgruppen nicht genügend wachstumsfördernde Hormone produziert werden. „Einige der Hormone sind stark am Wachstumsprozess beteiligt", so Dr. Lemon. Sie wollen doch sicher, dass diese Hormone freigesetzt werden.

Wenn das für ein Ganzkörper-Training noch immer nicht Grund genug ist, dann nennen wir Ihnen noch einen. Vor gar nicht allzu langer Zeit behaupteten einige Skeptiker – höchstwahrscheinlich die Jungs mit den Schwabbelarmen und Streichholzbeinchen – dass man durch Gewichtheben eine überentwickelte Muskulatur bekäme, d. h. große, steife und unbewegliche Gliedmaßen und Bauchmuskeln. Ein Training aller Muskelgruppen würde so etwas nicht nur verhindern, sondern sorgt auch dafür, dass Sie nicht nur muskulöser und kräftiger, sondern auch noch *viel* beweglicher werden.

Es gibt noch eine Sache, die alle drei Stufen des Hard-Body-Plan gemeinsam haben: Pausen.

Es ist sicher verlockend, für muskulöse Arme 3 Tage hintereinander eifrig Langhantel-Curls zu machen oder sich 5 Tage pro Woche beim Bankdrücken eine kräftige Brust und starke Schultern antrainieren zu wollen – aber so funktioniert das nicht.

Solche Methoden sind nicht nur schmerzhaft, sondern bei unserem Streben nach einem musku-

IN STIMMUNG KOMMEN

Sie wissen ja, Gewichtstraining sorgt nicht nur für ein besseres Aussehen, sondern auch für ein besseres körperliches Wohlbefinden. Es ist zudem nachgewiesen worden, dass Gewichtheben auch Ihre Stimmung hebt. Und damit meinen wir ganz bestimmt nicht die Gewichte, die man für eine Olympia-Qualifikation stemmen muss. Für eine Studie sind 84 Testpersonen in drei Gruppen aufgeteilt worden, von denen eine mit Gewichten trainierte – Bankdrücken, Beinpresse, Überzüge und Nackenpresse – mit 12 bis 20 Wiederholungen und jeweils 45 bis 75 Sekunden Pause zwischen den einzelnen Sätzen und Übungen.

Drei Stunden später wurde bei diesen Testpersonen ein verringerter Angst- und Depressionszustand festgestellt als bei den Personen der anderen beiden Gruppen. Dieser verbesserte Seelenzustand der Testpersonen war davon unabhängig, ob sie vorher bereits Erfahrung beim Gewichtstraining hatten oder nicht.

lösen Body auch nicht hilfreich. Das liegt daran, dass durch ein Training mit Gewichten winzige Risse in den beanspruchten Muskelfasern entstehen, die sich erst regenerieren müssen, damit es zu einem Muskelwachstum kommt. Dieser Regenerationsprozess findet nur dann statt, wenn Sie Ihren Muskelfasern eine Pause gönnen.

Der Hard-Body-Plan berücksichtigt diesen Erholungsbedarf der Muskelfasern und verordnet Ihnen mindestens eine 48-stündige Pause, ehe Sie dieselbe Muskelgruppe erneut trainieren. Wenn Sie also Bizeps, Trizeps und Brust am Montag trainiert haben, dann dürfen Sie diese Muskeln frühestens am Mittwoch wieder beanspruchen.

Wo sonst bekommen Sie denn schon für einen Tag Arbeit einen Tag frei?

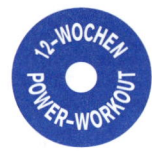

DER MANN IM SPIEGEL

WIE SIE IHREN ERFOLG MESSEN KÖNNEN

MANCHMAL MERKEN SIE DIE WIRKUNG IHRES GEWICHTSTRAININGS EIN-FACH DARAN, DASS SIE IM SPIEGEL EINEN GEWÖLBTEREN BIZEPS ODER KRÄFTIGERE BRUSTMUSKELN SEHEN KÖNNEN. EIN TRAININGS-LOGBUCH IST ALLERDINGS IMMER NOCH DER ZUVERLÄSSIGSTE WEG, DEN ERFOLG ZU MESSEN.

Um Ihre Fortschritte beim Training nach dem Hard-Body-Plan zu messen, sollten Sie sich darüber im Klaren sein, was Sie eigentlich erreichen wollen, so Rick Huegli, ehemaliger Trainingsleiter für Kraft- und Konditionstraining an der University of Washington in Seattle. Setzen Sie sich ein Ziel, nach dem Sie Ihr Training ausrichten und messen Sie daran Ihren Erfolg.

„Wenn Sie kein klares Ziel verfolgen, dann verschwenden Sie bloß Ihre Zeit und Energie", so Huegli.

Nehmen wir mal an, Sie wollen durch das Training mehr Kraft bekommen. Sie wissen ja, dass Ihnen das nur gelingt, wenn Sie Ihr Trainingsprogramm durch mehr Übungssätze und Wiederholungen sowie ein höheres Gewicht allmählich stei-

gern. Wenn Sie weniger Muskelkater haben als zuvor und sich Ihr Körper nach einem Workout schneller wieder erholt, dann ist das auch ein Zeichen für eine Kraftzunahme. Am Anfang hat Ihnen nach dem Training einfach alles weh getan und jetzt ist das nicht mehr so.

„Das Rezept ist ganz einfach: Schaffen Sie jetzt mehr als vorher?", so Huegli.

Vielleicht haben Sie mit dem Training ein bestimmtes Level erreicht, mit dem Sie zufrieden sind und wollen mit dem Gewicht gar nicht höher gehen oder Ihr Training steigern, sondern nur den antrainierten Zustand aufrecht erhalten. Wenn Sie sich das als Ziel gesetzt haben, dann kann man hier genauso von einem Erfolg sprechen.

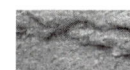

Ganz egal, welches Ziel Sie verfolgen – nach nur ein paar Trainingswochen werden Sie merken, dass Ihr Körper fester und kräftiger geworden ist.

„Sie werden sich nicht mehr so schlaff fühlen", sagt Harvey Wallmann, Dozent und Leiter der Abteilung für Sporttherapie an der University of Nevada in Las Vegas.

Nach normalerweise 4 bis 6 Wochen sehen Sie dann das, was Sie eigentlich wollen – mehr Muskelmasse, so Wallmann.

Sie verlieren Fett, aber verlassen Sie sich nicht darauf, dass Ihnen die Waage das anzeigt. Sie werden es ganz einfach *sehen*. Zunehmende Fitness bedeutet nicht unbedingt, dass Sie Gewicht verlieren. Das liegt daran, dass Muskelmasse mehr wiegt als Fett. Die Zunahme von Muskeln ermöglicht es dem Körper mehr Fett zu verbrennen. Achtung: Es *ermöglicht* dem Körper Fett zu verbrennen, aber kann es nicht garantieren. Um die Fettverbrennung anzukurbeln, sollten Sie Ihr Gewichtstraining mit Aerobic-Übungen, wie Wandern, Laufen oder Steptraining, kombinieren. Im Kapitel Herz- und Kreislauftraining, ab Seite 236 erfahren Sie mehr darüber.

Verlieren Sie aber nicht den Mut, wenn Sie die Resultate im Spiegel nicht so schnell sehen, wie Sie erwartet haben. Es tut sich trotzdem etwas. Und wir können das beweisen. So lautet Hueglis Methode:

Um Ihre Erfolge bestmöglich messen zu können, sollten Sie 6 Monate oder 1 Jahr lang ein Trainingstagebuch oder Logbuch führen, in dem Sie genau festhalten, was Sie bei den Workouts gemacht haben.

Es wird Ihnen leichter fallen ein solches Logbuch zu führen, wenn Sie es nicht als lästige Pflicht betrachten, sondern vielmehr als ein Vergnügen, so Thomas Baechle, Leiter der Abteilung für Trainingswissenschaft an der Creighton University in Omaha, Nebraska.

Zwischen den einzelnen Übungssätzen müssen Sie sowieso eine Pause einlegen, betont Dr. Baechle. „Also nutzen Sie diese Zeit einfach für Einträge ins Tagebuch – das macht wirklich keine Arbeit."

Ein Logbuch ist aus folgenden Gründen zu empfehlen:

• **Es motiviert Sie zum Weitermachen.** „Ich glaube, dass es für jeden von uns eine Art Verpflichtung zum Training bedeutet. Es macht wirklich Spaß, nach ein paar Monaten zurückzuschauen und zu vergleichen, wie weit man ganz am Anfang war und wo man heute steht", so Dr. Baechle.

• **Es dokumentiert Ihre Fortschritte.** Sie haben es vielleicht gar nicht so sehr auf Kraft abgesehen, sondern sind eigentlich nur an einem festen Body mit schönen Muskeln interessiert. Wenn Sie Ihr Körpergewicht, Ihren Brust- und Bizepsumfang und ähnliche Daten regelmäßig im Logbuch vermerken, dann können Sie Ihre Verwandlung in einen Hard-Body-Man mitverfolgen.

• **Es bietet Vergleichsdaten.** Auch wenn sich die Muskeln nicht gleich unter Ihrem T-Shirt abzeichnen, können Sie Ihre Kräftigung verfolgen, indem Sie die Daten in Ihrem Logbuch miteinander vergleichen. Haben Sie vor 3 Monaten eine Übung in drei Sätzen mit jeweils 10 Wiederholungen gemacht und schaffen heute schon 15 Wiederholungen, dann ist das ein klarer Beweis dafür, dass Ihre Kraft zugenommen hat.

• **Es hilft Ihnen bei der Umgestaltung des Trainingsprogramms.** Ihr Workout-Programm sollte abwechslungsreich gestaltet sein. Auch wenn Sie manchmal vielleicht glauben, dass Sie bei den Übungen ausreichend für Abwechslung sorgen, kann Ihnen ein Blick ins Logbuch verraten, dass Ihr Trainingsprogramm trotz allem so vorhersehbar wie die Abenddämmerung geworden ist. Deshalb sollten Sie stets neue Übungen hinzufügen und die Zahl der Übungssätze und Wiederholungen verändern oder die Reihenfolge der Übungen variieren.

Und dann gibt es noch einen Vorteil, den ein Logbuch mit sich bringt. Wenn Sie Ihr Workout deutlich verändern, bietet es Ihnen die Grundlage, auf der Sie Ihr vorheriges Training mit der neuen Trainingsmethode vergleichen können.

Außerdem können Sie mit Hilfe Ihrer Aufzeichnungen immer feststellen, ob Sie zwischen den einzelnen Workouts genug Pausen einlegen und ob Sie jede Muskelgruppe ausreichend trainieren.

Sie können das Logbuch so gestalten wie Sie wollen. Huegli empfiehlt ein Notizbuch im A5-Format oder kleiner, d. h. etwa in Größe eines Taschenbuchs. Es sollte nicht zu groß sein, damit Sie es mit ins Fitness-Studio nehmen können, aber auch nicht zu klein, damit alle Informationen auf eine Seite passen. Die Zahl der Spalten hängt davon ab, wie viele Informationen Sie festhalten wollen. Als Minimum sollten Sie eine Spalte für das Datum und Spalten für die Art der Übung, die Anzahl der Übungssätze, die Anzahl der Wiederholungen und die Höhe des Gewichts sowie für Anmerkungen anlegen. Sie können auch eine Spalte für Ihre Aufwärm- und Abkühl-Übungen hinzufügen, so Huegli.

Vielleicht wäre es auch hilfreich, die Dauer der Pausen zwischen den einzelnen Übungssätzen und die Reihenfolge der Übungen zu vermerken oder auch festzuhalten, was Sie vor dem Training gegessen haben. Das Logbuch darf allerdings nicht zu kompliziert aufgebaut sein, damit Sie nicht die Lust am Aufschreiben verlieren, rät Patrick Mediate, der Koordinator des östlichen Regionalverbandes der Amerikanischen Gesellschaft für Kraft- und Konditionstraining.

Sie können entweder Ihr eigenes Logbuch entwerfen oder die Angebote in den Buchhandlungen oder im Internet nutzen. Um Ihnen die Sache zu erleichtern, haben wir für Sie ein Hard-Body-Plan Logbuch aufgestellt, dass Sie sich kopieren und an einem Klemmbrett befestigen können.

Wie oft Sie etwas im Logbuch vermerken, hängt ganz davon ab, wie gern – oder ungern – Sie Papierkram erledigen. Sie können entweder zu jedem Workout Notizen machen oder nur ein- bis zweimal in der Woche bzw. einmal im Monat. Dr. Baechle legt Ihnen natürlich die erste Möglichkeit ans Herz. „Durch die Notizen bleiben Sie konzentriert bei der Sache", erklärt er. Egal wie häufig Sie nun etwas in Ihr Logbuch eintragen, wichtig ist, dass Sie es oft und ausführlich tun, damit Sie nützliche Vergleiche anstellen können.

Wenn Sie kein Logbuch führen und keine unmittelbaren Veränderungen an Ihrem Körper sehen, gibt es auch andere Anzeichen dafür, dass Ihr Trainingsplan funktioniert.

Sie werden merken, dass Sie mehr Energie haben und beweglicher sind. Ihr allgemeines Wohlbefinden nimmt zu. Hier haben wir einige Anzeichen für Ihre Fortschritte beim Training:

• Dank Ihrer neuen Ausdauer beweisen Sie beim Sex ein 60-minütiges Durchhaltevermögen.

• Sie geraten nicht mehr aus der Puste, wenn Sie im Vorgarten den Rasen mähen und wünschten Ihr Garten wäre einen Hektar groß.

• Nach einem langen Arbeitstag schaffen Sie es trotzdem noch, sich den spannenden Spielfilm im Fernsehen anzuschauen, ohne zwischendurch wegzunicken.

• Wenn Sie die Treppe hinaufsprinten, schnaufen Sie nicht mehr, als ob Sie gerade den Mount Everest besteigen würden. Ihnen ist nicht einmal mehr schwindelig dabei.

• Sie schlafen besser. Nicht mal das Schnarchen Ihrer Frau und Ihres Hundes kann Sie jetzt mehr aus dem Schlummer reißen.

• Sie fühlen sich rundum wohl. Sie stolzieren zwar nicht gleich aufgeblasen umher, aber Sie haben zumindest mehr Selbstbewusstsein. Sie werden ein Hard-Body-Man und fühlen sich wohl dabei. „Körperliche Fitness wirkt sich auch positiv auf das Gefühl aus", so Huegli.

„Es fördert das Selbstvertrauen", fügt Mediate hinzu. „Die Männer werden im Beruf entschlossener und energischer. Ihr Sozialleben verbessert sich."

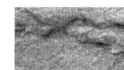

HARD-BODY-PLAN LOGBUCH

DATUM

ÜBUNG	SÄTZE	WDH.	GEWICHT	ANMERKUNGEN

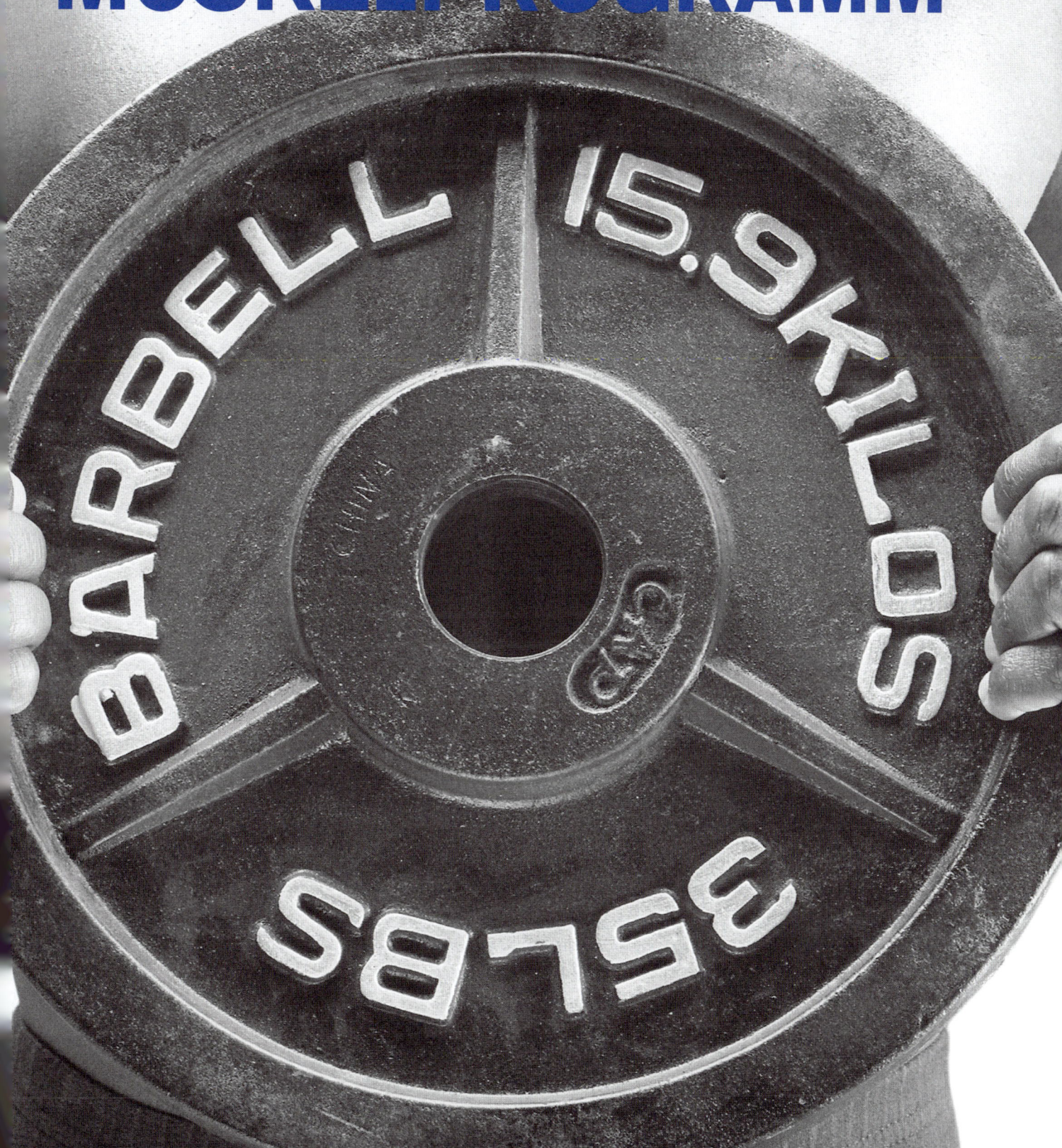

TEIL 2
GANZKÖRPER-
MUSKELPROGRAMM

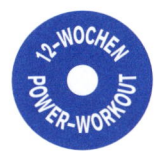

WIE MAN ES RICHTIG MACHT

AUFWÄRMEN UND ABKÜHLEN

BEVOR SIE DIE GROSSEN GEWICHTE UMHERSCHLEUDERN, SOLLTEN SIE VOR JEDEM WORKOUT ZUM AUFWÄRMEN ZUNÄCHST ETWAS AEROBIC, DANACH EINIGE DEHNUNGSÜBUNGEN UND ANSCHLIESSEND EIN PAAR ÜBUNGEN MIT LEICHTEN GEWICHTEN MACHEN.

Der Fitness-Freak Jack LaLanne hat gegenüber der Zeitschrift *Outside* Folgendes zum Thema Aufwärmen vor dem Training gesagt.

„Aufwärmübungen sind der absolut größte Blödsinn, den ich je im Leben gehört hab'. Fünfzehn Minuten fürs Aufwärmen! Wärmt sich etwa ein Löwe erst auf, wenn er Hunger hat? Oh, da kommt eine Antilope. Ich sollte mich besser mal aufwärmen. Von wegen! Er geht einfach los und frisst das Vieh."

Wir mögen Jack LaLanne. Wir schätzen seine direkte und lebhafte Art. Wir finden allerdings, dass er die Löwen noch ein wenig genauer beobachten sollte.

„Wenn ein Löwe nach einem kleinen Nickerchen aufwacht, was macht er da? Er streckt sich", sagt Rick Huegli, ehemals Cheftrainer für Kraft und Kondition an der University of Washington. „Je besser man sich aufwärmt, desto mehr Leistung erbringt man."

Die meisten Fitness-Experten teilen Hueglis Meinung, dass man sich vor dem Training mit Gewichten aufwärmen sollte.

Wir erklären Ihnen auch warum. Beim Aufwärmen wird Blut in die Muskeln gepumpt und ihre Temperatur erhöht sich. Dadurch wird schmerzhaften Muskelzerrungen oder Muskelfaserrissen vorgebeugt. „Es erscheint völlig logisch, dass der Körper einen aufgewärmten Muskel beim Training viel effektiver einsetzen kann und dass sich außerdem das Verletzungsrisiko verringert", so Dr. Thomas Baechle, Leiter der Abteilung für Sportwissenschaft an der Creighton University in Omaha, Nebraska.

RICHTIG DEHNEN

Da viele Leute genau das Falsche gelehrt bekommen haben, wollen wir hier zunächst einiges klarstellen. Man hat Ihnen bestimmt gesagt, dass Sie vor dem Training immer Stretching-Übungen ma-

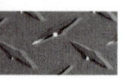

chen sollten. Tun Sie das nicht. Besser gesagt, dehnen Sie sich nicht gleich zu Beginn. Ein noch nicht aufgewärmter Muskel darf nicht gedehnt werden, erklärt Dr. Peter Lemon, der den Hard-Body-Plan zusammengestellt hat.

Natürlich sollen Sie sich dehnen, aber zuvor müssen Sie die Muskeln erst mit ein paar leichten Aerobic-Übungen aufgewärmt haben. Die anschließenden Dehnungsübungen müssen genau auf die Muskelgruppen abgestimmt sein, die Sie trainieren möchten, und sollten relativ kurz sein. Kurz bedeutet natürlich nicht, dass Sie das Stretching unachtsam durchführen sollten, denn ein zu heftiges, zu ruckartiges oder zu starkes Dehnen bringt dem Muskel mehr Schaden als Nutzen. „Ich habe schon gesehen, wie manche Leute beim Stretching auch noch an ihren Muskeln ziehen", so Dr. Lemon.

Wir wollen ganz bestimmt nicht, dass Sie Ihre Muskeln übermäßig dehnen, aber ein paar Minuten Stretching vor und nach dem Workout sorgen im Einklang mit unserem ausgeglichenen Ganzkörper-Trainingsprogramm dafür, dass Ihr Körper beweglicher wird und Sie keine steife, überentwickelte Muskulatur bekommen, die nach Meinung der Kritiker beim Training mit Gewichten angeblich so unvermeidlich ist.

Beim Stretching ist es am besten, wenn Sie den Muskel langsam und vorsichtig innerhalb seines gesamten Bewegungsspielraums dehnen, d. h. in alle Richtungen, in die das jeweilige Köperteil zum Beispiel um ein Gelenk herum bewegt werden kann. Dehnen Sie sich so weit, bis Sie einen Widerstand oder eine Spannung spüren, verharren Sie in dieser Position und lassen Sie danach wieder locker. Dehnen Sie sich aber nicht bis zum Schmerzpunkt.

Führen Sie jede Dehnung ein- bis zweimal durch und halten Sie die Position maximal 10 Sekunden lang, rät Dr. Lemon. In den darauf folgenden Trainingssitzungen können Sie die Dehnung allmählich immer weiter verstärken, um Ihre Beweglichkeit zu steigern. Durch federnde Bewegungen kommt es allerdings zu einer Reflexkontraktion, die eine Muskelzerrung oder einen Muskelfaserriss hervorrufen kann. „Sie können einen Muskel besser dehnen, wenn sie die Bewegung langsam ausführen und somit diesen Reflex vermeiden", so Dr. Lemon.

AEROBES TRAINING

Für ein allgemeines Aufwärmen des Körpers vor dem Gewichttraining ist aerobes Training am besten geeignet. Das heißt nicht, dass Sie zu lauter Musik umherhüpfen sollen, als ob Sie Hummeln im Gesäß hätten – es sei denn Sie mögen Hummeln und laute Musik. Ein paar Minuten auf dem Trimmrad oder auf einem anderen Fitness-Gerät eignen sich zum Aufwärmen genauso gut. Sie könnten aber auch etwas Jogging oder Walking machen und die Arme ein wenig umherschwingen. Wie lange man für diese Aerobic-Aufwärmung braucht? Dr. Lemon schlägt Folgendes vor:

Egal für welche Art von aerobem Training Sie sich entscheiden – trainieren Sie so lange, bis Sie ins Schwitzen kommen. Bei den meisten Männern sind 5 bis 7 Minuten schon ausreichend.

Schnelles Bewegungstraining ist gut für Herz und Lungen. Wenn Sie das Training ein wenig ausdehnen – ungefähr auf 20 Minuten – dann zählt das nicht nur als Aufwärmübung, sondern auch als Teil des Aerobic-Trainings, dass der Hard-Body-

ÜBERDEHNT

Wie bereits erklärt, kann zu starkes Dehnen Verletzungen zur Folge haben. Übermäßiges Stretching kann sich aber auch negativ auf Ihr Workout auswirken.

In einer Studie wurde bei 30 Testpersonen, die vor jedem Workout 20 Minuten lang kräftige Dehnungsübungen durchführten, während des Trainings mit Gewichten ein Kraftverlust festgestellt.

20 Männer, die sich für eine in Finnland durchgeführte Studie vor jedem Workout eine Stunde lang dehnten, wiesen eine um 85 Prozent verringerte Reaktionsgeschwindigkeit auf.

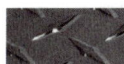

Plan zur Maximierung der Vorteile des Trainingsprogramms mit Gewichten vorgesehen hat.

LEICHTGEWICHTE

Hier haben wir zwei Warm-up-Möglichkeiten für die Muskeln, die beim Workout trainiert werden sollen.

• **Mit Gewichten.** Führen Sie die erste Übung Ihres Workout-Programms mit nur halb so viel Gewicht durch, rät Dr. Baechle. Wenn Sie zum Beispiel als erste Übung Bankdrücken mit 55 kg geplant haben, dann machen Sie zur Aufwärmung am besten ein paar Wiederholungen mit 27 kg. Dadurch kann sich der beanspruchte Muskel ganz spezifisch dehnen und wärmt sich schneller auf. Diese Art der Aufwärmung gehört zu den Hard-Body-Trainingsübungen im nächsten Kapitel.

• **Mit dem Körpergewicht.** Zur Aufwärmung können Sie auch Ihr Körpergewicht einsetzen. Wenn Sie Ihr Workout zum Beispiel mit Bankdrücken auf 10 Wiederholungen beginnen wollen, und nicht erst die Gewichte an der Hantelstange an- und abschrauben wollen, dann sind Liegestütze eine gute Alternative. Machen Sie zum Aufwärmen am besten 30 Liegestütze und gehen Sie danach zum Bankdrücken bei vollem Übungsgewicht über.

Selbst wenn Sie zu den Männern gehören, die so beschäftigt sind, dass Sie sich sogar in den Terminkalender eintragen müssen, wann Sie mit ihrer Frau schlafen wollen, sollten Sie sich vor dem Workout die paar Minuten zum Aufwärmen Zeit nehmen. Dafür brauchen Sie wirklich nur ein paar Minuten zusätzlich einplanen – und darin sind Sie doch geübt.

Das beste Warm-up dauert 10 Minuten: Machen Sie ein wenig Aerobic, Stretching und Übungen mit leichten Gewichten, bei denen die Muskelgruppen beansprucht werden, die Sie beim Workout trainieren möchten. Folgen Sie dabei genau dieser Reihenfolge.

Wenn Sie mit besonders großer Last und wenigen Wiederholungen trainieren möchten, ist ein vorheriges Aufwärmen ganz besonders wichtig. „Je höher das Gewicht und je geringer die Wiederholungszahl, desto größer ist das Verletzungsrisiko, wenn Sie nicht aufgewärmt sind", warnt Dr. Lemon.

COOL-DOWN

Genauso wie das Aufwärmen wird auch das Abkühlen nach dem Training mit Gewichten von vielen Leuten vernachlässigt. Wir erklären Ihnen, warum Abkühlen so wichtig ist. Entweder während oder unmittelbar nach dem Training kommt es zu einer stark erhöhten Blutzufuhr in den Muskeln, die dadurch so aufgepumpt aussehen.

Da sich jetzt so viel Blut in den Muskeln befindet, wird das Herz allerdings mit weniger Blut und Sauerstoff versorgt. Wenn Sie also abrupt mit dem Gewichttraining aufhören, dann sammelt sich das Blut einfach in den Muskeln und das Herz wird nicht ausreichend mit dem benötigten Sauerstoff im Blut versorgt. Dadurch können Sie einen Herzinfarkt bekommen. Sie könnten sogar sterben – und mal ehrlich, dann wäre das ganze Workout doch wirklich für die Katz.

Ein solches Horrorszenario lässt sich jedoch ganz einfach vermeiden. Nach dem Workout brauchen Sie nur noch ein paar leichte aerobe Übungen oder Wiederholungen mit leichten Gewichten zu machen oder bloß ein wenig umherlaufen, rät Dr. Lemon. Dadurch wird das Blut über die Venen zum Herzen zurückgepresst. Bei den meisten Männern reichen 5 Minuten zum Abkühlen völlig aus.

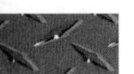
OBERE KÖRPERHÄLFTE

NACKENDREHEN UND -NEIGEN

Stehen Sie aufrecht, die Beine schulterbreit auseinander. Halten Sie den Nacken gerade und die Schultern locker.

[A] Drehen Sie den Kopf so weit wie möglich langsam nach rechts und halten Sie diese Position 10 Sekunden. Wiederholen Sie die Übung zur anderen Seite und kehren Sie danach in die Ausgangsstellung zurück.

[B] Halten Sie den Oberkörper gerade und senken Sie das Kinn auf die Brust, bis Sie im Nacken ein leichtes Ziehen verspüren. Halten Sie diese Stellung 10 Sekunden.

[C] Heben Sie langsam den Kopf bis Sie senkrecht nach oben schauen, aber kippen Sie nicht so weit zurück, dass Ihr Kopf auf den Schultern aufliegt. Halten Sie die Position 10 Sekunden und lockern Sie sich.

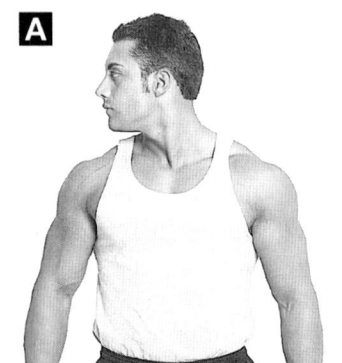
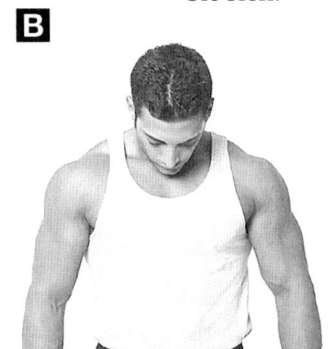
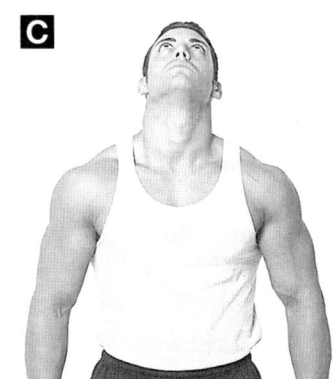

SCHULTERDEHNUNG

[A] Stehen Sie aufrecht, drücken Sie die Brust heraus und ziehen Sie die Schultern nach hinten. Die Beine sind schulterbreit auseinander. Strecken Sie den rechten Arm nach oben, beugen Sie den Ellbogen und legen Sie die rechte Hand zwischen die Schulterblätter. Lassen Sie den linken Arm locker hängen.

[B] Ziehen Sie den rechten Ellbogen mit der linken Hand vorsichtig zum Kopf und weiter zum Nacken hin. Wiederholen Sie die Übung mit der anderen Seite.

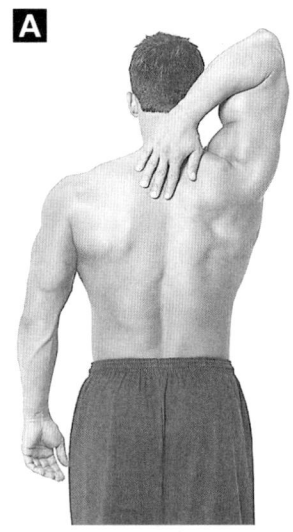
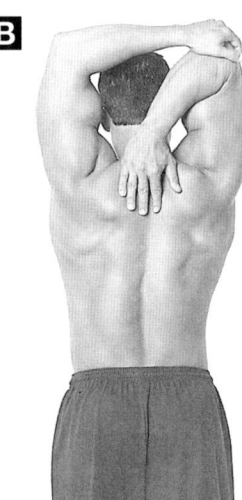

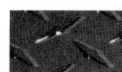

BRUSTDEHNUNG

Stützen Sie sich mit beiden Händen in Schulterhöhe an einem Türrahmen ab. Halten Sie Brust und Kopf aufrecht und die Knie leicht gebeugt.

Bewegen Sie den Oberkörper nach vorn bis Sie ein leichtes Ziehen verspüren. Bleiben Sie 10 Sekunden in dieser Position, ohne den Atem anzuhalten. Führen Sie diese Übung nur einmal durch.

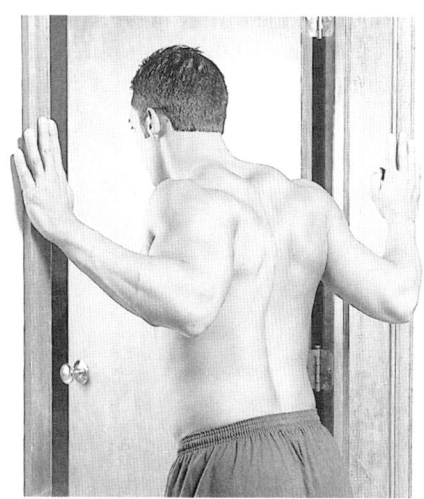

UNTERE KÖRPERHÄLFTE

WIRBELSÄULENDREHUNG

Setzen Sie sich mit ausgestreckten Beinen auf den Boden.
[A] Heben Sie das rechte Bein über das linke Bein und stellen Sie den rechten Fuß außen vor dem linken Knie flach auf den Boden. Legen Sie den linken Ellbogen an die Außenseite Ihres rechten Knies und stützen Sie den rechten Arm mit der flachen Hand nach hinten ab.

[B] Drehen Sie den Oberkörper langsam nach rechts, indem Sie den Blick über die rechte Schulter schwenken. Drücken Sie dabei mit dem linken Ellbogen gegen die Außenseite Ihres rechten Knies und halten Sie den Oberkörper gerade. Halten Sie diese Position und wiederholen Sie die Übung mit der anderen Seite.

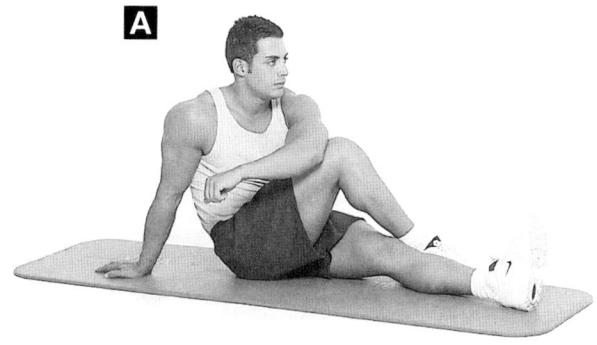

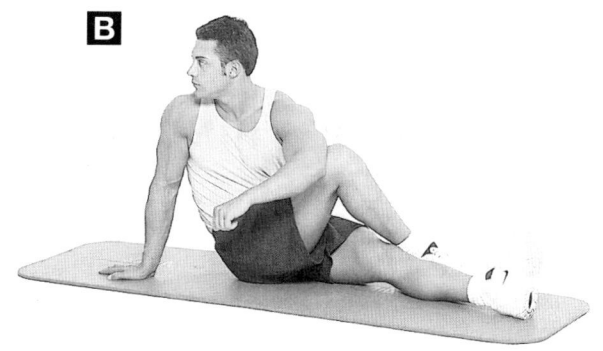

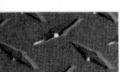

BEINZIEHEN IM LIEGEN

[A] Legen Sie sich auf den Rücken und verschränken Sie die Unterarme hinter den Oberschenkeln. Ziehen Sie die Knie so nah wie möglich an die Brust. Dadurch wird der untere Rückenbereich gedehnt.

[B] Halten Sie die Knie an die Brust und strecken Sie die Beine nach oben. Dadurch werden auch die hintere Oberschenkel- und Gesäßmuskulatur gedehnt. Bleiben Sie 10 Sekunden in dieser Stellung und kehren Sie danach wieder in die Ausgangsposition zurück.

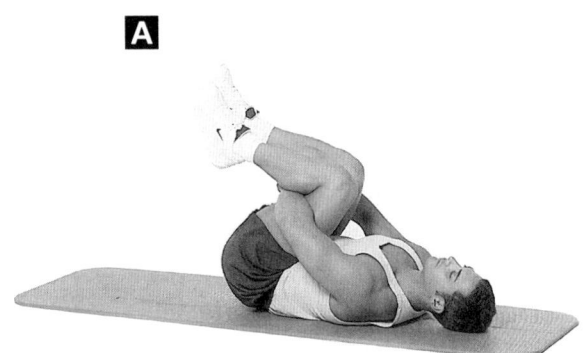

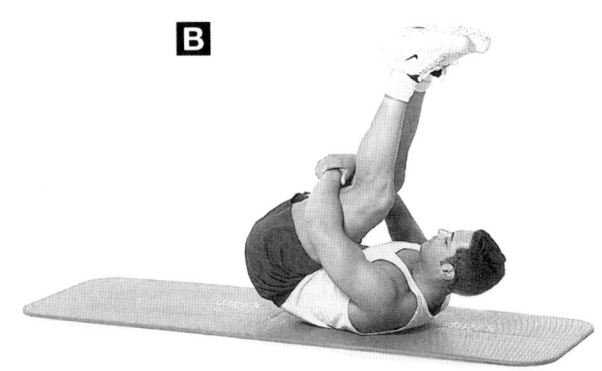

BUTTERFLY-STRETCH

Setzen Sie sich auf den Boden und pressen Sie die Fußsohlen aneinander. Drücken Sie mit den Ellbogen oder Händen die Knie leicht nach unten und verharren Sie in dieser Position.

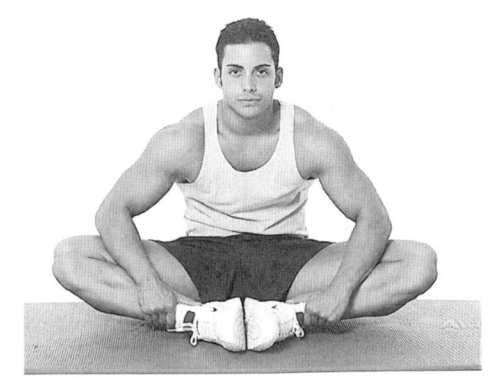

DEHNUNG DER HINTEREN OBERSCHENKEL

Setzen Sie sich mit ausgestrecktem rechten Bein auf eine Bank und stützen Sie den linken Fuß auf dem Boden ab. Legen Sie die rechte Hand auf das rechte Knie und gleiten Sie mit den Fingern so weit wie möglich langsam bis zu den Zehen vor. Halten Sie die Position und wiederholen Sie die Übung anschließend mit der anderen Seite. (Im Gegensatz zu ähnlichen Übungen, bei denen Sie auf dem Boden sitzen, wird hier die untere Rückenpartie entlastet.)

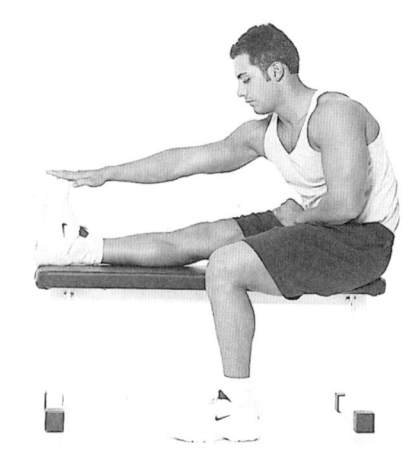

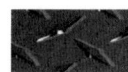

OBERSCHENKEL-ZIEHEN

Stützen Sie sich an einer Wand oder einem Stuhl ab.
Beugen Sie das rechte Knie, erfassen Sie den rechten
Fuß mit der linken Hand und ziehen Sie den Fuß
so weit nach oben, bis Ihre Ferse das Gesäß berührt.
Halten Sie diese Position und wiederholen Sie die
Übung anschließend mit dem anderen Bein.

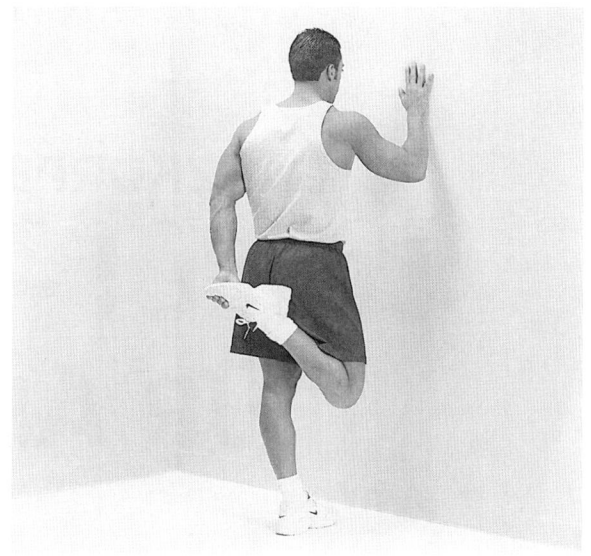

WADENDEHNUNG

Stellen Sie sich mit etwas Abstand vor eine Wand,
lehnen Sie sich mit den Unterarmen dagegen und
stützen Sie den Kopf auf den Händen ab. Stellen Sie
das rechte Bein angewinkelt nach vorn und strecken
Sie das linke Bein gerade nach hinten aus.

Bewegen Sie Ihre Hüfte langsam nach vorn, bis
Sie ein Ziehen in der linken Wade verspüren. Achten
Sie darauf, dass die linke Ferse den Boden berührt
und die Zehen geradeaus zeigen. Verharren Sie
10 Sekunden in dieser Stellung und wiederholen Sie
die Übung anschließend mit dem anderen Bein.

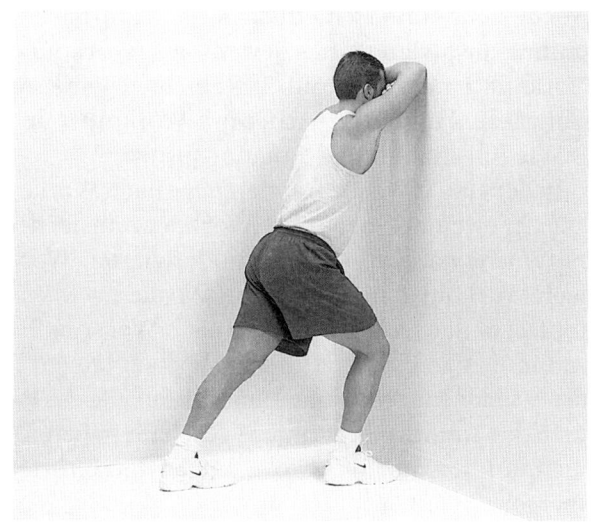

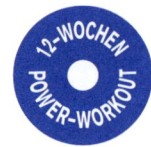

GANZKÖRPER-MUSKELPLAN
LEVEL I – WORKOUT FÜR ANFÄNGER

In den Trainingsprogrammen für Anfänger und Fortgeschrittene werden Sie drei Wochen lang jede Woche ein unterschiedliches Ganzkörper-Programm absolvieren, das jeweils als Workout 1, Workout 2 und Workout 3 bezeichnet wird. Anschließend fangen Sie wieder mit Workout 1 an.

Wie funktioniert das Rotationsprinzip?

In der ersten Woche trainieren Sie nach Workout 1, in der zweiten Woche nach Workout 2, in der dritten Woche nach Workout 3, in der vierten Woche nach Workout 1 in der fünften Woche nach Workout 2, in der sechsten Woche nach Workout 3 … und immer so weiter. Alle drei Wochen fangen Sie also wieder mit Workout 1 an, bis Sie alle 12 Wochen des Trainingsprogramms geschafft haben. Danach können Sie auf Level 2 für Fortgeschrittene übergehen (S. 52).

ANLEITUNG

Dieses Programm ist für drei Trainingstage pro Woche konzipiert, kann aber auch auf eine 2-tägige Trainingswoche umgestellt werden. Das werden wir Ihnen noch genauer erklären.

1. Machen Sie ein paar Aerobic- und Dehnungsübungen und führen Sie zum Aufwärmen jede Übung mit 6 bis 10 Wiederholungen und leichtem Gewicht durch.

2. Nach dem Aufwärmen müssen Sie das Anfangsgewicht bestimmen, mit dem Sie nur 6 Wie-

derholungen schaffen. Beim ersten Mal werden Sie wahrscheinlich erst ein wenig herumexperimentieren müssen. Haben Sie das richtige Gewicht gefunden, dann trainieren Sie so lange, bis es Ihnen zu leicht wird. Führen Sie jede Übung in einem Übungssatz mit je 6 Wiederholungen durch. Das Anheben des Gewichts (positive oder konzentrische Phase) sollte bei korrekter Ausführung der Übung so schnell wie möglich erfolgen, wohingegen das Absenken (negative oder exzentrische Phase) langsamer durchgeführt werden sollte (bis vier zählen).

3. Erhöhen Sie die Zahl der Wiederholungen bei jeder Übung bis 10 für Ihren Kraftzuwachs.

4. Wenn Sie bei einer Übung 10 Wiederholungen schaffen, dann sollten Sie beim nächsten Mal das Gewicht so weit erhöhen, dass Sie wiederum nur noch zu 6 Wiederholungen in der Lage sind usw. Jedes Mal wenn Sie 10 Wiederholungen schaffen, können Sie mit dem Gewicht höher gehen.

5. Für eine ausreichende Regeneration müssen sie mindestens 48 Stunden Pause zwischen den Trainingssitzungen einlegen.

6. Folgen Sie den wöchentlichen Abwandlungen der Übungen, um den gesamten Muskelbereich besser zu trainieren.

Um dieses Programm auf eine Woche mit 2 Trainingstagen umzustellen, brauchen Sie nur die Übungen von Tag 3 auf die Tage 1 und 5 verteilen. Das bedeutet, die Übungen 1 bis 3 von Tag 3 werden zu den Übungen von Tag 1 hinzugefügt und die Übungen 4 bis 7 von Tag 3 werden am Tag 5 erledigt.

WORKOUT 1

TAG 1: ARME UND SCHULTERN

1. ÜBER-KOPF-DRÜCKEN MIT LANGHANTEL (SEITE 98)

2. STEHEND RUDERN (SEITE 100)

3. SEITHEBEN (SEITE 96)

4. TRIZEPSSTRECKEN IM LIEGEN (SEITE 73)

5. LANGHANTEL-CURLS (SEITE 69)

6. UNTERARM-CURLS (SEITE 74)

7. UNTERARM-CURLS IM OBERGRIFF (SEITE 75)

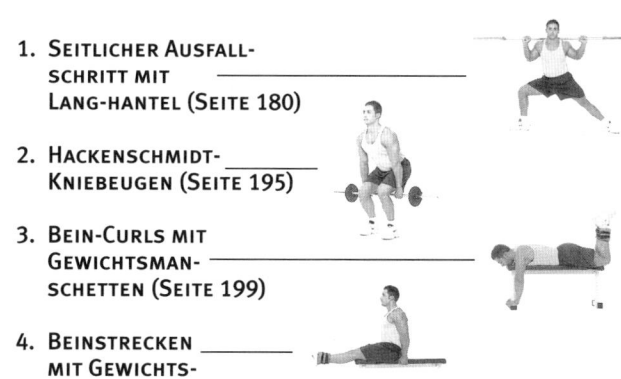

TAG 2: ERHOLUNGSPAUSE

TAG 3: GESÄSS, OBERSCHENKEL UND UNTERSCHENKEL

1. SEITLICHER AUSFALL-SCHRITT MIT LANG-HANTEL (SEITE 180)

2. HACKENSCHMIDT-KNIEBEUGEN (SEITE 195)

3. BEIN-CURLS MIT GEWICHTSMAN-SCHETTEN (SEITE 199)

4. BEINSTRECKEN MIT GEWICHTS-MANSCHETTEN (SEITE 198)

5. FERSENHEBEN MIT KURZHANTELN (SEITE 215)

6. ZEHENHEBEN MIT HANTELSCHEIBE (SEITE 216)

7. AUSFALLSCHRITT MIT KURZHANTELN (SEITE 181)

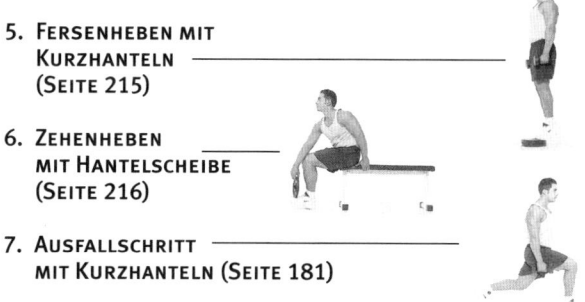

TAG 4: ERHOLUNGSPAUSE

TAG 5: BRUST, BAUCH UND RÜCKEN

1. BANKDRÜCKEN (SEITE 118)

2. FLIEGENDE AUF DER FLACHBANK (SEITE 117)

3. LANGHANTEL-RUDERN, WEIT GE-FASST (SEITE 158)

4. KURZHANTEL-SCHWINGEN (SEITE 161)

5. KURZHANTEL-RUMPF-DREHEN (SEITE 140)

6. SEITLICHES RUMPF-DREHEN MIT HANTELSCHEIBE (SEITE 138)

7. BEINHEBEN MIT GEWICHTS-MANSCHETTEN (SEITE 139)

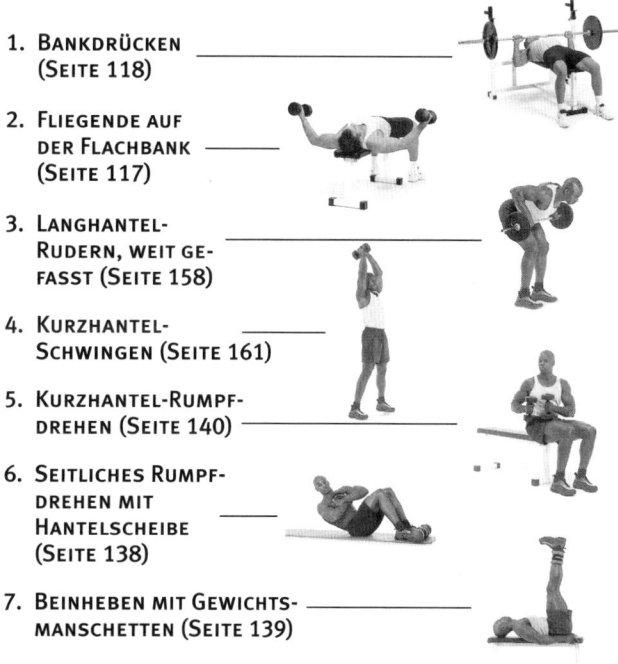

TAG 6: ERHOLUNGSPAUSE

TAG 7: ERHOLUNGSPAUSE

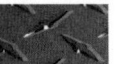
WORKOUT 2

TAG 1: ARME UND SCHULTERN

1. NACKENDRÜCKEN MIT KURZ-
   HANTELN (SEITE 99)

2. KURZHANTEL-HEBEN
   (SEITE 100)

3. FRONTHEBEN
   (SEITE 96)

4. TRIZEPSSTRECKEN
   QUER ZUR SCHULTER
   (SEITE 72)

5. LANGHANTEL-
   CURLS IM OBERGRIFF
   (SEITE 69)

6. HANDGELENK-
   ROLLEN (SEITE 75)

TAG 2: ERHOLUNGSPAUSE

TAG 3: GESÄSS, OBERSCHENKEL UND UNTERSCHENKEL

1. HACKENSCHMIDT-KNIEBEUGEN
   (SEITE 195)

2. BEINSTRECKEN MIT
   GEWICHTSMANSCHETTEN
   (SEITE 198)

3. FRONTKNIEBEUGEN
   (SEITE 197)

4. FERSENHEBEN MIT
   LANGHANTEL IM SITZEN
   (SEITE 215)

5. ZEHENHEBEN MIT
   HANTELSCHEIBE
   (SEITE 216)

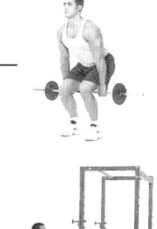
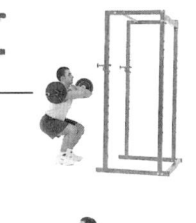
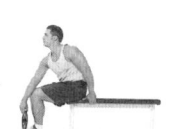

6. ENTEN-KNIEBEUGEN
   (SEITE 179)

7. STEP-ÜBUNG
   ZUR SEITE, MIT
   KURZHANTELN
   (SEITE 196)

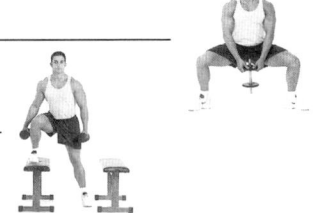
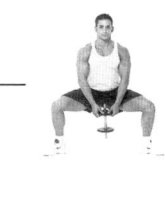

TAG 4: ERHOLUNGSPAUSE

TAG 5: BRUST, BAUCH UND RÜCKEN

1. SCHRÄGBANKDRÜCKEN
   (SEITE 119)

2. FLIEGENDE AUF
   DER FLACHBANK
   (SEITE 117)

3. EINARMIG KURZ-
   HANTEL-RUDERN
   (SEITE 160)

4. T-BAR-RUDERN
   (SEITE 159)

5. KURZHANTEL-SEIT-
   BEUGEN (SEITE 140)

6. CURL-UP MIT
   HANTELSCHEIBE
   (SEITE 138)

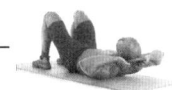

TAG 6: ERHOLUNGSPAUSE

TAG 7: ERHOLUNGSPAUSE

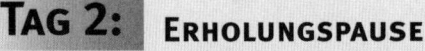
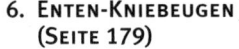

WORKOUT 3

TAG 1:   ARME UND SCHULTERN

1. NACKENDRÜCKEN MIT LANGHANTEL (SEITE 97)

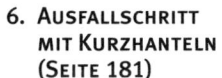

2. SCHULTERNHEBEN (SEITE 99)

3. SEITHEBEN (SEITE 96)

4. FRENCH CURLS (SEITE 73)

5. SCOTT-CURLS (SEITE 71)

6. UNTERARM-CURLS (SEITE 74)

7. UNTERARM-CURLS IM OBERGRIFF (SEITE 75)

TAG 2:   ERHOLUNGSPAUSE

TAG 3:   GESÄSS, OBERSCHENKEL UND UNTERSCHENKEL

1. HACKENSCHMIDT-KNIEBEUGEN (SEITE 195)

2. BEIN-CURLS MIT GE-WICHTSMANSCHETTEN (SEITE 199)

3. BEINSTRECKEN MIT GEWICHTSMAN-SCHETTEN (SEITE 198)

4. FERSENHEBEN MIT LANGHANTEL IM SITZEN (SEITE 215)

5. ZEHENHEBEN MIT HANTELSCHEIBE (SEITE 216)

6. AUSFALLSCHRITT MIT KURZHANTELN (SEITE 181)

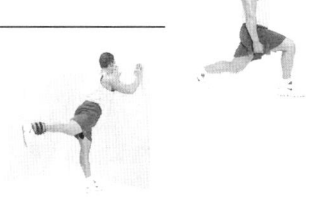

7. KICKBACK, STEHEND, MIT GEWICHTS-MANSCHETTEN (SEITE 179)

TAG 4:   ERHOLUNGSPAUSE

TAG 5:   BRUST, BAUCH UND RÜCKEN

1. NEGATIVBANKDRÜCKEN (SEITE 120)

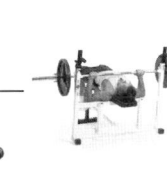

2. FLIEGENDE AUF DER FLACHBANK (SEITE 117)

3. RUMPFAUFRICHTEN (SEITE 159)

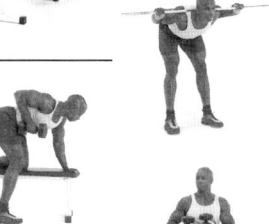

4. EINARMIG KURZ-HANTEL-RUDERN (SEITE 160)

5. KURZHANTEL-RUMPF-DREHEN (SEITE 140)

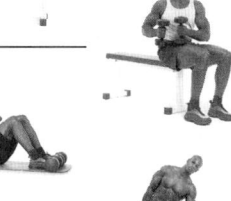

6. SEITLICHES RUMPF-DREHEN MIT HANTEL-SCHEIBE (SEITE 138)

7. KURZHANTEL-SEIT-BEUGEN (SEITE 140)

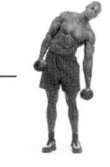

TAG 6:   ERHOLUNGSPAUSE

TAG 7:   ERHOLUNGSPAUSE

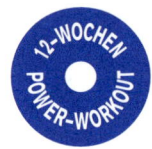

LEVEL II – WORKOUT FÜR FORTGESCHRITTENE

Auf dieser Stufe gehen wir zu drei Trainingstagen pro Woche und zu Mehrfach-Sätzen über, um das Muskelwachstum zu intensivieren. Es werden ebenfalls drei verschiedene Wochenprogramme immer wieder nacheinander absolviert, so dass die Mehrzahl der Übungen meist nur einmal aller drei Wochen wiederholt werden muss.

ANLEITUNG

1. Trainieren Sie dreimal pro Woche und achten Sie darauf, dass mindestens 48 Stunden Pause zwischen den Workouts ein und derselben Muskelgruppen liegen.

2. Beginnen Sie stets mit ein paar Aerobic- und Dehnungsübungen und führen Sie anschließend einen Aufwärmsatz mit 6 bis 10 Wiederholungen bei leichtem bis mittelschwerem Gewicht durch.

3. Einschließlich Aufwärm-Satz, wird jede Übung Ihres Workout-Programms immer in drei Sätzen mit je 6 bis 10 Wiederholungen durchgeführt. Das Anfangsgewicht nach dem Aufwärm-Satz sollte so schwer sein, dass Sie nur 6 Wiederholungen schaffen. Wenn Sie dann genug Kraft bekommen haben und zu 10 korrekten Wiederholungen in der Lage sind, sollten Sie beim nächsten Mal das Gewicht so weit erhöhen, dass Sie wiederum nur noch 6 Wiederholungen schaffen.

Das Anheben des Gewichts (positive oder konzentrische Phase) sollte bei korrekter Ausführung der Übung so schnell wie möglich erfolgen und das Absenken (negative oder exzentrische Phase) weitaus langsamer (bis vier zählen).

4. Variieren Sie Ihr Training. Wenn Sie möchten, können Sie auch 4 bis 5 Tage pro Woche trainieren. Dabei müssen Sie allerdings Ihr Workout so gestalten, dass Sie die 48-stündige Erholungszeit zwischen dem Training ein und derselben Körperpartie oder Muskelgruppe einhalten. Diese Methode nennt man Split-Training. Eine andere Möglichkeit bietet das Training in Supersätzen, bei dem zwei Übungen ohne Pause ausgeführt werden.

Eine weitere Möglichkeit ist das so genannte Pyramidentraining. Dabei werden im ersten Satz 15 bis 20 Wiederholungen mit leichterem Gewicht durchgeführt, und in den darauf folgenden Sätzen wird jeweils das Gewicht erhöht und die Zahl der Wiederholungen verringert. Beim ersten Satz machen Sie beispielsweise 10 Wiederholungen mit 90 kg, beim zweiten Satz 7 Wiederholungen mit 112 kg und beim dritten Satz 4 Wiederholungen mit 135 kg.

5. Mit etwas mehr Erfahrung können Sie am Ende eines jeden Übungssatzes, wenn Ihre Kraft für eine ganze Wiederholung nicht mehr ausreicht, auch 1 bis 2 Teilwiederholungen versuchen. Bei dieser Trainingsmethode wird der Muskel bis zur Ermüdung belastet und das Muskelwachstum dadurch stark angeregt. Achtung: Dafür brauchen Sie allerdings die Unterstützung eines Trainingspartners. Gehen Sie kein Risiko ein.

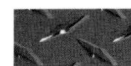
WORKOUT 1

TAG 1: ARME UND SCHULTERN

1. ÜBER-KOPF-DRÜCKEN
   MIT LANGHANTEL
   (SEITE 98)

2. STEHEND RUDERN
   (SEITE 100)

3. SEITHEBEN
   (SEITE 96)

4. KURZHANTEL-
   ARMSTRECKEN
   VORGEBEUGT (SEITE 72)

5. SCOTT-CURLS
   (SEITE 71)

6. UNTERARM-CURLS
   (SEITE 74)

7. UNTERARM-CURLS
   IM OBERGRIFF
   (SEITE 75)

TAG 2: ERHOLUNGSPAUSE

TAG 3: GESÄSS, OBERSCHENKEL UND UNTERSCHENKEL

1. HACKENSCHMIDT-
   KNIEBEUGEN
   (SEITE 195)

2. BEIN-CURLS MIT
   GEWICHTSMAN-
   SCHETTEN (SEITE 199)

3. BEINSTRECKEN MIT
   GEWICHTSMANSCHET-
   TEN (SEITE 198)

4. FERSENHEBEN
   MIT KURZHANTEL
   (SEITE 215)

5. ZEHENHEBEN MIT
   HANTELSCHEIBE (SEITE 216)

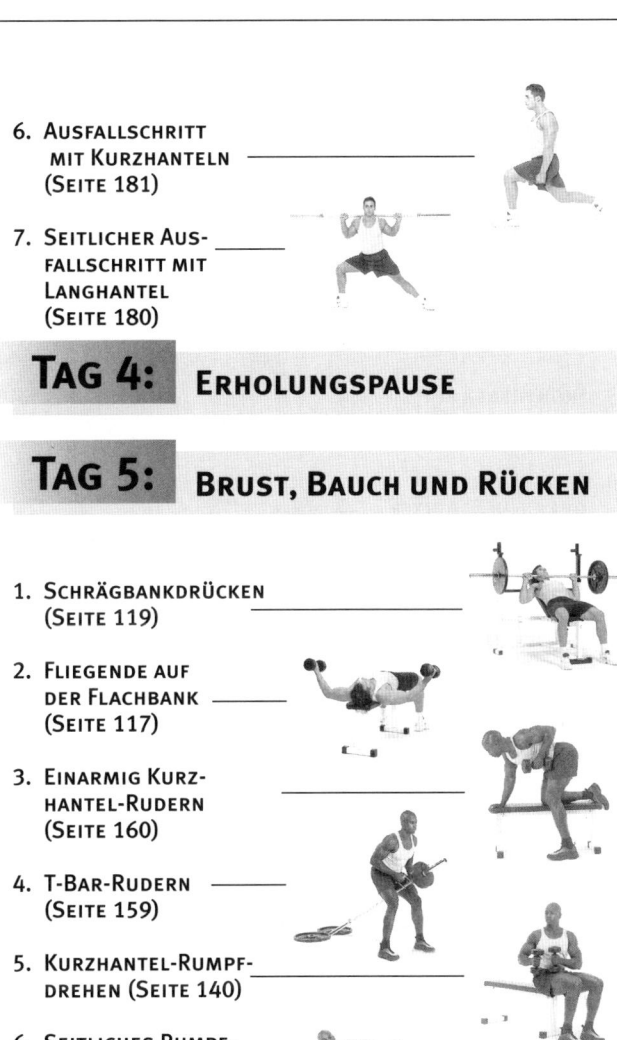

6. AUSFALLSCHRITT
   MIT KURZHANTELN
   (SEITE 181)

7. SEITLICHER AUS-
   FALLSCHRITT MIT
   LANGHANTEL
   (SEITE 180)

TAG 4: ERHOLUNGSPAUSE

TAG 5: BRUST, BAUCH UND RÜCKEN

1. SCHRÄGBANKDRÜCKEN
   (SEITE 119)

2. FLIEGENDE AUF
   DER FLACHBANK
   (SEITE 117)

3. EINARMIG KURZ-
   HANTEL-RUDERN
   (SEITE 160)

4. T-BAR-RUDERN
   (SEITE 159)

5. KURZHANTEL-RUMPF-
   DREHEN (SEITE 140)

6. SEITLICHES RUMPF-
   DREHEN MIT HANTEL-
   SCHEIBE (SEITE 138)

7. KURZHANTEL-SEIT-
   BEUGEN (SEITE 140)

TAG 6: ERHOLUNGSPAUSE

TAG 7: ERHOLUNGSPAUSE

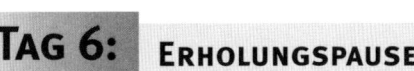

WORKOUT 2

TAG 1: ARME UND SCHULTERN

1. NACKENDRÜCKEN MIT KURZHANTELN (SEITE 99)

2. KURZHANTEL-HEBEN (SEITE 100)

3. FRONTHEBEN (SEITE 96)

4. TRIZEPSSTRECKEN QUER ZUR SCHULTER (SEITE 72)

5. LANGHANTEL-CURLS IM OBERGRIFF (SEITE 69)

6. HANDGELENK-ROLLEN (SEITE 75)

TAG 2: ERHOLUNGSPAUSE

TAG 3: GESÄSS, OBERSCHENKEL UND UNTERSCHENKEL

1. STEP-ÜBUNG ZUR SEITE, MIT KURZHANTELN (SEITE 196)

2. HACKENSCHMITDT-KNIEBEUGEN (SEITE 195)

3. BEINSTRECKEN MIT GEWICHTSMANSCHETTEN (SEITE 198)

4. FRONTKNIEBEUGEN (SEITE 197)

5. FERSENHEBEN MIT LANGHANTEL IM SITZEN (SEITE 215)

6. ZEHENHEBEN MIT HANTELSCHEIBE (SEITE 216)

7. ENTEN-KNIEBEUGEN (SEITE 179)

TAG 4: ERHOLUNGSPAUSE

TAG 5: BRUST, BAUCH UND RÜCKEN

1. SCHRÄGBANKDRÜCKEN (SEITE 119)

2. FLIEGENDE AUF DER FLACHBANK (SEITE 117)

3. EINARMIG KURZHANTEL-RUDERN (SEITE 160)

4. T-BAR-RUDERN (SEITE 159)

5. KURZHANTEL-SEITBEUGEN (SEITE 140)

6. CURL-UP MIT HANTELSCHEIBE (SEITE 138)

TAG 6: ERHOLUNGSPAUSE

TAG 7: ERHOLUNGSPAUSE

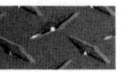
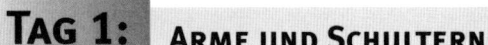
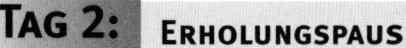
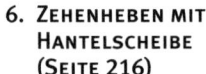
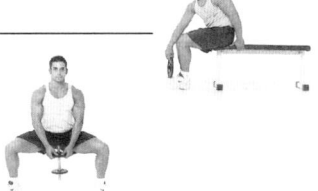
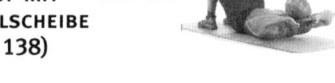

WORKOUT 3

TAG 1: ARME UND SCHULTERN

1. NACKENDRÜCKEN
   MIT LANGHANTEL
   (SEITE 97)

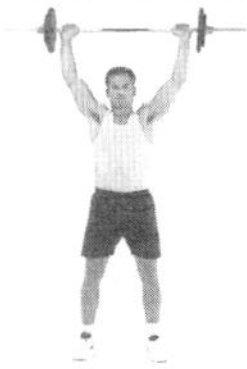

2. SCHULTERNHEBEN
   (SEITE 99)

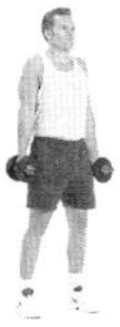

3. SEITHEBEN
   (SEITE 96)

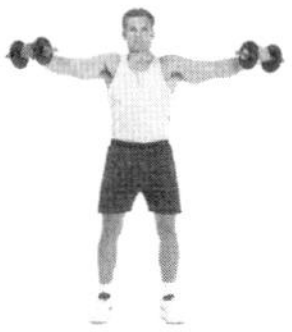

4. FRENCH CURLS
   (SEITE 73)

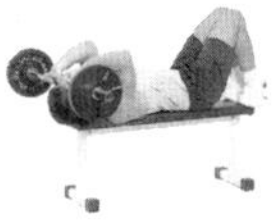

5. SCOTT-CURLS
   (SEITE 71)

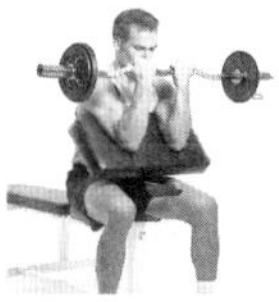

6. UNTERARM-CURLS
   (SEITE 74)

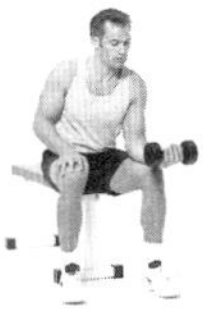

7. UNTERARM-CURLS
   IM OBERGRIFF
   (SEITE 75)

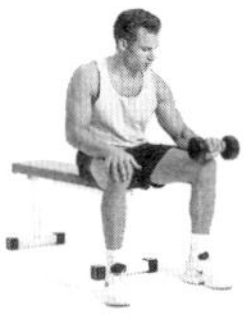

TAG 2: ERHOLUNGSPAUSE

TAG 3: GESÄSS, OBERSCHENKEL UND UNTERSCHENKEL

1. HACKENSCHMIDT-
   KNIEBEUGEN
   (SEITE 195)

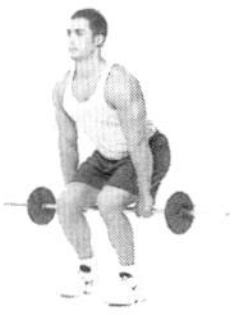

2. BEIN-CURLS MIT GE-
   WICHTSMANSCHETTEN
   (SEITE 199)

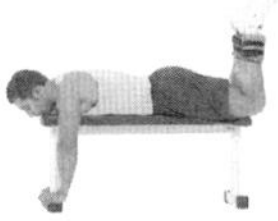

3. BEINSTRECKEN MIT
   GEWICHTSMANSCHETTEN
   (SEITE 198)

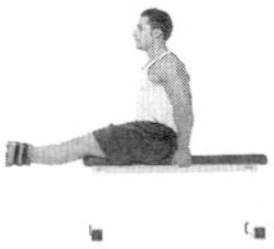

4. FERSENHEBEN MIT
   LANGHANTEL
   IM SITZEN (SEITE 215)

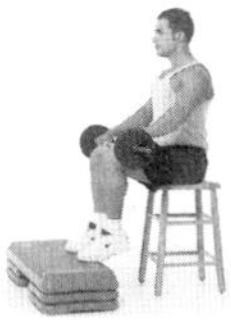

5. ZEHENHEBEN MIT
   HANTELSCHEIBE (SEITE 216)

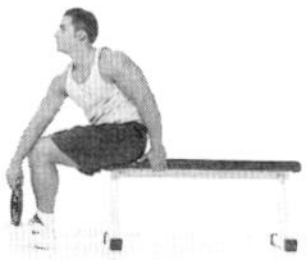

6. AUSFALLSCHRITT
   MIT KURZHANTELN
   (SEITE 181)

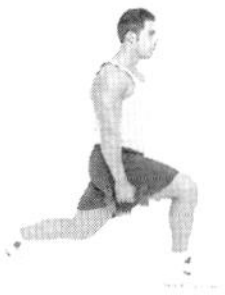

7. KICKBACK, STEHEND,
   MIT GEWICHTSMAN-
   SCHETTEN (SEITE 179)

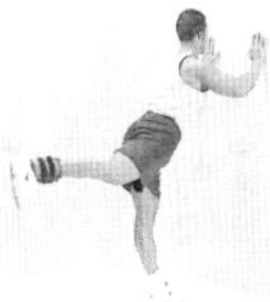

TAG 4: ERHOLUNGSPAUSE

TAG 5: BRUST, BAUCH UND RÜCKEN

1. NEGATIVBANKDRÜCKEN
   (SEITE 120)

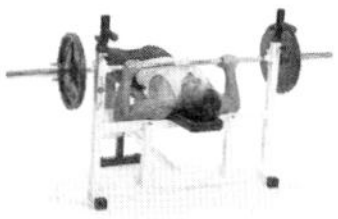

2. FLIEGENDE AUF
   DER FLACHBANK
   (SEITE 117)

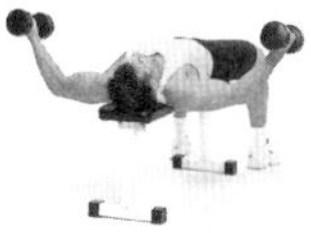

3. RUMPFAUFRICHTEN
   (SEITE 159)

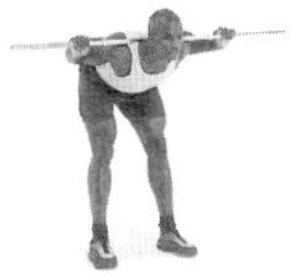

4. EINARMIG KURZ-
   HANTEL-RUDERN
   (SEITE 160)

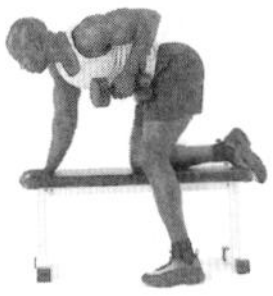

5. RUMPFDREHEN
   MIT KURZHANTELN
   (SEITE 140)

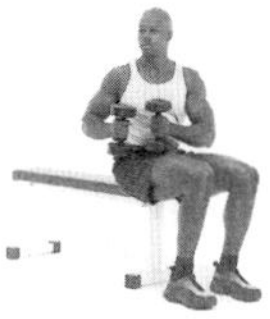

6. SEITLICHES RUMPF-
   DREHEN MIT HANTEL-
   SCHEIBE (SEITE 138)

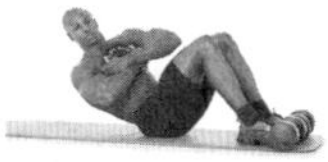

7. KURZHANTEL-SEIT-
   BEUGEN (SEITE 140)

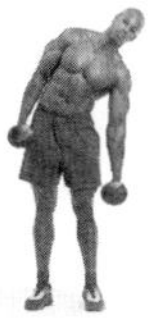

TAG 6: ERHOLUNGSPAUSE

TAG 7: ERHOLUNGSPAUSE

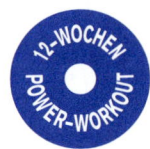

GANZKÖRPER-MUSKELPLAN
LEVEL III – WORKOUT FÜR GEÜBTE

Dieses Workout ist für Muskelmänner gedacht, die ihre Sache richtig ernst nehmen. Es umfasst sowohl neue und besonders intensive Übungen als auch das Training in Dreiersätzen und Riesensätzen. Nehmen Sie die Herausforderung an?

Auf Level III trainieren Sie nach einem 2-Tage-Split-Programm. Unterschenkel, Gesäß, Oberschenkel, Brust, Trizeps und Bauch werden am Tag 1 trainiert und Rücken, Schultern, Bizeps und Unterarme am Tag 2. Nach zwei Tagen Erholung fangen Sie mit dem Programm wieder von vorn an und legen am Tag 7 eine Pause ein.

Genauso wie auf den Levels I und II, durchlaufen Sie auch auf dieser Stufe ein Wochenprogramm. Dabei stehen Ihnen hier allerdings nur zwei Workout-Programme zur Verfügung, nach denen Sie jeweils im wöchentlichen Wechsel trainieren. Wenn Sie es auf richtige Riesenmuskeln abgesehen haben, dann können Sie auf diese Weise bis in alle Ewigkeit weitertrainieren.

ANLEITUNG

1. Trainieren Sie 4 Tage pro Woche und achten Sie darauf, dass Sie zwischen dem Training ein und derselben Körperpartie mindestens eine 48-stündige Erholungspause einlegen.

2. Führen Sie jede Übung in drei Sätzen mit je 6 bis 10 Wiederholungen durch. Machen Sie vor dem Training ein paar Aerobic- und Dehnungsübungen und beginnen Sie mit einem Aufwärmsatz, bei dem Sie leichtere Gewichte einsetzen. Das Anfangsgewicht für die richtigen Übungen sollte so schwer sein, dass Sie nur 6 Wiederholungen schaffen können. Wenn Ihre Kraft zugenommen hat und Sie zu 10 Wiederholungen in der Lage sind, dann sollten Sie die Last beim nächsten Mal so weit erhöhen, dass Sie das Gewicht wiederum nur noch sechsmal heben können.

Das Anheben des Gewichts (positive oder konzentrische Phase) sollte bei korrekter Ausführung der Übung so schnell wie möglich erfolgen, wohingegen das Absenken (negative oder exzentrische Phase) langsamer durchgeführt werde sollte (bis vier zählen).

3. Wenn Sie am Ende eines Übungssatzes nicht mehr genug Kraft für eine ganze Wiederholung haben, dann führen Sie die Übung in 1 bis 2 Teilwiederholungen aus. Dadurch wird der Muskel bis zur Ermüdung beansprucht und seine Entwicklung stark angeregt. Achtung: Teilwiederholungen dürfen zur Sicherheit nur mit Unterstützung eines Trainingspartners durchgeführt werden.

4. Variieren Sie Ihr Workout genauso wie auf den Levels I und II und trainieren Sie zusätzlich in Dreiersätzen und Riesensätzen. Dreiersätze funktionieren genauso wie Supersätze, nur mit dem Unterschied, dass hier nicht zwei, sondern drei Übungen nacheinander ohne Pause ausgeführt werden. Bei Riesensätzen wird das Gleiche mit vier Übungen gemacht.

WORKOUT 1

TAG 1: UNTERSCHENKEL, GESÄSS, OBERSCHENKEL, BRUST, TRIZEPS UND BAUCH

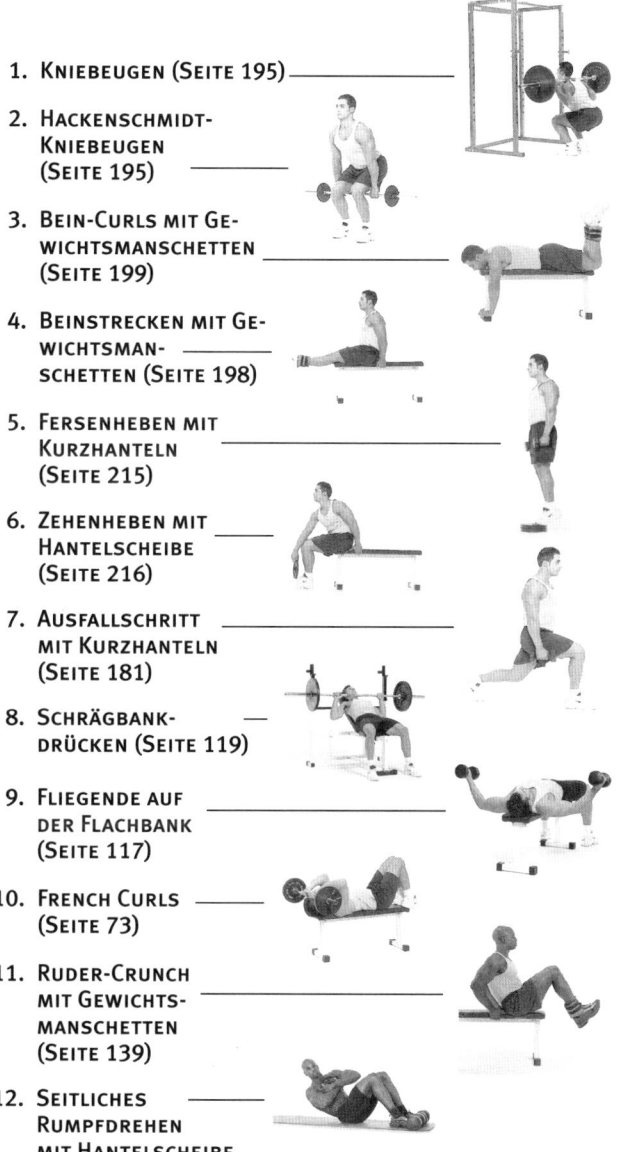

1. KNIEBEUGEN (SEITE 195)

2. HACKENSCHMIDT-KNIEBEUGEN (SEITE 195)

3. BEIN-CURLS MIT GEWICHTSMANSCHETTEN (SEITE 199)

4. BEINSTRECKEN MIT GEWICHTSMANSCHETTEN (SEITE 198)

5. FERSENHEBEN MIT KURZHANTELN (SEITE 215)

6. ZEHENHEBEN MIT HANTELSCHEIBE (SEITE 216)

7. AUSFALLSCHRITT MIT KURZHANTELN (SEITE 181)

8. SCHRÄGBANK-DRÜCKEN (SEITE 119)

9. FLIEGENDE AUF DER FLACHBANK (SEITE 117)

10. FRENCH CURLS (SEITE 73)

11. RUDER-CRUNCH MIT GEWICHTSMANSCHETTEN (SEITE 139)

12. SEITLICHES RUMPFDREHEN MIT HANTELSCHEIBE (SEITE 138)

TAG 2: RÜCKEN, SCHULTERN, BIZEPS UND UNTERARME

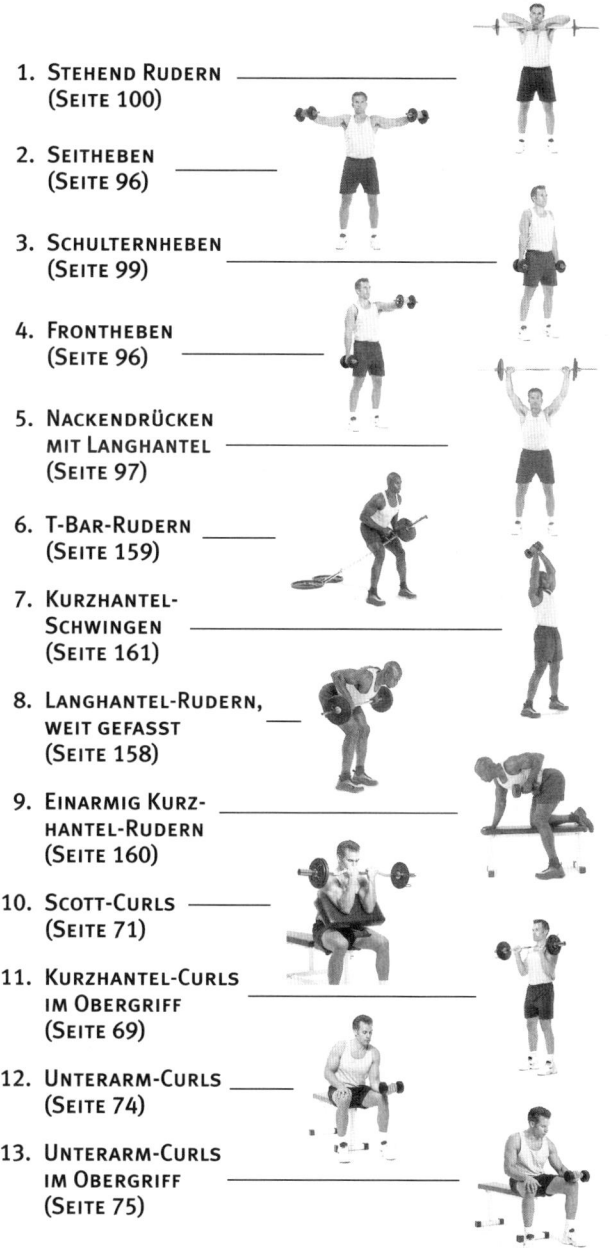

1. STEHEND RUDERN (SEITE 100)

2. SEITHEBEN (SEITE 96)

3. SCHULTERNHEBEN (SEITE 99)

4. FRONTHEBEN (SEITE 96)

5. NACKENDRÜCKEN MIT LANGHANTEL (SEITE 97)

6. T-BAR-RUDERN (SEITE 159)

7. KURZHANTEL-SCHWINGEN (SEITE 161)

8. LANGHANTEL-RUDERN, WEIT GEFASST (SEITE 158)

9. EINARMIG KURZHANTEL-RUDERN (SEITE 160)

10. SCOTT-CURLS (SEITE 71)

11. KURZHANTEL-CURLS IM OBERGRIFF (SEITE 69)

12. UNTERARM-CURLS (SEITE 74)

13. UNTERARM-CURLS IM OBERGRIFF (SEITE 75)

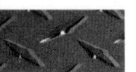
TAG 3: ERHOLUNGSPAUSE

TAG 4: ERHOLUNGSPAUSE

TAG 5: UNTERSCHENKEL, GESÄSS, OBERSCHENKEL, BRUST, TRIZEPS UND BAUCH

1. FRONTKNIEBEUGEN (SEITE 197) _____

2. RUMPFAUFRICHTEN (SEITE 159) _____

3. ENTEN-KNIEBEUGEN (SEITE 179) _____

4. BEIN-CURLS MIT GEWICHTS-MANSCHETTEN (SEITE 199) _____

5. POWER-AUSFALLSCHRITT MIT KURZHANTELN (SEITE 197) _____

6. FERSENHEBEN MIT LANG-HANTEL IM SITZEN (SEITE 215) _____

7. ZEHENHEBEN MIT HANTELSCHEIBE (SEITE 216) _____

8. SEITLICHER AUSFALL-SCHRITT MIT LANGHANTEL (SEITE 180) _____

9. NEGATIVBANKDRÜCKEN (SEITE 120) _____

10. FLIEGENDE AUF DER FLACHBANK _____ (SEITE 117)

11. KURZHANTEL-ARM-STRECKEN, VORGEBEUGT (SEITE 72) _____

12. BEINHEBEN MIT _____ GEWICHTSMAN-SCHETTEN (SEITE 139)

13. SEITLICHES RUMPF-DREHEN MIT HANTELSCHEIBE (SEITE 138) _____

TAG 6: RÜCKEN, SCHULTERN, BIZEPS UND UNTERARME

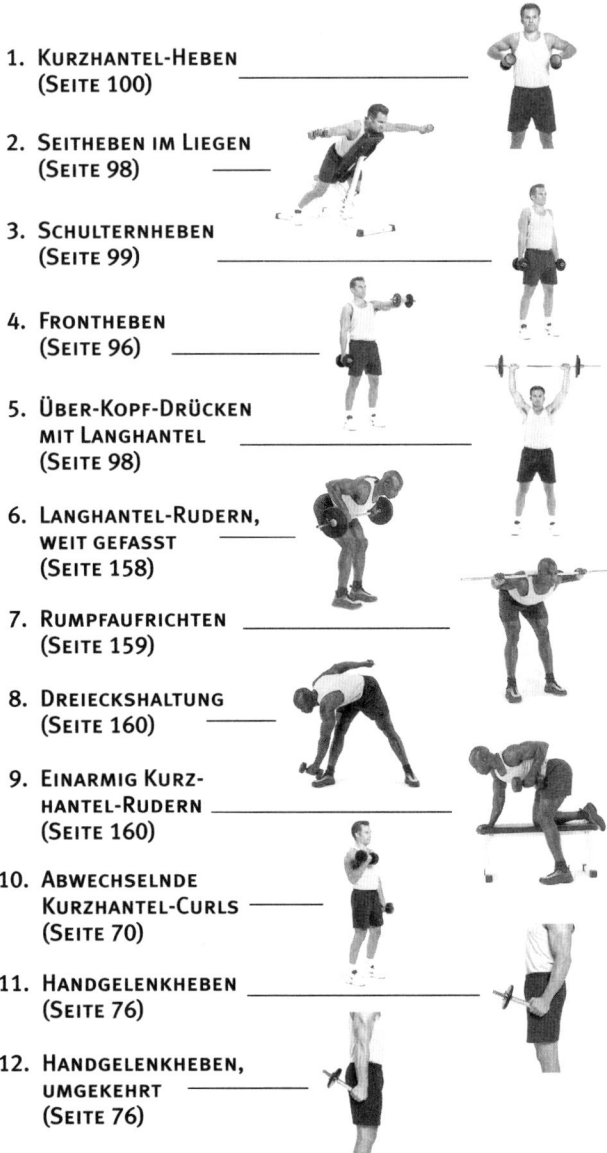

1. KURZHANTEL-HEBEN (SEITE 100) _____

2. SEITHEBEN IM LIEGEN (SEITE 98)

3. SCHULTERNHEBEN (SEITE 99) _____

4. FRONTHEBEN (SEITE 96) _____

5. ÜBER-KOPF-DRÜCKEN MIT LANGHANTEL (SEITE 98) _____

6. LANGHANTEL-RUDERN, WEIT GEFASST _____ (SEITE 158)

7. RUMPFAUFRICHTEN (SEITE 159) _____

8. DREIECKSHALTUNG (SEITE 160) _____

9. EINARMIG KURZ-HANTEL-RUDERN _____ (SEITE 160)

10. ABWECHSELNDE KURZHANTEL-CURLS _____ (SEITE 70)

11. HANDGELENKHEBEN (SEITE 76) _____

12. HANDGELENKHEBEN, UMGEKEHRT (SEITE 76) _____

TAG 7: ERHOLUNGSPAUSE

WORKOUT 2

TAG 1:	**UNTERSCHENKEL, GESÄSS, OBERSCHENKEL, BRUST, TRIZEPS UND BAUCH**

1. KNIEBEUGEN (SEITE 195)

2. HACKENSCHMIDT-KNIEBEUGEN (SEITE 195)

3. BEIN-CURLS MIT GEWICHTSMANSCHETTEN (SEITE 199)

4. BEINSTRECKEN MIT GEWICHTSMANSCHETTEN (SEITE 198)

5. FERSENHEBEN MIT KURZHANTELN (SEITE 215)

6. ZEHENHEBEN MIT HANTELSCHEIBE (SEITE 216)

7. AUSFALLSCHRITT MIT KURZHANTELN (SEITE 181)

8. SCHRÄGBANK-DRÜCKEN (SEITE 119)

9. FLIEGENDE AUF DER FLACHBANK (SEITE 117)

10. TRIZEPSSTRECKEN QUER ZUR SCHULTER (SEITE 72)

11. BARRENSTÜTZ MIT HANTELSCHEIBE (SEITE 74)

12. KURZHANTEL-RUMPFDREHEN (SEITE 140)

13. KURZHANTEL-SEITBEUGEN (SEITE 140)

TAG 2:	**RÜCKEN, SCHULTERN, BIZEPS UND UNTERARME**

1. STEHEND RUDERN (SEITE 100)

2. SEITHEBEN (SEITE 96)

3. SCHULTERNHEBEN (SEITE 99)

4. FRONTHEBEN (SEITE 96)

5. NACKENDRÜCKEN MIT LANGHANTEL (SEITE 97)

6. T-BAR-RUDERN (SEITE 159)

7. KURZHANTEL-SCHWINGEN (SEITE 161)

8. LANGHANTEL-RUDERN, WEIT GEFASST (SEITE 158)

9. EINARMIG KURZHANTEL-RUDERN (SEITE 160)

10. SCOTT-CURLS (SEITE 71)

11. LANGHANTEL-CURLS IM OBERGRIFF (SEITE 69)

12. UNTERARM-CURLS (SEITE 74)

13. UNTERARM-CURLS IM OBERGRIFF (SEITE 75)

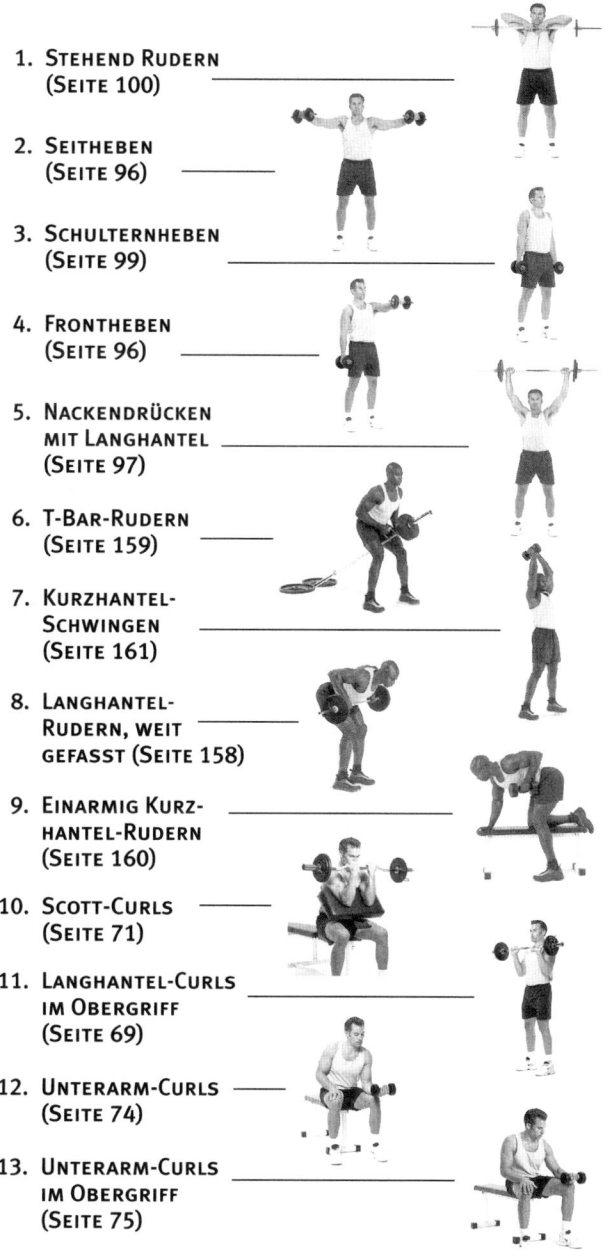

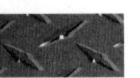
TAG 3: ERHOLUNGSPAUSE

TAG 4: ERHOLUNGSPAUSE

TAG 5: UNTERSCHENKEL, GESÄSS, OBERSCHENKEL, BRUST, TRIZEPS UND BAUCH

1. **FRONTKNIEBEUGEN** (SEITE 197)
2. **RUMPFAUFRICHTEN** (SEITE 159)
3. **ENTEN-KNIEBEUGEN** (SEITE 179)
4. **BEIN-CURLS MIT GEWICHTS-MANSCHETTEN** (SEITE 199)
5. **POWER-AUSFALL-SCHRITT** (SEITE 197)
6. **FERSENHEBEN MIT LANGHANTEL IM SITZEN** (SEITE 215)
7. **ZEHENHEBEN MIT HANTELSCHEIBE** (SEITE 216)
8. **SEITLICHER AUS-FALLSCHRITT MIT LANGHANTEL** (SEITE 180)
9. **NEGATIVBANKDRÜCKEN** (SEITE 120)
10. **FLIEGENDE AUF DER FLACHBANK** (SEITE 117)
11. **KURZHANTEL-ARMSTRECKEN VOR-GEBEUGT** (SEITE 72)
12. **BEINHEBEN MIT GEWICHTSMAN-SCHETTEN** (SEITE 139)
13. **KURZHANTEL RUMPFDREHEN IM SITZEN** (SEITE 140)

TAG 6: RÜCKEN, SCHULTERN, BIZEPS UND UNTERARME

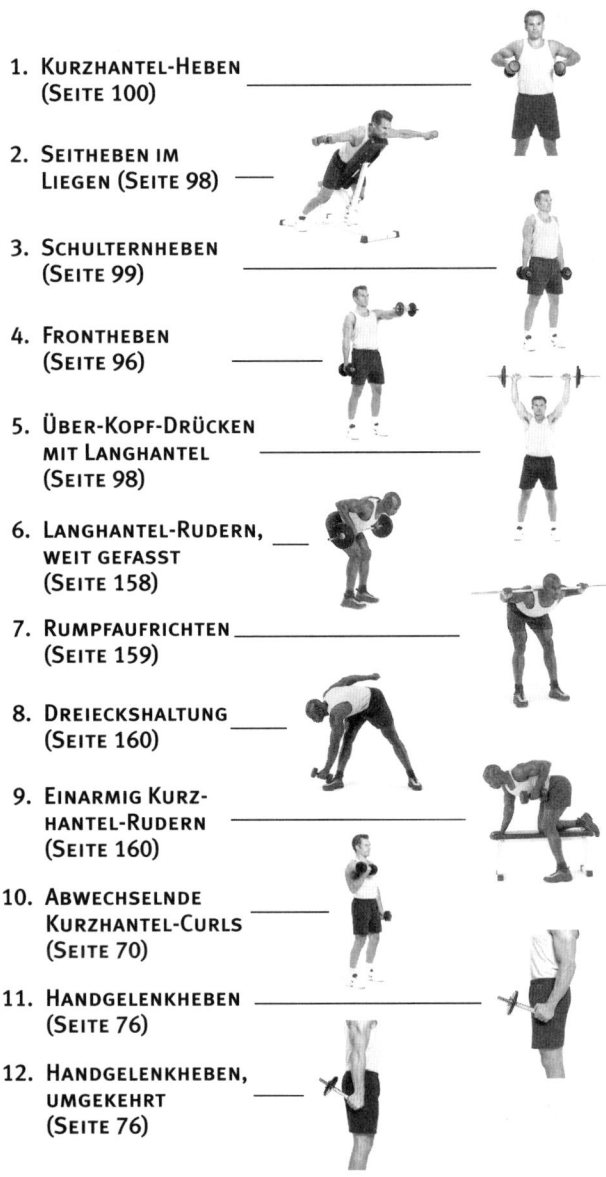

1. **KURZHANTEL-HEBEN** (SEITE 100)
2. **SEITHEBEN IM LIEGEN** (SEITE 98)
3. **SCHULTERNHEBEN** (SEITE 99)
4. **FRONTHEBEN** (SEITE 96)
5. **ÜBER-KOPF-DRÜCKEN MIT LANGHANTEL** (SEITE 98)
6. **LANGHANTEL-RUDERN, WEIT GEFASST** (SEITE 158)
7. **RUMPFAUFRICHTEN** (SEITE 159)
8. **DREIECKSHALTUNG** (SEITE 160)
9. **EINARMIG KURZ-HANTEL-RUDERN** (SEITE 160)
10. **ABWECHSELNDE KURZHANTEL-CURLS** (SEITE 70)
11. **HANDGELENKHEBEN** (SEITE 76)
12. **HANDGELENKHEBEN, UMGEKEHRT** (SEITE 76)

TAG 7: ERHOLUNGSPAUSE

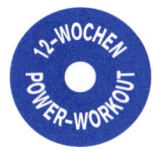

DAS TRAINING INDIVIDUELL GESTALTEN

IHR PERSÖNLICHER TRAININGSPLAN

GESTALTEN SIE DEN HARD-BODY-PLAN GANZ NACH IHREN PERSÖNLICHEN BEDÜRFNISSEN. NEHMEN SIE NEUE ÜBUNGEN HINZU, TRAINIEREN SIE LÄNGER ODER MIT SCHWEREREM BZW. LEICHTEREM GEWICHT – ABER BLEIBEN SIE IM RAHMEN DES TRAININGSPLANS. ER SORGT FÜR EIN AUS-GEGLICHENES GANZKÖRPER-WORKOUT.

Sie sind ein richtiger Einzelgänger, stimmts? So einer, der freitags, wenn alle in der Firma Freizeit-kleidung tragen dürfen, trotzdem mit Anzug und Krawatte zur Arbeit kommt. So einer, der sich die Haare in den Ohren lieber zu Zöpfen flicht als sie auszurasieren. Ein Mann, der – wenn er sich so richtig rebellisch fühlt – schon mal das Dessert vor dem Hauptgang isst. Oh ja, Sie sind ein ganz Wil-der. Wenn Sie nach dem Hard-Body-Plan trainie-ren, ist es also ziemlich wahrscheinlich, dass Sie Ihr Workout irgendwann verändern wollen. Bie-gen Sie es sich zurecht. Passen Sie es Ihren verän-derten Bedürfnissen an. Dazu haben wir nur zwei Worte zu sagen: Kein Problem.

Wir nennen Ihnen ein paar Gründe, warum Sie Ihren ganz persönlichen Hard-Body-Plan brau-chen und erklären Ihnen, wie man die Sache am besten anstellt.

VIELFALT

Auf jedem Level – für Anfänger, Fortgeschrittene und Geübte – hält Das 12-Wochen-Power-Work-out mehr Übungen für Sie bereit, als Sie im Laufe einer Trainingswoche jemals schaffen können. Ist Ihnen das aber immer noch nicht abwechslungs-reich genug, dann können Sie sich Übungen aus allen drei Trainings-Levels individuell zusammen-stellen. Und wenn Sie mal keine Lust auf ein Work-out an Trainingsgeräten haben, dann machen Sie die entsprechende Übung einfach mit freien Ge-wichten bzw. ohne Gewichte oder umgekehrt.

„Einige der Übungen für Fortgeschrittene sind für Anfänger wahrscheinlich zu schwierig", sagt Dr. Peter Lemon. „Mit der Zeit werden Sie aber auch diese Übungen meistern."

Wir können es einfach nicht oft genug beto-nen: Das Verändern des Workouts sorgt nicht nur für Abwechslung, sondern ist für ein andauern-

61

des Muskelwachstum auch unbedingt erforderlich. Anderenfalls stecken Sie auf einer Plateaustufe fest und machen keine Fortschritte mehr. Sie verlieren die Lust, geben auf, und schon bald sieht Ihr Körper wieder so aus, dass Sie die Leute auf der Straße mit John Goodman verwechseln.

SPORT

Sie sitzen auf Arbeit wahrscheinlich mehr am Schreibtisch als ein Fernfahrer hinter dem Lenkrad, aber treiben am Wochenende regelmäßig Sport. Das ist gut so. Sie wollen Ihre Leistung auf dem Fußball- oder Tennisplatz durch ein gezieltes Training der dabei beanspruchten Muskelgruppen bestimmt steigern.

Um Ihnen die Sache zu erleichtern, erklären wir Ihnen im Kapitel „Gezieltes Training" ab Seite 253, welche Muskelgruppen bei den aufgeführten Sportarten am meisten beansprucht werden und mit welchen Übungen diese Muskeln am besten trainiert werden können.

Wenn Sie zum Beispiel einmal pro Woche Basketball spielen, dann sollten Sie am besten mehr Kniebeuge für kräftigere Beine und Hüften, etwas aerobes Training für eine bessere Ausdauer und mehr Beinbeugen machen, um einem Kniesehnenriss vorzubeugen. Für Bowling-Freaks sind dagegen Übungen zur Kräftigung der Arme und Schultern geeignet, wie zum Beispiel Kurzhantel-Curls oder Nackendrücken. Oder sind Sie vielleicht Lineman beim American Football? Dann machen Sie am besten ein paar zusätzliche Kniebeuge mit schwerem Gewicht, damit Sie den widerlichen Typ auf der gegnerischen Seite es ordentlich zeigen können.

Vielleicht betreiben Sie aber auch eine Sportart, die mehr Ausdauer als reine Kraft erfordert. In diesem Fall könnten Sie zum Beispiel häufiger mit 20 bis 25 Wiederholungen bei weniger Gewicht trainieren.

Kommt es bei Ihrem Freizeitsport allerdings in erster Linie auf Ausdauer an, dann sollten Sie nicht zu viel mit schwerem Gewicht trainieren, damit Sie keine unnötige Muskelmasse mit sich herumtragen müssen, die für Ihren Sport nur hinderlich wäre, so Dr. Lemon.

Sie sollten stattdessen Ihr Gewichttraining mit Übungen ergänzen, die mit Ihrem Freizeitsport zu tun haben. Wenn Sie am Wochenende gern Rad fahren, dann treten Sie am besten abends noch ein wenig in die Pedalen oder trainieren Sie im Fitnessstudio auf dem Trimmrad. Verbringen Sie auch mehr Zeit mit Herz-Kreislauf-Training: entweder im Fitness-Studio auf dem Laufband, dem Stepper oder anderen Geräten oder beim Joggen im Park. Das bringt Ihr Herz in Schwung und fördert die Ausdauer.

Mit dem Training für eine bestimmte Sportart können Sie Ihr 12-Wochen-Power-Workout individuell gestalten und ergänzen. Dr. Lemon lässt zum Beispiel Softballspieler mit einem Medizinball trainieren.

Der Ball wird wie ein Schläger geschwungen und in der Schlagstellung losgelassen. Dadurch wird der Ballabschlag besser nachgeahmt als bei

KEIME IM FITNESS-STUDIO

Sie können den Hard-Body-Plan nach Ihren ganz persönlichen Vorstellungen gestalten, aber mit den Keimen, die überall im Fitness-Studio lauern, sollten Sie sich besser nicht persönlich anfreunden. Im *Sports Medicine & Performance Newsletter* der Georgia Tech University werden 10 Regeln genannt, wie Sie sich im Fitness-Studio am schnellsten anstecken können.

1. Gehen Sie ins Fitness-Studio, wenn es besonders voll ist.
2. Tragen Sie Schuhe und Socken, die Feuchtigkeit absorbieren.
3. Reiben Sie sich mit den Händen in den Augen.
4. Legen Sie kein Handtuch unter, wenn Sie sich auf die Trainingsbank setzen.
5. Tragen Sie jeden Tag dieselben Turnschuhe.
6. Teilen Sie sich Handtuch und Wasserflasche mit anderen.
7. Tragen Sie zum Duschen keine Badeschuhe.
8. Waschen Sie sich im Fitness-Studio nie die Hände.
9. Trocknen Sie sich nach dem Workout nicht richtig ab.
10. Fangen Sie beim Abtrocknen mit den Füßen an.

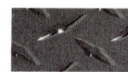

Übungen mit Gewichten. Die Muskeln werden auf diese Weise so vorgedehnt, dass die Schlagkraft zunimmt.

Dr. Lemon lässt auch die Pitcher beim Baseball mit beschwerten Softbällen trainieren, um ihre Wurfgeschwindigkeit zu verbessern. Wenn Sie das versuchen wollen, dann sollten Sie allerdings keinen zu schweren Ball nehmen. „Ist der Ball zu schwer ist, dann ändert sich nämlich die Bewegungstechnik", erklärt er.

Wenn Sie in einem Softball-Team spielen, dann haben wir noch eine weitere Übungsform für Sie. Trainieren Sie Ihre Schlagkraft, indem Sie Ihren Schläger über ein Seil an einem Kabelzug etwa 3 Meter hinter Ihnen befestigen. Mit einem Golfschläger können Sie das übrigens genauso machen.

WORKOUT FÜR DEN BERUF

Wenn Ihr Beruf bestimmte körperliche Anforderungen an Sie stellt, können Sie auch das in Ihrem Hard-Body-Plan berücksichtigen. Je mehr Übungen den Bewegungsablauf in Ihrem Job nachahmen, desto mehr Nutzen bringt Ihnen auch das Training, erklärt Dr. Lemon.

• **Feuerwehrmann.** Damit es Ihnen leichter fällt, die schweren Schläuche und Werkzeuge die Treppen und Leitern hinaufzutragen, können Sie zur Kräftigung Ihrer hinteren und vorderen Oberschenkelmuskeln ein paar Kniebeugen und Beinbeugen zusätzlich machen. Ein Extrasatz Langhantel-Curls, Barrenstütz und Bankdrücken sorgt für die nötige Kraft im Oberkörper, um verletzte Personen zu tragen und die Axt zu schwingen.

Egal ob Sie für Ihren Freizeitsport oder für den Beruf trainieren, Sie sollten immer solche Übungen wählen, die der jeweiligen Bewegung am ähnlichsten sind. Da ein Feuerwehrmann manchmal mit der Axt ein Dach aufhacken muss, könnten Sie zum Training beispielsweise mit einem Vorschlaghammer, der mindestens 25 Prozent schwerer ist als eine normale Axt, einen Pfahl in den Boden schlagen. Wenn Ihre Kraft zugenommen hat, können Sie auch einen schwereren Vorschlaghammer verwenden. Dabei sollten Sie allerdings darauf achten, dass Ihr Bewegungsablauf gleich bleibt. Wenn

das Übungsgewicht zu hoch ist, dann verändert sich nämlich die Technik Ihrer Bewegung und die antrainierte Kraft lässt sich nicht auf die gewünschte Bewegung übertragen. Also, nehmen Sie kein Werkzeug mit zu hohem Gewicht, da sich sonst der Bewegungsablauf, den Sie beim Training simulieren wollen, verändert.

• **Briefträger.** Sie könnten zum Beispiel durch zusätzliches Schulterheben Ihre Schultern kräftigen, damit Sie den schweren Postsack besser tragen können, wenn Sie mal nicht mit dem Postauto unterwegs sind. Vielleicht würden auch ein paar Sprintübungen nicht schaden, damit Sie den nötigen Speed bekommen, um schneller vor bissigen Hunden davonlaufen zu können.

• **Büroangestellter.** Egal, ob Sie in der Chefetage oder in der Buchhaltungsabteilung sitzen, für Ihren Schreibtisch-Job brauchen Sie nicht besonders viel Kraft oder Ausdauer. Das viele Sitzen kann jedoch Schmerzen im unteren Rückenbereich verursachen. Da schwache Bauchmuskeln oftmals der Grund für solche Beschwerden sind, können Sie dem am besten mit ein paar zusätzlichen Crunches oder mit Beinheben entgegenwirken.

• **Metzger.** Das ständige Hacken und Schneiden fällt Ihnen leichter, wenn Sie Ihre Unterarme und Handgelenke durch ein paar zusätzliche Unterarm-Curls oder Handgelenkrollen kräftigen.

• **Anwalt.** Ja ja, wir wissen, dass man für ein Plädoyer vor Gericht ganz bestimmt kein Hard-Body-Man sein muss. Aber es würde auch nicht schaden, wenn Sie vor dem Richter eine stattliche Figur abgeben. Etwas mehr Bank- und Nackendrücken für eine gut entwickelte Brust- und Schultermuskulatur kann da schon richtig was ausmachen.

WARNUNG

Wenn Sie den Hard-Body-Plan Ihren Erfordernissen und Wünschen anpassen, dann sollten Sie jedoch darauf achten, dass Sie sich dabei immer im Rahmen des Trainingsprogramms bewegen, da sonst die Erreichung des gewünschten Trainingsziels nicht garantiert werden kann. Nehmen wir mal an, dass Sie für Ihren Beruf oder Ihren Freizeitsport weitaus mehr Kraft im Oberkörper als im

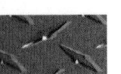

Unterkörper brauchen. Sollten Sie dann etwa nur den Oberkörper trainieren? Nein.

„Sorgen Sie für Ausgleich", sagt Dr. Lemon.

Vielleicht unterliegen Sie aber auch der Versuchung, die Beinübungen auszulassen, weil Sie an diesen Stellen noch keine schnellen oder großen Erfolge sehen können. „Es stimmt, dass sich bei vielen Leuten die Beine nicht so schnell entwickeln wie die Arm- und Brustmuskulatur", so Dr. Lemon.

Sie glauben wahrscheinlich, dass ein ausgeglichenes Oberkörpertraining – Brust und Rücken, Bizeps und Trizeps – völlig ausreichend wäre.

„Wenn man den ganzen Körper betrachtet, dann macht die untere Körperhälfte einen großen Prozentsatz der gesamten Muskelmasse aus", so Dr. Lemon. „Bei allen Bewegungen, die Sie ausführen, muss die untere Körperhälfte Ihr Gewicht tragen."

Das ist vor allem im Alter ganz besonders wichtig. Wenn man älter wird, schwindet die Muskelmasse und der Stoffwechsel verlangsamt sich. Bei gleich bleibender Nahrungszufuhr nimmt dadurch das Körperfett zu. Durch ein kontinuierliches Trainieren aller Muskelgruppen kann der Körper die Kalorien jedoch besser verbrennen.

Und das ist längst noch nicht alles. Ein Training des Unterkörpers sorgt auch für die nötige Balance. Im Alter zeigt sich das vor allem daran, dass man beim Stolpern besser das Gleichgewicht halten kann und nicht gleich hinfällt und sich womöglich noch ein paar Knochen bricht. Außerdem bleiben die Knochen durch Gewichttraining kräftig und werden im Alter nicht so brüchig.

„Einem 25-Jährigen mag das heute vielleicht nicht so wichtig erscheinen, aber irgendwann wird auch aus einem 25-Jährigen mal ein 75-Jähriger", sagt Dr. Lemon. „Wenn Sie schon früh mit dem Training beginnen und immer dabeibleiben, dann werden Sie es später zweifellos besser haben."

Na dann los, schneiden Sie sich den Hard-Body-Plan ganz individuell zurecht – aber übertreiben Sie es nicht und lassen Sie beim Training auf keinen Fall irgendeine Muskelgruppe aus.

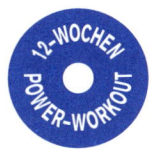

DAS BESTE WORKOUT FÜR
KRÄFTIGE ARME

DER BIZEPS ZIEHT ZWAR DIE MEISTE AUFMERKSAMKEIT AUF SICH, ABER DIE ANDEREN ARMMUSKELN DÜRFEN TROTZDEM NICHT VERNACHLÄSSIGT WERDEN. DAS TRAINING DER GESAMTEN ARMMUSKULATUR SORGT FÜR ÄSTHETISCHE SYMMETRIE UND VERHINDERT VERLETZUNGEN, DIE DURCH EINE UNGLEICHMÄSSIGE ENTWICKLUNG DER MUSKULATUR ENTSTEHEN KÖNNEN.

Wenn Sie die Jungs im Kraftraum beobachten, dann werden Sie feststellen, welcher Teil des Körpers am meisten beansprucht wird, nämlich die Arme. Wir wollen doch alle den Bizeps eines Hafenarbeiters und die Unterarme eines Hufschmieds.

„Das sind die Muskeln, auf die die Männer den größten Wert legen", so John Abdo, Ausbilder für Personal Training aus Santa Barbara, Kalifornien.

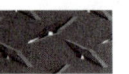

Muskulöse Arme sehen nicht nur gut aus, sondern sind auch äußerst nützlich beim Möbelrücken, oder wenn Sie Ihrem Schatz das Marmeladenglas aufschrauben. Ihr Anblick sorgt auch dafür, dass sich irgend so ein Idiot lieber zweimal überlegt, ob er sich mit Ihnen anlegen will.

Mit kräftigen Armen können Sie auch einige Übungen zum Training anderer Körperteile besser ausführen. Rudern im Sitzen, zum Beispiel, trainiert nicht nur Ihre Rückenmuskulatur, sondern sorgt auch für kräftige Arme, um das Kabel ziehen zu können.

Beim Oberkörper-Workout sollten Sie die Arme zuletzt trainieren, sonst bleibt Ihnen nicht mehr genügend Armkraft für die Übungen zum Training der Brust- und Rückenmuskulatur.

Jetzt geben wir Ihnen noch ein paar nützliche Tipps für das richtige Training der einzelnen Armmuskeln.

OBERARME

Der Bizeps ist zweifellos der auffälligste Armmuskel. Wenn Sie jemand bittet, die Muskeln anzuspannen, dann zeigen Sie natürlich Ihren Bizeps. Die anderen Armmuskeln sind aber genauso wichtig und bilden zusammen mit dem Bizeps ein richtiges Team.

Der Bizeps besteht eigentlich aus zwei Muskeln, und sein Name bedeutet „zwei Köpfe". Der *biceps brachii* bildet sozusagen den „Kopf" des Muskels und wird von dem größeren *biceps brachialis* von unten her unterstützt. Beide gehören zu den Ellbogenbeugemuskeln, die dafür sorgen, dass Sie den Arm beugen und die Hand zur Schulter ziehen können.

Wenn Sie erst mit dem Gewichttraining angefangen haben, dann sollten Sie zunächst ein niedrigeres Gewicht verwenden. Ein Training mit zu hohem Gewicht beeinträchtigt meist die korrekte Ausführung der Übungen und kann leichter Muskelzerrungen verursachen.

Manche Anfänger konzentrieren sich beim Training zu stark auf den Bizeps und wollen schnelle Erfolge erzwingen. Man sollte allerdings besser mit niedrigem Gewicht beginnen und sich allmählich steigern. Das ist einfacher und nicht so gefährlich.

Ein schön gewölbter Bizeps sieht zwar toll aus, aber Sie dürfen darüber nicht den Trizeps, die dreiköpfigen Muskeln an der Hinterseite der Arme, vernachlässigen.

Der Trizeps ist sozusagen der Gegenspieler des Bizeps und gehört zur Gruppe der Ellbogenstreckmuskeln, die es uns ermöglichen, den Arm auszustrecken und die Hand vom Körper wegzustrecken. Wenn Sie den Bizeps anspannen, dann bleibt der Trizeps locker, und wenn der Trizeps beansprucht wird, dann hat der Bizeps Pause.

Viele Leute machen den Fehler, dass Sie sich beim Armtraining nur auf den Bizeps konzentrieren und den Trizeps dabei vernachlässigen. Dadurch setzen sie sich vor allem beim Sport einem erhöhten Verletzungsrisiko aus.

Durch ein ausgeglichenes Training der Bizeps- und Trizepsmuskeln bleiben Ihre Schulter- und Ellenbogengelenke gesund.

„Der Trizeps ist ein sehr beeindruckender Muskel", so Abdo. „Er sorgt nicht nur für Ausgeglichenheit und Symmetrie in den Armen, sondern auch für einen ästhetischen Übergang zu den Schultern." Im Gegensatz zum Bizeps, braucht ein gut entwickelter Trizeps nicht erst angespannt zu werden, damit er zur Geltung kommt, erklärt Abdo. „Oftmals ist ein gut definierter Muskel schon im Stehen

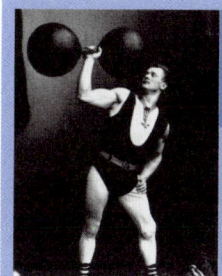

FAKTEN

Laut Guinness Buch beträgt der Rekord für die meisten Liegestütze in 24 Stunden 46 001. Der Rekord für die meisten Liegestütze pro Jahr liegt bei über 1,5 Millionen und der für die meisten einarmigen Liegestütze bei 8794 in 5 Stunden.

gut sichtbar, ohne dass man erst den Arm beugen muss."

UNTERARME

Wenn sie nicht gerade ein absoluter Popeye-Fan sind, dann werden Sie sich sicherlich weniger Gedanken über Ihre Unterarme machen als darüber, was der kernige kleine Seemann wohl an seiner Olivia gefunden haben mag. Die Unterarme bestehen aus drei Hauptmuskelgruppen, die Ihnen das Beugen des Handgelenks sowie das Einknicken und Ausstrecken der Finger ermöglichen.

Dank dieser Muskeln können Sie Ihrem Gegenüber mit einem kräftigen Händedruck begegnen, die Faust ballen und den Golf- oder Tennisschläger festhalten.

Mit kräftigen Unterarmen können Sie auch die Gewichte zum Training der anderen Muskelgruppen besser heben. „Wenn man das Gewicht beim Training erhöhen will, braucht man schon eine gewisse Kraft beim Zugreifen", erklärt Joe Ogilvie, Fitness-Instructor bei Canyon Ranch in Lenox, Massachusetts und Chelsea Piers Sports Center in New York City. „Sie können den Bizeps nicht genug

trainieren, wenn die Kraft in Ihren Unterarmen zu schnell nachlässt."

Bei manchen Männern entwickeln sich die Unterarme recht schnell. Das liegt daran, dass Sie bei fast jedem Oberkörper-Workout Griffbewegungen machen müssen, wodurch die Unterarme und Handgelenke eigentlich eher zufällig mittrainiert werden. Abdo erklärt:

Sie sollten am besten auch ein paar spezielle Übungen für die Unterarme und Handgelenke machen. Das lässt Ihre Unterarme nicht nur besser aussehen, sondern verhindert auch Verletzungen, wie zum Beispiel den so genannten „Tennisarm".

Wenn Sie nicht gerade Armdrücken, Klettern, Golf oder eine andere Sportart machen, für die man viel Kraft beim Greifen braucht, dann sollten Sie sich die Übungen für die Unterarme bis zum Ende des Workouts aufheben, so Ogilvie und Abdo. Der Unterarm besteht nämlich nur aus kleinen Muskelgruppen, die entsprechend schneller ermüden.

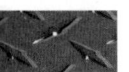

BIZEPS ► FREIE GEWICHTE

HAMMER-CURLS

Bei dieser Übung werden auch die anderen Beugemuskeln am Vorderarm trainiert.

[A] Stellen Sie sich gerade hin, die Füße schulterbreit auseinander und die Knie leicht gebeugt. Halten Sie in jeder Hand eine Kurzhantel. Die Arme sind gestreckt und die Handflächen weisen nach innen.

[B] Beugen Sie den Arm nach oben, bis die Enden der Hanteln Ihre Schultern berühren. Achten Sie darauf, dass Sie die Handgelenke dabei nicht drehen und die Oberarme und Ellbogen ruhig halten. Verharren Sie eine Sekunde in dieser Stellung und senken Sie die Hanteln mit einer langsamen und kontrollierten Bewegung wieder in die Ausgangsposition.

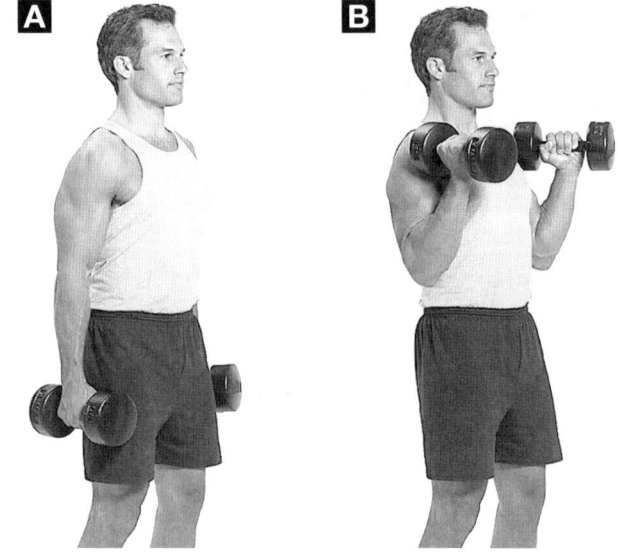

KONZENTRATIONSCURLS

Bei dieser Übung werden auch andere Beugemuskeln des Vorderarms beansprucht.

[A] Setzen Sie sich auf einen Stuhl oder auf das Ende einer Flachbank und stellen Sie die Füße etwas weiter als schulterbreit auseinander. Halten Sie eine Kurzhantel in der linken Hand, die Handflächen weisen nach oben, der Arm ist voll gestreckt. Stützen Sie Ihren linken Ellbogen auf die Innenseite des linken Knies. Legen Sie die rechte Hand auf das rechte Knie und beugen Sie sich leicht nach vorn. Der Rücken wird dabei gerade gehalten.

[B] Heben Sie die Hantel langsam zur Schulter, wobei der Oberarm senkrecht zum Boden bleibt. Halten Sie diese Stellung eine Sekunde und senken Sie die Hantel mit einer langsamen kontrollierten Bewegung wieder in die Ausgangsposition zurück.

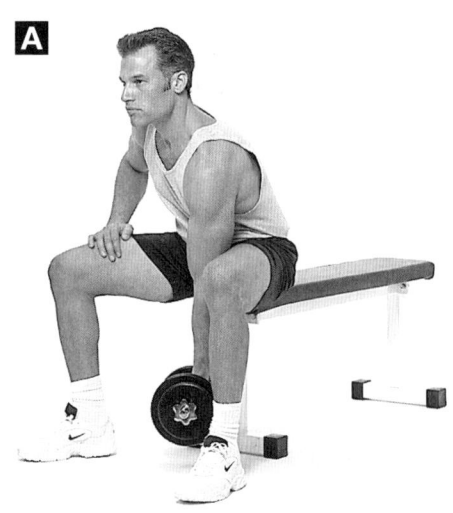

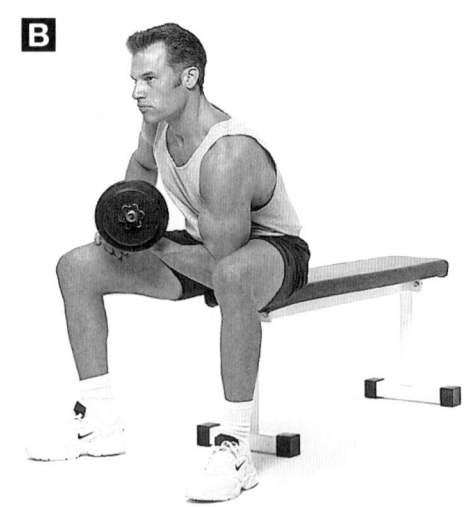

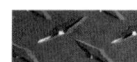

LANGHANTEL-CURLS

Bei dieser Übung werden auch andere Beugemuskeln des Vorderarms beansprucht.

[A] Stehen Sie aufrecht, die Knie leicht gebeugt. Halten Sie eine Langhantel im Untergriff (Handflächen nach oben), die Hände etwa schulterbreit auseinander. Die Arme sind gestreckt und die Langhantel liegt an den Oberschenkeln.

[B] Halten Sie die Ellbogen nah am Körper und ziehen (curlen) Sie die Hantel langsam zum Kinn. Achten Sie darauf, dass Sie dabei die Handgelenke und den Rücken ruhig halten. Verharren Sie eine Sekunde in dieser Stellung und senken Sie die Hantel mit einer langsamen kontrollierten Bewegung in die Ausgangsposition zurück.

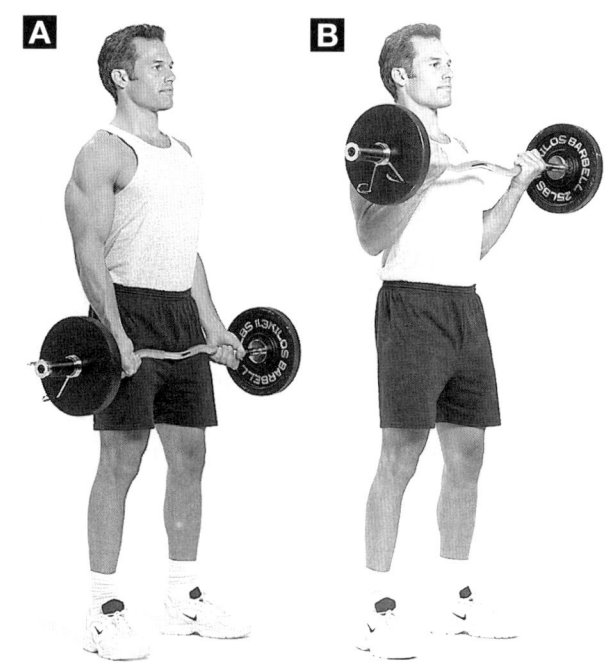

LANGHANTEL-CURLS IM OBERGRIFF

Auch hier werden die Beugemuskeln des Vorderarms trainiert.

[A] Stehen Sie aufrecht, die Füße schulterbreit auseinander und die Knie leicht gebeugt. Halten Sie eine Langhantel im Obergriff (Handflächen nach unten) mit den Händen schulterbreit gefasst. Die Arme sind gestreckt und die Hantelstange liegt an den Oberschenkeln an. Halten Sie die Ellbogen nah am Körper.

[B] Ziehen Sie die Hantel langsam in Richtung Kinn. Halten Sie diese Stellung eine Sekunde und senken Sie die Stange langsam zurück in die Ausgangsposition.

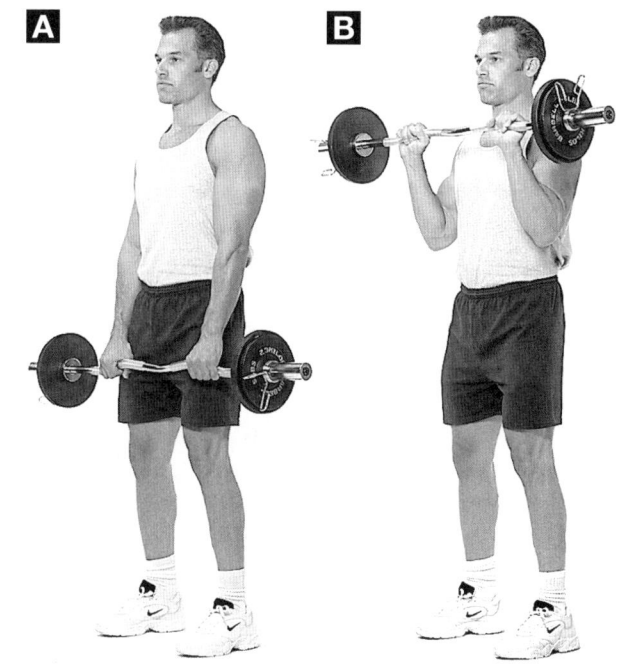

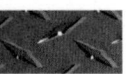
ABWECHSELNDE KURZHANTEL-CURLS

Eine weitere Übung, bei der Ihre Beugemuskeln trainiert werden.

Stehen Sie aufrecht, die Füße schulterbreit auseinander und die Knie leicht gebeugt. Halten Sie eine Kurzhantel in jeder Hand. Die Handflächen weisen nach innen und die Arme befinden sich ausgestreckt an der Seite.

[A] Ziehen Sie die linke Hantel langsam in Richtung Schlüsselbein und drehen Sie den Arm dabei so, dass Ihre Handflächen nach oben weisen. Halten Sie die Position eine Sekunde und senken Sie das Gewicht mit einer langsamen kontrollierten Bewegung wieder in die Ausgangsstellung.

[B] Wiederholen Sie die Übung mit dem anderen Arm.

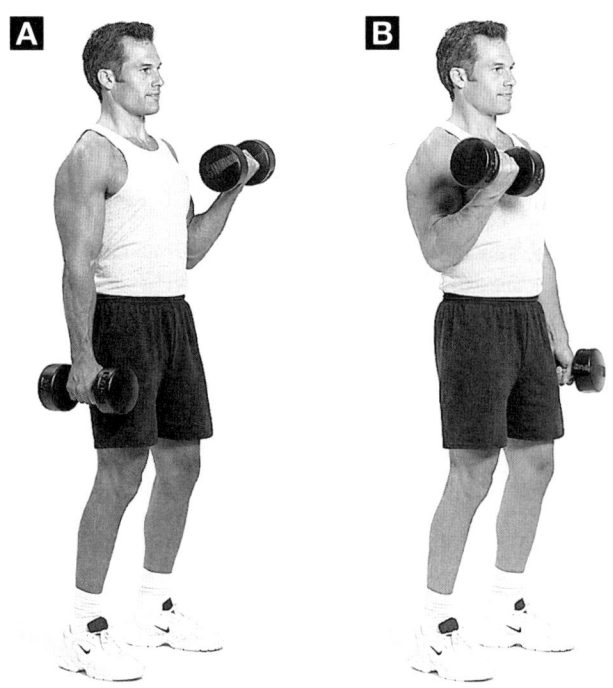

KURZHANTEL-CURLS AUF DER SCHRÄGBANK

Ein gutes Workout für den Bizeps.

[A] Halten Sie in jeder Hand eine Kurzhantel und setzen Sie sich auf eine Schrägbank, so dass Kopf und Oberkörper gut aufliegen. Ihre Füße sollten flach auf dem Boden stehen. Lassen Sie die Arme ausgestreckt nach unten hängen und halten Sie die Handflächen zum Körper hin.

[B] Ziehen Sie die Kurzhanteln langsam zum Körper und drehen Sie die Handflächen dabei so, dass sie zu den Schultern zeigen. Halten Sie bei der Bewegung die Oberarme ruhig und die Ellbogen nach unten. Verharren Sie eine Sekunde in dieser Stellung und senken Sie die Arme danach langsam und kontrolliert in die Ausgangsposition zurück.

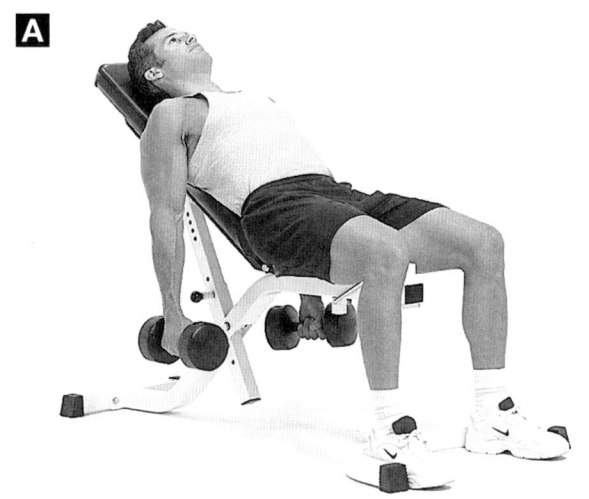

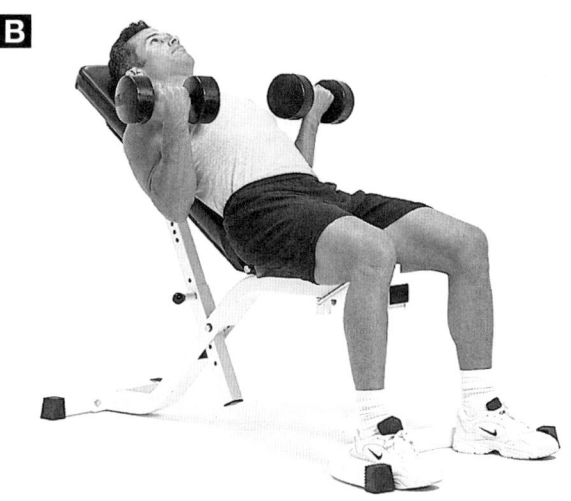

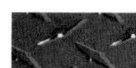

SCOTT-CURLS

Bei dieser Bewegung werden die Beugemuskeln des Vorderarms trainiert.

[A] Setzen Sie sich auf eine Bank, die Arme hängen über der Ablage. Dabei sollten die Ellbogen so tief liegen, dass Ihre Achseln fast das Polster berühren. Halten Sie die Hantelstange enger als schulterbreit gefasst mit den Handflächen nach oben.

[B] Ziehen Sie die Stange langsam in Richtung Kinn und halten Sie dabei die Oberarme mit dem Polster in Berührung. Verharren Sie eine Sekunde in dieser Position und senken Sie die Stange mit einer langsamen kontrollierten Bewegung zurück in die Ausgangsstellung.

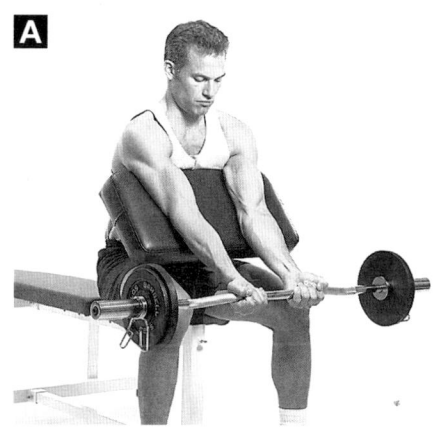

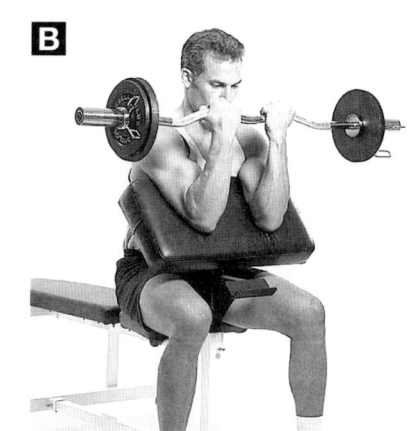

TRIZEPS ► FREIE GEWICHTE

TRIZEPSSTRECKEN IM SITZEN

Bei dieser Übung werden die Streckmuskeln des hinteren Oberarms beansprucht. Achten Sie bei Hanteln mit variablem Gewicht darauf, dass die Schrauben fest angezogen sind.

[A] Setzen Sie sich auf eine Bank und stellen Sie die Füße fest auf den Boden. Halten Sie eine Kurzhantel über Kopf, die Handflächen nach oben. Halten Sie den Oberkörper aufrecht, die untere Rückenpartie in natürlicher Position leicht nach vorn gelehnt und den Blick geradeaus gerichtet.

[B] Senken Sie die Hantel mit den Oberarmen nah am Kopf mit einer senkrechten Bewegung langsam nach hinten, bis sich Ihre Unterarme so nah wie möglich am Bizeps befinden. Für ein besseres Gleichgewicht können Sie sich auch leicht nach vorn lehnen, ohne jedoch den Rücken zu drehen oder zu beugen. Die Ellbogen sollten nach vorn zeigen. Halten Sie diese Stellung eine Sekunde und führen Sie die Hantel anschließend in die Ausgangsposition zurück.

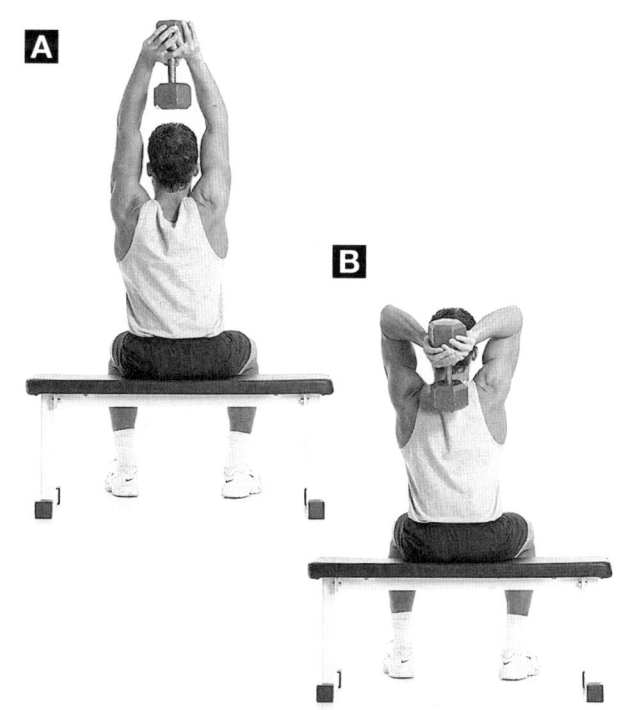

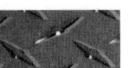

KURZHANTEL-ARMSTRECKEN, VORGEBEUGT

*Bei dieser Übung werden die Streckmuskeln bean-
sprucht.*

[A] Halten Sie eine Kurzhantel in der linken Hand
und stützen Sie sich mit dem rechten Knie und der
rechten Hand auf einer Übungsbank ab. Bleiben Sie
mit dem linken Fuß auf dem Boden, und halten
Sie den Rücken gerade und parallel zum Boden. Ihr
linker Arm sollte im 90°-Winkel gebeugt sein.

[B] Strecken Sie Ihren linken Arm zur Geraden
und führen Sie das Gewicht hinter den Körper. Der
Oberkörper muss dabei parallel zum Boden bleiben.
Sie sollten spüren, wie sich der linke Trizepsmuskel
zusammenzieht. Beugen Sie danach den linken Arm
und bringen Sie das Gewicht in die Ausgangsposition zurück.

Wiederholen Sie die Übung mit der anderen Seite.

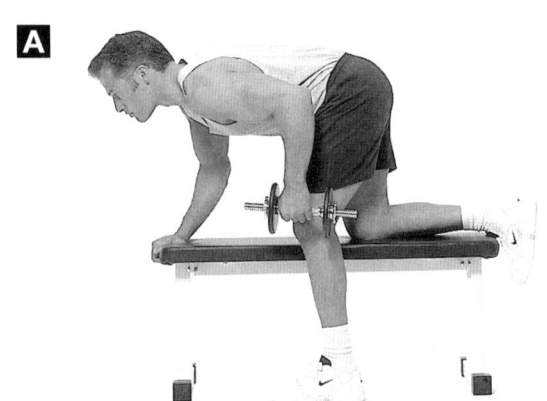
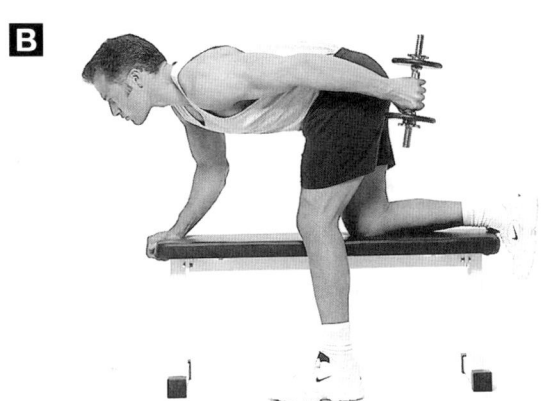

TRIZEPSSTRECKEN QUER ZUR SCHULTER

*Bei dieser Übung werden Ihre Streckmuskeln trainiert.
Achtung: Über-Kopf-Bewegungen können gefährlich sein.
Achten Sie bei Hanteln mit variablem Gewicht darauf,
dass die Schrauben fest angezogen sind. Anfänger sollten
zunächst mit weniger Gewicht und einem Sicherheitsstopper trainieren. Bei höherem Gewicht sollten Sie grundsätzlich einen Sicherheitsstopper verwenden.*

[A] Legen Sie sich auf eine Bank, den Kopf nah am
Bankende. Die Knie sind gebeugt und die Füße stehen
flach auf dem Boden. Halten Sie eine Kurzhantel in
der rechten Hand und strecken Sie den rechten Arm
nach oben, die Handfläche weist zu den Füßen.

[B] Halten Sie Oberarm und Ellbogen ruhig und
senken Sie die Hantel langsam schräg über die Brust,
bis das Ende Ihre rechte Schulter berührt. Führen Sie
den Arm danach langsam in die gestreckte Ausgangsposition zurück.

Beenden Sie den Satz und wiederholen Sie die
Übung mit dem anderen Arm.

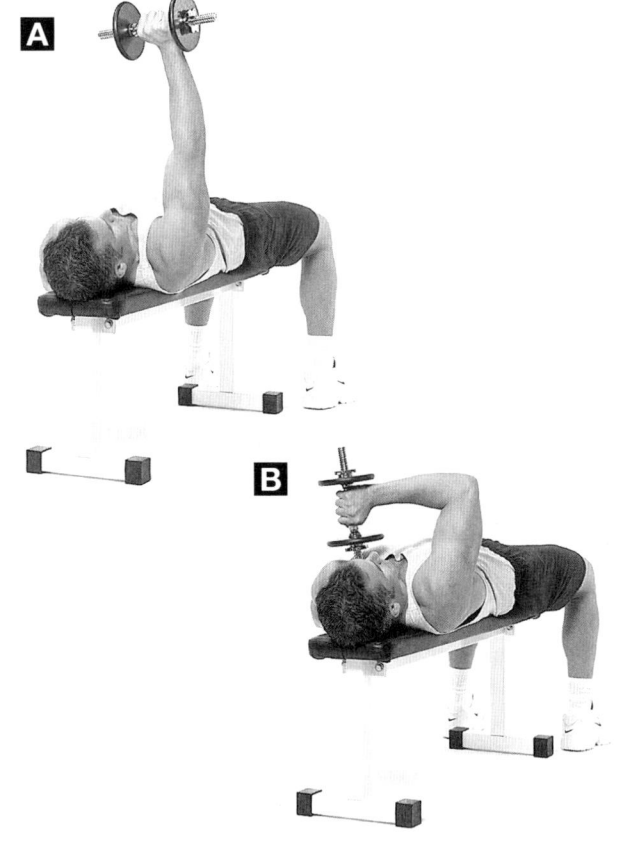

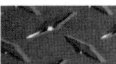

FRENCH CURL

*Bei dieser Übung werden die Steckmuskeln bean-
sprucht. Achtung: Um eine Verletzung des Gesichts
zu vermeiden, sollten Anfänger zunächst mit leichtem
Gewicht trainieren. Ein Sicherheitsstopper ist immer
angebracht.*

[A] Legen Sie sich mit dem Rücken auf eine Flachbank, die Beine angewinkelt und die Füße auf der
Bank. Halten Sie eine Langhantel mit ausgestreck-

ten Armen über der Brust nach oben. Die Hände
sind dabei etwa 10 bis 12 cm auseinander und die
Handflächen weisen nach oben.

[B] Halten Sie die Oberarme in unveränderter Position und senken Sie das Gewicht langsam in Richtung Oberkopf. Führen Sie die Hantelstange danach
langsam in die Ausgangsstellung zurück.

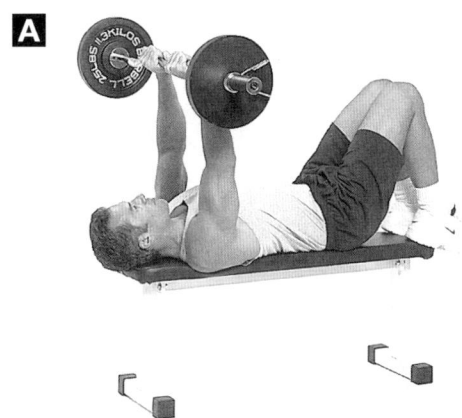

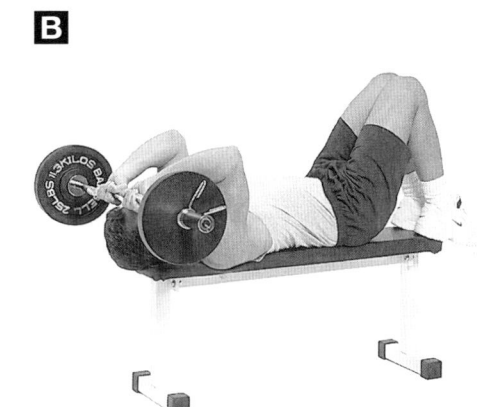

TRIZEPSSTRECKEN IM LIEGEN

*Bei dieser Bewegung werden die Streckmuskeln bean-
sprucht. Achtung: Verwenden Sie weniger Gewicht als
beim French Curl und achten Sie darauf, dass die
Schrauben an der Hantel fest angezogen sind.*

[A] Legen Sie sich auf eine Bank. Der Kopf ragt
etwas über das Bankende hinaus und die Füße stehen flach auf dem Boden. Umfassen Sie mit beiden
Händen eine Kurzhantel, die Daumen sind um die
Hantel gelegt und das Gewicht ruht auf den Hand-

flächen. Strecken Sie die Arme im Winkel von etwa
180° mit dem Gewicht oberhalb des Kopfes und
halten Sie die Hantel senkrecht zum Boden.

[B] Halten Sie die Oberarme in unveränderter Position und beugen Sie langsam die Ellbogen, bis sich
die Hantel hinter Ihrem Kopf befindet. Verharren
Sie eine Sekunde in dieser Stellung und führen Sie
das Gewicht langsam in die Ausgangsposition zurück.

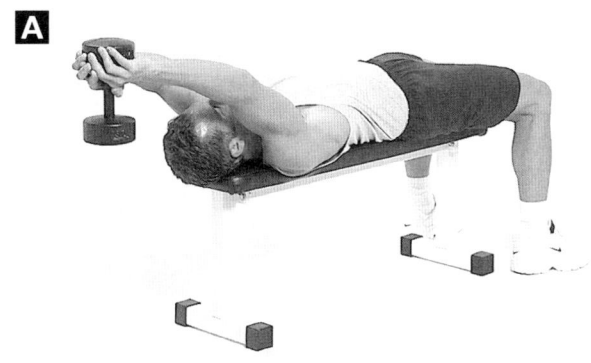

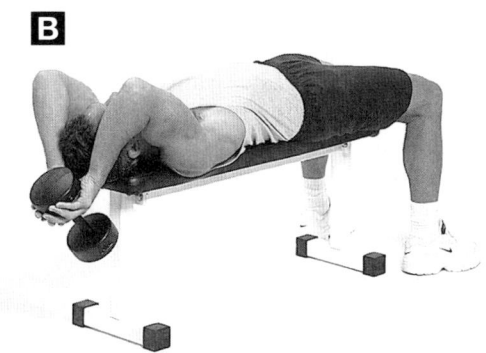

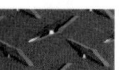
BARRENSTÜTZ MIT HANTELSCHEIBE

Diese Übung dient zur Kräftigung der Streckmuskeln des hinteren Oberarms. Achtung: Wer Schwierigkeiten mit den Handgelenken hat, sollte diese Übung auslassen.

Stellen Sie zwei Übungsbänke oder stabile Stühle im Abstand von 1 bis 1,20 m nebeneinander auf.
[A] Setzen Sie sich auf eine Bank und legen Sie sich eine Hantelscheibe auf den Schoß. Stützen Sie sich mit den Armen nach hinten auf der Bankkante ab, die Hände schulterbreit auseinander. Legen Sie die

Füße mit etwa 15 cm Abstand vom Rand auf die gegenüberliegende Bank und schieben Sie das Gesäß etwas nach vorn.
[B] Beugen Sie langsam die Arme und senken Sie den Körper in Richtung Boden. Gehen Sie dabei so tief wie möglich nach unten, ohne den Boden zu berühren. Strecken Sie dann langsam die Arme und drücken Sie Ihren Körper in die Ausgangsposition zurück.

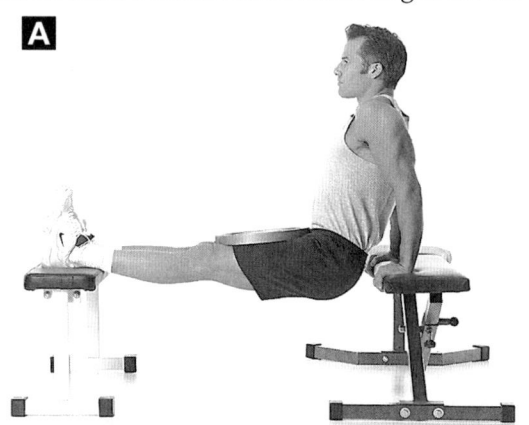

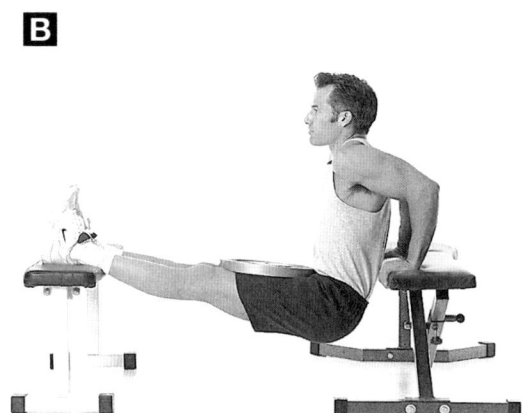

UNTERARME ► FREIE GEWICHTE

UNTERARM-CURLS

Hier werden die Handgelenk-Beugemuskeln auf der Oberseite der Unterarme beansprucht. Sie können die Übung auch mit beiden Händen und einer Langhantel durchführen.
[A] Setzen Sie sich auf eine Bank, die Beine etwas weiter als hüftbreit auseinander. Halten Sie eine Kurzhantel in der linken Hand, mit den Handflächen nach oben. Die rechte Hand liegt auf dem rechten Oberschenkel auf. Ihr linkes Handgelenk sollte für maximale Beweglichkeit etwas über das linke Knie hinausragen und die Oberseite des linken Unterarms auf dem Oberschenkel aufliegen. Halten Sie den Oberkörper aufrecht und verlagern Sie für eine bequemere Haltung das Gewicht leicht auf Ihr linkes Bein.
[B] Ziehen Sie die Hantel mit einer halbkreisförmigen Bewegung so weit wie möglich langsam zum Körper hin und achten Sie darauf, dass der Arm da-

bei fest auf dem Oberschenkel aufliegt. Halten Sie die Position eine Sekunde und kehren Sie in die Ausgangsstellung zurück.

Beenden Sie den Satz und wiederholen Sie die Übung mit der anderen Hand.

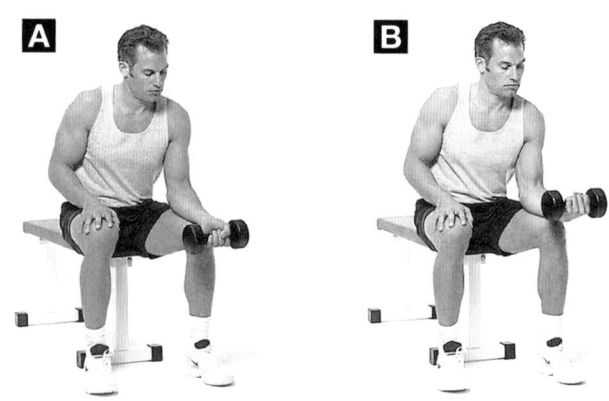

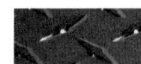

UNTERARM-CURLS IM OBERGRIFF

Bei dieser Übung werden Ihre Handgelenk-Beugemuskeln der Unterarm-Innenseite beansprucht. Achtung: Das Übungsgewicht sollte nicht so hoch sein wie bei normalen Unterarm-Curls im Untergriff.

[A] Setzen Sie sich auf eine Bank, die Beine etwas weiter als hüftbreit auseinander. Halten Sie eine Kurzhantel in der linken Hand, mit den Handflächen nach unten. Die rechte Hand liegt auf dem rechten Oberschenkel auf. Ihr linkes Handgelenk sollte für maximale Beweglichkeit etwas über das linke Knie hinausragen und die Unterseite des linken Unterarms auf dem Oberschenkel aufliegen.

Halten Sie den Oberkörper aufrecht und verlagern Sie für eine bequemere Haltung das Gewicht leicht auf Ihr linkes Bein.

[B] Ziehen Sie die Hantel mit einer halbkreisförmigen Bewegung so weit wie möglich langsam zum Körper hin und achten Sie darauf, dass der Arm dabei fest auf dem Oberschenkel aufliegt. Halten Sie die Position eine Sekunde und senken Sie das Gewicht in die Ausgangsstellung zurück.

Beenden Sie den Satz und wiederholen Sie die Übung mit der anderen Hand.

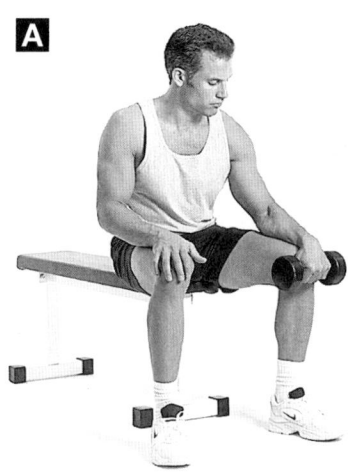
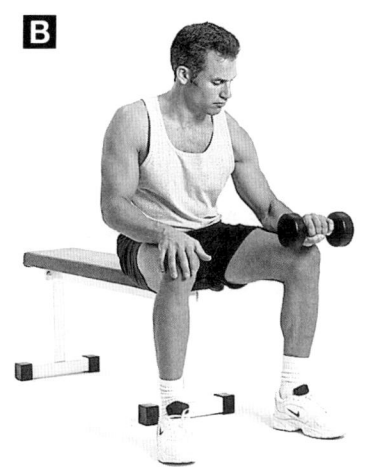

HANDGELENKROLLEN

Diese Bewegung dient zur Kräftigung Ihrer Handgelenkbeuge- und streckmuskeln.

[A] Stehen Sie aufrecht, die Füße etwa schulterbreit auseinander. Halten Sie den Handgelenkroller mit beiden Händen (Handflächen nach unten) und ausgestreckten Armen nach vorn. Die Hantelscheibe sollte vor Ihrem Körper über dem Boden hängen.

[B] Rollen Sie das Gewicht an der Schnur langsam und mit langen, übertriebenen Auf- und Abbewegungen der Handgelenke nach oben. Bewegen Sie dabei nur die Handgelenke und halten Sie die Arme in ausgestreckter Position und den gesamten Körper ruhig. Wenn die Schnur aufgerollt und das Gewicht an der Stange angelangt ist, rollen Sie es mit der gleichen Bewegung wieder nach unten ab.

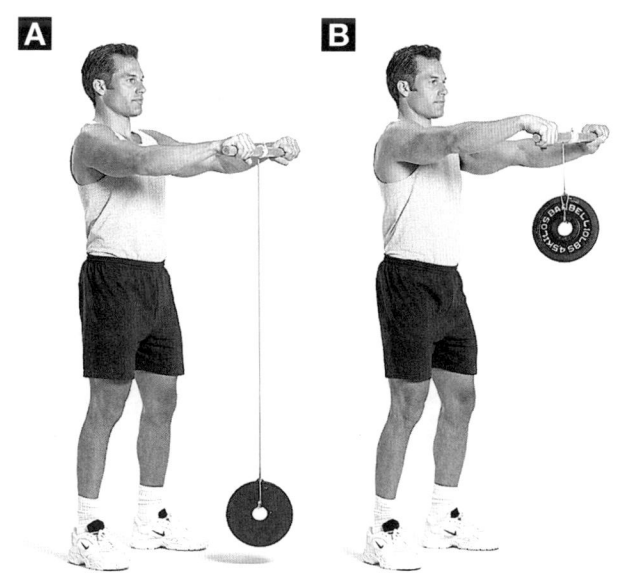

HANDGELENKHEBEN

Bei dieser Übung, die man auch als Radialabduktion bezeichnet, werden die Muskeln und Sehnen um den Radiusknochen des Ellbogengelenks beansprucht.

[A] Stehen Sie aufrecht, den linken Arm zur Seite. Halten Sie in der linken Hand einen Hammer oder eine nur einseitig gewichtete Kurzhantel. Das Gewicht muss nach vorn zeigen.

[B] Heben und senken Sie langsam das Gewicht, indem Sie nur Ihr Handgelenk bewegen und nicht den Ellbogen oder die Schulter.

Beenden Sie den Satz und wiederholen Sie die Übung mit dem anderen Arm.

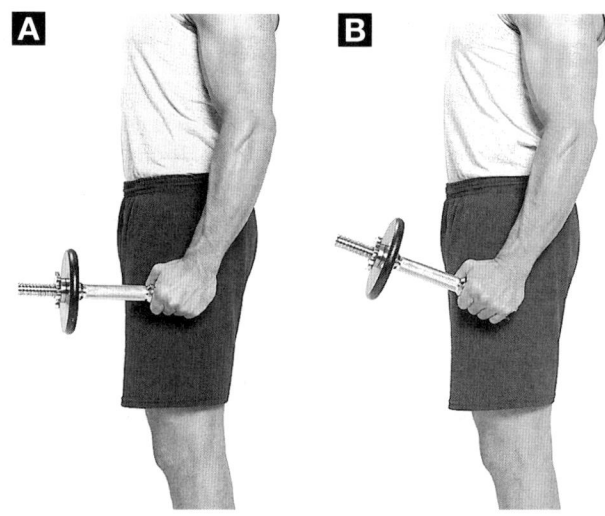

HANDGELENKHEBEN, UMGEKEHRT

Diese Übung, die auch als Ulnarabduktion bezeichnet wird, beansprucht die Muskeln und Sehnen um die Ulna (Elle) im Ellbogengelenk.

[A] Stehen Sie aufrecht, den linken Arm zu Seite. Im Gegensatz zum normalen Handgelenkheben zeigt das gewichtete Ende der Hantel bei dieser Übung nach hinten.

[B] Heben und senken Sie langsam das Gewicht, indem Sie nur Ihr Handgelenk bewegen und nicht den Ellbogen oder die Schulter.

Beenden Sie den Satz und wiederholen Sie die Übung mit dem anderen Arm.

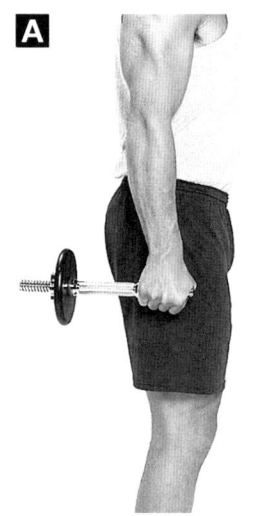
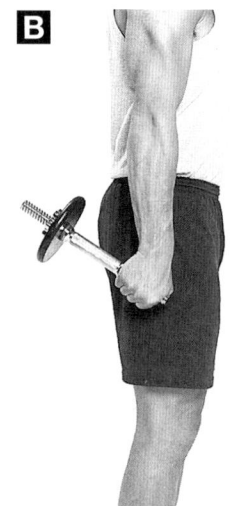

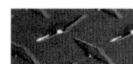

BIZEPS ► MASCHINEN

BIZEPS-CURLS AM KABELZUG

Hier werden auch andere Beugemuskeln auf der Vorderseite der Arme beansprucht.

[A] Stellen Sie sich mit dem Gesicht zum Zugturm (mit Zugstange), die Füße schulterbreit und etwa 45 cm von der Maschine entfernt. Halten Sie den Rücken gerade und die Knie leicht gebeugt. Fassen Sie die Stange mit beiden Händen im Untergriff (Handflächen nach oben), die Arme sind ausgestreckt. Halten Sie die Ellbogen nah am Körper und lehnen Sie die Stange gegen Ihre Oberschenkel. Ziehen Sie Ihre Schultern leicht nach hinten.

[B] Halten Sie die Oberarme eng am Körper und senkrecht zum Boden. Ziehen Sie die Stange langsam zur Brust, halten Sie die Position eine Sekunde und senken Sie die Stange wieder langsam in die Ausgangsstellung zurück.

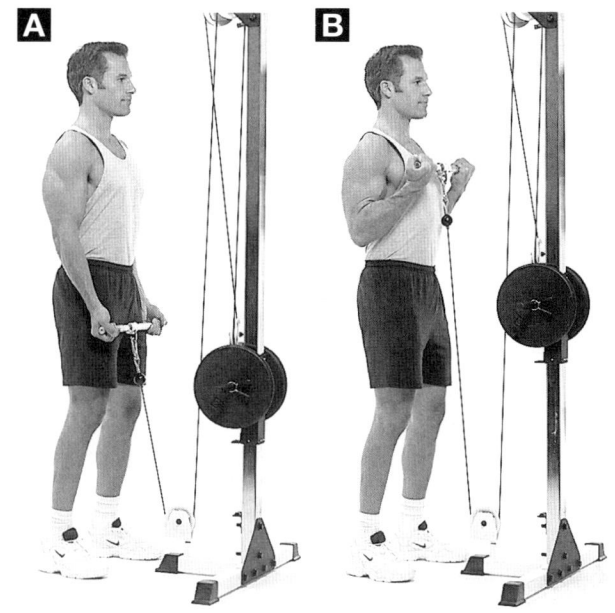

BIZEPS-CURLS IM OBER-GRIFF AM KABELZUG

Bei dieser Übung werden auch andere Beugemuskeln trainiert.

[A] Stellen Sie sich mit dem Gesicht zum Zugturm, die Füße schulterbreit und etwa 45 cm von der Maschine entfernt. Halten Sie den Rücken gerade und die Knie leicht gebeugt. Fassen Sie die Stange mit beiden Händen etwa schulterbreit im Obergriff (Handflächen nach unten), die Arme sind gestreckt. Halten Sie die Ellbogen nah am Körper und lehnen Sie die Stange gegen Ihre Oberschenkel.

[B] Ziehen Sie die Stange langsam in Richtung Schlüsselbein, halten Sie die Position eine Sekunde und senken Sie die Stange wieder langsam in die Ausgangsstellung zurück.

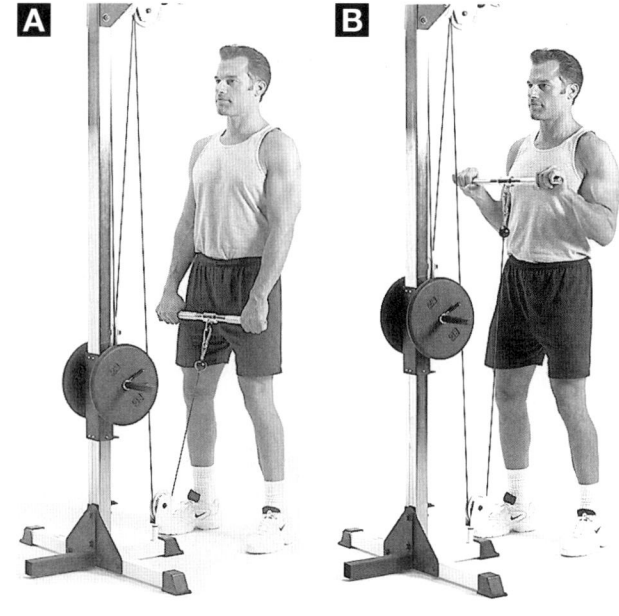

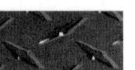
BIZEPS-CURLS, LIEGEND AM KABELZUG

Bei dieser Bewegung werden auch andere Ellbogenbeugemuskeln beansprucht.

Stellen Sie eine Flachbank mit einem Ende nah an den Zugturm (mit Bügelzuggriff).

[A] Legen Sie sich mit dem Rücken auf die Bank, die Beine angewinkelt. Schieben Sie die linke Hand für besseren Halt unter Ihr Kreuz und halten Sie den Zuggriff mit der linken Hand (Handflächen nach oben). Der linke Arm ist dabei ausgestreckt.

[B] Ziehen Sie den Zuggriff langsam in Richtung Schulter, halten Sie die Position eine Sekunde und strecken Sie den Arm langsam in die Ausgangsstellung zurück.

Beenden Sie den Satz und wiederholen Sie die Übung mit dem anderen Arm.

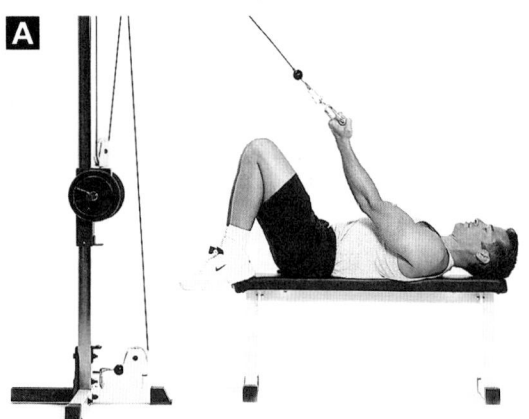

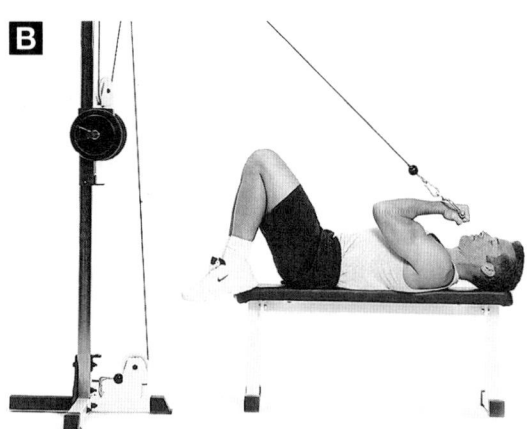

KONZENTRATIONSCURLS AM KABELZUG

Diese Übung kräftigt Ihre Ellbogenbeugemuskeln.

Stellen Sie eine Flachbank mit einem Ende nah an den Zugturm (mit Bügelzuggriff und niedrig gestelltem Kabel).

[A] Setzen Sie sich auf die Bank, die Füße etwas weiter als schulterbreit auseinander. Halten Sie den Zuggriff in der linken Hand, die Handflächen weisen nach oben und der Arm ist gestreckt. Stützen Sie den linken Ellbogen gegen die Innenseite des linken Oberschenkels und legen Sie die rechte Hand auf den rechten Oberschenkel. Halten Sie den Rücken gerade und beugen Sie sich leicht nach vorn.

[B] Ziehen Sie den Bügel langsam in Richtung Schulter und halten Sie dabei den Oberarm senkrecht zum Boden. Halten Sie diese Stellung eine Sekunde und senken Sie den Bügel langsam in die Ausgangsposition zurück.

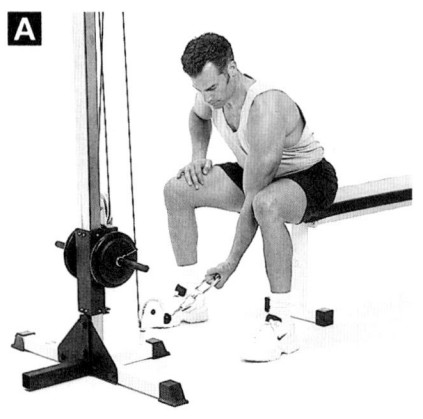

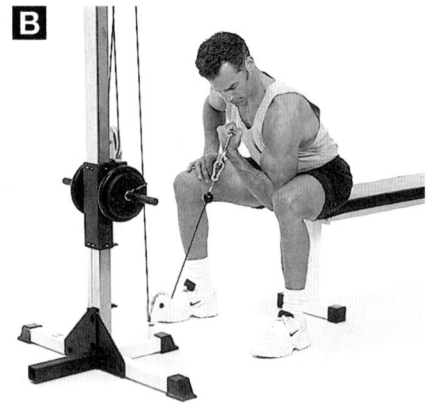

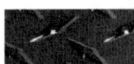

TRIZEPS ► MASCHINEN

TRIZEPSDRÜCKEN AM KABELZUG

*Bei dieser Übung werden auch andere Ellbogenstreck-
muskeln trainiert.*

[A] Stellen Sie sich mit dem Gesicht zum Zugturm
(mit Zugstange), die Beine schulterbreit auseinander
und die Knie leicht gebeugt. Halten Sie die Zugstange
mit beiden Händen eng gefasst, die Handflächen
weisen nach unten. Halten Sie die Unterarme parallel
zum Boden; Oberarme und Ellbogen befinden sich
eng am Körper.

[B] Strecken Sie die Arme langsam und gleichmäßig
und drücken Sie die Zugstange so weit wie möglich
nach unten, ohne die Ellbogen durchzudrücken.
Die Handgelenke sind dabei gerade und durchgedrückt. Halten Sie diese völlig gestreckte Position
eine Sekunde und lassen Sie die Stange danach wieder langsam in die Ausgangsstellung gleiten.

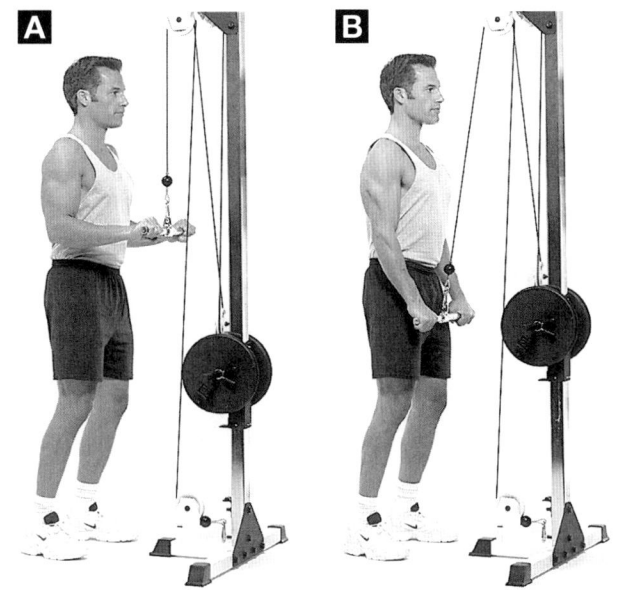

TRIZEPSDRÜCKEN, EINARMIG AM KABELZUG

*Hier werden auch andere Streckmuskeln des Ellbogens
beansprucht.*

[A] Stellen Sie sich seitlich vor einen Zugturm mit
Über-Kopf-Kabel und Bügelzuggriff auf, die rechte
Schulter nah am Gerät, die Beine schulterbreit aus-
einander und die Knie leicht gebeugt. Halten Sie den
Bügel mit der linken Hand, die Handflächen weisen
zum Körper. Der Oberarm steht senkrecht zum
Ellbogen, der etwa im 90°-Winkel gebeugt ist. Treten
Sie etwas vom Gerät zurück, damit Sie das Kabel
quer zum Oberkörper bewegen können und beugen
Sie die Hüften leicht nach vorn. Halten Sie den
Rücken gerade.

[B] Ziehen Sie den Bügel ganz langsam quer vor
dem Körper nach unten, bis Ihr Arm völlig gestreckt
ist. Halten Sie die Position eine Sekunde und führen
Sie den Bügel langsam in die Ausgangsstellung zurück.

Beenden Sie den Satz, drehen Sie sich um und wiederholen Sie die Übung mit dem anderen Arm.

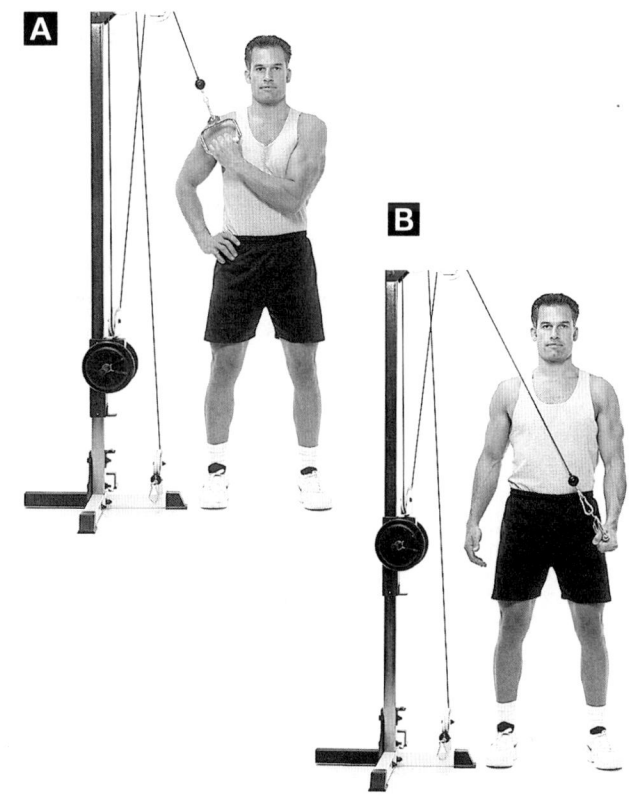

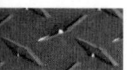

TRIZEPSDRÜCKEN, AUFGESTÜTZT

Hier werden auch andere Ellbogenstreckmuskeln beansprucht.

Stellen Sie eine Flachbank quer vor den Zugturm. Nehmen Sie im Stehen den Seilgriff des Über-Kopf-Kabels in beide Hände.

[A] Knien Sie sich mit dem Seilgriff in der Hand vor die Bank und beugen Sie die Ellbogen im 90°-Winkel, so dass sich Ihre Unterarme senkrecht zum Boden befinden. Das ist Ihre Ausgangsposition.

[B] Drucken Sie den Seilgriff langsam nach unten, bis die Unterarme voll gestreckt sind. Halten Sie die Stellung eine Sekunde und kehren Sie langsam in die Ausgangsposition zurück.

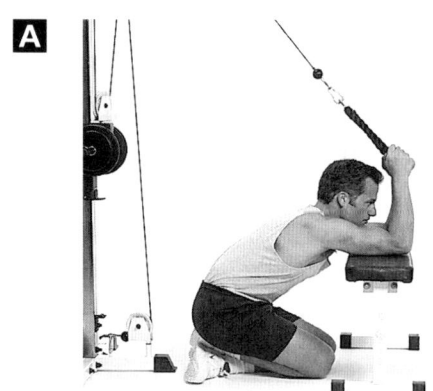
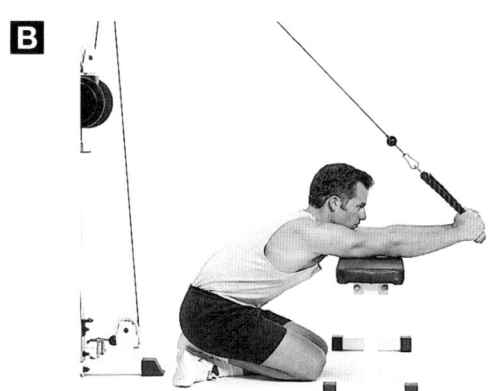

FRENCH CURLS AM KABELZUG

Bei dieser Übung werden auch andere Streckmuskeln des Ellbogens trainiert.

Stellen Sie eine Flachbank im Abstand von etwa 30 cm mit der Stirnseite vor den Zugturm (mit niedrig gestelltem Zugkabel und Griffstange). Ergreifen Sie im Stehen die Zugstange.

[A] Legen Sie sich rücklings auf die Bank, mit dem Kopf in Richtung Zugturm. Die Beine sind angewinkelt und die Füße befinden sich auf der Bank. Halten Sie die Zugstange mit beiden Händen gefasst, die Handflächen nach oben und die Hände etwa 10 bis 15 cm auseinander. Ihre Ellbogen sind im rechten Winkel gebeugt und die Griffstange befindet sich oberhalb des Kopfes. Die Oberarme zeigen senkrecht zum Boden.

[B] Strecken Sie langsam die Ellbogen, bis beide Arme ganz gerade sind. Halten Sie die Stellung eine Sekunde und kehren Sie langsam in die Ausgangsposition zurück.

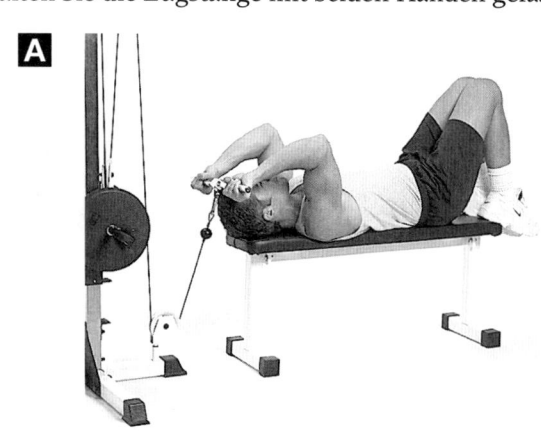
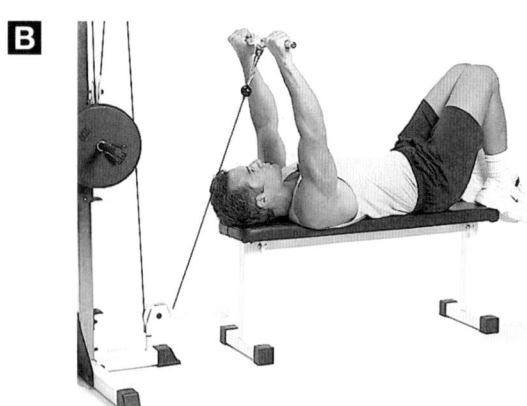

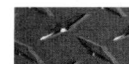

TRIZEPSSTRECKEN QUER ZUR SCHULTER AM KABELZUG

Bei dieser Übung werden die Ellbogenstreckmuskeln trainiert.

Stellen Sie eine Flachbank nah an einen Zugturm mit niedrig gestelltem Zugkabel und Bügelzuggriff. (Für ein Training des rechten Arms sollte die Bank etwas weiter links zum Gerät stehen.) Umfassen Sie den Bügelzuggriff im Stehen mit der rechten Hand im Obergriff.

[A] Legen Sie sich rücklings auf die Bank, mit dem Kopf in Richtung Zugturm. Die Beine sind angewinkelt und die Füße stehen flach auf dem Boden. Hal-ten Sie Ihren Oberarm senkrecht zum Boden und beugen Sie den Ellbogen so weit, bis das Ende des Bügels Ihre linke Schulter berührt.

[B] Halten Sie Ellbogen und Oberarm in unverän-derter Position und strecken Sie langsam den Arm gerade nach oben aus, so dass die Handfläche in Richtung Füße weist. Verharren Sie kurz in dieser Position und senken Sie den Arm langsam wieder ab.

Beenden Sie den Satz und wiederholen Sie die Übung mit dem anderen Arm.

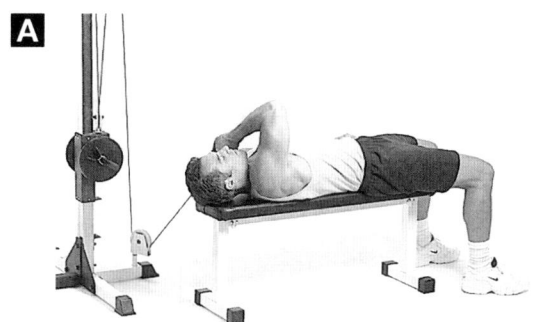

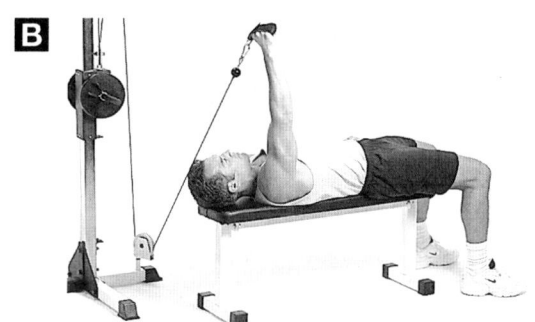

UNTERARME ► MASCHINEN

UNTERARM-CURLS AM KABELZUG

Bei dieser Bewegung werde die Handgelenk-Beugemus-keln an der Oberseite der Unterarme trainiert.

Stellen Sie eine Bank im Abstand von etwa 30 cm mit der Stirnseite vor den Zugturm (mit niedrig ge-stelltem Zugkabel und Zugstange).

[A] Setzen Sie sich auf die Bank, die Beine etwas weiter als schulterbreit auseinander. Halten Sie die Zugstange mit den Händen etwa schulterbreit im Untergriff (Handflächen nach oben) gefasst. Die Handflächen sollten für maximale Beweglichkeit leicht über die Knie hinausragen und die Unterarme mit der Oberseite auf den Oberschenkeln aufliegen. Der Oberkörper muss gerade gehalten werden, aber für besseren Halt können Sie Ihr Gewicht leicht nach vorn auf die Beine verlagern.

[B] Ziehen Sie die Zugstange mit einer halbkreisför-migen Bewegung so weit wie möglich zum Körper hin, wobei die Unterarme fest auf den Oberschen-keln aufliegen. Halten Sie die Position eine Sekunde und senken sie die Zugstange wieder.

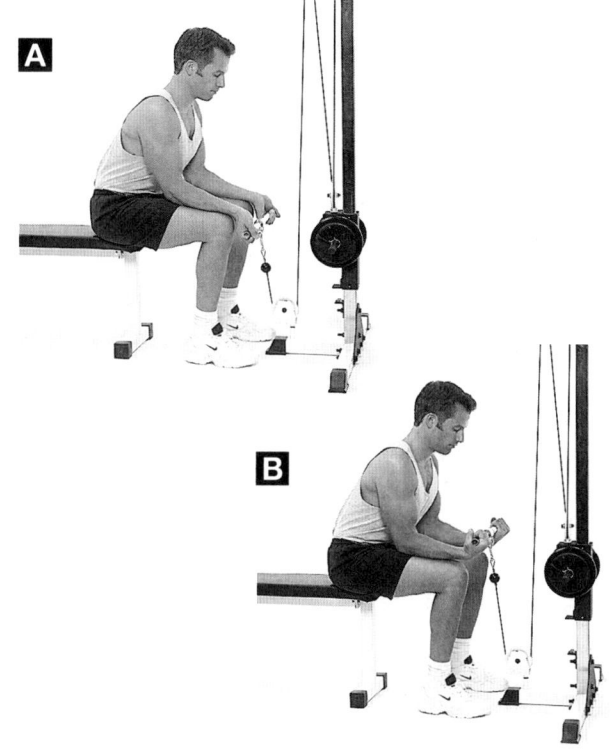

UNTERARM-CURLS IM OBERGRIFF, AM KABELZUG

Bei dieser Übung werden die Handgelenkbeugemuskeln an der Unterseite der Unterarme trainiert. Verwenden Sie dabei weniger Gewicht als bei normalen Unterarm-Curls (im Untergriff).

Stellen Sie eine Bank im Abstand von etwa 30 cm mit der Stirnseite vor den Zugturm (mit niedrig gestelltem Zugkabel und Zugstange).

[A] Setzen Sie sich auf die Bank, die Beine etwas weiter als schulterbreit auseinander. Halten Sie die Zugstange mit den Händen etwa schulterbreit im Obergriff (Handflächen nach unten) gefasst. Die Handflächen sollten für maximale Beweglichkeit leicht über die Knie hinausragen und die Unterarme mit der Unterseite auf den Oberschenkeln aufliegen. Der Oberkörper muss gerade gehalten werden, aber für besseren Halt können Sie Ihr Gewicht leicht nach vorn auf die Beine verlagern.

[B] Ziehen Sie die Zugstange mit einer halbkreisförmigen Bewegung so weit wie möglich zum Körper hin, wobei die Unterarme fest auf den Oberschenkeln aufliegen. Halten Sie die Position eine Sekunde und senken Sie die Zugstange wieder in die Ausgangsstellung.

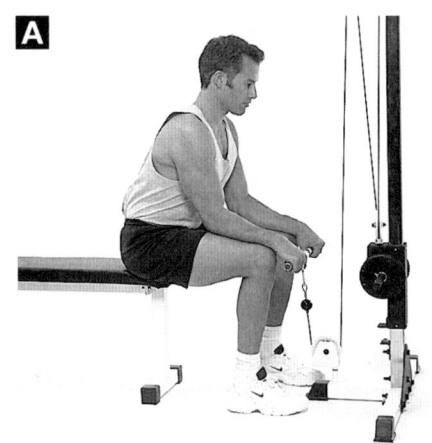

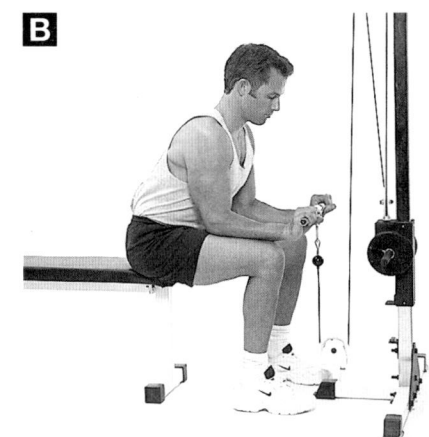

BIZEPS ► OHNE GEWICHT

BIZEPS-CURLS MIT PHYSIOTUBE

Diese Übung dient zur Kräftigung der Ellbogenbeugemuskeln an der Oberseite der Arme.

[A] Stellen Sie sich, mit den Füßen schulterbreit auseinander, auf den Schlauch und halten Sie die Griffe zu beiden Seiten mit ausgestreckten Armen fest. Die Handflächen weisen zum Körper.

[B] Ziehen Sie den rechten Arm langsam nach oben, den Ellbogen eng am Körper. Wenn sich Ihre rechte Hand bei dieser Bewegung in Höhe des Oberschenkel befindet, drehen Sie das Handgelenk so, dass Ihre Handfläche nach oben zeigt. Ziehen Sie den rechten Arm bis auf Schulterhöhe nach oben und führen Sie ihn danach langsam in die Ausgangsposition zurück.

Beenden Sie den Satz und wiederholen Sie die Übung mit dem anderen Arm.

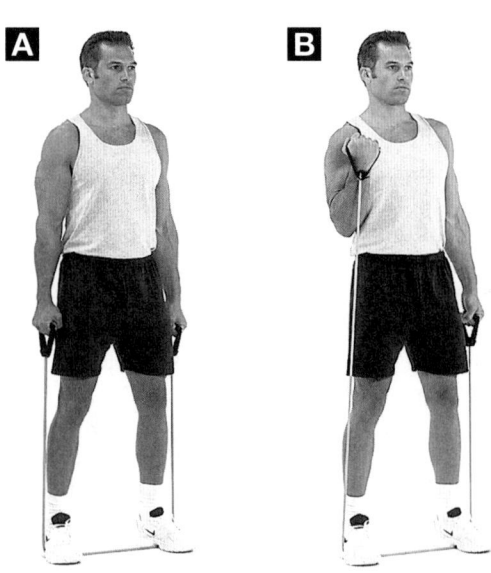

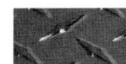

BIZEPS-CURLS MIT PHYSIOTUBE AUF DER SCHRÄGBANK

Bei dieser Übung werden Ihre Ellbogenbeugemuskeln beansprucht.

Wickeln Sie den Schlauch mehrmals um das lange Verbindungsrohr zwischen den Füßen einer Schrägbank.

[A] Setzen Sie sich auf die Bank und halten Sie die Griffe des Schlauchs gefasst. (Sie können den Schlauch aber auch unter dem Sitz entlangführen und die überschüssige Länge um die Hände wickeln.) Legen Sie Kopf und Oberkörper fest auf der Bank auf und stellen Sie die Füße flach auf den Boden. Ihre Arme hängen ausgestreckt nach unten und die Handflächen weisen zum Körper.

[B] Halten Sie die Oberarme ruhig und die Ellbogen nach unten, und ziehen Sie den Schlauch langsam zu den Schultern, so dass die Handflächen ebenfalls zu den Schultern zeigen. Halten Sie die Position eine Sekunde und führen Sie die Arme langsam in die Ausgangsposition zurück.

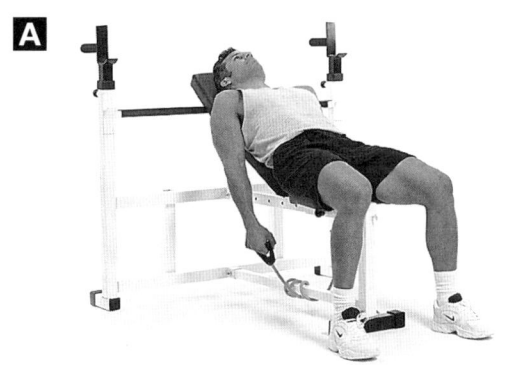

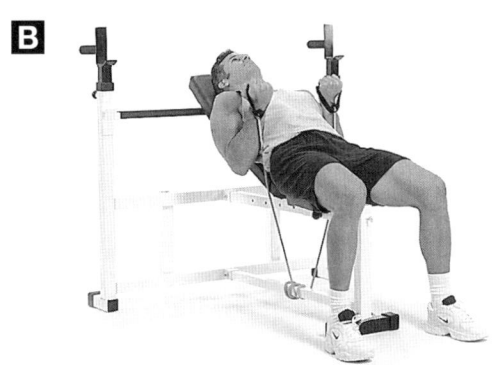

TRIZEPS ► OHNE GEWICHT

BARRENSTÜTZ AM TISCH

Diese Bewegung kräftigt die Ellbogenstreckmuskeln an der Hinterseite der Arme.

[A] Stellen Sie sich mit dem Rücken vor einen stabilen Tisch und stützen Sie die Handflächen überhüftbreit auf die Tischkante. Halten Sie den Körper gespannt und gleiten Sie mit den Füßen so weit nach vorn, bis sich Ihr Gesäß in Höhe der Tischkante befindet. Verlagern Sie Ihr Gewicht auf die Fersen. Das ist die Ausgangsposition.

[B] Beugen Sie langsam die Ellbogen und senken Sie das Gesäß nach unten, bis die Ellbogen im 90°-Grad-Winkel stehen. Drücken Sie Ihr Gewicht danach wieder in die Ausgangsposition zurück.

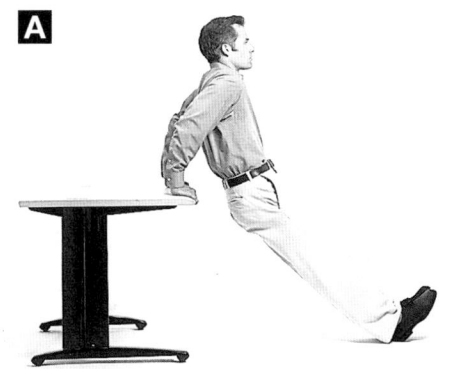

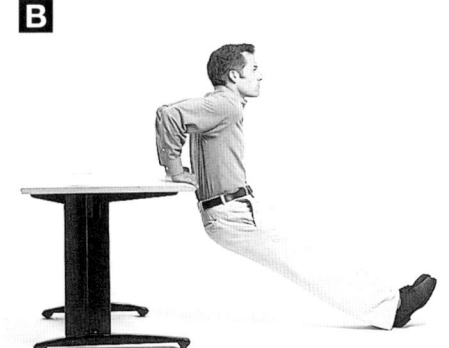

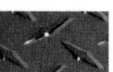

TRIZEPS-DRÜCKEN MIT PHYSIOTUBE

Mit dieser Übung trainieren sie die Ellbogenstreckmuskeln.

Nehmen Sie den Griff des Trainingsschlauchs in die rechte Hand. Halten Sie die Hand hinter den Nacken und lassen Sie den Schlauch die Wirbelsäule entlang am Rücken herunterhängen.

[A] Greifen Sie mit der linken Hand nach hinten und umfassen Sie den Schlauch (am besten in Kreuzhöhe). Halten Sie den Schlauch fest, damit er nicht wegrutschen kann.

[B] Halten Sie den Ellbogen nah am Kopf und ziehen Sie die rechte Hand langsam nach oben, bis der Arm fast ausgestreckt ist (Ellbogen nicht durchdrücken). Kehren Sie danach langsam in die Ausgangsposition zurück.

Beenden Sie den Satz und wiederholen Sie die Übung mit dem anderen Arm.

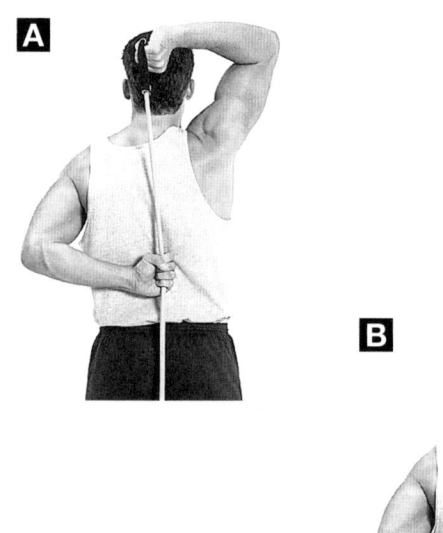

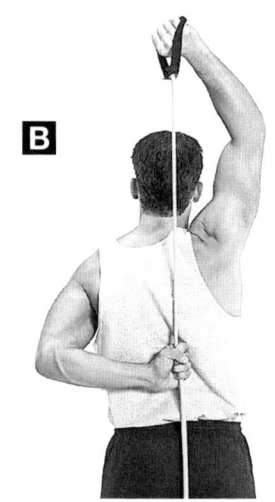

FRENCH CURLS MIT PHYSIOTUBE

Diese Bewegung kräftigt Ihre Ellbogenstreckmuskeln.

Führen Sie den Schlauch unter dem langen Verbindungsrohr zwischen den Füßen einer Flachbank hindurch.

[A] Legen Sie sich auf die Bank, die Füße berühren den Boden. Umfassen Sie die Handgriffe an den beiden Schlauchenden über dem Kopf. Die Ellbogen sind dabei gebeugt und die Handflächen weisen nach oben. (Sie können den Schlauch auch direkt unter dem Sitz entlangführen und sich die überschüssige Länge um die Hände wickeln.) Ihre Hände sollten etwa 10 bis 15 cm voneinander entfernt sein.

[B] Halten Sie die Oberarme in unveränderter Position und strecken Sie die Arme über der Brust langsam nach oben. Halten Sie die Arme eine Sekunde ausgestreckt und kehren Sie langsam in die Ausgangsposition zurück.

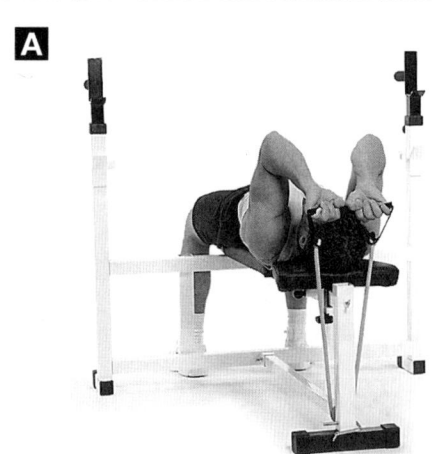

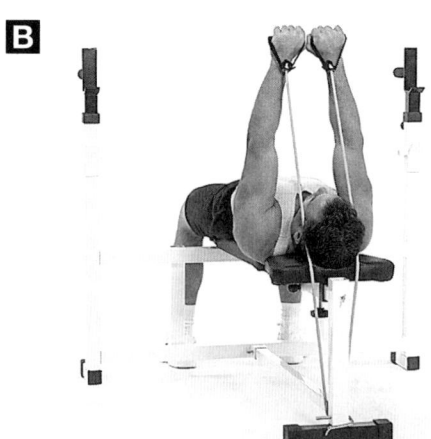

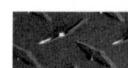

UNTERARME ► OHNE GEWICHT

UNTERARM-CURLS MIT PHYSIOTUBE

Bei dieser Übung werden ihre Handgelenkbeugemuskeln auf der Oberseite der Unterarme trainiert.

Setzen Sie sich auf das Ende einer Bank, die Beine etwas weiter als hüftbreit auseinander und den Schlauch unter den Füßen.

[A] Erfassen Sie die Griffe mit den Handflächen nach oben und legen Sie die Handgelenke für maximale Beweglichkeit etwas über die Knie nach vorn. Die Unterarme liegen mit der Oberseite auf Ihren Oberschenkeln auf. Halten Sie den Oberkörper gerade und verlagern Sie das Gewicht für eine bequeme Haltung leicht auf die Beine.

[B] Ziehen Sie die Schlauchgriffe mit einer halbkreisförmigen Bewegung der Handgelenke so weit wie möglich langsam zum Körper, ohne die Unterarme anzuheben. Halten Sie die Position eine Sekunde und führen Sie die Griffe in die Ausgangsstellung zurück.

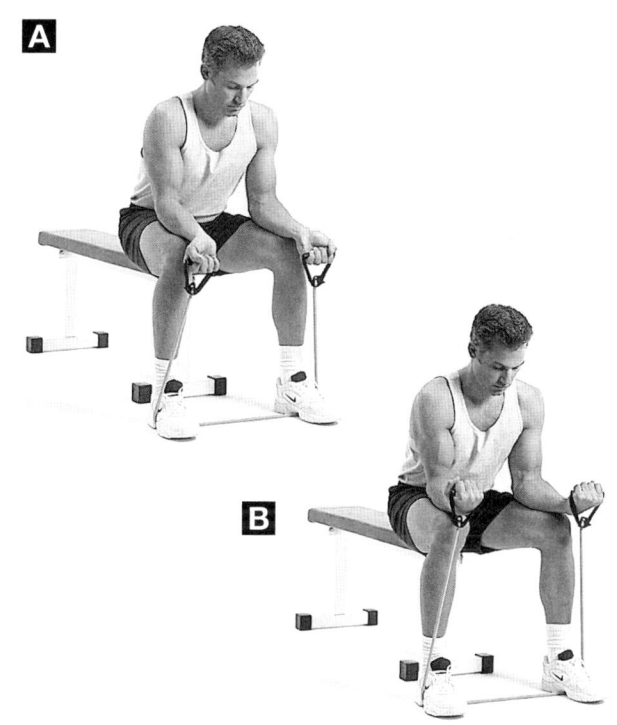

UNTERARM-CURLS MIT PHYSIOTUBE IM OBERGRIFF

Diese Übung beansprucht Ihre Handgelenkstreckmuskeln.

Setzen Sie sich auf das Ende einer Bank, die Beine etwas weiter als hüftbreit auseinander und den Schlauch unter den Füßen.

[A] Erfassen Sie die Griffe mit den Handflächen nach oben und legen Sie die Handgelenke für maximale Beweglichkeit etwas über die Knie nach vorn. Die Unterarme liegen mit der Unterseite auf Ihren Oberschenkeln auf. Halten Sie den Oberkörper gerade und verlagern Sie das Gewicht für eine bequeme Haltung leicht auf die Beine.

[B] Ziehen Sie die Schlauchgriffe mit einer halbkreisförmigen Bewegung der Handgelenke so weit wie möglich langsam zum Körper, ohne die Unterarme anzuheben. Halten Sie die Position eine Sekunde und führen Sie die Griffe in die Ausgangsstellung zurück.

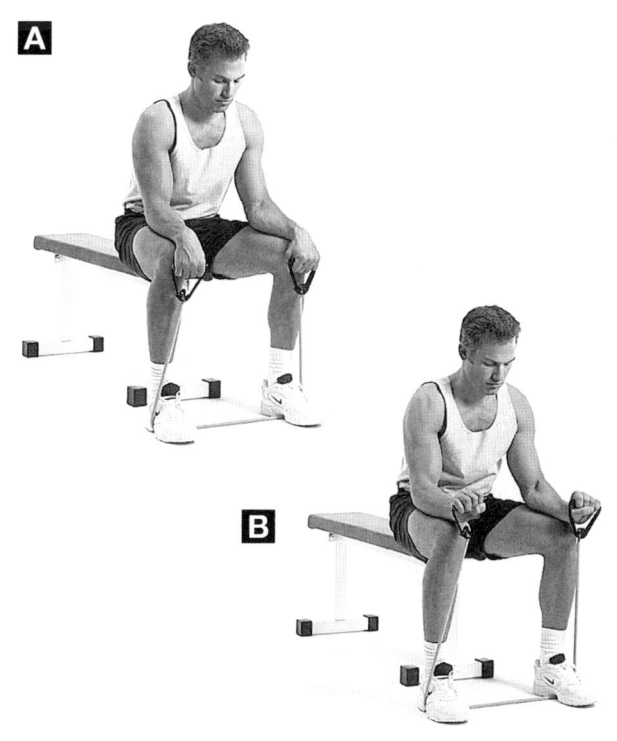

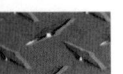
HANDGELENKROLLEN MIT PHYSIOTUBE

Bei dieser Übung werden Beuge- und Streckmuskeln des Handgelenks trainiert.

Befestigen Sie ein Ende des Schlauchs in der Stabmitte des Handgelenkrollers und halten Sie das andere Ende mit dem Fuß am Boden. Stehen Sie aufrecht, die Füße etwa schulterbreit auseinander, und halten Sie den Stab mit ausgestreckten Armen vor dem Körper (Handflächen nach unten).

Rollen Sie den Stab mit langen und übertriebenen Auf- und Abbewegungen des Handgelenks in eine Richtung. Halten Sie den Körper dabei ruhig, die Arme in der Vorhalte und schwanken Sie nicht hin und her. Wenn Sie an dem Punkt angelangt sind, an dem Sie den Schlauch nicht weiter aufrollen können, führen Sie die Drehbewegung in die andere Richtung zurück.

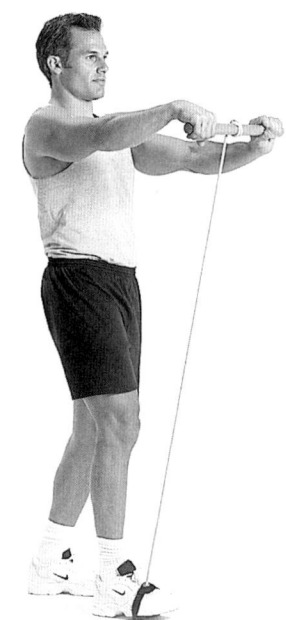

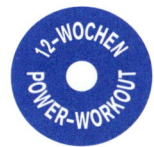

KRÄFTIGE ARME
LEVEL I – WORKOUT FÜR ANFÄNGER

Wir empfehlen Ihnen das Training nach dem ausgeglichenen Ganzkörper-Workout auf Seite 48. Wenn Sie sich speziell auf ein Training der Arme konzentrieren möchten, dann werden Sie mit diesem Programm schnell Erfolge erzielen. Wählen Sie eine Übungsfolge aus: freie Gewichte, Maschinen oder ohne Gewicht.

ANLEITUNG

1. Trainieren Sie diese Übungsfolge an 2 oder 3 Tagen pro Woche. Legen Sie zwischen den Trainingstagen mindesten 48 Stunden Pause ein, damit sich Ihr Körper für ein optimales Muskelwachstum ausreichend erholen kann.

2. Machen Sie zum Aufwärmen ein paar Aerobic- und Dehnungsübungen und führen Sie einen Übungssatz mit 6 bis 10 Wiederholungen bei leichtem bis mittelschwerem Gewicht durch. Das verringert das Risiko, dass Sie sich beim anschließenden Training eine Muskelzerrung oder einen Muskelfaserriss zuziehen.

3. Nach dem Aufwärmen bestimmen Sie das Anfangsgewicht für Ihr Training, d. h. das Gewicht, mit dem Sie bei einer Übung nur 6 Wiederholungen schaffen. Das bedeutet, dass Sie an Ihrem ersten Trainingstag zunächst ein wenig herumexperimentieren müssen, bis Sie das geeignete Gewicht gefunden haben. Mit diesem Gewicht werden Sie

dann so lange trainieren, bis es Ihnen zu leicht geworden ist.

Führen Sie von jeder Übung, die in der von Ihnen gewählten Übungsfolge aufgeführt ist, einen Satz mit je 6 Wiederholungen durch. Das Anheben des Gewichts (positive oder konzentrische Phase) sollte bei korrekter Ausführung der Übung so schnell wie möglich erfolgen, wohingegen das Absenken (negative oder exzentrische Phase) langsamer durchgeführt werden sollte (bis vier zählen).

4. Nach ein paar Trainingstagen werden Ihnen die 6 Wiederholungen leichter fallen. Erhöhen Sie deshalb die Zahl der Wiederholungen allmählich bis auf 10 und achten Sie auf eine korrekte Ausführung der Übung.

5. Wenn Sie schließlich zu 10 Wiederholungen in der Lage sind, können Sie das Übungsgewicht bei der nächsten Trainingssitzung erhöhen.

6. Beginnen Sie mit dem erhöhten Gewicht erneut bei 6 Wiederholungen und folgen Sie danach den Schritten 3 bis 5, bis Sie das 12-wöchige Trainingsprogramm durchlaufen haben. Wenn Sie danach mit dem Armtraining weitermachen wollen, können Sie auf Level II für Fortgeschrittene übergehen. Wie bereits erklärt, empfehlen wir Ihnen allerdings ein ausgewogenes Ganzkörper-Trainingsprogramm anstatt eines Workouts, das nur auf einzelne Muskelgruppen ausgerichtet ist.

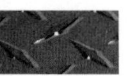

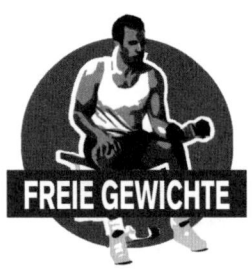

FREIE GEWICHTE

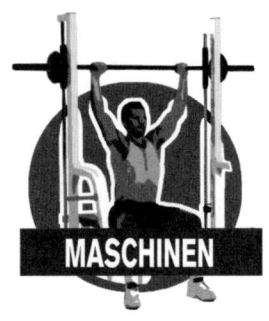

MASCHINEN

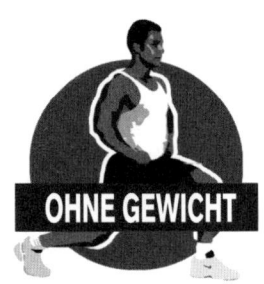

OHNE GEWICHT

1. **HAMMER-CURLS (SEITE 68)**
2. **TRIZEPSSTRECKEN IM LIEGEN (SEITE 73)**
3. **UNTERARM-CURLS (SEITE 74)**
4. **UNTERARM-CURLS IM OBERGRIFF (SEITE 75)**

1. **BIZEPS-CURLS AM KABELZUG (SEITE 77)**
2. **TRIZEPSDRÜCKEN AM KABELZUG (SEITE 79)**
3. **UNTERARM-CURLS AM KABELZUG (SEITE 81)**
4. **UNTERARM-KABEL-CURLS IM OBERGRIFF (SEITE 82)**

1. **BIZEPS-CURLS MIT PHYSIOTUBE (SEITE 82)**
2. **BARRENSTÜTZ AM TISCH (SEITE 83)**
3. **UNTERARM-CURLS MIT PHYSIOTUBE (SEITE 85)**
4. **UNTERARM-CURLS MIT PHYSIOTUBE IM OBERGRIFF (SEITE 85)**

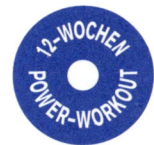

LEVEL II – WORKOUT FÜR FORTGESCHRITTENE

Wir empfehlen Ihnen das Training nach dem ausgeglichenen Ganzkörper-Workout auf Seite 52. Wenn Sie sich speziell auf ein Training der Armmuskulatur konzentrieren möchten, dann werden Sie mit diesem Programm schnell Erfolge erzielen. Wählen Sie eine Übungsfolge aus: freie Gewichte, Maschinen oder ohne Gewicht.

ANLEITUNG

1. Trainieren Sie 3 Tage pro Woche und legen Sie zwischen den Trainingstagen 48 Stunden Erholungspause ein.

2. Wärmen Sie sich immer mit ein paar Aerobic- und Dehnungsübungen auf und führen Sie einen Übungssatz mit 6 bis 10 Wiederholungen bei leichtem bis mittelschwerem Gewicht durch. Das verringert das Risiko, dass Sie sich beim anschließenden Training eine Muskelzerrung oder einen Muskelfaserriss zuziehen.

3. Als Standard-Workout führen Sie jede Übung in der von Ihnen gewählten Übungsfolge in drei Sätzen mit je 6 bis 10 Wiederholungen durch. Der Aufwärm-Satz zählt dabei als erster Satz. Das Anfangsgewicht für den zweiten und dritten Satz sollte so schwer sein, dass Sie damit nur 6 Wiederholungen schaffen. Sobald Ihre Kraft zugenommen hat, können Sie die Zahl der Wiederholungen allmählich auf 10 erhöhen. Wenn Sie schließlich bei 10 Wiederholungen angelangt sind, erhöhen Sie das

Gewicht beim nächsten Training so weit, dass Sie erneut nur 6 Wiederholungen schaffen.

Das Anheben des Gewichts (positive oder konzentrische Phase) sollte korrekt und so schnell wie möglich erfolgen, wohingegen das Absenken (negative oder exzentrische Phase) langsamer durchgeführt wird (bis vier zählen).

4. Sorgen Sie beim Training für Abwechslung. Anstatt der Sonderübungen, können Sie auch in Supersätzen trainieren, d. h., zwei Übungen (mit je einer Wiederholung) ohne Pause hintereinander durchführen. Das können Sie mit vielen der Übungen machen.

Eine andere Übungsmöglichkeit besteht darin, bei leichterem Gewicht als üblich 15 bis 20 Wiederholungen durchzuführen, und/oder bei aufeinander folgenden Sätzen das Gewicht allmählich zu erhöhen und die Zahl der Wiederholungen zu verringern (Diese dritte Übungsmethode nennt man Pyramiden-Training). Wenn Sie zum Beispiel im ersten Satz 10 Wiederholungen mit 90 kg durchführen, dann können Sie im zweiten Satz 7 Wiederholungen mit 112 kg und im dritten Satz 4 Wiederholungen mit 135 kg absolvieren.

5. Mit etwas mehr Trainingserfahrung können Sie am Ende eines jeden Übungssatzes, wenn Ihre Kraft für eine ganze Wiederholung nicht mehr ausreicht, auch 1 bis 2 Teilwiederholungen versuchen. Bei dieser Trainingsmethode wird der Muskel bis zur Ermüdung belastet und das Muskelwachstum dadurch stark angeregt.

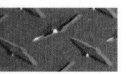

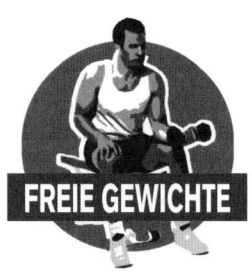

FREIE GEWICHTE

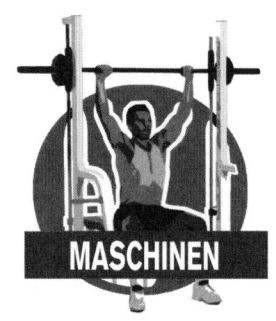

MASCHINEN

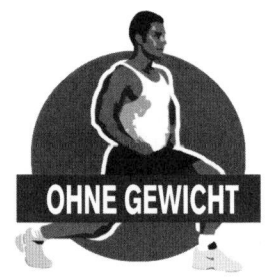

OHNE GEWICHT

1. KONZENTRATIONS-CURLS (SEITE 68)
2. TRIZEPSSTRECKEN IM SITZEN (SEITE 71)
3. SCOTT-CURLS (SEITE 71)
4. TRIZEPSSTRECKEN QUER ZUR SCHULTER (SEITE 72)
5. LANGHANTEL-CURLS IM OBERGRIFF (SEITE 69)
6. UNTERARM-CURLS (SEITE 74)
7. UNTERARM-CURLS IM OBERGRIFF (SEITE 75)

1. KONZENTRATIONS-CURLS AM KABELZUG (SEITE 78)
2. TRIZEPSDRÜCKEN AM KABELZUG (SEITE 79)
3. BIZEPS-CURLS AM KABELZUG (SEITE 77)
4. TRIZEPSDRÜCKEN, EINARMIG AM KABEL-ZUG (SEITE 79)
5. BIZEPS-CURLS IM OBERGRIFF AM KABELZUG (SEITE 77)
6. UNTERARM-CURLS AM KABELZUG (SEITE 81)
7. UNTERARM-CURLS IM OBERGRIFF AM KABELZUG (SEITE 82)

1. BIZEPS-CURLS MIT PHYSIOTUBE (SEITE 82)
2. BARRENSTÜTZ AM TISCH (SEITE 83)
3. BIZEPS-CURLS MIT PHYSIOTUBE AUF DER SCHRÄGBANK (SEITE 83)
4. FRENCH CURLS MIT PHYSIOTUBE (SEITE 84)
5. TRIZEPSDRÜCKEN MIT PHYSIOTUBE (SEITE 84)
6. UNTERARM-CURLS MIT PHYSIOTUBE (SEITE 85)
7. UNTERARM-CURLS MIT PHYSIOTUBE IM OBERGRIFF (SEITE 85)

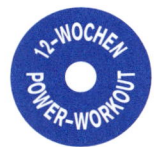

KRÄFTIGE ARME
LEVEL III – WORKOUT FÜR GEÜBTE

Wir empfehlen Ihnen das Training nach dem ausgeglichenen Ganzkörper-Workout auf Seite 56. Wenn Sie sich speziell auf ein Training der Arme konzentrieren möchten, dann werden Sie mit diesem Programm schnell Erfolge erzielen. Wählen Sie eine Übungsfolge aus: freie Gewichte, Maschinen oder ohne Gewicht.

ANLEITUNG

1. Trainieren Sie 3 Tage pro Woche und legen Sie zwischen den Trainingstagen 48 Stunden Erholungspause ein.

2. Als Standard-Workout führen Sie jede Übung in der von Ihnen gewählten Übungsfolge in drei Sätzen mit je 6 bis 10 Wiederholungen durch. Der erste Satz, der nach ein paar Aerobic- und Dehnungsübungen durchgeführt wird, dient als Aufwärm-Satz. Das Anfangsgewicht für den zweiten und dritten Satz sollte so schwer sein, dass Sie damit nur 6 Wiederholungen schaffen. Sobald Ihre Kraft zugenommen hat, können Sie die Zahl der Wiederholungen allmählich auf 10 erhöhen. Wenn Sie schließlich bei 10 Wiederholungen angelangt sind, dann erhöhen Sie das Gewicht beim nächsten Training so weit, dass Sie erneut nur 6 Wiederholungen schaffen.

Das Anheben des Gewichts (positive oder konzentrische Phase) sollte bei korrekter Ausführung der Übung so schnell wie möglich erfolgen, wohingegen das Absenken (negative oder exzentrische Phase) langsamer durchgeführt werde sollte (bis vier zählen).

3. Variieren Sie Ihr Workout genauso wie auf Level II und trainieren Sie zusätzlich in Dreiersätzen und Riesensätzen. Dreiersätze funktionieren genauso wie Supersätze, nur mit dem Unterschied, dass hier nicht zwei, sondern drei Übungen ohne Pause nacheinander ausgeführt werden. Bei Riesensätzen wird das Gleiche mit vier Übungen gemacht.

4. Versuchen Sie am Ende eines jeden Übungssatzes, wenn Ihre Kraft für eine ganze Wiederholung nicht mehr ausreicht, 1 bis 2 Teilwiederholungen. Bei dieser Trainingsmethode wird der Muskel bis zur Ermüdung belastet und das Muskelwachstum dadurch stark angeregt. Achtung: Auf diesem hohen Level brauchen Sie für Teilwiederholungen mit freien Gewichten allerdings immer die Unterstützung eines Trainingspartners.

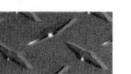

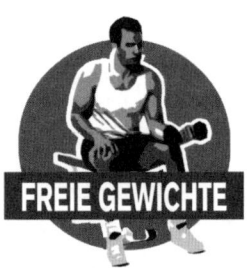

FREIE GEWICHTE

1. FRENCH CURLS
   (SEITE 73)
2. SCOTT-CURLS
   (SEITE 71)
3. TRIZEPSSTRECKEN
   IM LIEGEN
   (SEITE 73)
4. KURZHANTEL-CURLS
   AUF DER SCHRÄG-
   BANK (SEITE 70)
5. TRIZEPSSTRECKEN
   IM SITZEN
   (SEITE 71)
6. LANGHANTEL-CURLS
   IM OBERGRIFF
   (SEITE 69)
7. TRIZEPSSTRECKEN
   QUER ZUR SCHULTER
   (SEITE 72)
8. UNTERARM-CURLS
   (SEITE 74)
9. UNTERARM-CURLS
   IM OBERGRIFF
   (SEITE 75)
10. HANDGELENKHEBEN
    (SEITE 76)
11. HANDGELENKHEBEN,
    UMGEKEHRT
    (SEITE 76)

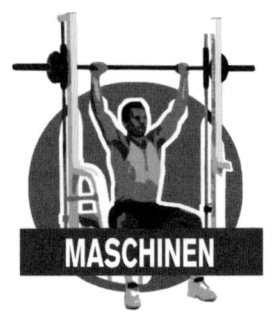

MASCHINEN

1. FRENCH CURLS
   AM KABELZUG
   (SEITE 80)
2. KONZENTRATIONS-
   CURLS AM KABELZUG
   (SEITE 78)
3. TRIZEPSDRÜCKEN
   AM KABELZUG
   (SEITE 79)
4. BIZEPS-CURLS
   AM KABELZUG
   (SEITE 77)
5. TRIZEPSDRÜCKEN,
   AUFGESTÜTZT
   (SEITE 80)
6. BIZEPS-CURLS,
   LIEGEND AM KABEL-
   ZUG (SEITE 78)
7. TRIZEPSDRÜCKEN,
   EINARMIG AM KABEL-
   ZUG (SEITE 79)
8. TRIZEPSSTRECKEN
   QUER ZUR SCHULTER
   AM KABELZUG
   (SEITE 81)
9. UNTERARM-CURLS
   AM KABELZUG
   (SEITE 81)
10. UNTERARM-CURLS
    IM OBERGRIFF
    AM KABELZUG
    (SEITE 82)

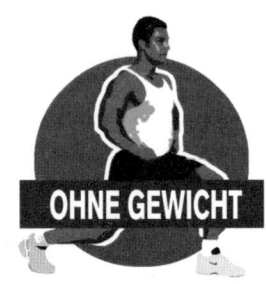

OHNE GEWICHT

1. BIZEPS-CURLS
   MIT PHYSIOTUBE
   (SEITE 82)
2. BARRENSTÜTZ
   AM TISCH
   (SEITE 83)
3. BIZEPS-CURLS
   MIT PHYSIOTUBE
   AUF DER SCHRÄGBANK
   (SEITE 83)
4. FRENCH CURLS
   MIT PHYSIOTUBE
   (SEITE 84)
5. TRIZEPSDRÜCKEN
   MIT PHYSIOTUBE
   (SEITE 84)
6. UNTERARM-CURLS
   MIT PHYSIOTUBE
   (SEITE 85)
7. UNTERARM-CURLS
   MIT PHYSIOTUBE
   IM OBERGRIFF
   (SEITE 85)
8. HANDGELENKROLLEN
   MIT PHYSIOTUBE
   (SEITE 86)

12-WOCHEN POWER-WORKOUT

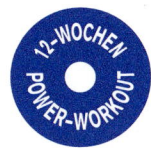

DAS BESTE WORKOUT FÜR
KRÄFTIGE SCHULTERN

EINE KRÄFTIGE SCHULTERMUSKULATUR IST FÜR ALLE BEWEGUNGEN WICHTIG, BEI DENEN DIE ARME EINGESETZT WERDEN. EIN ÜBERTRIEBENES WORKOUT KANN JEDOCH ZU VERLETZUNGEN FÜHREN.

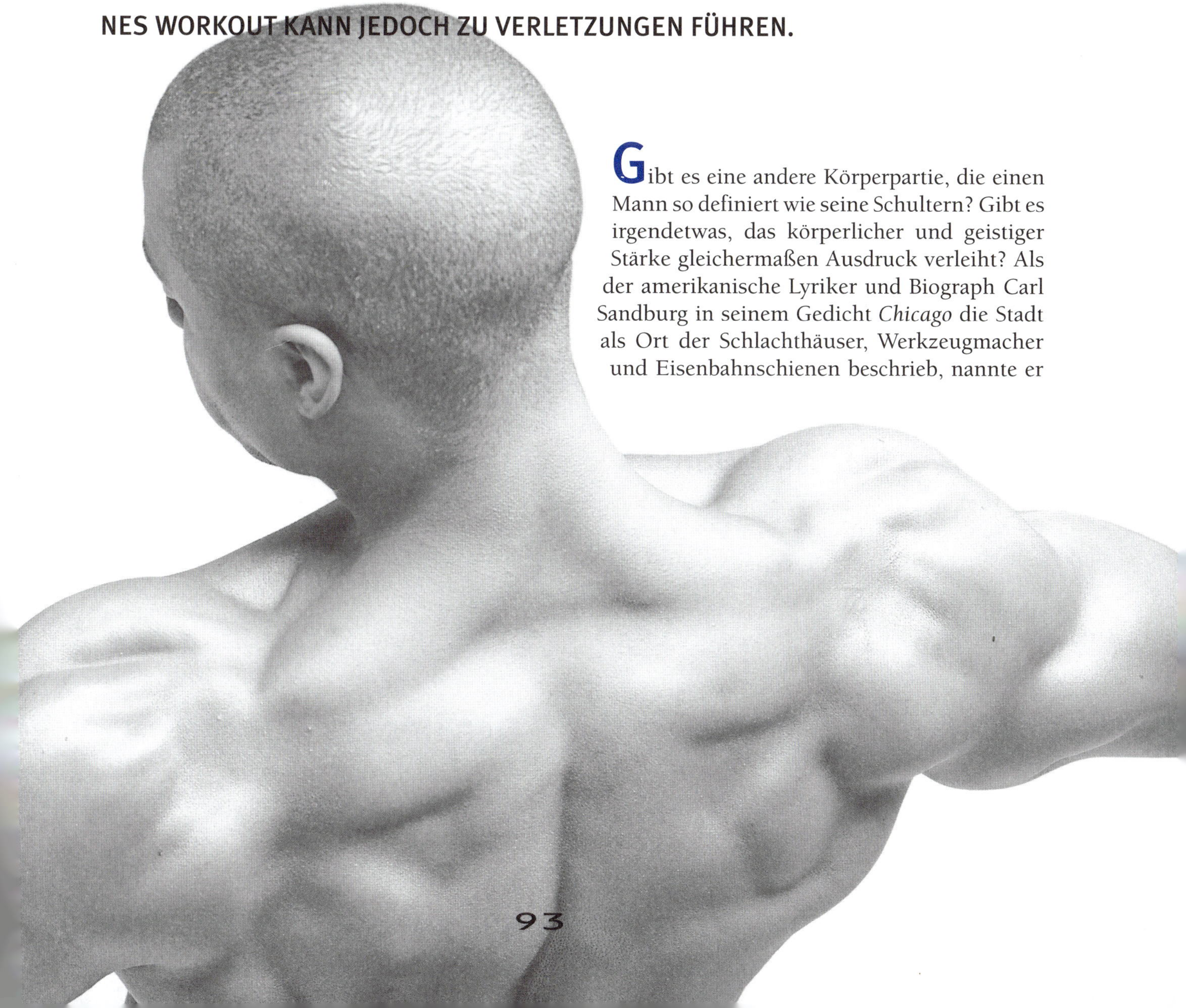

Gibt es eine andere Körperpartie, die einen Mann so definiert wie seine Schultern? Gibt es irgendetwas, das körperlicher und geistiger Stärke gleichermaßen Ausdruck verleiht? Als der amerikanische Lyriker und Biograph Carl Sandburg in seinem Gedicht *Chicago* die Stadt als Ort der Schlachthäuser, Werkzeugmacher und Eisenbahnschienen beschrieb, nannte er

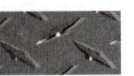

sie „die Stadt der breiten Schultern". Kräftige Schultern sind Ausdruck der Stärke eines Mannes, eine schwere Last oder Verantwortung zu tragen.

Natürlich erweisen sich kräftige Schultern auch als äußerst praktisch, wenn Sie Ihren Sohn durch die Luft wirbeln wollen (vor allem jetzt, da er mittlerweile 18 ist), wenn Sie Ihr Auto anschieben müssen, das im Schnee stecken geblieben ist oder wenn Sie zum Firmen-Picknick die gegnerische Mannschaft beim Tauziehen ordentlich in den Schlamm ziehen wollen. Da bei fast allen Übungen für den Oberkörper auch die Schultermuskulatur gekräftigt wird, sind Sie in der Lage, beim Workout von Brust und Rücken mit schwereren Gewichten zu trainieren.

„Bei allen Bewegungen, die man mit den Armen ausführt, werden auch die Schultern beansprucht", erklärt Joe Sumrell, fünffacher US-Meister im Profi-Bodybuilding und Personal Trainer aus Boston.

Mit breiten Schultern erregen Sie Aufmerksamkeit. „Mit breiten Schultern sieht der Rücken V-förmig aus und die Taille wirkt schmaler", sagt John Abdo, Ausbilder für Personal Trainers aus Santa Barbara, Kalifornien.

„Somit bekommen Sie gleich zwei Komplimente auf einmal: ‚Wow, Deine Schultern sind breiter geworden.' ‚Toll, Deine Hüften werden ja immer schmaler.'" so Abdo.

DOMINANTE DELTAMUSKELN

Die beiden großen Schultermuskeln werden als Deltamuskeln bezeichnet, was soviel bedeutet wie „gleichschenklig". Auf jeder Seite befindet sich ein solcher Deltamuskel, der sich vom Schlüsselbein über das Schulterblatt bis zum Humerus, dem großen Knochen im Oberarm, erstreckt.

Die Deltamuskeln ermöglichen das Anheben, Kreisen und Ausstrecken der Arme und setzen sich aus dem vorderen, dem seitlichen und dem hinteren Deltamuskel zusammen.

Jede Partie der Deltamuskeln kann und sollte einzeln trainiert werden. Dadurch wird ein Muskelausgleich geschaffen und die Verletzungsgefahr verringert.

„Es gibt Männer, die nur Bankdrücken machen und damit hauptsächlich die vorderen und zum Teil die seitlichen Deltamuskeln trainieren, aber die hintere Partie vernachlässigen", so Abdo.

Hinter jedem Deltamuskel befindet sich eine Rotatorenmanschette, d. h. vier Muskeln und Sehnen, die verhindern, dass der Arm aus der Gelenkpfanne fällt. Wenn sich ein Pitcher beim Baseball die Rotatorenmanschette verletzt, dann steht oftmals seine Karriere auf dem Spiel.

TRAPEZMUSKEL-TRAINING

Der Trapezmuskel, auch Kapuzenmuskel genannt, der am Nacken entlang und zwischen den Schulterblättern nach unten verläuft, sorgt dafür, dass wir die Schulter heben, die Schulterblätter kreisen und den Kopf drehen können. Das ist der große Muskel, der sich im Nacken eines Bodybuilders auf beiden Seiten hervorwölbt, als ob sich unter der Haut ein verpupptes Alien befände, das gleich herausbrechen würde.

Bei manchen Jungs sehen die Schultern so hochgezogen aus, weil sie sich mehr für ihre stinkigen Trainingsklamotten interessieren als für ihren Trapezmuskel. Wer besser aussehen will und seine Schultern vor Verletzungen schützen möchte, sollte seinem Trapezmuskel ein ordentliches Training gönnen, so Sumrell

Das ist nicht schwer. „Es gibt kein Rückentraining, bei dem nicht gleichzeitig der Trapezmuskel mit beansprucht wird", erklärt er.

DAS GROSSE AUA

Beim Training kann man sich besonders leicht Schulterverletzungen zuziehen. Wir sagen Ihnen auch warum das so ist:

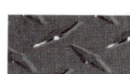

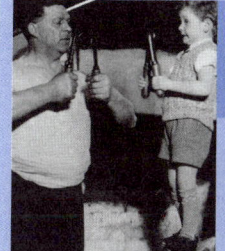

MOMENT

Er misst zwar auch nicht mehr als die winzigen Bodenturnerinnen bei den Olympischen Spielen, aber Naim Suleymanoglu ist trotzdem ein ganz Großer. Der 1,60 kleine Türke hat 1996 bei den Olympischen Spielen in Atlanta seine dritte Goldmedaille im Gewichtheben und damit die meisten in dieser Disziplin gewonnen.

Suleymanoglu, der mit Spitznamen „Westentaschen-Herkules" genannt wird, hat in der 62-kg-Klasse mit 355,0 kg (147,5/187,5) zweimal den Weltrekord errungen.

- **Überbeanspruchung.** Eine Übung (z. B. Bankdrücken) wird entweder zu oft oder mit zu hohem Gewicht durchgeführt. Oder gar beides.

- **Ungleichmäßiges Workout.** Schulterverletzung können auch dadurch zustande kommen, weil das Schultergelenk einen besonders großen Bewegungsspielraum besitzt. „Man sollte Übungen, bei denen dieser Bewegungsspielraum zu stark strapaziert wird, eher vermeiden", erklärt Fitness-Trainer Joe Ogilvie. Der Hard-Body-Plan bietet Ihnen deshalb eine Menge Übungen, bei denen der gesamte Bewegungsspielraum der Schulterpartie trainiert wird.

- **Schlechte Trainingstechnik.** Viele Männer führen Übungen, wie Nackendrücken oder Brustdrücken, nicht korrekt aus und dehnen dabei das Muskelgewebe zu stark, so Sumrell.

Wenn Sie die Schultermuskulatur auf der Schrägbank trainieren, dann achten Sie darauf, dass der Rücken gerade bleibt. Mit gebeugtem Rücken wird das Training bei hohem Gewicht durch die verstärkte Hebelwirkung zwar leichter, aber dafür laufen Sie Gefahr, sich eine Verletzung der unteren Rückenpartie zuzuziehen.

Genauso wie bei den anderen Muskelgruppen, sollten Sie nicht nur vor, sondern auch nach dem Schulter-Workout ein paar Dehnungsübungen machen, um beweglich zu bleiben und die Verletzungsgefahr zu verringern, erklärt Ogilvie.

Während des Workouts sollten Sie abwechselnd bei höherem Gewicht mit weniger Wiederholungen und bei niedrigerem Gewicht mit einer höheren Wiederholungszahl trainieren, rät Abdo. Dadurch werden viele verschiedene Muskelfasern beansprucht. „Wenn Sie ständig auf ein und dieselbe Weise trainieren, dann entwickeln Sie auch nur eine einzige Art von Kraft", erklärt er.

Um seine Aussage zu verdeutlichen, erzählt uns Abdo den Witz von einem Gewichtheber, der zwar 225 Kilo heben kann, aber sich mit seiner Frau ständig darüber streitet, wer denn nun den Müll runterbringt. Der Gewichtheber will die Arbeit nicht machen, weil er nicht genug Ausdauer besitzt, um die Mülltonne bis zur Straße zu tragen. Ein typischer Marathon-Läufer hätte hingegen die dafür nötige Ausdauer, aber nicht genug Kraft, um die Mülltonne anzuheben.

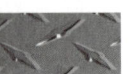

DELTAMUSKELN ▶ FREIE GEWICHTE

FRONTHEBEN

Bei dieser Übung werden die Brustmuskeln, Trapez-muskeln und inneren Oberarmmuskeln beansprucht.

[A] Stehen Sie aufrecht, die Beine schulterbreit aus-einander und die Knie leicht gebeugt. Halten Sie eine Kurzhantel in jeder Hand und lassen Sie die Arme mit leicht gebeugtem Ellbogen an den Seiten nach unten hängen. Die Handflächen weisen zum Körper. Lehnen Sie die Hüfte leicht nach vorn und halten Sie die Ellbogen zurück. Drücken Sie die Brust heraus und halten Sie die untere Rückenpartie gerade.

[B] Heben Sie den linken Arm langsam nach vorn, bis sich die Hantel in Schulterhöhe befindet. Die Handflächen sollten nach unten weisen. Dabei dürfen Sie nicht mit den Hüften schaukeln oder den Arm schwungvoll nach oben ziehen. Halten Sie die Position eine Sekunde und kehren Sie dann langsam in die Ausgangsstellung zurück.

Beenden Sie den Satz und wiederholen Sie die Übung mit dem anderen Arm.

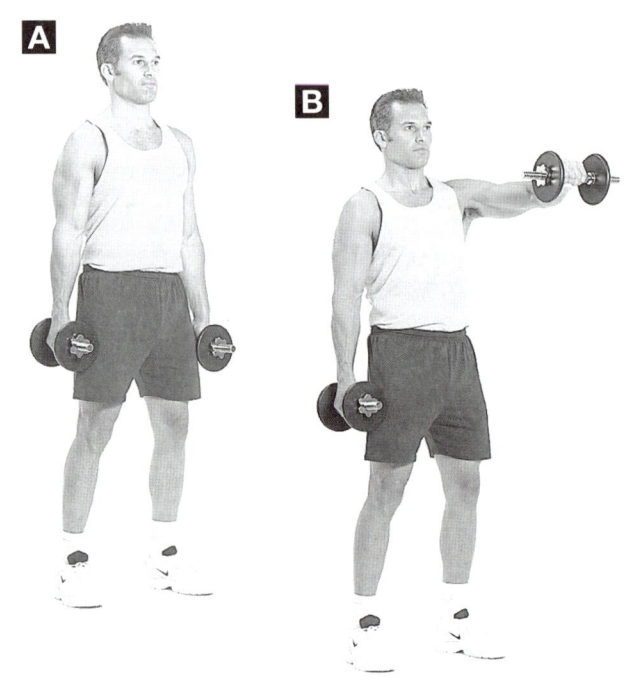

SEITHEBEN

Diese Bewegung beansprucht die seitlichen Delta-muskeln.

[A] Stehen Sie aufrecht, die Beine schulterbreit aus-einander, und halten Sie eine Kurzhantel in jeder Hand (Handflächen zum Körper). Die Arme hängen an den Seiten nach unten und die Ellbogen sind leicht gebeugt. Schieben Sie die Schultern nach hin-ten, drücken Sie die Brust heraus und halten Sie den unteren Rücken gerade und leicht nach vorn geneigt.

[B] Heben Sie beide Hanteln gleichmäßig zu den Seiten bis auf Schulterhöhe. Achten Sie darauf, dass Ihre Ellbogen dabei leicht gebeugt sind und sich Ihre Arme auf Rumpfebene befinden. Halten Sie die Stellung eine Sekunde und senken Sie die Arme wieder langsam in die Ausgangsposition.

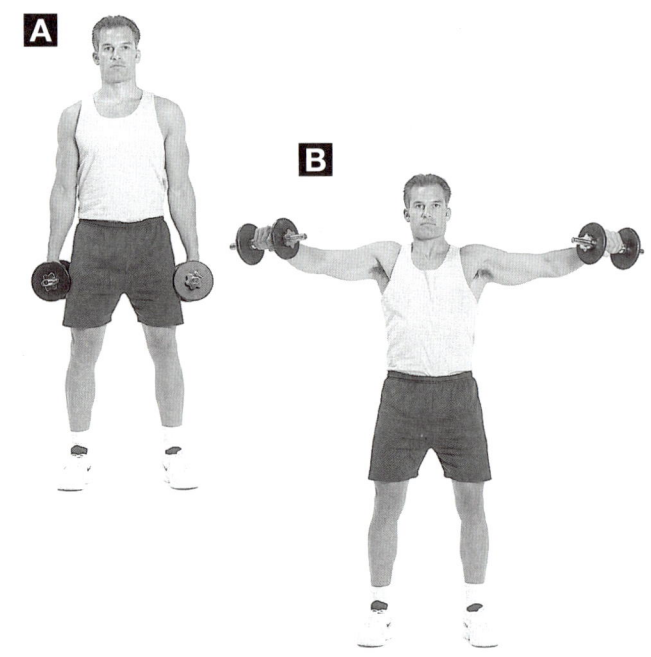

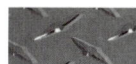

SEITHEBEN, VORGEBEUGT

Diese Übung dient zur Kräftigung der hinteren Delta-muskeln.

[A] Halten Sie eine Kurzhantel in jeder Hand und beugen Sie sich nach vorn. Die Arme befinden sich vor dem Körper, die Ellbogen sind leicht gebeugt und die Handflächen weisen zueinander. Stellen Sie die Füße etwas weiter als schulterbreit auseinander, der Rücken ist gerade und befindet sich etwa parallel zum Boden.

[B] Heben Sie die Arme gleichmäßig zu den Seiten, bis sie parallel zum Boden stehen und halten Sie dabei den Rücken gerade. Verharren Sie eine Sekunde in dieser Position und kehren Sie dann langsam in die Ausgangsstellung zurück.

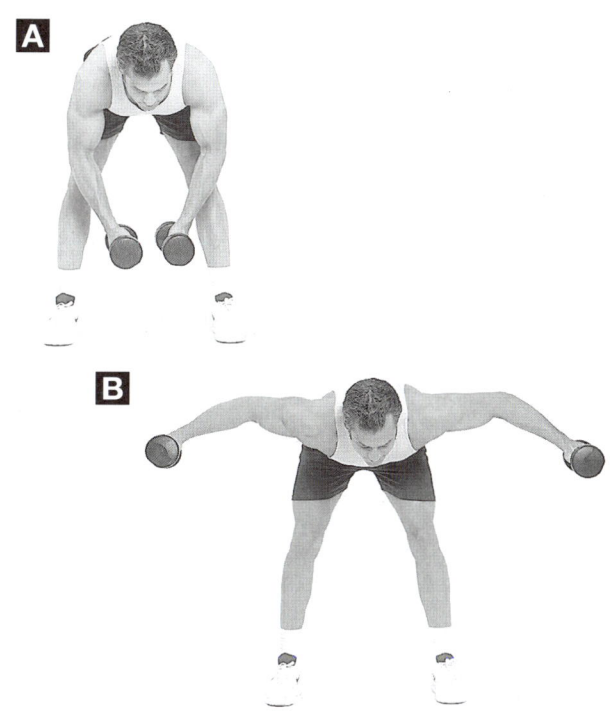

NACKENDRÜCKEN MIT LANGHANTEL

Bei dieser Allround-Übung werden nicht nur die vorde-ren und hinteren Deltamuskeln beansprucht, sondern auch die Brust- und obere Rückenmuskulatur sowie der Trizeps und die Muskeln am Brustkorb. Die Übung ist genauso effektiv, wenn Sie die Langhantel vor dem Kopf nach oben drücken, was viele Experten sogar für die sicherere Version halten. Achtung: Beginnen Sie zu-nächst mit weniger Gewicht.

[A] Stehen Sie aufrecht und halten Sie den Rücken gerade. Die Füße stehen schulterbreit auseinander und die Knie sind leicht gebeugt. Halten Sie eine Langhantel im Nacken quer über die Schultern. Die Hände stehen etwas weiter als schulterbreit ausein-ander und die Handflächen weisen nach vorn. Die Ellbogen sollten nach unten weisen und die Brust ist nach oben gedrückt.

[B] Drücken Sie die Hantel langsam nach oben und richten Sie dabei die Ellbogen nach außen. Ziehen Sie den Kopf leicht nach vorn, damit die Hantel-stange genug Platz hat. Halten Sie die Position eine Sekunde und führen Sie die Stange langsam in die Ausgangsstellung zurück.

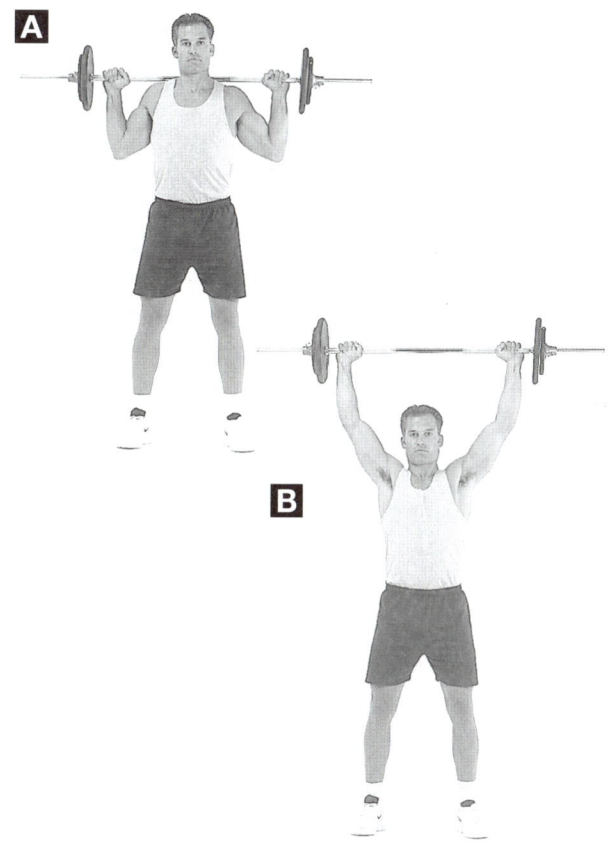

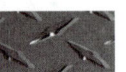

ÜBER-KOPF-DRÜCKEN MIT LANGHANTEL

Hier werden die vorderen und seitlichen Deltamuskeln trainiert.

Stehen Sie aufrecht und halten Sie den Rücken gerade. Die Füße sind schulterbreit auseinander und die Knie leicht gebeugt. Halten Sie eine Langhantel mit beiden Händen etwa schulterbreit oder weiter im Obergriff (Handflächen nach unten) gefasst.

[A] Beugen Sie die Ellbogen und heben Sie die Hantelstange auf Schulterhöhe. Die Ellbogen sind dabei nach unten gerichtet und die Brust ist nach oben gedrückt.

[B] Drücken Sie die Hantel mit einer langsamen Bewegung gerade über den Kopf und verharren Sie eine Sekunde in dieser Stellung. Führen Sie die Stange danach langsam wieder auf Brusthöhe zurück und wiederholen Sie die Übung.

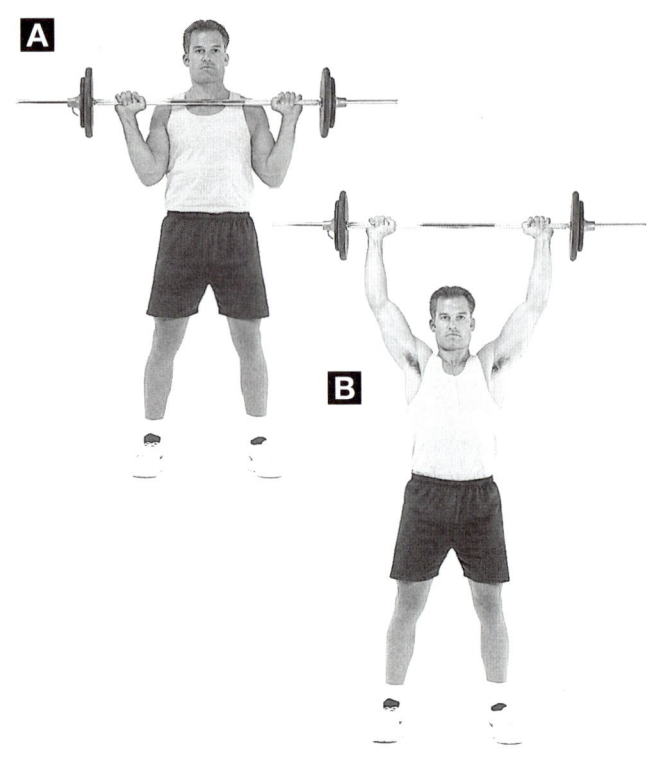

SEITHEBEN IM LIEGEN

Bei dieser Übung werden auch die Trapezmuskeln und die Muskeln an den Schulterblättern beansprucht.

[A] Stellen Sie sich vor eine Schrägbank und lehnen Sie sich mit der Brust dagegen. Die Beine sind schulterbreit auseinander, die Füße auf dem Boden und Ihr Kinn befindet sich kurz über dem Polster. Halten sie eine Kurzhantel in jeder Hand und lassen Sie die Arme an den Seiten nach unten hängen. Die Ellbogen sind leicht gebeugt und die Handflächen weisen zueinander.

[B] Heben Sie die Arme langsam zur Seite bis etwa auf Schulterhöhe und halten Sie die Ellbogen dabei locker. Verharren Sie eine Sekunde in dieser Position und senken Sie die Arme langsam in die Ausgangsstellung.

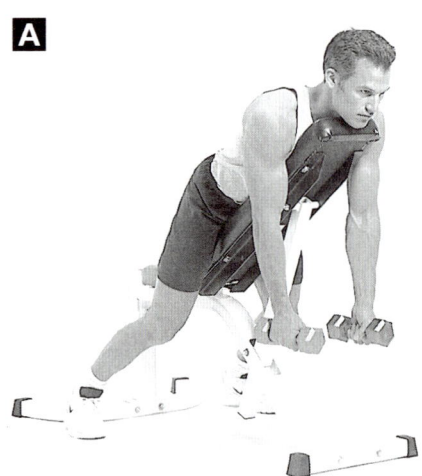

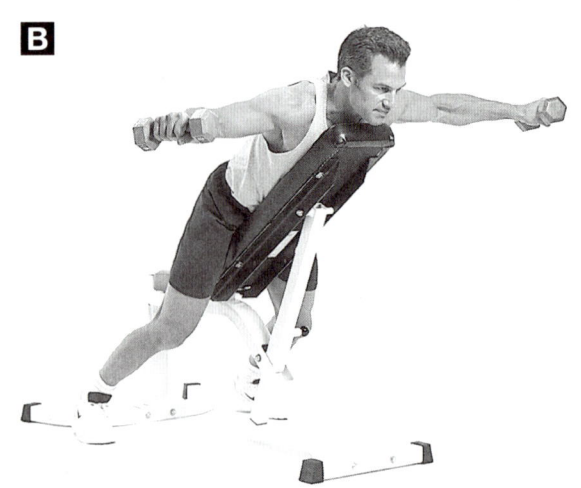

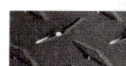

NACKENDRÜCKEN MIT KURZHANTELN

Bei dieser Übung werden nicht nur die vorderen und seitlichen Deltamuskeln trainiert, sondern auch Trapezmuskeln und Trizeps. Achtung: Da dabei nur die Arme beansprucht werden, sollten Sie weniger Gewicht verwenden als beim Über-Kopf-Drücken.

[A] Setzen Sie sich mit geradem Rücken auf das Ende einer Flachbank. Halten Sie in jeder Hand eine Kurzhantel auf Schulterhöhe, die Handflächen weisen zum Körper.

[B] Drücken Sie beide Hanteln langsam über den Kopf bis sie sich fast berühren. Die Arme sind dabei fast vollständig gestreckt, aber die Ellbogen dürfen nicht durchgedrückt sein. Halten Sie die Position eine Sekunde und führen Sie die Hanteln langsam in die Ausgangsstellung zurück.

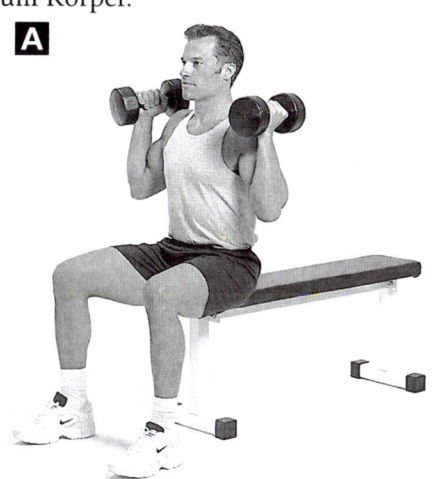

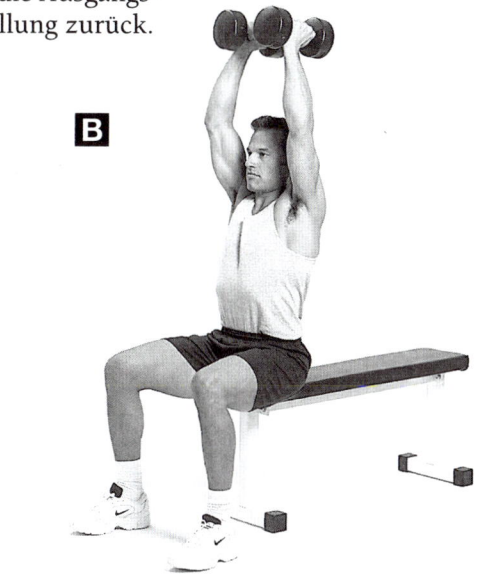

TRAPEZMUSKELN ► FREIE GEWICHTE

SCHULTERNHEBEN

Diese Übung dient auch zur Kräftigung der Rautenmuskeln, die zwischen Wirbelsäule und Schulterblättern verlaufen.

[A] Stehen Sie aufrecht, die Füße schulterbreit auseinander und die Knie leicht gebeugt. Halten Sie in jeder Hand eine Kurzhantel und lassen Sie die Arme an den Seiten nach unten hängen. Die Handflächen sollten Richtung Körper weisen. Halten Sie die Schultern locker und nach hinten gezogen.

[B] Heben Sie die Schultern so weit wie möglich nach oben. Halten Sie dabei den Kopf ruhig und das Kinn leicht angezogen. Verharren Sie eine Sekunde in dieser Position und senken Sie die Schultern wieder.

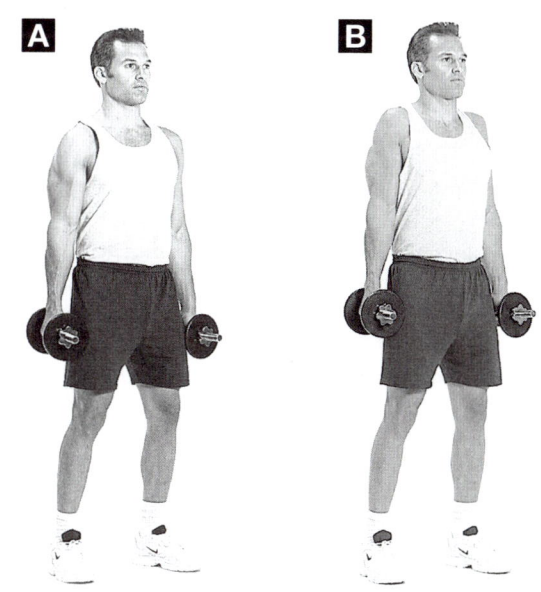

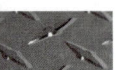
DELTA- UND TRAPEZMUSKELN

► FREIE GEWICHTE

STEHEND RUDERN

Bei dieser Übung werden auch Bizeps und Unterarme trainiert.

[A] Stehen Sie aufrecht und halten Sie eine Langhantel mit beiden Händen eng gefasst vor den Körper. Die Arme sind voll gestreckt, die Handflächen weisen nach innen und die Hantel sollte an Ihren Oberschenkeln anliegen. Lassen Sie die Schultern locker, aber halten Sie den Rücken gerade.

[B] Heben Sie die Hantel langsam bis unter das Kinn. Die Ellbogen sollten sich dabei oberhalb der

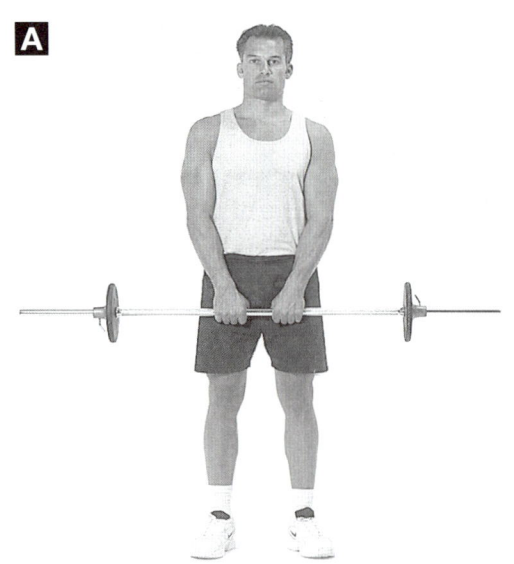

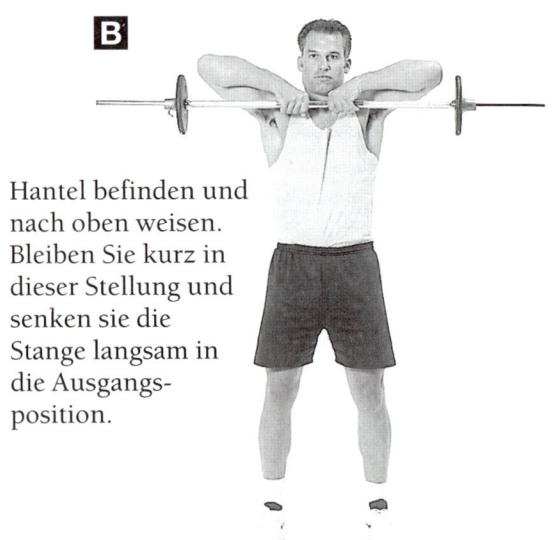

Hantel befinden und nach oben weisen. Bleiben Sie kurz in dieser Stellung und senken sie die Stange langsam in die Ausgangsposition.

KURZHANTEL-HEBEN

Bei dieser Übung werden nicht nur die seitlichen Deltamuskeln und Trapezmuskeln beansprucht, sondern auch die zwischen Wirbelsäule und Schulterblättern befindlichen Rautenmuskeln, sowie die Brustmuskulatur und der Bizeps.

[A] Stehen Sie aufrecht und halten Sie den Rücken gerade. Die Füße sind schulterbreit auseinander und die Knie leicht gebeugt. Halten Sie in jeder Hand eine Kurzhantel und lassen Sie die Arme an den Seiten nach unten hängen. Die Handflächen weisen zum Körper.

[B] Heben Sie die Hanteln so weit wie möglich mit einer ruhigen Bewegung zu den Achseln. Die Ellbogen sind nach außen gerichtet und die Hanteln befinden sich dicht am Körper. Halten Sie die Position eine Sekunde und kehren Sie langsam in die Ausgangsstellung zurück.

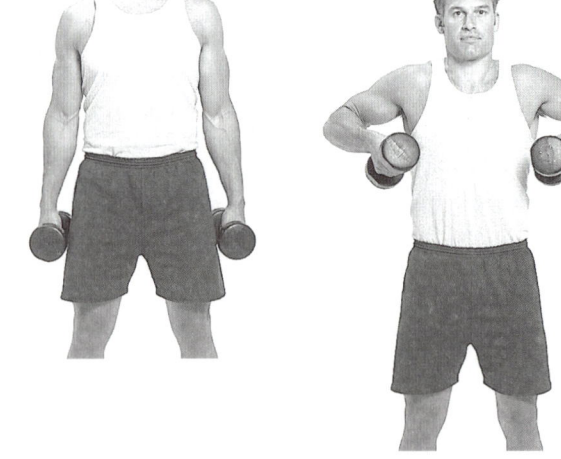

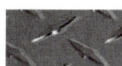

DELTAMUSKELN ► MASCHINEN

ÜBER-KOPF-DRÜCKEN AN DER MASCHINE

Kräftigung der vorderen und seitlichen Deltamuskeln.

Setzen Sie sich an eine Bankdrückmaschine, die Beine etwas weiter als schulterbreit und die Füße flach auf dem Boden. Halten Sie die Hantelstange im Obergriff (Handflächen nach unten), mit den Händen schulterbreit oder etwas weiter gefasst.

[A] Beugen Sie die Ellbogen und heben Sie die Hantelstange bis auf Schulterhöhe. Die Ellbogen weisen nach unten und die Brust ist nach oben gedrückt.
[B] Drücken Sie die Hantel langsam und gerade über den Kopf. Halten Sie diese Position eine Sekunde, senken Sie die Stange auf Brusthöhe ab.

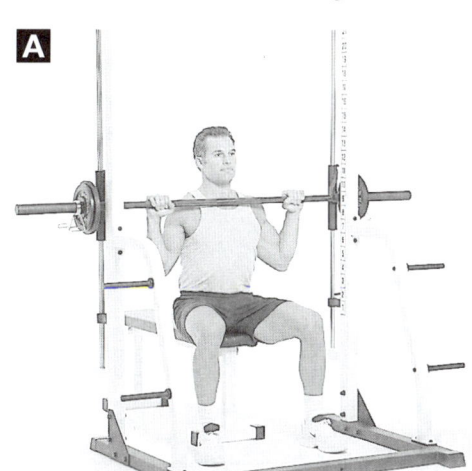

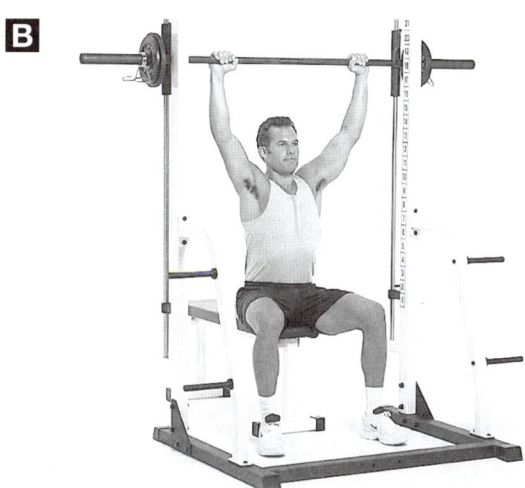

KABELZÜGE, EINARMIG

Bei dieser Übung werden auch die Trapezmuskeln und Rautenmuskeln trainiert, die sich zwischen Wirbelsäule und Schulterblättern befinden.

[A] Stellen Sie sich seitlich neben einen Kabelzug mit niedrig gestelltem Kabel und Bügelzuggriff. Ihre rechte Schulter sollte sich nah am Gerät befinden – je näher, desto stärker der Widerstand. Der Rücken ist gerade, die Beine stehen schulterbreit auseinander und die Füße sind leicht gebeugt. Halten Sie den Bügel in der rechten Hand (Handflächen zum Körper) und lassen Sie die Arme an den Seiten nach unten hängen.
[B] Heben Sie den Zugbügel so weit wie möglich zu den Achseln, ohne die Bewegung ruckartig auszuführen. Die Ellbogen sind nach außen gerichtet und die Bügel befinden sich dicht am Körper. Halten Sie diese Position eine Sekunde und kehren Sie langsam in die Ausgangsposition zurück.

Nachdem Sie den Satz beendet haben, drehen Sie sich um und wiederholen die Übung mit dem anderen Arm.

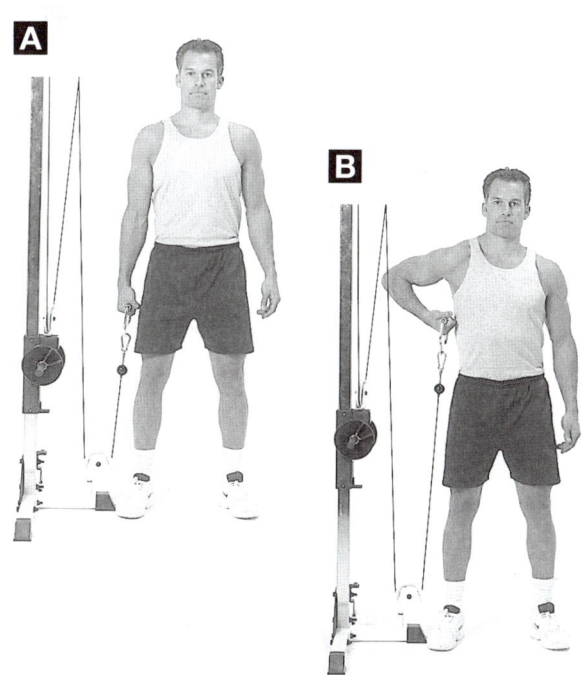

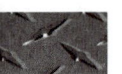
FRONTHEBEN AM KABELZUG

Hier werden die vorderen Deltamuskeln trainiert.

Stellen Sie sich mit dem Gesicht vor den Zugturm mit niedrig gestelltem Kabel und Zugstange. Der Rücken ist gerade, die Füße stehen schulterbreit auseinander und die Knie sind leicht gebeugt.

[A] Halten Sie die Zugstange im Obergriff mit beiden Händen etwas schulterbreit gefasst. Die Arme befinden sich an den Seiten und die Ellbogen sind leicht gebeugt. Ihre Handflächen weisen zu den Oberschenkeln. Beugen Sie die Hüfte leicht nach vorn, drücken Sie die Brust heraus und halten Sie die Ellbogen nach hinten und den unteren Rücken gerade.

[B] Heben Sie die Griffstange mit ausgestreckten Armen langsam bis auf Schulterhöhe. Die Handflächen sollten nach unten weisen. Schaukeln Sie dabei nicht mit den Hüften und führen Sie die Arme für besseren Schwung nicht ruckartig nach oben. Halten Sie die Position eine Sekunde und kehren Sie langsam in die Ausgangsstellung zurück.

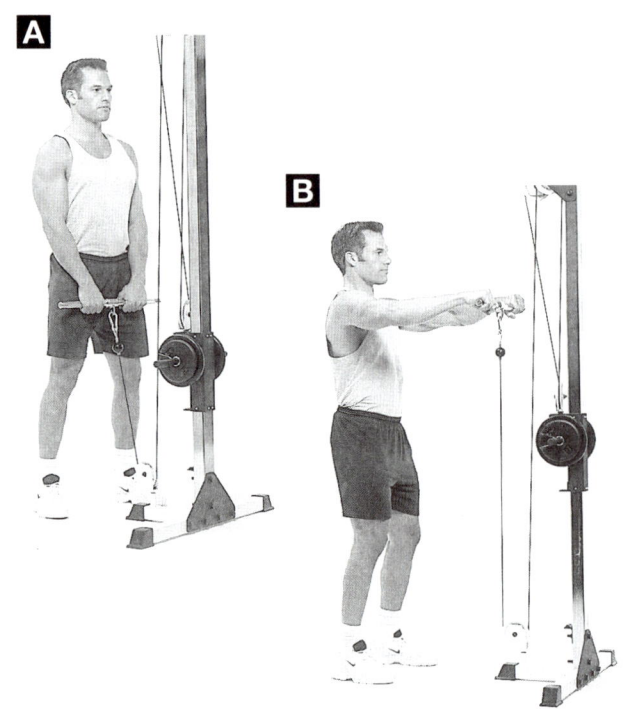

NACKENDRÜCKEN AN DER MASCHINE

Bei dieser Übung werden auch die Trapez- und Brustmuskeln trainiert sowie der Trizeps und die Muskulatur am Brustkorb. Die Übung ist genauso effektiv, wenn Sie die Langhantel vor dem Kopf nach oben drücken, was viele Experten sogar für die sicherere Version halten.

Setzen Sie sich an eine Bankdrückmaschine, die Beine schulterbreit und die Füße flach auf dem Boden.

[A] Halten Sie die Hantelstange im Obergriff. Die Ellbogen weisen nach unten und die Brust ist nach oben gedrückt.

[B] Drücken Sie die Stange langsam nach oben. Halten Sie die Ellbogen dabei nach unten und die Arme gestreckt, aber nicht durchgedrückt. Verharren Sie eine Sekunde in dieser Position und führen Sie die Stange langsam in die Ausgangsstellung zurück.

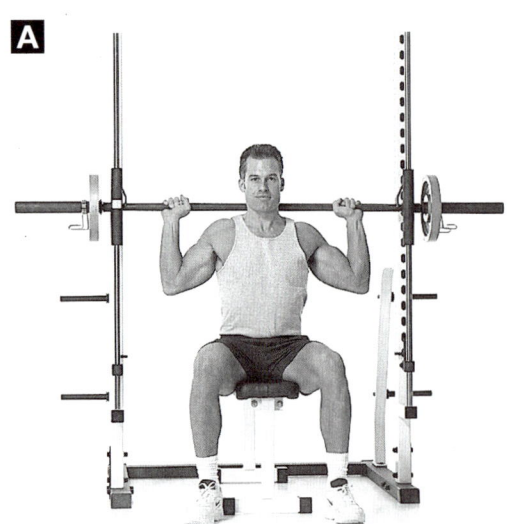

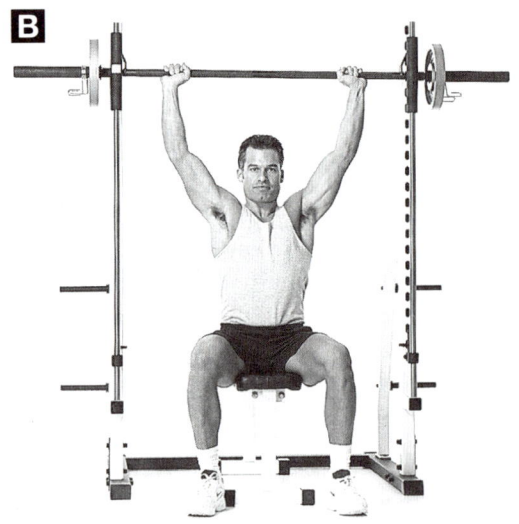

SEITHEBEN, VORGEBEUGT, AM KABELZUG

Bei dieser Übung werden nicht nur die seitlichen und hinteren Deltamuskeln beansprucht, sondern auch die Trapezmuskeln sowie die Rautenmuskeln, die zwischen Wirbelsäule und Schulterblättern verlaufen.

Stellen Sie sich zwischen zwei Zugtürme, die Füße etwa schulterbreit und die Knie leicht gebeugt. Überkreuzen Sie die Arme vor dem Körper und ergreifen Sie die Bügelzuggriffe der gegenüberliegenden Seite. Lassen Sie die Arme mit überkreuzten und leicht angewinkelten Unterarmen nach unten hängen.

[A] Beugen Sie sich auf Taillenhöhe nach vorn, bis sich der Oberkörper parallel zum Boden befindet, und halten Sie den Rücken leicht gebeugt.
[B] Heben Sie die Arme langsam nach oben und so weit nach außen wie möglich. Halten Sie die Stellung eine Sekunde und kehren Sie langsam in die Ausgangsposition zurück.

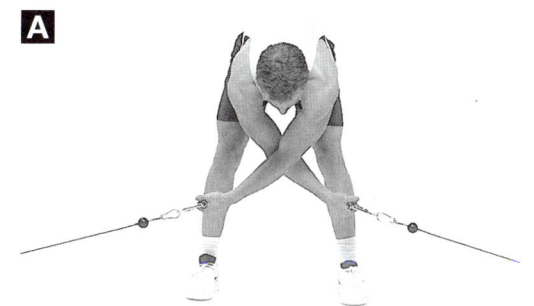

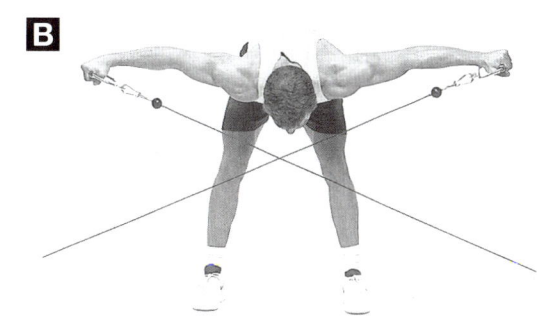

TRAPEZMUSKELN ► MASCHINEN

SCHULTERNHEBEN AM KABELZUG

Hier werden auch die zwischen Wirbelsäule und Schulterblättern befindlichen Rautenmuskeln trainiert sowie der Hebemuskel des Schulterblatts, der unter dem Trapezmuskel liegt.

Stellen Sie sich seitlich neben den Zugturm mit niedrig gestelltem Kabel und Bügelzuggriff. Die rechte Schulter sollte sich dicht am Gerät befinden – je näher, desto größer der Widerstand. Die Beine sind schulterbreit und die Knie leicht gebeugt.
[A] Halten Sie den Bügel in der rechten Hand, die Arme hängen nach unten und die Handflächen weisen zum Körper. Die Schultern sind locker und nach hinten gezogen.
[B] Heben Sie die rechte Schulter langsam so hoch wie möglich. Halten Sie dabei den Kopf ruhig und das Kinn leicht angezogen. Verharren Sie eine Sekunde in dieser Position und senken Sie die Schultern langsam.

Drehen Sie sich nach Beendigung des Satzes um und wiederholen Sie die Übung mit dem anderen Arm.

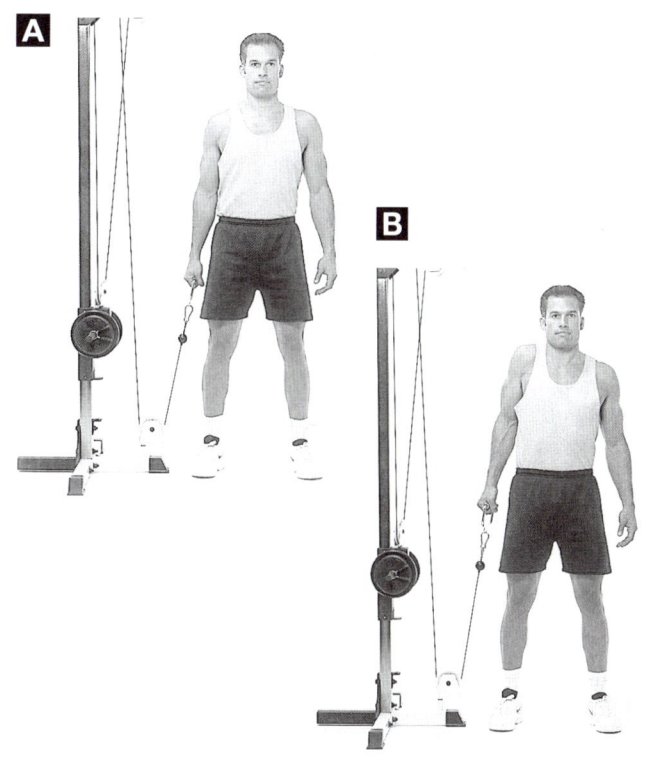

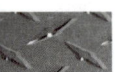
DELTA- UND TRAPEZMUSKELN
► MASCHINEN

STEHEND RUDERN AM KABELZUG

Bei dieser Übung werden auch Bizeps, Brust und Unter-arme gekräftigt.

Stellen Sie sich mit dem Gesicht vor den Zugturm mit einer Zugstange am Kabel. Der Rücken ist ge-rade, die Knie sind leicht gebeugt und die Füße schulterbreit auseinander.

[A] Halten Sie die Zugstange, mit den Händen etwa 10 bis 15 cm auseinander, im Obergriff gefasst. Die Arme sind gestreckt und die Stange berührt Ihre Oberschenkel. Lassen Sie die Schultern entspannt, aber nicht schlaff hängen.

[B] Ziehen Sie die Stange langsam nach oben bis zum Kinn. Die Ellbogen sollten dabei nach oben und außen weisen. Verharren Sie kurz in dieser Stellung und führen Sie die Stange langsam in die Ausgangs-position zurück.

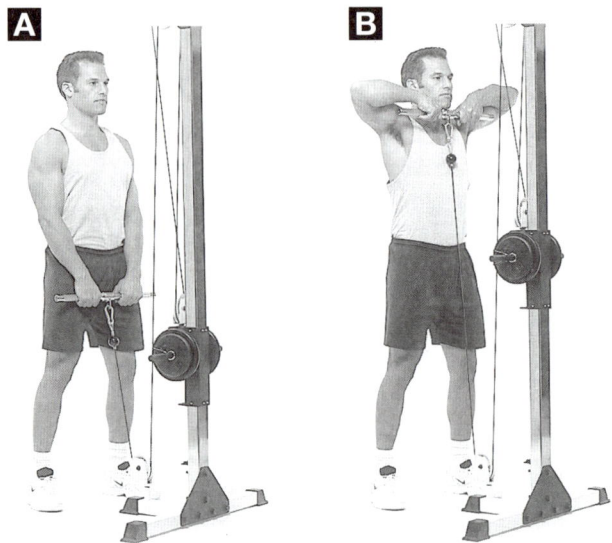

DELTAMUSKELN ► OHNE GEWICHTE

FRONTHEBEN MIT BÜCHERN

Diese Übung kräftigt nicht nur die Deltamuskeln, son-dern auch die Trapezmuskeln, Brustmuskeln sowie die innere Oberarmmuskulatur.

[A] Stehen Sie aufrecht, die Beine schulterbreit und die Knie leicht gebeugt. Halten Sie in jeder Hand ein Buch und lassen Sie die Arme leicht angewinkelt an den Seiten nach unten hängen. Die Handflächen weisen zu den Oberschenkeln. Lehnen Sie sich in Taillenhöhe leicht nach vorn, halten Sie die Ellbogen zurück, die Brust nach oben gedrückt und den unte-ren Rücken gerade.

[B] Heben Sie den rechten Arm vor dem Körper langsam bis auf Schulterhöhe, die Handflächen wei-sen nach unten. Schaukeln Sie dabei nicht mit den Hüften und bewegen Sie den Arm für besseren Schwung nicht ruckartig nach oben. Halten Sie diese Position eine Sekunde und kehren Sie langsam in die Ausgangsstellung zurück. Wiederholen Sie die Übung einmal mit dem linken Arm. Das zählt als eine Gesamtwiederholung.

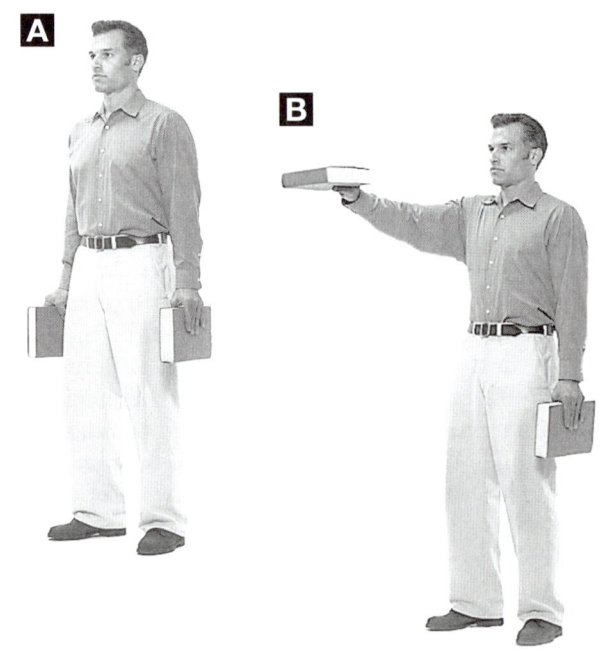

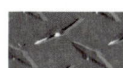

SEITHEBEN MIT BÜCHERN

Diese Übung dient zur Kräftigung der seitlichen Delta-muskeln.

[A] Stehen Sie aufrecht, die Füße leicht auseinander und die Knie locker. Halten Sie in jeder Hand ein Buch, die Arme hängen nach unten und die Hand-flächen weisen zum Körper.

[B] Heben Sie beide Arme langsam zur Seite bis in Schulterhöhe. Halten Sie dabei die Ellbogen leicht gebeugt und achten Sie darauf, dass der Daumen beim Heben höher als der kleine Finger liegt. Halten Sie diese Position eine Sekunde und senken Sie die Arme zurück in die Ausgangsstellung. Wenn Sie die Handgelenke beim Anheben der Arme nicht gerade halten können, dann sollten Sie leichtere Bücher ver-wenden.

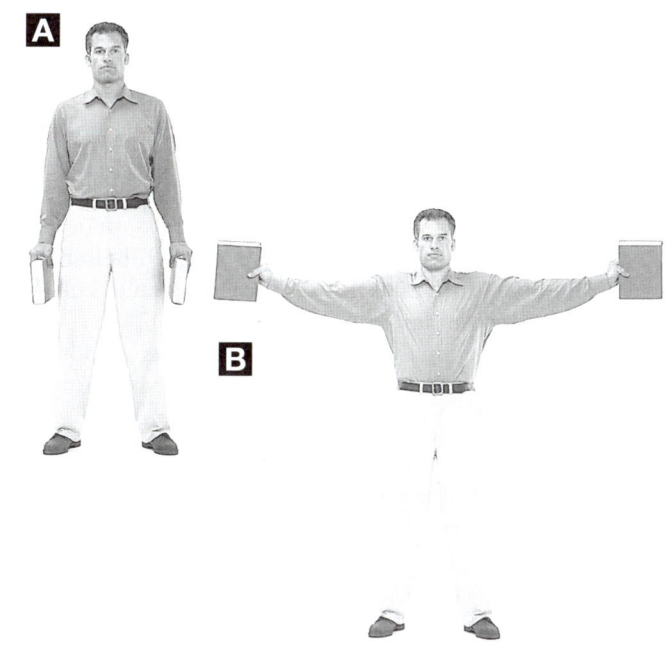

SCHULTERNHEBEN MIT PHYSIOTUBE

Hier werden auch Bizeps, Trizeps und Unterarme bean-sprucht.

[A] Stellen Sie sich aufrecht mit den Füßen auf den Gummischlauch und halten Sie die Schlauchgriffe im Obergriff gefasst. Die Arme befinden sich etwa vor dem Körper und die Handflächen weisen zu den Oberschenkeln.

[B] Heben Sie Schultern langsam so weit wie mög-lich nach oben und halten Sie dabei den Kopf ruhig und das Kinn leicht angezogen. Verharren Sie eine Sekunde in dieser Stellung und kehren Sie langsam in die Ausgangsposition zurück.

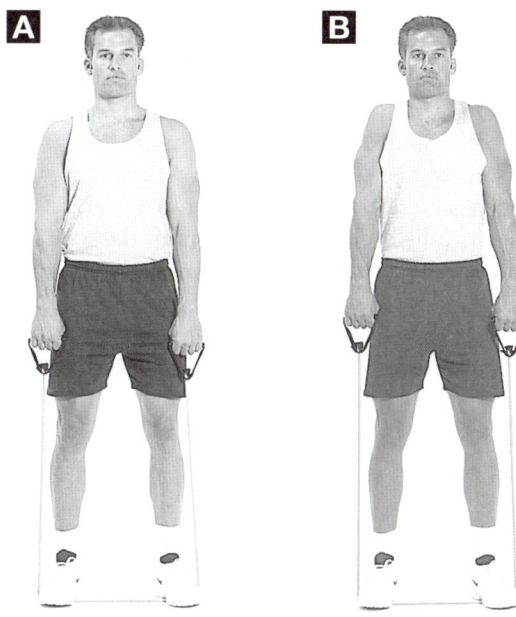

SCHULTERNDRÜCKEN MIT AKTENTASCHE

Bei dieser Übung wird auch die obere Rückenpartie trainiert.

[A] Setzen Sie sich bequem auf einen Stuhl. Der Rücken ist gerade, die Beine sind angewinkelt und die Füße stehen flach auf dem Boden. Halten Sie die Aktentasche mit beiden Händen an den unteren Ecken gefasst, so dass die Handflächen zueinander weisen. Heben Sie die Tasche mit angewinkelten Armen vor Ihr Gesicht, ohne die Ellbogen dabei nach außen zu drehen.

[B] Drücken Sie die Tasche langsam und gerade nach oben, bis Ihre Arme voll gestreckt sind, und führen Sie die Tasche danach langsam bis auf Kopfhöhe zurück.

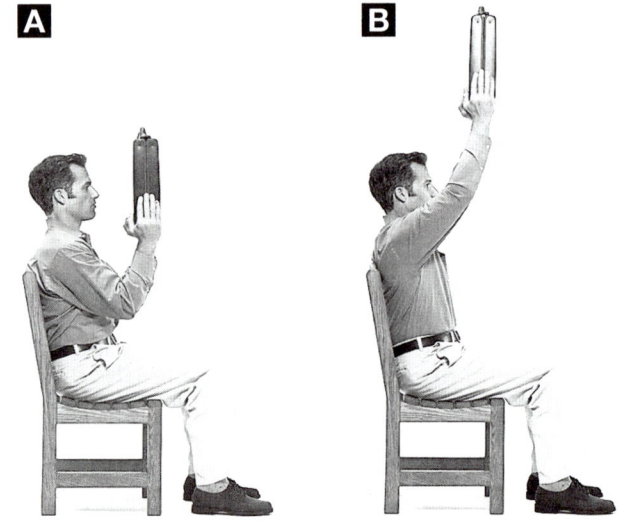

UNTERARMHEBEN MIT PHYSIOTUBE

Diese Allround-Übung für den Oberkörper dient auch zur Kräftigung von Bizeps, Brust und Rautenmuskeln (die zwischen Wirbelsäule und Schulterblättern liegen).

[A] Stellen Sie sich mit den Füßen schulterbreit auf den Schlauch und halten Sie die Griffe mit ausgestreckten Armen gefasst. Die Handflächen weisen zu den Oberschenkeln. Lassen Sie die Schultern locker, aber halten Sie den Rücken gerade.

[B] Heben Sie die Griffe langsam so weit wie möglich zu den Achseln. Achten Sie darauf, dass Sie die Bewegung nicht ruckartig ausführen, den Rücken gerade, die Ellbogen nach außen und die Griffe dicht am Körper halten. Verharren Sie eine Sekunde in dieser Position und senken Sie die Arme wieder langsam in die Ausgangsstellung.

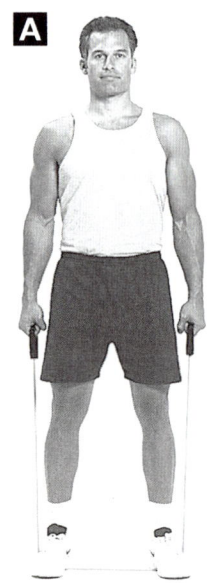

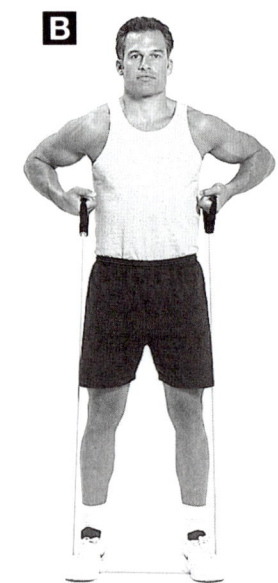

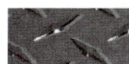

TRAPEZMUSKELN ► OHNE GEWICHT

KLIMMZÜGE

Diese Übung eignet sich ausgezeichnet zum Training der Rautenmuskeln (zwischen Wirbelsäule und Schulterblättern) und der breiten Rückenmuskeln (latissimus dorsi).
[A] Hängen Sie sich im Obergriff, die Hände etwa 45 bis 50 cm auseinander, an die Klimmstange, ohne mit den Füßen den Boden zu berühren.

[B] Ziehen Sie sich langsam nach oben, bis sich das Kinn über der Stange befindet. Verharren Sie eine Sekunde und gehen Sie langsam in die Ausgangsposition zurück. Achten Sie darauf, das Sie beim Hochziehen einatmen und beim Absenken ausatmen und dass Sie nicht mit dem Körper schwingen.

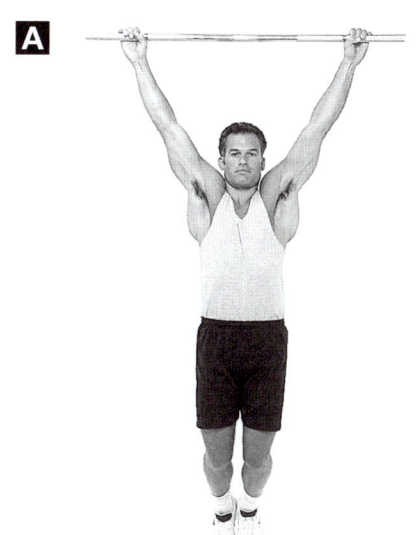

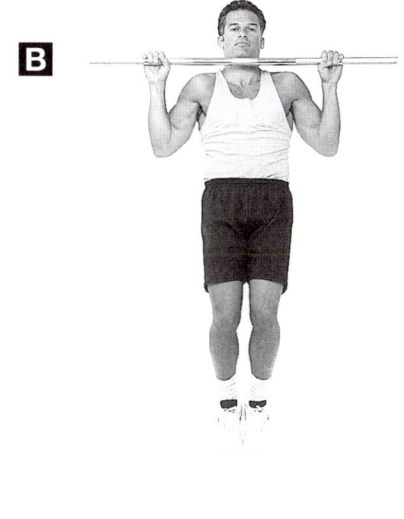

STEHEND RUDERN MIT PHYSIOTUBE

Diese Übung dient auch zur Kräftigung der gesamten Rückens und der Rautenmuskeln, die sich zwischen Wirbelsäule und Schulterblättern befinden.
[A] Stellen Sie sich mit den Füßen auf den Gummischlauch und halten Sie die Griffe mit voll gestreckten Armen an die Oberschenkel. Die Handflächen weisen nach unten. Halten Sie die Schultern locker, aber den Rücken gerade.
[B] Ziehen Sie die Griffe langsam und so hoch wie möglich zum Kinn. Die Ellbogen sind dabei nach außen gerichtet und weisen nach oben. Verharren sie kurz und führen Sie die Arme wieder langsam in die Ausgangsposition zurück.

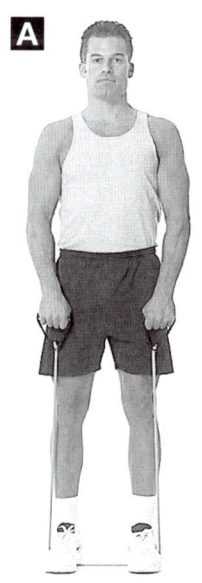

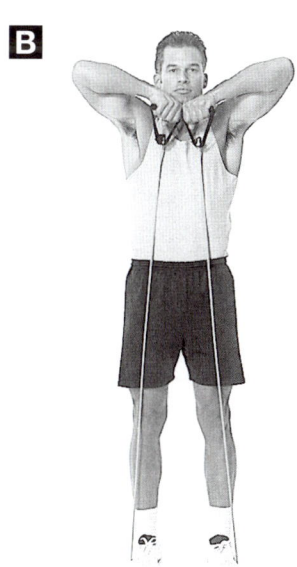

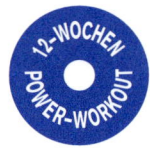

KRÄFTIGE SCHULTERN
LEVEL I – WORKOUT FÜR ANFÄNGER

Wir empfehlen Ihnen das Training nach dem ausgeglichenen Ganzkörper-Workout auf Seite 48. Wenn Sie sich speziell auf ein Training der Schulternpartie konzentrieren möchten, dann werden Sie mit diesem Programm schnell Erfolge erzielen. Wählen Sie eine Übungsfolge aus: freie Gewichte, Maschinen oder ohne Gewicht.

ANLEITUNG

1. Trainieren Sie diese Übungsfolge an 2 oder 3 Tagen pro Woche. Legen Sie zwischen den Trainingstagen mindestens 48 Stunden Pause ein, damit sich Ihr Körper für ein optimales Muskelwachstum ausreichend erholen kann.

2. Machen Sie zum Aufwärmen ein paar Aerobic- und Dehnungsübungen und führen Sie einen Übungssatz mit 6 bis 10 Wiederholungen bei leichtem bis mittelschwerem Gewicht durch. Das verringert das Risiko, dass Sie sich beim anschließenden Training eine Muskelzerrung oder einen Muskelfaserriss zuziehen.

3. Nach dem Aufwärmen bestimmen Sie das Anfangsgewicht für Ihr Training, d. h. das Gewicht, mit dem Sie bei einer Übung nur 6 Wiederholungen schaffen. Das bedeutet, dass Sie an Ihrem ersten Trainingstag zunächst ein wenig herumexperimentieren müssen, bis Sie das geeignete Gewicht gefunden haben. Mit diesem Gewicht

werden Sie dann so lange trainieren, bis es Ihnen zu leicht geworden ist.

Führen Sie von jeder Übung, die in der von Ihnen gewählten Übungsfolge aufgeführt ist, einen Satz mit je 6 Wiederholungen durch. Das Anheben des Gewichts (positive oder konzentrische Phase) sollte bei korrekter Ausführung der Übung so schnell wie möglich erfolgen, wohingegen das Absenken (negative oder exzentrische Phase) langsamer durchgeführt wird (bis vier zählen).

4. Nach ein paar Trainingstagen werden Ihnen die 6 Wiederholungen leichter fallen. Erhöhen Sie deshalb die Zahl der Wiederholungen allmählich bis auf 10 und achten Sie auf eine korrekte Ausführung der Übung.

5. Wenn Sie schließlich zu 10 Wiederholungen in der Lage sind, können Sie das Übungsgewicht bei der nächsten Trainingssitzung erhöhen.

6. Beginnen Sie mit dem erhöhten Gewicht erneut bei 6 Wiederholungen und folgen Sie danach den Schritten 3 bis 5, bis Sie das 12-wöchige Trainingsprogramm durchlaufen haben. Wenn Sie danach mit dem gezielten Schultertraining weitermachen wollen, können Sie auf Level II für Fortgeschrittene übergehen. Wie bereits erklärt, empfehlen wir Ihnen allerdings ein ausgewogenes Ganzkörper-Trainingsprogramm anstatt eines Workouts, das nur auf einzelne Muskelgruppen ausgerichtet ist.

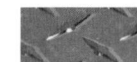

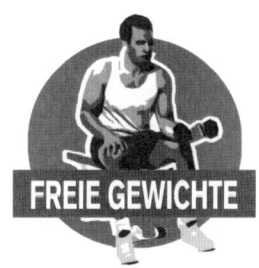

FREIE GEWICHTE

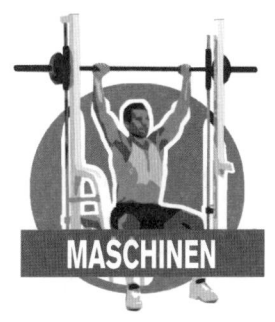

MASCHINEN

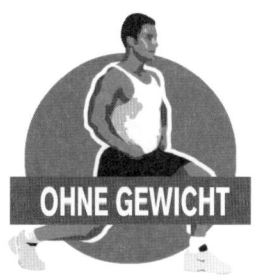

OHNE GEWICHT

1. STEHEND RUDERN (SEITE 100)
2. SEITHEBEN (SEITE 96)
3. FRONTHEBEN (SEITE 96)
4. ÜBER-KOPF-DRÜCKEN MIT LANGHANTEL (SEITE 98)

1. STEHEND RUDERN AM KABELZUG (SEITE 104)
2. SEITHEBEN, VORGE-BEUGT AM KABELZUG (SEITE 103)
3. FRONTHEBEN AM KABELZUG (SEITE 102)
4. ÜBER-KOPF-DRÜCKEN AN DER MASCHINE (SEITE 101)

1. STEHEND RUDERN MIT PHYSIOTUBE (SEITE 107)
2. SEITHEBEN MIT BÜCHERN (SEITE 105)
3. FRONTHEBEN MIT BÜCHERN (SEITE 104)
4. SCHULTERDRÜCKEN MIT AKTENTASCHE (SEITE 106)

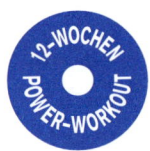

KRÄFTIGE SCHULTERN
LEVEL II – WORKOUT FÜR FORTGESCHRITTENE

Wir empfehlen Ihnen das Training nach dem ausgeglichenen Ganzkörper-Workout auf Seite 52. Wenn Sie sich speziell auf ein Training der Schultern konzentrieren möchten, dann werden Sie mit diesem Programm schnell Erfolge erzielen. Wählen Sie eine Übungsfolge aus: freie Gewichte, Maschinen oder ohne Gewicht.

ANLEITUNG

1. Trainieren Sie 3 Tage pro Woche und legen Sie zwischen den Trainingstagen 48 Stunden Erholungspause ein.

2. Wärmen Sie sich immer mit ein paar Aerobic- und Dehnungsübungen auf und führen Sie einen Übungssatz mit 6 bis 10 Wiederholungen bei leichtem bis mittelschwerem Gewicht durch. Das verringert das Risiko, dass Sie sich beim anschließenden Training eine Muskelzerrung oder einen Muskelfaserriss zuziehen.

3. Als Standard-Workout führen Sie jede Übung in der von Ihnen gewählten Übungsfolge in drei Sätzen mit je 6 bis 10 Wiederholungen durch. Der Aufwärm-Satz zählt dabei als erster Satz. Das Anfangsgewicht für den zweiten und dritten Satz sollte so schwer sein, dass Sie damit nur 6 Wiederholungen schaffen. Sobald Ihre Kraft zugenommen hat, können Sie die Zahl der Wiederholungen allmählich auf 10 erhöhen. Wenn Sie schließlich bei 10 Wiederholungen angelangt sind, erhöhen Sie das Gewicht beim nächsten Training so weit, dass Sie erneut nur 6 Wiederholungen schaffen.

Das Anheben des Gewichts (positive oder konzentrische Phase) sollte korrekt und so schnell wie möglich erfolgen, wohingegen das Absenken (negative oder exzentrische Phase) langsamer durchgeführt werde sollte (bis vier zählen).

4. Sorgen Sie beim Training für Abwechslung. Anstatt der Einzelübungen, können Sie auch in Supersätzen trainieren, d. h., zwei Übungen (mit je einer Wiederholung) ohne Pause hintereinander durchführen. Dafür eignen sich viele der Übungen.

Eine andere Möglichkeit besteht darin, bei leichterem Gewicht als üblich 15 bis 20 Wiederholungen durchzuführen, und/oder bei aufeinander folgenden Sätzen das Gewicht allmählich zu erhöhen und die Zahl der Wiederholungen zu verringern (Diese Übungsmethode nennt man Pyramiden-Training). Wenn Sie zum Beispiel im ersten Satz 10 Wiederholungen mit 90 kg durchführen, dann können Sie im zweiten Satz 7 Wiederholungen mit 112 kg und im dritten Satz 4 Wiederholungen mit 135 kg absolvieren.

5. Mit etwas mehr Trainingserfahrung können Sie am Ende eines jeden Übungssatzes, wenn Ihre Kraft für eine ganze Wiederholung nicht mehr ausreicht, auch 1 bis 2 Teilwiederholungen versuchen. Bei dieser Trainingsmethode wird der Muskel bis zur Ermüdung belastet und das Muskelwachstum dadurch stark angeregt.

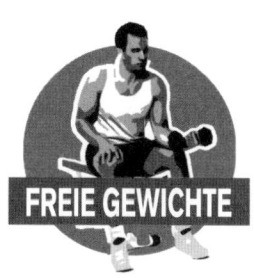

FREIE GEWICHTE

1. STEHEND RUDERN
   (SEITE 100)
2. SEITHEBEN (SEITE 96)
3. NACKENDRÜCKEN
   MIT LANGHANTEL
   (SEITE 97)
4. FRONTHEBEN
   (SEITE 96)
5. ÜBER-KOPF-DRÜCKEN
   MIT LANGHANTEL
   (SEITE 98)
6. SCHULTERNHEBEN
   (SEITE 99)

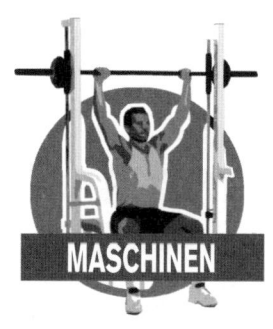

MASCHINEN

1. STEHEND RUDERN
   AM KABELZUG
   (SEITE 104)
2. SEITHEBEN, VORGE-
   BEUGT, AM KABELZUG
   (SEITE 103)
3. NACKENDRÜCKEN
   AN DER MASCHINE
   (SEITE 102)
4. FRONTHEBEN
   AM KABELZUG
   (SEITE 102)
5. ÜBER-KOPF-DRÜCKEN
   AN DER MASCHINE
   (SEITE 101)
6. SCHULTERNHEBEN
   AM KABELZUG
   (SEITE 103)

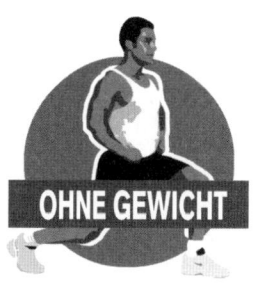

OHNE GEWICHT

1. STEHEND RUDERN
   MIT PHYSIOTUBE
   (SEITE 107)
2. SEITHEBEN
   MIT BÜCHERN
   (SEITE 105)
3. SCHULTERDRÜCKEN
   MIT AKTENTASCHE
   (SEITE 106)
4. FRONTHEBEN
   MIT BÜCHERN
   (SEITE 104)
5. KLIMMZÜGE
   (SEITE 107)
6. SCHULTERNHEBEN
   MIT PHYSIOTUBE
   (SEITE 105)

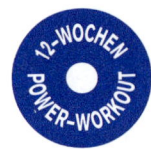

KRÄFTIGE SCHULTERN
LEVEL III – WORKOUT FÜR GEÜBTE

Wir empfehlen Ihnen das Training nach dem ausgeglichenen Ganzkörper-Workout auf Seite 56. Wenn Sie sich speziell auf ein Training der Schultern konzentrieren möchten, dann werden Sie mit diesem Programm schnell Erfolge erzielen. Wählen Sie eine Übungsfolge aus: freie Gewichte, Maschinen oder ohne Gewicht.

ANLEITUNG

1. Trainieren Sie 3 Tage pro Woche und legen Sie zwischen den Trainingstagen 48 Stunden Erholungspause ein.

2. Als Standard-Workout führen Sie jede Übung in der von Ihnen gewählten Übungsfolge in drei Sätzen mit je 6 bis 10 Wiederholungen durch. Der erste Satz, der nach ein paar Aerobic- und Dehnungsübungen durchgeführt wird, dient als Aufwärm-Satz. Das Anfangsgewicht für den zweiten und dritten Satz sollte so schwer sein, dass Sie damit nur 6 Wiederholungen schaffen. Sobald Ihre Kraft zugenommen hat, können Sie die Zahl der Wiederholungen allmählich auf 10 erhöhen. Wenn Sie schließlich bei 10 Wiederholungen angelangt sind, erhöhen Sie das Gewicht beim nächsten Trai-

ning so weit, dass Sie erneut nur 6 Wiederholungen schaffen.

Das Anheben des Gewichts (positive oder konzentrische Phase) sollte bei korrekter Ausführung der Übung so schnell wie möglich erfolgen, wohingegen das Absenken (negative oder exzentrische Phase) langsamer durchgeführt werde sollte (bis vier zählen).

3. Variieren Sie Ihr Workout genauso wie auf Level II und trainieren Sie zusätzlich in Dreiersätzen und Riesensätzen. Dreiersätze funktionieren genauso wie Supersätze, nur mit dem Unterschied, dass hier nicht zwei, sondern drei Übungen ohne Pause nacheinander ausgeführt werden. Bei Riesensätzen wird das Gleiche mit vier Übungen gemacht.

4. Versuchen Sie am Ende eines jeden Übungssatzes, wenn Ihre Kraft für eine ganze Wiederholung nicht mehr ausreicht, 1 bis 2 Teilwiederholungen. Bei dieser Trainingsmethode wird der Muskel bis zur Ermüdung belastet und das Muskelwachstum dadurch stark angeregt. Achtung: Auf diesem hohen Level brauchen Sie für Teilwiederholungen mit freien Gewichten allerdings immer die Unterstützung eines Trainingspartners.

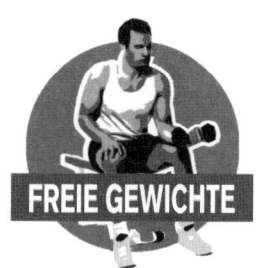

FREIE GEWICHTE

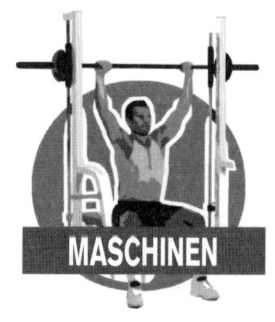

MASCHINEN

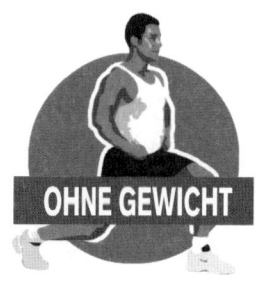

OHNE GEWICHT

1. STEHEND RUDERN
   (SEITE 100)
2. ÜBER-KOPF-DRÜCKEN
   MIT LANGHANTEL
   (SEITE 98)
3. KURZHANTELHEBEN
   (SEITE 100)
4. SEITHEBEN (SEITE 96)
5. NACKENDRÜCKEN
   MIT LANGHANTEL
   (SEITE 97)
6. FRONTHEBEN
   (SEITE 96)
7. SCHULTERNHEBEN
   (SEITE 99)
8. SEITHEBEN,
   VORGEBEUGT
   (SEITE 97)
9. NACKENDRÜCKEN
   MIT KURZHANTELN
   (SEITE 99)

1. STEHEND RUDERN
   AM KABELZUG
   (SEITE 104)
2. ÜBER-KOPF-DRÜCKEN
   AN DER MASCHINE
   (SEITE 101)
3. KABELZÜGE, EINARMIG
   (SEITE 101)
4. SEITHEBEN, VORGE-
   BEUGT, AM KABELZUG
   (SEITE 103)
5. NACKENDRÜCKEN
   AN DER MASCHINE
   (SEITE 102)
6. FRONTHEBEN
   AM KABELZUG
   (SEITE 102)
7. SCHULTERNHEBEN
   AM KABELZUG
   (SEITE 103)

1. STEHEND RUDERN
   MIT PHYSIOTUBE
   (SEITE 107)
2. SCHULTERDRÜCKEN
   MIT AKTENTASCHE
   (SEITE 106)
3. UNTERARMHEBEN
   MIT PHYSIOTUBE
   (SEITE 106)
4. SEITHEBEN
   MIT BÜCHERN
   (SEITE 105)
5. SCHULTERNHEBEN
   MIT PHYSIOTUBE
   (SEITE 105)
6. FRONTHEBEN
   MIT BÜCHERN
   (SEITE 104)
7. KLIMMZÜGE
   (SEITE 107)

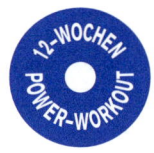
DAS BESTE WORKOUT FÜR EINE
KRÄFTIGE BRUST

EINE GUT ENTWICKELTE BRUSTMUSKULATUR SORGT FÜR EIN KRÄFTIGES ERSCHEINUNGSBILD. WENN AUCH SIE EINEN SOLCHEN EINDRUCK MACHEN WOLLEN, DANN TRAINIEREN SIE NACH ÜBUNGEN, BEI DENEN DIE MUSKULATUR IN VERSCHIEDENEN WINKELN BEANSPRUCHT WIRD, SO DASS SO VIELE MUSKELFASERN WIE MÖGLICH ZUM EINSATZ GE-BRACHT WERDEN. FÜR DEN AUFBAU DER BRUSTMUSKULATUR SORGT AUCH EIN TRAINING DER TRIZEPS- UND DELTAMUSKELN.

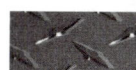

Breiter als die von Arnold Schwarzenegger. Größer als die von Dolly Parton. Das kann nur die Brust von Isaac Nesser sein. Mit einem Umfang von über 187 cm hat der Mann aus Pennsylvania einen Brustkorb größer als ein Bistrotisch. Nesser trainiert beim Bankdrücken mit 255 kg und hebt 135 kg schwere Langhanteln.

LUST AUF BRUST

Isaac Nesser ist zwar ein absoluter Extremfall, aber trotzdem trainieren wir Männer gern für eine gut entwickelte Brustmuskulatur. Und wie wir alle wissen, gefällt das den Frauen. Bei einer Untersuchung sollten 30 Studentinnen der Newcastle University in England die Fotos von 50 Männern (die Gesichter waren nicht zu sehen) nach ihrer Attraktivität beurteilen. Die Männer mit dem besten Brust-Taille-Verhältnis haben dabei am besten abgeschnitten.

Laut Untersuchungen bevorzugen Frauen die Männer mit einem V-förmigen Oberkörper, d. h. breite Brust und Schultern und eine schmale Taille.

Viele Männer haben das natürlich auch ohne wissenschaftliche Beweise längst herausgefunden. Das zeigt sich auch daran, dass manche Männer lieber mehr Geld für ein Silikon-Brustimplantat ausgeben als für eine Penis-Verlängerung. Wirklich!

Mit breiten Schultern und einer muskulösen Brust haben Sie natürlich auch viel mehr Kraft, sich einen Pitbull vom Bein oder einen wütenden Arbeitskollegen von der Gurgel zu halten.

Eine kräftige Brustmuskulatur vermittelt natürlich den Eindruck von Stärke und Power. „Ein Mann mit einer mächtigen Brust wirkt wie ein Fels in der Brandung", so Michael Youssouf, Leiter für Trainerausbildung am Chelsea Piers Sports Center in New York City.

Wir sagen Ihnen, was Sie tun müssen, um Ihre Brustmuskulatur richtig aufzubauen.

MUSKEL-BRUST

Die Brustmuskulatur setzt sich aus dem großen Brustmuskel (*pectoralis major*) und dem kleinen Brustmuskel (*pectoralis minor*) zusammen. Der große dreieckige Muskel erstreckt sich größtenteils über das Schlüsselbein und das Brustbein und ist mit dem Oberarm verbunden. Der kleine Brustmuskel befindet sich unterhalb seines großen Bruders. In diesem Zusammenhang ist auch oft von oberen und unteren Muskelfasern die Rede.

Genauso wie bei den Armen und Schultern, er-

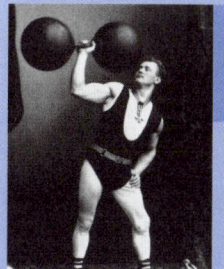

FAKTEN

Wenn Sie auf Geschäftsreise oder im Urlaub sind und nicht ins Fitness-Studio gehen können, dann sind Liegestütze für das Training der Brustmuskulatur eine wunderbare und erwiesenermaßen wirksame Alternative. Für einen intensiveren Effekt können Sie dafür auch einen etwa 45 cm hohen Stuhl oder Couchtisch verwenden, rät Joe Ogilvie, Fitness Instructor in New York City und in Lenox, Massachusetts. Knien Sie sich auf den Boden und legen Sie die Füße auf den Stuhl oder den Tisch hinter Ihnen ab. Stützen Sie sich mit den Händen schulterbreit auf den Boden. Der Rücken ist gerade, Kopf und Wirbelsäule bilden eine Linie. Senken Sie sich nach unten ab, bis Ihre Brust fast den Boden berührt (Abbildung auf Seite 125) verharren Sie kurz und drücken Sie sich wieder nach oben. Wenn Sie 25 Liegestütze in Normal- oder Schrägstellung bzw. in 2 Sätzen mit je 12 Stück schaffen, dann sind Sie schon ziemlich kräftig.

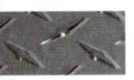

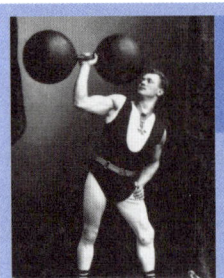

FAKTEN

Bankdrücken ist schon lange eine beliebte Übung für das Training der Brustmuskulatur. Da beim Bankdrücken normalerweise mit viel Gewicht trainiert wird, sollten Sie einen Sicherheitsstopper verwenden oder dafür sorgen, das immer jemand in der Nähe ist, um Ihnen zu Hilfe zu kommen, wenn Sie eine Wiederholung nicht mehr ganz schaffen oder unter der Hantelstange feststecken.

zielen die meisten Männer beim Training der Brustmuskulatur gute Erfolge, so John Abdo, Ausbilder für Personal Trainer aus Santa Barbara, Kalifornien. „Ich sage immer, dass sich die Muskeln , die sich am nächsten zum Kopf befinden, am einfachsten aufbauen lassen", erklärt Abdo. „Über diese Muskelgruppen macht man sich nämlich mehr Gedanken, weil Sie das erste sind, was man im Spiegel sieht und was andere am schnellsten bemerken."

Für den Aufbau der Brustmuskulatur müssen auch der Trizeps und die vorderen Deltamuskeln trainiert werden, so Joe Sumrell, Fitnesstrainer aus Boston. Diese drei bilden eine Einheit. Wenn eine der anderen Muskelgruppen nicht genug trainiert wird, dann kann es schnell passieren, dass man beim Brusttraining auf einer Plateaustufe stecken bleibt. Das hat Sumrell schon bei einigen Männern festgestellt, die bei ihm trainieren.

„In so einem Fall müssen einfach die anderen beiden Muskelgruppen gekräftigt werden, und schon beginnt die Brustmuskulatur wieder zu wachsen", erklärt er.

Sie können Ihre Brustmuskulatur durch Bankdrücken auf der Flachbank, der Schrägbank oder der Negativbank trainieren.

Da die Übung durch die veränderte Bankstellung in unterschiedlichem Winkel ausgeführt wird, werden jeweils die oberen, mittleren und unteren Brustmuskeln trainiert.

Für eine muskulöse Brust müssen Sie natürlich nicht ständig endlose Übungen in zahllosen Winkeln machen, sondern einfach nur darauf achten, dass Sie im Laufe einer Woche oder eines Monats für Abwechslung sorgen, so Youssouf. „Für eine optimale Entwicklung der Brustmuskulatur brauchen Sie viele Trainingsvariationen", erklärt er.

BRUST – NICHT BRÜSTE

Jetzt kommen wir noch kurz auf eine Sache zu sprechen, über die sich manche von Ihnen vielleicht schon Gedanken gemacht haben. Sie wollen auf keinen Fall ein Busenfreund von irgendjemand werden. Sie haben Angst, dass Sie, wenn Sie mit dem Gewichttraining aufhören, zuviel Brustmasse entwickeln und dann von der Seite wie Pamela Anderson aussehen.

„Das ist absoluter Schwachsinn", sagt Sumrell lachend. Wenn Sie mit dem Gewichttraining aufhören und danach richtig zunehmen, dann wird der ganze Körper fett und nicht nur die Brust, erklärt er.

„Wenn einem Mann Brüste wachsen, dann bin ich mir ziemlich sicher, dass er auch eine ordentliche Wampe und einen dicken Hintern hat", so Sumrell.

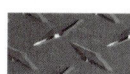

BRUSTMUSKELN ► FREIE GEWICHTE

LANGHANTEL-ÜBERZÜGE

Bei dieser Übung werden auch die großen Rückenmuskeln, die Rautenmuskeln und die Hebemuskeln
des Schulterblatts beansprucht. Verwenden Sie leichte
Gewichte.
[A] Legen Sie sich auf eine Bank, die Beine zu beiden Seiten auf dem Boden. Heben Sie die Langhantel

über die Brust nach oben, bis die Arme senkrecht
zum Boden stehen. Die Ellbogen sind leicht gebeugt
und die Handflächen weisen zu den Füßen.
[B] Senken Sie die Hantel mit einer halbkreisförmigen Bewegung langsam hinter den Kopf, bis sich die
Oberarme parallel zur Bank oder niedriger befinden. Die Ellbogen dürfen dabei nicht weiter als 90°
gebeugt sein. Halten Sie die Position eine Sekunde
und führen Sie die Hantel über den Kopf langsam in
die Ausgangsstellung zurück.

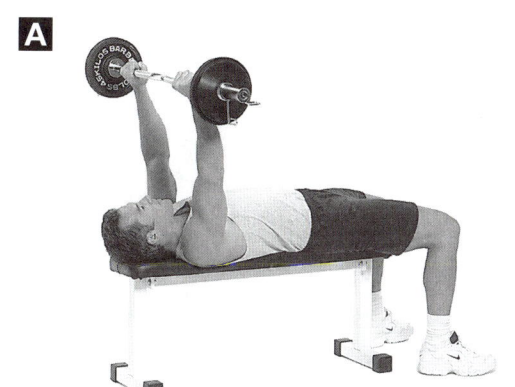

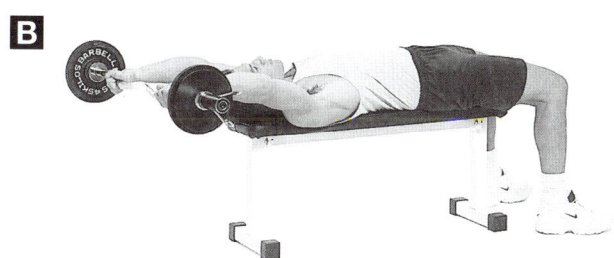

FLIEGENDE AUF DER FLACHBANK

Hier wird auch der Bereich von der Brust zur Innenseite der Arme beansprucht sowie die Muskulatur auf
der Vorderseite der Schultern.
[A] Legen Sie sich auf eine Bank, die Beine auseinander und die Füße fest auf dem Boden. Halten Sie
in jeder Hand eine Kurzhantel über der Brust gerade nach oben. Die Handflächen weisen zueinan-

der und die Hanteln sollten sich fast berühren.
Halten Sie den Rücken gerade und fest gegen die
Bank gedrückt. Die Ellbogen dürfen nicht durchgedrückt sein.
[B] Senken Sie die Hanteln mit einer halbkreisförmigen Bewegung langsam zu den Seiten bis auf
Brusthöhe. Dabei bleiben die Handgelenke stabil,
die Ellbogen sind etwa 90° gebeugt und der Rücken
ist gerade. Halten Sie die Position eine Sekunde
und führen Sie die Hanteln langsam in die Ausgangsstellung zurück.

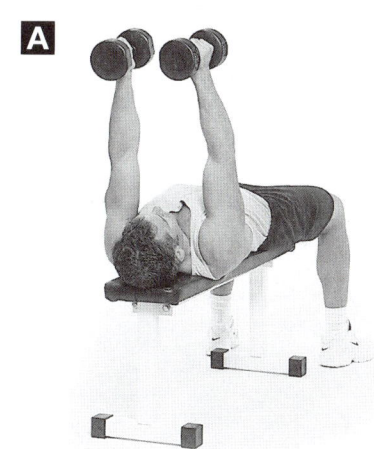

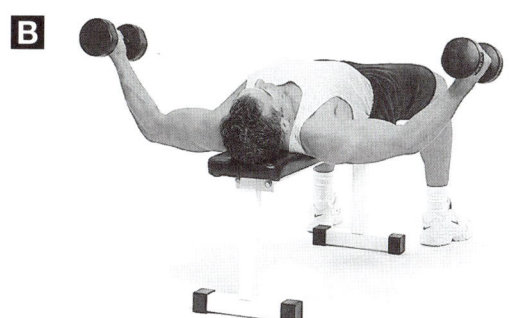

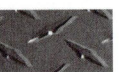

BANKDRÜCKEN

Bei dieser klassischen Übung werden auch die Delta-muskeln und der Trizeps trainiert. Verwenden Sie beim Bankdrücken stets einen Sicherheitsstopper.

[A] Legen Sie sich auf die Bankdrückbank mit einer Langhantel über der Brust. Halten Sie die Hantel mit den Händen etwa schulterbreit oder etwas weiter ge-fasst, so dass die Handflächen zu den Füßen weisen.

Die Beine stehen auf dem Boden und der Rücken ist gerade und fest gegen die Bank gedrückt.

[B] Senken Sie die Hantel langsam auf Höhe der Brustwarzen. Dabei sollten die Ellbogen nach unten zeigen, während der Rest des Körpers unverändert bleibt. Achten Sie darauf, dass Sie den Rücken nicht beugen oder die Stange von der Brust abprallen lassen. Halten Sie die Position eine Sekunde und führen Sie die Hantel langsam in die Ausgangsstellung zurück.

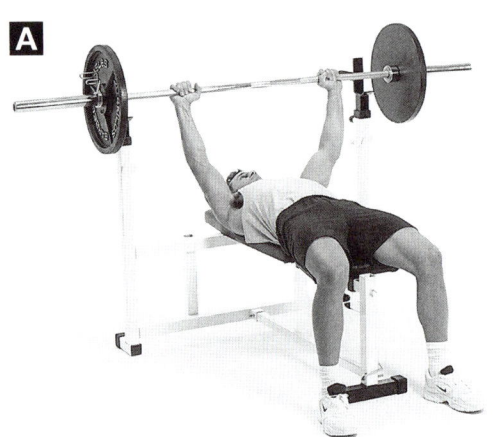

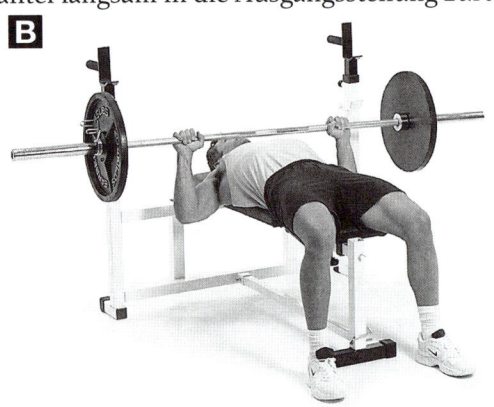

BANKDRÜCKEN MIT KURZHANTELN

Bei dieser Übung wird der Trizeps etwas stärker als beim Bankdrücken mit der Langhantel beansprucht. Auch hier sollten Sie einen Sicherheitsstopper einsetzen.

[A] Legen Sie sich flach auf eine Hantelbank und halten Sie in jeder Hand eine Kurzhantel. Die Arme sind voll gestreckt und befinden sich senkrecht zum Boden. Die Enden der Kurzhanteln sollten sich fast berühren. Ihre Füße stehen flach auf dem Boden

und die Handflächen weisen zu den Füßen. Halten Sie Kopf und Körper stets fest auf die Bank ge-drückt.

[B] Beugen Sie langsam die Ellbogen und führen sie die Arme nach unten, bis sich die Hanteln auf beiden Seiten unmittelbar über der Brust befinden. Die Ellbogen sollten dabei in Ohrhöhe liegen, aber nicht tiefer. Halten Sie die Stellung eine Sekunde und drücken Sie die Arme langsam nach oben zu-rück. Halten sie dabei die Hanteln unter Kontrolle, ohne den Rücken zu krümmen oder die Gewichte schwingen zu lassen.

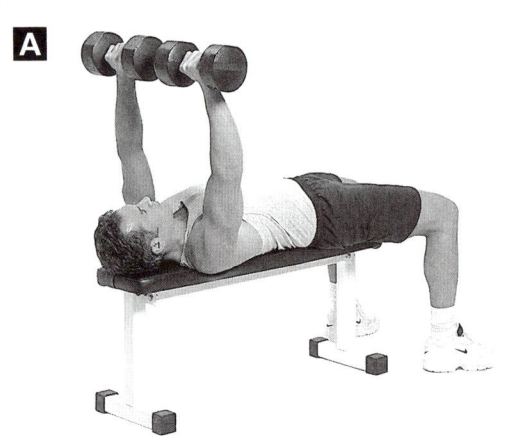

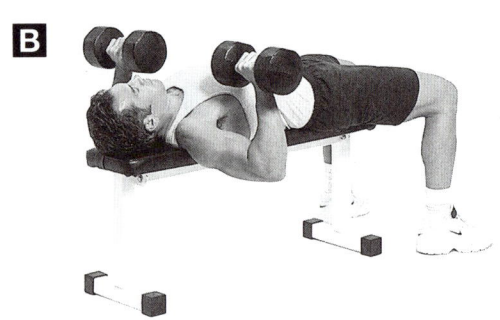

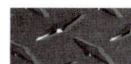

OBERE BRUSTMUSKELN ► FREIE GEWICHTE

SCHRÄGBANKDRÜCKEN

Diese Übung dient zur Kräftigung der Schultern und der Brustkorbmuskulatur. Trainieren Sie immer mit einem Sicherheitsstopper.

Legen Sie sich auf eine Schrägbank, die im 45°-Winkel aufwärts geneigt ist. Umfassen sie die Langhantel mit den Händen schulterbreit, so dass die Handflächen zu den Füßen weisen. Halten sie den Rücken flach auf die Bank gedrückt und die Füße auf dem Boden.

[A] Drücken Sie die Hantel von der Halterung und strecken Sie die Arme senkrecht zum Boden.

[B] Beugen Sie die Ellbogen und senken Sie die Hantel langsam bis über die Brust, in Höhe zwischen Schultern und Brustwarzen. Halten Sie die Position eine Sekunde und drücken Sie die Hantel mit einer langsamen und kontrollierten Bewegung über die Brust wieder nach oben. Vermeiden Sie dabei, den Rücken zu krümmen oder die Hantel von der Brust abprallen zu lassen.

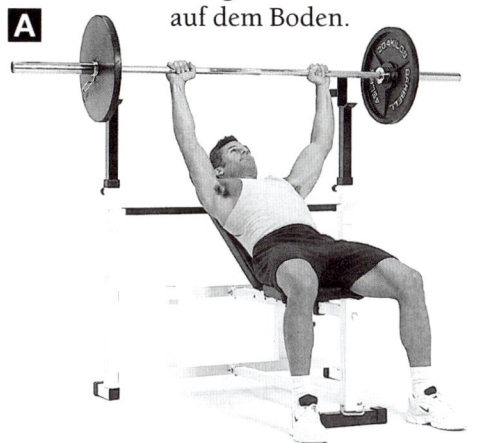

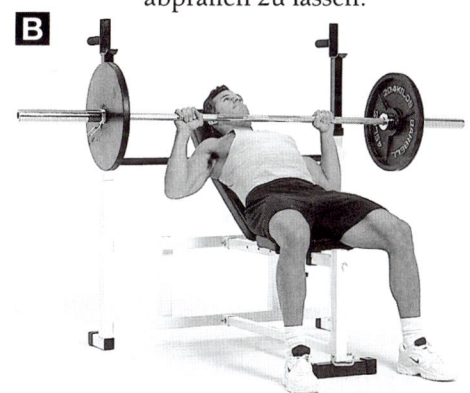

SCHRÄGBANKDRÜCKEN MIT KURZHANTELN

Hier wird ihr Trizeps trainiert. Verwenden Sie einen Sicherheitsstopper.

[A] Legen Sie sich auf eine Schrägbank, die im 45°-Winkel aufwärts geneigt ist. Halten Sie in jeder Hand eine Kurzhantel, die Arme sind nach oben ausgestreckt, schulterbreit auseinander und befinden sich senkrecht zum Boden. Die Handflächen weisen zu den Füßen. Halten Sie den Rücken auf die Bank gedrückt und die Beine flach auf dem Boden.

[B] Senken Sie die Hanteln langsam zu den Schultern, die Ellbogen weisen dabei nach außen. Verharren Sie eine Sekunde und strecken Sie Arme mit einer kontrollierten Bewegung wieder langsam nach oben. Vermeiden Sie dabei, den Rücken zu krümmen oder die Hanteln von der Brust nach oben abprallen zu lassen.

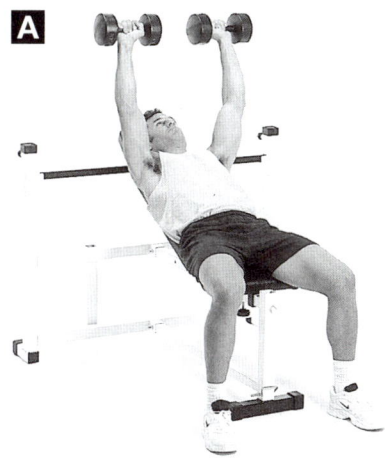

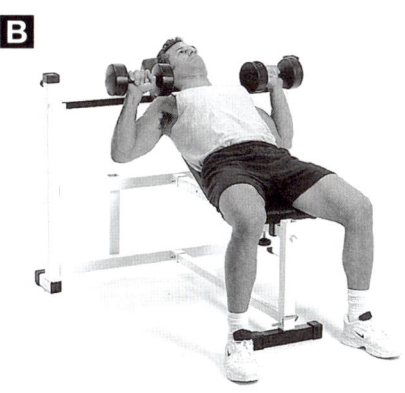

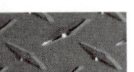
UNTERE BRUSTMUSKELN ► FREIE GEWICHTE

NEGATIVBANKDRÜCKEN

Diese Übung funktioniert ähnlich wie das normale Bankdrücken, aber beansprucht vor allem die untere Partie der Brustmuskulatur. Achtung: Die hier ausgeführte Bewegung ist schwierig und kann gefährlich werden. Sie sollten deshalb nur mit leichterem Gewicht als üblich trainieren und stets einen Sicherheitsstopper verwenden. Um Verletzungen zu vermeiden, beginnen Sie zunächst mit besonders niedrigem Gewicht, bis Sie die Übung richtig beherrschen.

Legen Sie sich auf eine Negativbank, der Kopf befindet sich unter dem Hantelständer und die Knie

über dem anderen Ende der Bank. Stecken Sie die Füße unter das Stützpolster. Umfassen Sie die Hantelstange mit den Händen schulterbreit im Obergriff, so dass die Handflächen zu den Füßen zeigen.
[A] Heben Sie die Stange aus der Halterung und halten Sie sie gerade über der Brust.
[B] Beugen Sie langsam die Ellbogen und senken Sie die Hantel bis kurz unter die Brustwarzen ab. Die Ellbogen weisen dabei nach stets nach außen. Halten Sie die Stellung eine Sekunde und drücken sie die Hantel langsam und kontrolliert wieder auf volle Armlänge nach oben.

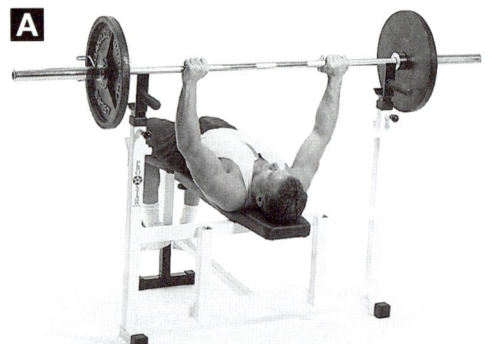

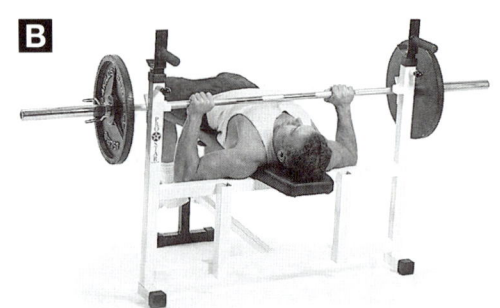

ÜBERZÜGE MIT KURZHANTEL

Bei dieser Übung wird auch der große Rückenmuskel und der Trizeps gekräftigt. Trainieren Sie zu Beginn mit niedrigerem Gewicht, bis Sie sich an die Übung gewöhnt haben, und sorgen Sie dafür, dass die Schrauben bei Hanteln mit variablem Gewicht fest angezogen sind.
[A] *Legen Sie sich quer auf eine Bank, so dass der Kopf über das Ende hinausragt. Der Oberkörper ist gerade und die Beine stehen flach auf dem Boden.*

Halten Sie eine Kurzhantel mit den Handflächen nach oben und den Daumen um die Stange gelegt an einem Ende mit beiden Händen gefasst. Die Arme sind über der Brust nach oben gestreckt und die Ellbogen leicht gebeugt.
[B] Senken Sie die Hantel langsam hinter dem Kopf nach unten, damit sich die Oberarme parallel zum Boden befinden. Der Rücken darf dabei nicht gekrümmt sein. Verharren Sie eine Sekunde und heben Sie die Hantel langsam wieder in die Ausgangsposition zurück.

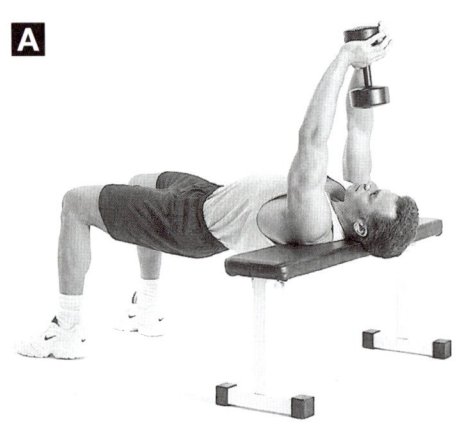

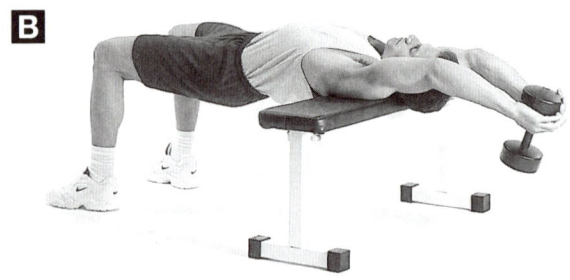

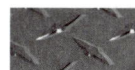

NEGATIVBANKDRÜCKEN MIT KURZHANTEL

Verwenden Sie für diese Übung einen Sicherheitsstopper. Um Verletzungen zu vermeiden, sollten Sie zunächst mit besonders niedrigem Gewicht beginnen.
[A] Legen Sie sich auf eine Negativbank, die Knie hängen über das andere Ende, und verankern Sie die Füße unter dem Stützpolster. Halten Sie in jeder Hand eine Kurzhantel, die Handflächen weisen zu den Füßen und die Arme sind schulterbreit ausein-

ander. Strecken Sie die Arme über der Brust gerade nach oben.
[B] Beugen Sie langsam die Ellbogen und senken Sie die Hanteln bis kurz unter die Brustwarzen. Die Ellbogen müssen dabei stets nach außen zeigen. Halten Sie diese Position eine Sekunde und drücken Sie die Hanteln mit einer langsamen und kontrollierten Bewegung wieder auf volle Armlänge nach oben.

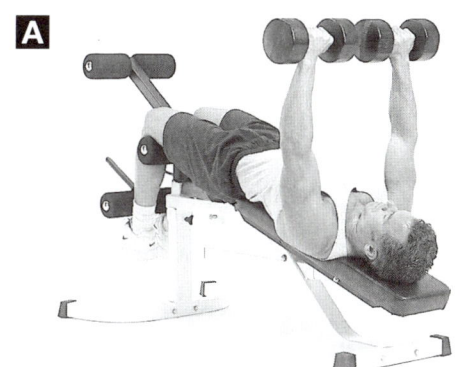

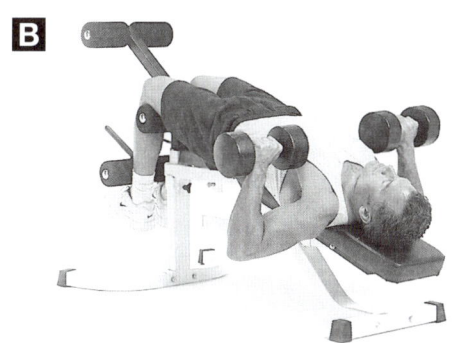

BRUSTMUSKELN ► MASCHINEN

BUTTERFLY

Bei dieser Übung werden auch die Deltamuskeln beansprucht.
[A] Setzen Sie sich an eine Butterfly-Maschine, stellen Sie die Füße flach auf den Boden und drücken Sie den Rücken gegen das Rückenpolster. Drücken Sie die Unterarme gegen das Armpolster, so dass die Arme eine gerade Linie zu den Schultern bilden.

[B] Drücken Sie die Arme mit den Ellbogen so weit wie möglich langsam vor dem Körper zusammen. Halten Sie dabei den Kopf gerade und die Brust nach oben gedrückt. Verharren Sie ein bis zwei Sekunden in dieser Stellung und kehren Sie langsam in die Ausgangsposition zurück.

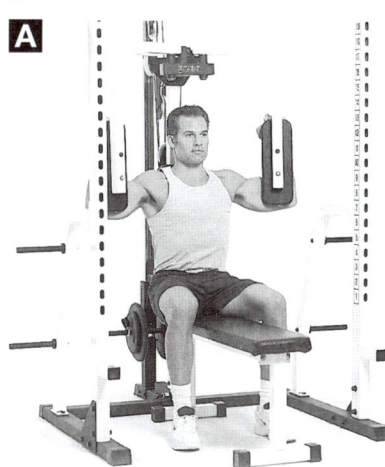

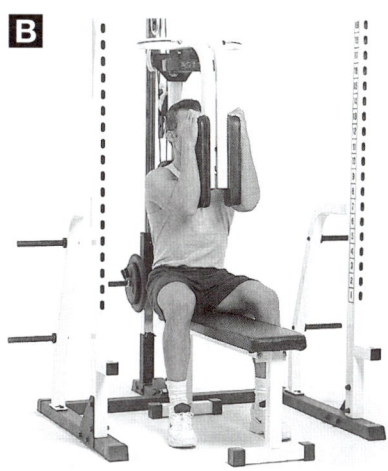

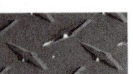
KABELZÜGE ÜBER KREUZ

Bei dieser Übung werden auch die vorderen Deltamuskeln gekräftigt. Um Verletzungen zu vermeiden, sollten Sie zunächst mit geringerem Gewicht beginnen, bis Sie die Übung richtig beherrschen.

Stellen Sie sich zwischen zwei Zugtürme mit hoch gestelltem Kabel und Bügelzuggriff, die Füße schulterbreit auseinander. Überkreuzen Sie die Arme vor dem Körper und ergreifen Sie die Bügelzuggriffe der gegenüberliegenden Seite. Beugen Sie den Oberkör-

per nach vorn, so dass er sich parallel zum Boden befindet.

[A] Halten Sie die Ellbogen leicht gebeugt und die Handgelenke stabil und ziehen Sie die Bügel so weit nach unten, bis sie mit Ihren Schultern eine Linie bilden. Das ist Ihre Ausgangsstellung.

[B] Ziehen Sie die Bügel nach unten, bis sie vor der Brust gekreuzt sind. Verharren Sie kurz und kehren Sie langsam in die Ausgangsstellung zurück.

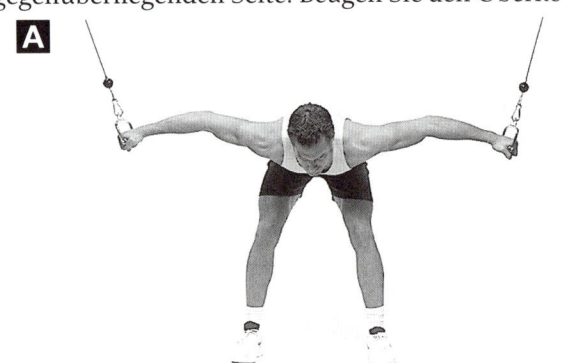

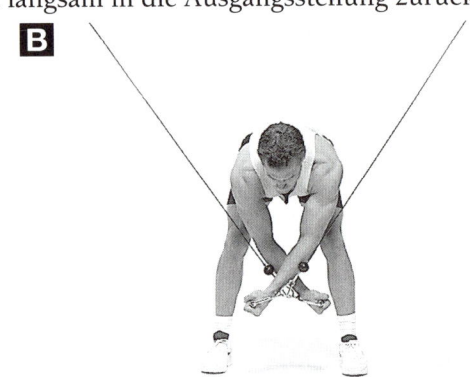

KABELÜBERZÜGE

Hier werden auch die großen Rückenmuskeln, die Rautenmuskeln und die Schulterblattmuskeln trainiert.

Stellen Sie eine Bank mit dem Kopfende etwa 60 cm vor einen Zugturm mit niedrig gestelltem Kabel und Zugstange. Legen Sie sich rücklings auf die Bank, den Kopf in Richtung Kabelzug und die Füße auf dem Boden.

[A] Umfassen Sie die Zugstange mit beiden Händen im Obergriff und lassen Sie die Stange mit einer halbkreisförmigen Bewegung hinter dem Kopf so weit

nach unten gleiten, bis sich Ihre Oberarme fast parallel zur Bank befinden. Die Ellbogen dürfen nicht weiter als im 90°-Winkel gebeugt sein. Das ist Ihre Ausgangsstellung.

[B] Ziehen Sie die Stange langsam über die Brust nach oben, bis Ihre Arme senkrecht zum Boden stehen und die Handflächen zu den Füßen zeigen. Halten Sie die Ellbogen dabei leicht gebeugt. Verharren Sie eine Sekunde in dieser Position und führen Sie die Stange langsam in die Ausgangsstellung zurück.

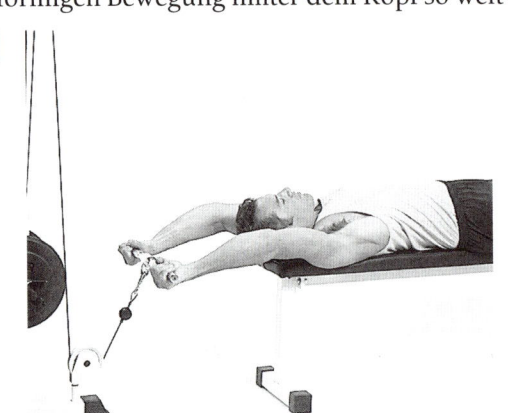

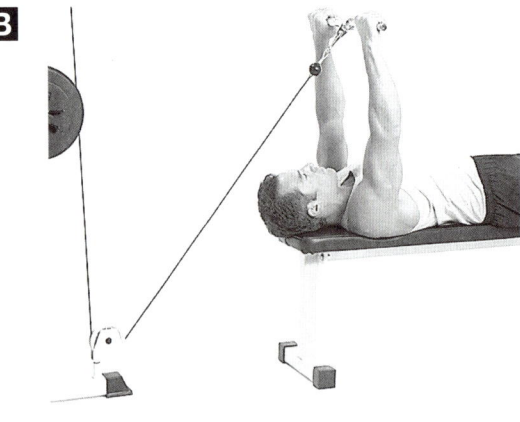

BANKDRÜCKEN AN DER MASCHINE

Diese Übung sorgt auch für eine Kräftigung von Trizeps und Deltamuskeln.

Legen Sie sich auf die Flachbank der Bankdrückmaschine, so dass sich die Hantelstange über Ihrer Brust befindet. Die Füße stehen auf dem Boden.
[A] Umfassen Sie die Hantelstange mit den Händen schulterbreit oder etwas weiter auseinander. Die Handflächen weisen zu den Füßen. Halten Sie den Rücken gerade und gegen die Bank gedrückt.

[B] Senken Sie die Stange langsam bis in Höhe der Brustwarzen ab. Die Ellbogen weisen dabei nach außen und der Rest des Körpers bleibt in unveränderter Position. Achten Sie darauf, dass Sie den Rücken nicht krümmen oder die Hantelstange von der Brust abprallen lassen. Halten Sie diese Stellung eine Sekunde und drücken Sie die Hantel wieder langsam nach oben in die Ausgangsposition zurück.

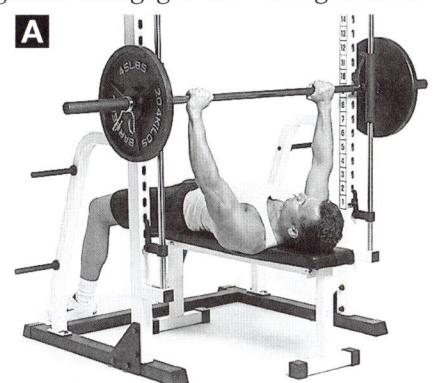

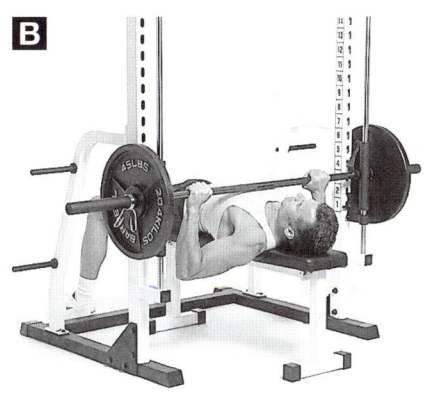

OBERE BRUSTMUSKELN ► MASCHINEN

SCHRÄGBANKDRÜCKEN AN DER MASCHINE

Im Gegensatz zum normalen Bankdrücken wird bei dieser Übung vor allem die obere Brustmuskelpartie trainiert.

Legen Sie sich auf eine im 45°-Winkel aufwärts geneigte Schrägbank an einer Bankdrückmaschine und umfassen Sie die Hantelstange mit den Händen schulterbreit auseinander im Obergriff.
[A] Drücken Sie das Gewicht nach oben, bis sich Ihre Arme senkrecht zum Boden befinden, aber noch leicht angewinkelt sind.

[B] Beugen Sie langsam die Ellbogen und senken Sie die Hantelstange bis kurz über die Brust, etwa in Höhe zwischen Schultern und Brustwarzen nach unten. Die Ellbogen weisen dabei nach außen und Kopf und Hüften bleiben gegen die Bank gelehnt. Halten Sie die Position eine Sekunde und drücken Sie die Stange mit einer langsamen und kontrollierten Bewegung wieder nach oben, ohne den Rücken zu krümmen oder die Stange von der Brust abprallen zu lassen.

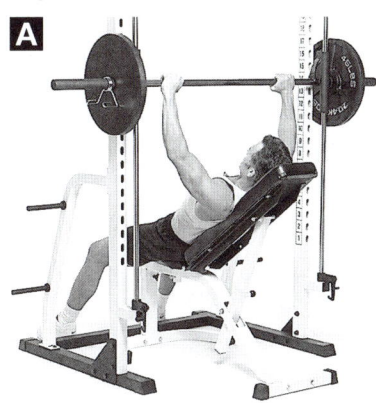

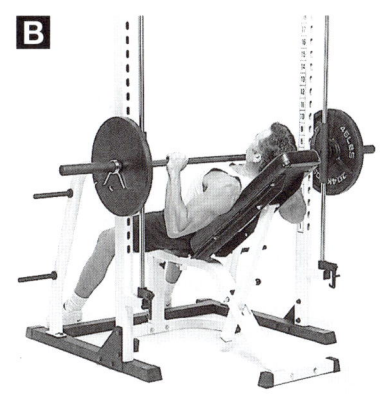

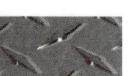

UNTERE BRUSTMUSKELN ► MASCHINEN

NEGATIVBANKDRÜCKEN AN DER MASCHINE

Achtung: Die hier ausgeführte Bewegung ist sehr schwierig. Um Verletzungen zu vermeiden, sollten Sie zunächst mit niedrigem Gewicht trainieren, bis Sie die Übung richtig beherrschen.

Legen Sie sich auf eine nach unten geneigte Bank an der Bankdrückmaschine. Ihr Kopf befindet sich unter dem Hantelständer und die Knie hängen über dem anderen Ende der Bank. Verankern Sie die Füße für besseren Halt unter dem Stützpolster. Umfassen Sie die Hantelstange mit den Händen schulterbreit auseinander im Obergriff, so dass die Handflächen zu den Füßen weisen.

[A] Heben Sie die Stange und halten Sie sie über der Brust nach oben. Rücken, Kopf und Schultern sind dabei fest gegen die Bank gedrückt.

[B] Beugen Sie langsam die Ellbogen und senken Sie die Stange bis kurz unterhalb der Brustwarzen. Halten Sie diese Position eine Sekunde und drücken Sie die Hantel mit einer langsamen und kontrollierten Bewegung wieder bis auf Armlänge nach oben.

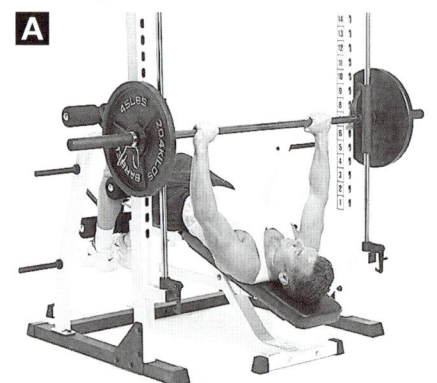

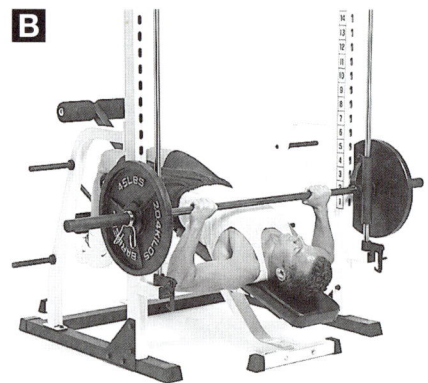

KABELÜBERZÜGE MIT GEBEUGTEN ARMEN

Bei dieser Übung werden auch der Trizeps und der große Rückenmuskel beansprucht. Beginnen Sie zunächst mit niedrigerem Gewicht, bis Sie die Bewegung richtig beherrschen.

Stellen Sie die Hantelbank mit etwa 60 bis 90 cm Abstand von einem Zugturm mit niedrig gestelltem Kabel und Bügelzuggriff auf. Die Bank steht mit der Längsseite zum Gerät. Legen Sie sich quer auf die Bank, der Kopf ragt kurz über den Rand hinaus. Umfassen Sie den Bügel mit beiden Händen im Obergriff. Der Rumpf ist gerade und die Füße stehen flach auf dem Boden.

[A] Lassen Sie den Bügel hinter dem Kopf so weit nach unten gleiten, bis Ihre Oberarme parallel zum Boden stehen. Das ist Ihre Ausgangsstellung.

[B] Ziehen Sie den Bügel nach vorn, indem Sie die leicht angewinkelten Arme über die Brust nach oben strecken. Der Rücken darf dabei nicht gekrümmt werden. Verharren Sie kurz und führen Sie den Bügel langsam in die Ausgangsstellung zurück.

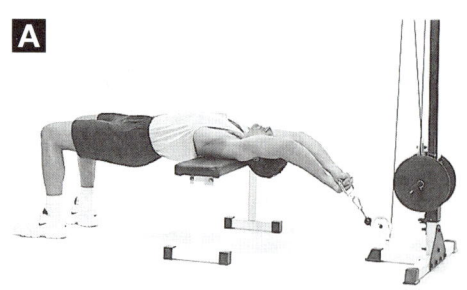

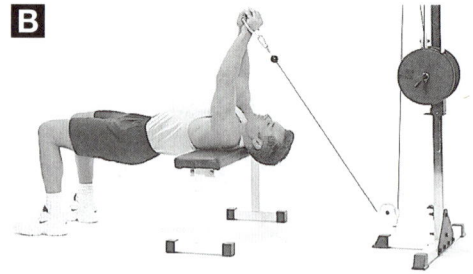

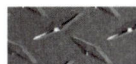

BRUSTMUSKELN ► OHNE GEWICHT

LIEGESTÜTZ

Diese klassische Übung dient auch zur Kräftigung der Schultern, der Arme, der Handgelenke und der oberen Rückenpartie.

Stützen Sie sich auf dem Boden ab und bringen Sie Ihr Körpergewicht zwischen Fußballen und Handflächen in Balance. Die Hände sind schulterbreit auseinander und Ihr Blick weist zum Boden.

[A] Strecken Sie die Arme, ohne jedoch die Ellbogen durchzudrücken. Die Beine sind vollständig gestreckt und geschlossen und die Finger zeigen nach vorn. Achten Sie darauf, dass Beine, Rücken und Nacken eine Linie bilden und Ihr Blick zum Boden gerichtet ist.

[B] Beugen Sie langsam die Arme und senken Sie den Körper, bis Ihre Brust fast den Boden berührt. Halten Sie dabei den Körper gerade. Verharren Sie eine Sekunde in dieser Position und kehren Sie langsam wieder in die Ausgangsstellung zurück.

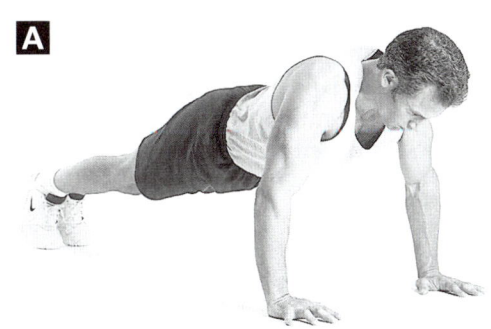

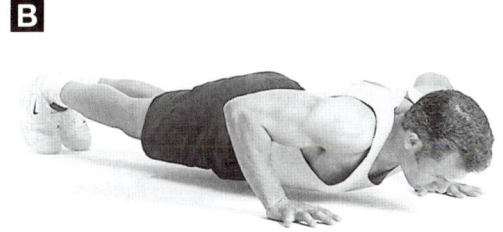

LIEGESTÜTZ VON DER BANK

Hierbei handelt es sich um die schwierigere Version der traditionellen Liegestütze.

[A] Nehmen Sie die oben beschriebene Standardposition ein. Die Beine sind geschlossen und, ebenso wie die Arme, gestreckt. Hierbei befinden sich die Füße jedoch nicht auf dem Boden, sondern werden auf eine Bank gelegt. Die Ellbogen sind leicht gebeugt und die Finger zeigen nach vorn. Richten Sie den Blick zum Boden und achten Sie darauf, dass Beine, Rücken und Nacken eine Linie bilden.

[B] Beugen Sie langsam die Arme und senken Sie den Körper, bis Ihre Brust fast den Boden berührt. Halten Sie dabei den Körper gerade. Verharren Sie eine Sekunde in dieser Position und kehren Sie langsam wieder in die Ausgangsstellung zurück.

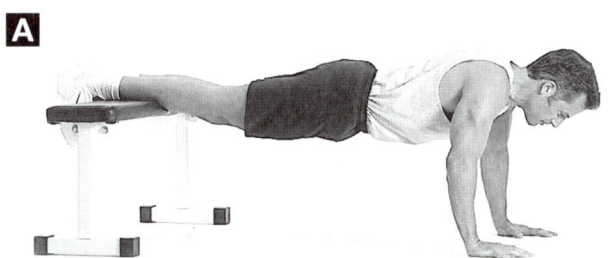

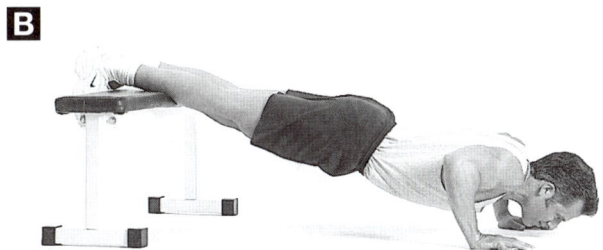

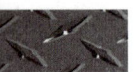

POWER-LIEGESTÜTZ

Bei dieser Liegestütz-Übung geht es mehr um Geschwindigkeit als um Kraft.

Stellen Sie sich an eine Treppe.

[A] Lassen Sie sich nach vorn überfallen und fangen Sie sich dabei mit den Händen ab, indem Sie die Liegestütz-Stellung einnehmen. Ihr Körpergewicht sollte dabei auf den Handflächen und den Zehen liegen, Beine und Rücken sind gerade.

[B] Senken Sie Ihren Körper sofort nach unten und drücken Sie sich schwungvoll in die Ausgangsposition zurück.

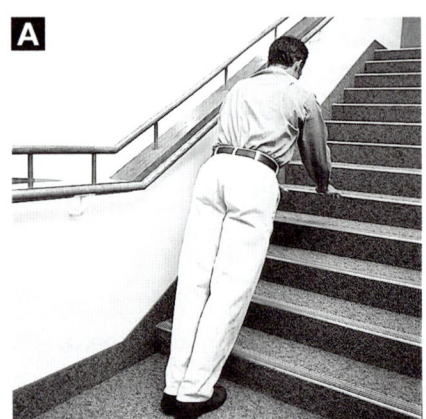

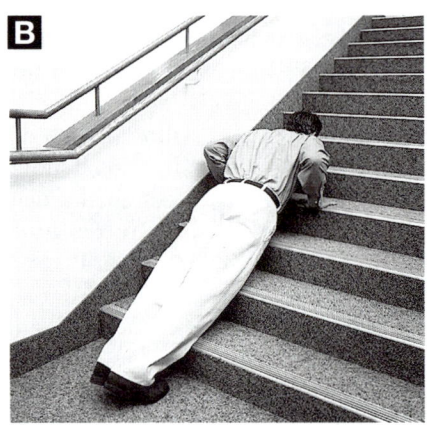

EINARMIGER LIEGESTÜTZ

Hier werden beide Seiten des Körpers nacheinander trainiert. Diese Übung ist allerdings nicht für Anfänger geeignet. Sie brauchen dafür besonders kräftige Arme und Schultern sowie eine gute Balance, um sich nicht ernsthaft zu verletzen.

Stützen Sie die rechte Hand auf den Boden und drehen Sie den Körper zur Seite. Halten Sie die linke Hand hinter den Rücken. Für ein besseres Gleichgewicht können Sie den linken Fuß auch etwas weiter zur Seite stellen. Beim rechten Fuß dürfen nur die Zehen und Fußballen den Boden berühren.

[A] Drücken Sie sich mit rechten Arm nach oben.

Sie befinden sich erst dann in der Ausgangsstellung, wenn der Arm gestreckt ist und Ihr Körpergewicht auf ihm lastet.

[B] Senken Sie langsam den Körper, bis Sie sich etwa 12 cm vom Boden entfernt befinden. Für mehr Balance können Sie die linke Hand beim Absenken auch an die Hüfte legen. Halten Sie diese Position eine Sekunde und drücken Sie sich langsam in die Ausgangsstellung zurück.

Führen Sie 3 bis 5 Wiederholungen durch und wechseln Sie dann zum anderen Arm. Versuchen Sie die Zahl der Wiederholungen allmählich zu steigern.

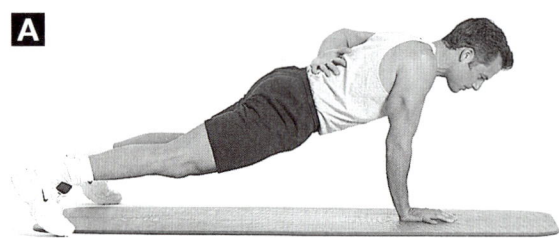

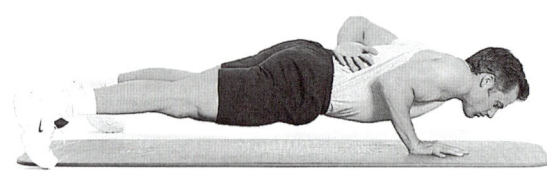

FLIEGENDE BEWEGUNG MIT WASSERKANISTERN.

Bei dieser Übung wird auch die Schultermuskulatur von der Brust zur Arminnenseite und die vordere Schultermuskulatur beansprucht. Sobald Ihre Kraft zunimmt können Sie die Kanister mit mehr Wasser auffüllen.
[A] Legen Sie sich rücklings auf eine Flachbank, die Beine auseinander und die Füße fest auf dem Boden. Halten Sie zwei Kanister an den Henkeln über die Brust nach oben. Die Handflächen weisen zueinan-der und die Gefäße berühren sich fast. Halten Sie den Rücken gerade und fest gegen die Bank gepresst. Die Ellbogen dürfen nicht durchgedrückt sein.
[B] Senken Sie die Kanister mit einer halbkreisför-migen Bewegung langsam zu den Seiten bis auf Brusthöhe nach unten, ohne dabei die Handgelenke abzuknicken. Die Ellbogen sind dabei etwa im 90°-Winkel gebeugt und der Rücken bleibt gerade. Halten Sie diese Position eine Sekunde und führen Sie die Kanister langsam in die Ausgangsstellung zurück.

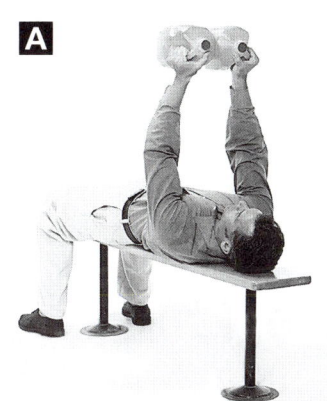

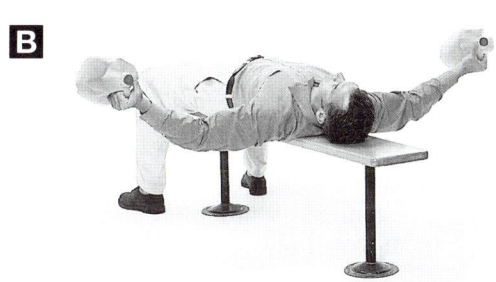

UNTERE BRUSTMUSKELN ► OHNE GEWICHTE

BARRENSTÜTZ

Bei dieser Bewegung werden auch der Trizeps, der große Rückenmuskel und die vorderen Deltamuskeln beansprucht.
[A] Stützen Sie sich mit den Armen auf zwei paral-lel liegenden Holmen vom Boden ab. Die Finger weisen dabei nach außen. Halten Sie die Ellbogen nah am Körper und winkeln Sie die Beine an, so dass Ihre Füße nicht den Boden berühren.
[B] Senken Sie langsam den Körper, bis sich Ihre Oberarme parallel zum Boden befinden. Halten Sie dabei die Ellbogen dicht am Körper und winkeln Sie die Beine leicht an, damit die Füße nicht auf dem Boden aufkommen. Drücken Sie sich danach wieder langsam nach oben in die Ausgangsposition zurück.

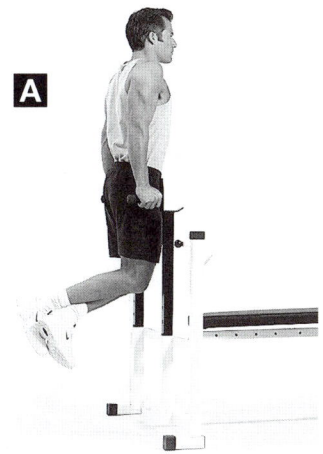

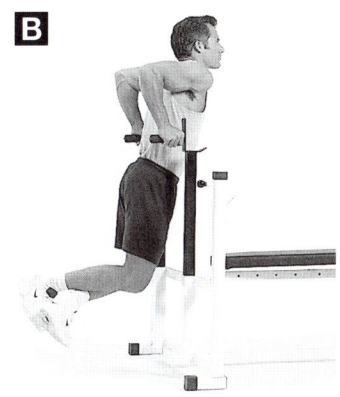

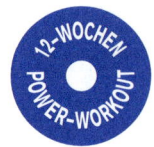

KRÄFTIGE BRUST
LEVEL I – WORKOUT FÜR ANFÄNGER

Wir empfehlen Ihnen das Training nach dem ausgeglichenen Ganzkörper-Workout auf Seite 48. Wenn Sie sich speziell auf ein Training der Brustmuskulatur konzentrieren möchten, dann werden Sie mit diesem Programm schnell Erfolge erzielen. Wählen Sie eine Übungsfolge aus: freie Gewichte, Maschinen oder ohne Gewicht.

ANLEITUNG

1. Trainieren Sie diese Übungsfolge an 2 oder 3 Tagen pro Woche. Legen Sie zwischen den Trainingstagen mindestens 48 Stunden Pause ein, damit sich Ihr Körper für ein optimales Muskelwachstum ausreichend erholen kann.

2. Machen Sie zum Aufwärmen ein paar Aerobic- und Dehnungsübungen und führen Sie einen Übungssatz mit 6 bis 10 Wiederholungen bei leichtem bis mittelschwerem Gewicht durch. Das verringert das Risiko, dass Sie sich beim anschließenden Training eine Muskelzerrung oder einen Muskelfaserriss zuziehen.

3. Nach dem Aufwärmen bestimmen Sie das Anfangsgewicht für Ihr Training, d. h. das Gewicht, mit dem Sie bei einer Übung nur 6 Wiederholungen schaffen. Das bedeutet, dass Sie an Ihrem ersten Trainingstag zunächst ein wenig herumexperimentieren müssen, bis Sie das geeignete Gewicht gefunden haben. Mit diesem Gewicht werden Sie dann so lange trainieren, bis es Ihnen zu leicht geworden ist.

Führen Sie von jeder Übung, die in der von Ihnen gewählten Übungsfolge aufgeführt ist, einen Satz mit je 6 Wiederholungen durch. Das Anheben des Gewichts (positive oder konzentrische Phase) sollte bei korrekter Ausführung der Übung so schnell wie möglich erfolgen, wohingegen das Absenken (negative oder exzentrische Phase) langsamer durchgeführt werde sollte (bis vier zählen).

4. Nach ein paar Trainingstagen werden Ihnen die 6 Wiederholungen leichter fallen. Erhöhen Sie deshalb die Zahl der Wiederholungen allmählich bis auf 10 und achten Sie auf eine korrekte Ausführung der Übung.

5. Wenn Sie schließlich zu 10 Wiederholungen in der Lage sind, können Sie das Übungsgewicht bei der nächsten Trainingssitzung erhöhen.

6. Beginnen Sie mit dem erhöhten Gewicht erneut bei 6 Wiederholungen und folgen Sie danach den Schritten 3 bis 5, bis Sie das 12-wöchige Trainingsprogramm durchlaufen haben. Wenn Sie danach mit dem gezielten Brusttraining weitermachen wollen, können Sie auf Level II für Fortgeschrittene übergehen. Wie bereits erklärt, empfehlen wir Ihnen allerdings ein ausgewogenes Ganzkörper-Trainingsprogramm anstatt eines Workouts, das nur auf einzelne Muskelgruppen ausgerichtet ist.

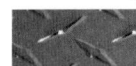

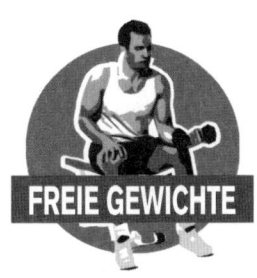

FREIE GEWICHTE

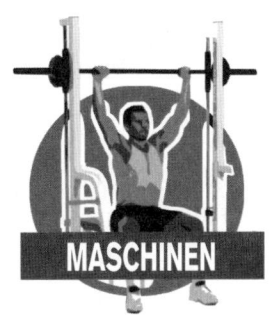

MASCHINEN

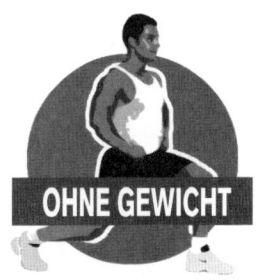

OHNE GEWICHT

1. BANKDRÜCKEN MIT KURZHANTELN (SEITE 118)
2. ÜBERZÜGE MIT KURZHANTEL (SEITE 120)
3. FLIEGENDE AUF DER FLACHBANK (SEITE 117)
4. LANGHANTEL-ÜBERZÜGE (SEITE 117)

1. BANKDRÜCKEN AN DER MASCHINE (SEITE 123)
2. KABELÜBERZÜGE MIT GEBEUGTEN ARMEN (SEITE 124)
3. BUTTERFLY (SEITE 121)
4. KABELÜBERZÜGE (SEITE 122)

1. LIEGESTÜTZ (SEITE 125)
2. FLIEGENDE BEWEGUNG MIT WASSERKANISTERN (SEITE 127)
3. LIEGESTÜTZ VON DER BANK (SEITE 125)
4. POWER-LIEGESTÜTZ (SEITE 126)

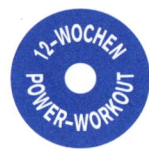

KRÄFTIGE BRUST
LEVEL II – WORKOUT FÜR FORTGESCHRITTENE

Wir empfehlen Ihnen das Training nach dem ausgeglichenen Ganzkörper-Workout auf Seite 52. Wenn Sie sich speziell auf ein Training der Brustmuskulatur konzentrieren möchten, dann werden Sie mit diesem Programm schnell Erfolge erzielen. Wählen Sie eine Übungsfolge aus: freie Gewichte, Maschinen oder ohne Gewicht.

ANLEITUNG

1. Trainieren Sie 3 Tage pro Woche und legen Sie zwischen den Trainingstagen 48 Stunden Erholungspause ein.

2. Wärmen Sie sich immer mit ein paar Aerobic- und Dehnungsübungen auf und führen Sie einen Übungssatz mit 6 bis 10 Wiederholungen bei leichtem bis mittelschwerem Gewicht durch. Das verringert das Risiko, dass Sie sich beim anschließenden Training eine Verletzung zuziehen.

3. Als Standard-Workout führen Sie jede Übung in der von Ihnen gewählten Übungsfolge in drei Sätzen mit je 6 bis 10 Wiederholungen durch. Der Aufwärm-Satz zählt dabei als erster Satz. Das Anfangsgewicht für den zweiten und dritten Satz sollte so schwer sein, dass Sie damit nur 6 Wiederholungen schaffen. Sobald Ihre Kraft zugenommen hat, können Sie die Zahl der Wiederholungen allmählich auf 10 erhöhen. Dann steigern Sie das Gewicht beim nächsten Training so weit, dass Sie erneut nur 6 Wiederholungen schaffen.

Das Anheben des Gewichts (positive oder konzentrische Phase) sollte korrekt und so schnell wie möglich erfolgen, wohingegen das Absenken (negative oder exzentrische Phase) langsamer durchgeführt werde sollte (bis vier zählen).

4. Sorgen Sie beim Training für Abwechslung. Anstatt der Einzelübungen können Sie auch in Supersätzen trainieren, d. h., zwei Übungen (mit je einer Wiederholung) ohne Pause hintereinander durchführen. Dafür eignen sich viele der Übungen.

Eine andere Möglichkeit besteht darin, bei leichterem Gewicht als üblich 15 bis 20 Wiederholungen durchzuführen, und/oder bei aufeinander folgenden Sätzen das Gewicht allmählich zu erhöhen und die Zahl der Wiederholungen zu verringern (Diese Übungsmethode nennt man Pyramiden-Training). Wenn Sie zum Beispiel im ersten Satz 10 Wiederholungen mit 90 kg durchführen, dann können Sie im zweiten Satz 7 Wiederholungen mit 112 kg und im dritten Satz 4 Wiederholungen mit 135 kg absolvieren.

5. Mit etwas mehr Trainingserfahrung können Sie am Ende eines jeden Übungssatzes, wenn Ihre Kraft für eine ganze Wiederholung nicht mehr ausreicht, auch 1 bis 2 Teilwiederholungen versuchen. Bei dieser Trainingsmethode wird der Muskel bis zur Ermüdung belastet und das Muskelwachstum dadurch stark angeregt. Achtung: Dafür brauchen Sie allerdings die Unterstützung eines Trainingspartners, vor allem, wenn Sie mit freien Gewichten trainieren.

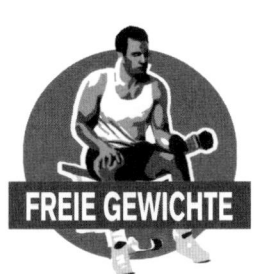

FREIE GEWICHTE

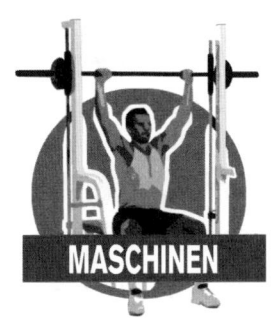

MASCHINEN

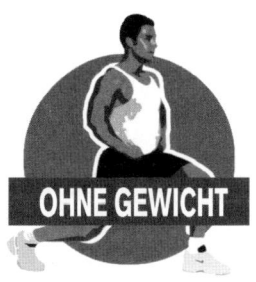

OHNE GEWICHT

1. BANKDRÜCKEN MIT KURZHANTELN (SEITE 118)
2. FLIEGENDE AUF DER FLACHBANK (SEITE 117)
3. SCHRÄGBANKDRÜCKEN (SEITE 119)
4. ÜBERZÜGE MIT KURZHANTEL (SEITE 120)
5. NEGATIVBANKDRÜCKEN MIT KURZHANTEL (SEITE 121)

1. BANKDRÜCKEN AN DER MASCHINE (SEITE 123)
2. KABELZÜGE ÜBER KREUZ (SEITE 122)
3. SCHRÄGBANKDRÜCKEN AN DER MASCHINE (SEITE 123)
4. KABELÜBERZÜGE MIT GEBEUGTEN ARMEN (SEITE 124)
5. NEGATIVBANKDRÜCKEN AN DER MASCHINE (SEITE 124)

1. LIEGESTÜTZ (SEITE 125)
2. FLIEGENDE BEWEGUNG MIT WASSERKANISTERN (SEITE 127)
3. POWER-LIEGESTÜTZ (SEITE 126)
4. BARRENSTÜTZ (SEITE 127)
5. LIEGESTÜTZ VON DER BANK (SEITE 125)

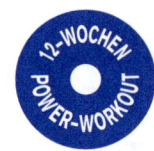

KRÄFTIGE BRUST
LEVEL III – WORKOUT FÜR GEÜBTE

Wir empfehlen Ihnen das Training nach dem ausgeglichenen Ganzkörper-Workout auf Seite 56. Wenn Sie sich speziell auf ein Training der Brustmuskulatur konzentrieren möchten, dann werden Sie mit diesem Programm schnell Erfolge erzielen. Wählen Sie eine Übungsfolge aus: freie Gewichte, Maschinen oder ohne Gewicht.

ANLEITUNG

1. Trainieren Sie 3 Tage pro Woche und legen Sie zwischen den Trainingstagen 48 Stunden Erholungspause ein.

2. Als Standard-Workout führen Sie jede Übung in der von Ihnen gewählten Übungsfolge in drei Sätzen mit je 6 bis 10 Wiederholungen durch. Der erste Satz, der nach ein paar Aerobic- und Dehnungsübungen durchgeführt wird, dient als Aufwärm-Satz. Das Anfangsgewicht für den zweiten und dritten Satz sollte so schwer sein, dass Sie damit nur 6 Wiederholungen schaffen. Sobald Ihre Kraft zugenommen hat, können Sie die Zahl der Wiederholungen allmählich auf 10 erhöhen. Wenn Sie schließlich bei 10 Wiederholungen angelangt sind, erhöhen Sie das Gewicht beim nächsten Trai-

ning so weit, dass Sie erneut nur 6 Wiederholungen schaffen.

Das Anheben des Gewichts (positive oder konzentrische Phase) sollte bei korrekter Ausführung der Übung so schnell wie möglich erfolgen, wohingegen das Absenken (negative oder exzentrische Phase) langsamer durchgeführt werde sollte (bis vier zählen).

3. Variieren Sie Ihr Workout genauso wie auf Level II und trainieren Sie zusätzlich in Dreiersätzen und Riesensätzen. Dreiersätze funktionieren genauso wie Supersätze, nur mit dem Unterschied, dass hier nicht zwei, sondern drei Übungen ohne Pause nacheinander ausgeführt werden. Bei Riesensätzen wird das Gleiche mit vier Übungen gemacht.

4. Versuchen Sie am Ende eines jeden Übungssatzes, wenn Ihre Kraft für eine ganze Wiederholung nicht mehr ausreicht, 1 bis 2 Teilwiederholungen. Bei dieser Trainingsmethode wird der Muskel bis zur Ermüdung belastet und das Muskelwachstum dadurch stark angeregt. Achtung: Auf diesem hohen Level brauchen Sie für Teilwiederholungen mit freien Gewichten allerdings immer die Unterstützung eines Trainingspartners.

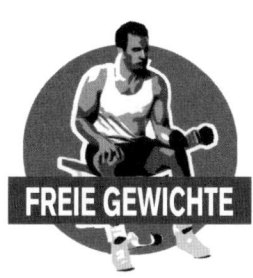

FREIE GEWICHTE

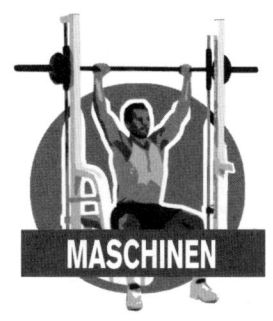

MASCHINEN

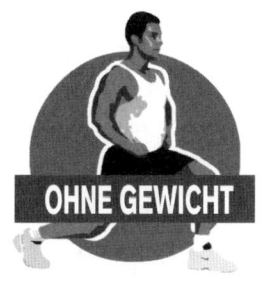

OHNE GEWICHT

1. BANKDRÜCKEN MIT KURZHANTELN (SEITE 118)
2. FLIEGENDE AUF DER FLACHBANK (SEITE 117)
3. SCHRÄGBANKDRÜCKEN MIT KURZHANTELN (SEITE 119)
4. LANGHANTEL-ÜBERZÜGE (SEITE 117)
5. NEGATIVBANKDRÜCKEN MIT KURZHANTELN (SEITE 121)

1. BANKDRÜCKEN AN DER MASCHINE (SEITE 123)
2. BUTTERFLY (SEITE 121)
3. SCHRÄGBANKDRÜCKEN AN DER MASCHINE (SEITE 123)
4. KABELÜBERZÜGE (SEITE 122)
5. NEGATIVBANKDRÜCKEN AN DER MASCHINE (SEITE 124)
6. KABELZÜGE ÜBER KREUZ (SEITE 122)

1. LIEGESTÜTZ (SEITE 125)
2. FLIEGENDE BEWEGUNG MIT WASSERKANISTERN (SEITE 127)
3. EINARMIGER LIEGESTÜTZ (SEITE 126)
4. BARRENSTÜTZ (SEITE 127)
5. LIEGESTÜTZ VON DER BANK (SEITE 125)
6. POWER-LIEGESTÜTZ (SEITE 126)

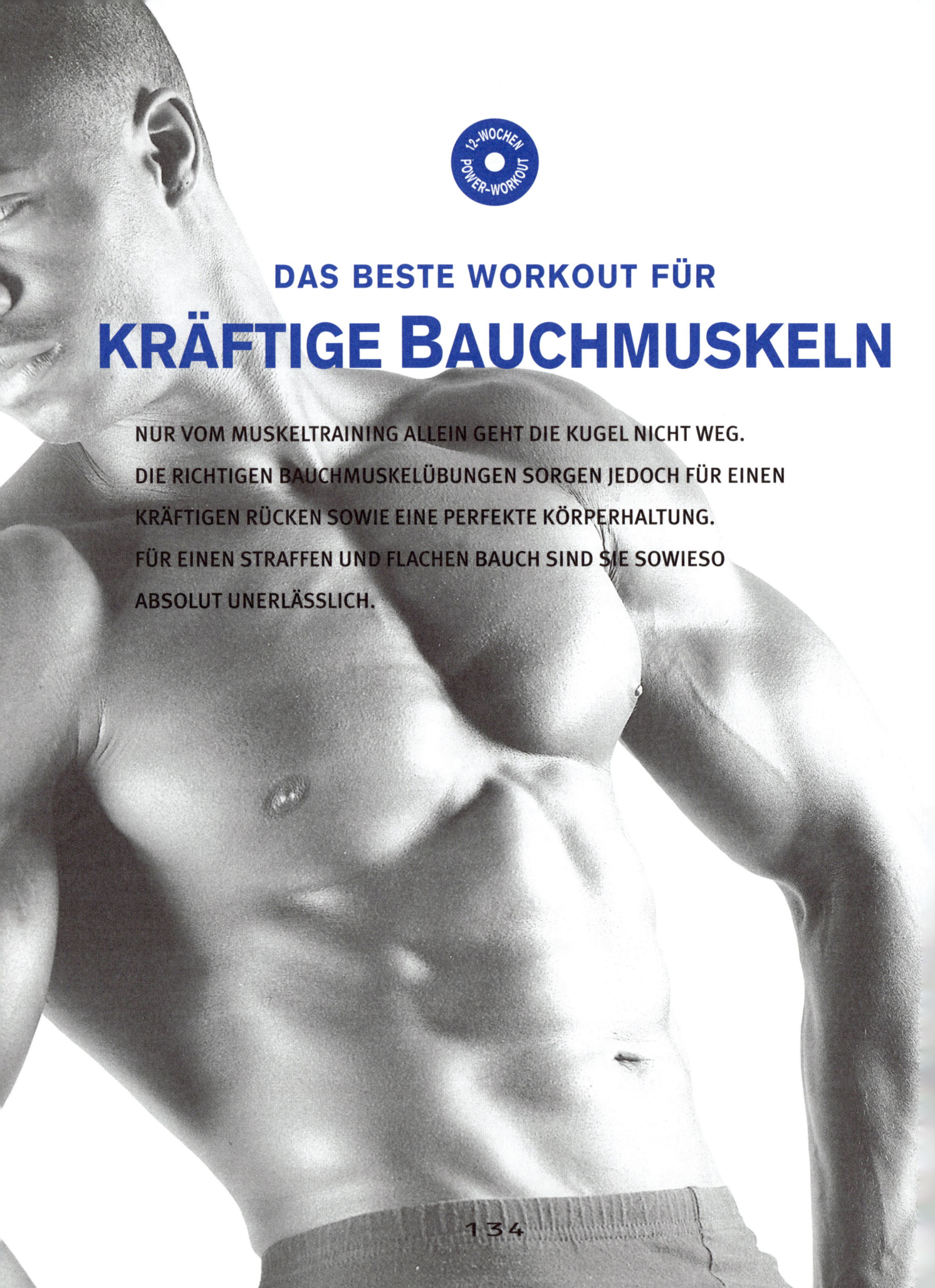

12-WOCHEN POWER-WORKOUT

DAS BESTE WORKOUT FÜR
KRÄFTIGE BAUCHMUSKELN

NUR VOM MUSKELTRAINING ALLEIN GEHT DIE KUGEL NICHT WEG.
DIE RICHTIGEN BAUCHMUSKELÜBUNGEN SORGEN JEDOCH FÜR EINEN
KRÄFTIGEN RÜCKEN SOWIE EINE PERFEKTE KÖRPERHALTUNG.
FÜR EINEN STRAFFEN UND FLACHEN BAUCH SIND SIE SOWIESO
ABSOLUT UNERLÄSSLICH.

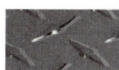

Egal ob Michelangelos nackter David oder Marky Mark in knappen Calvin Klein-Unterhosen – ein schöner Waschbrettbauch ist bei allen beliebt. Wer sich solche Bauchmuskeln antrainieren möchte, mag vielleicht genauso zu kämpfen haben wie ein Sumo-Ringer, der sich in einen Twingo hineinquetschen will – aber trotzdem ist die Sache nicht unmöglich.

BAUCH-BASICS

Wir hoffen, dass Sie ein paar schlechte Nachrichten verdauen können:

Durch Bauchmuskeltraining allein sehen Sie noch lange nicht wie ein Männer-Model auf dem Titelblatt von *Men's Health* aus. Ihr Bauch könnte dadurch nämlich sogar noch größer werden. Wir erklären Ihnen auch warum.

Bei Männern lagert sich das Fett vor allem in der Bauchregion ab. „Selbst wenn Sie die kräftigsten Bauchmuskeln haben, aber darüber 7 cm Fett liegen, dann ist von den Muskeln nichts zu sehen, weil sich noch immer 7 cm Fett darüber befinden. Das Fett wird durch die Muskelmasse sogar noch ein wenig weiter herausgedrückt", erklärt Harvey Wallmann, Trainer und Konditionsspezialist aus Las Vegas.

Gezieltes Abnehmen allein, d. h. Gewichtsreduktion einer bestimmten Körperpartie durch spezielles Training, funktioniert da auch nicht.

Wer also gestählte Bauchmuskeln haben möchte, muss aerobes Training – Laufen, Radfahren, Step-Übungen etc. – mit Bauchmuskelübungen kombinieren und auf die richtige Hard-Body-Ernährung achten. „Dafür braucht man viel Willen und Disziplin und die richtige Mischung aus Bauchmuskel- und Ausdauertraining", so Wallmann.

Sie brauchen nur die nötige Disziplin aufzubringen, und der Hard-Body-Plan sorgt für die perfekte Mischung.

Ein übergewichtiger Mann, der seine Bauchmuskulatur trainiert, mag zwar kräftigere Muskeln haben als ein schlanker Mann, der nicht trainiert, aber trotzdem stellt sich die Frage, ob sich ein Muskeltraining für Übergewichtige überhaupt lohnt.

Ja, durchaus. Menschen mit einer schwachen Bauchmuskulatur haben meist auch einen schwachen Rücken und eine schlechte Körperhaltung. Und ein Mann, der mit hängenden Schultern und krummem Rücken zur Abteilungssitzung schlurft, strahlt nicht gerade Vitalität und Lebensfreude aus.

Kräftige Bauchmuskel sind nützlich, wenn man morgens aus dem Bett torkelt (das, was man gern häufiger und aus allen nur vorstellbaren Gründen tut) und werden auch gebraucht, wenn man den Rumpf dreht, sich nach vorn beugt oder nach hinten lehnt. Na, wie wär's denn mal mit einer Runde Limbo tanzen? *Cha, cha, cha.*

Die Bauchmuskulatur setzt sich aus verschiedenen Muskelgruppen zusammen. Am auffälligsten ist dabei der gerade Bauchmuskel (*rectus abdominis*), der ungefähr von der Mitte des Brustbeins vertikal bis unterhalb des Bauchnabels verläuft. Das ist genau der Muskel, der im gut trainierten Zustand dem Bauch den allseits beliebten Waschbrett-Look verleiht, der auch als „Six-Pack" bezeichnet wird,

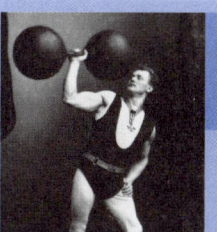

FAKTEN

Sie haben doch bestimmt auch schon mal eine dieser Werbesendungen gesehen, in denen irgendwelche Geräte angepriesen werden, die Ihnen angeblich eine schmale Taille und kräftige Bauchmuskeln verschaffen sollen. Sparen Sie Ihr Geld. (Das soll aber nicht unbedingt heißen, dass diese Produkte absolute Flops sind – einige von ihnen haben tatsächlich Wirkung gezeigt.) Eine Studie an der California State University in Northridge hat allerdings ergeben, dass es einfach nichts Besseres gibt als unsere schlichten, einfachen und altbewährten Crunches (Bauchpressen).

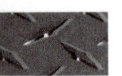

weil es so aussieht, als ob sich unter der Haut ein Sechserpack Bierdosen abzeichnen würde.

Unterhalb dieses Muskels liegt der quere Bauchmuskel (transversus abdominis) versteckt, der die inneren Organe zusammenhält und stützt. Dann gibt es noch die schrägen inneren und äußeren Bauchmuskeln, die an den Seiten nach oben und unten verlaufen, und vielen von uns als hartnäckige Wülste namens love handles (Liebesgriffe) bestens bekannt sind,

Bauchmuskeln sind vor allem beim Sport äußerst nützlich, so Wallmann. Beim Fußball sorgen sie zum Beispiel für mehr Wucht, wenn Sie gegen den Ball treten. Auch beim Gewichttraining anderer Muskelgruppen sind sie hilfreich. „Stellen Sie sich den Bauch einfach wie Ihren Kern vor", so Brian Pfeufer vom Sports Training Institute in New York City. „Ist Ihr Kern schwach, dann sind auch die Extremitäten schwach. Sorgen Sie für eine kräftige Mitte und arbeiten Sie sich bis nach außen durch."

CRUNCH-TIME

Das Bauchmuskeltraining kann zwar aus vielen verschiedenen Übungen zusammengestellt werden, aber letztendlich reicht eine Bewegung völlig aus: der Crunch (Bauchpresse). „Mit einem einfachen und korrekt ausgeführten Crunch erzielen Sie eine Menge Erfolg", so Wallmann.
Das Problem ist nur, dass viele Männer bei den Crunches nicht die richtige Technik anwenden und zu viele davon machen.

Beugen Sie die Knie und stellen Sie die Füße hüftbreit auf den Boden. Schwingen Sie den Körper nicht ruckartig auf und ab, sondern führen Sie die Bewegung langsam und vorsichtig aus, rät Wallmann.

Beim Anheben sollte sich der Oberkörper etwa im 30° bis 45°-Winkel zum Boden befinden. Wenn Sie bis zu den Knien nach oben gehen und damit die 45° Grad übersteigen, verliert die Bewegung an Spannung und statt der Bauchmuskeln wird der Hüftbeugemuskel beansprucht.

Können Sie sich noch an den sadistischen Turnlehrer in der Schule erinnern, der Sie solange mit Rumpfheben traktierte, bis Ihnen übel davon wurde? Und wissen Sie noch, wie Sie dabei die Finger hinter dem Kopf verschränken mussten? Lassen Sie das. Wir sind hier nicht mehr in der Schule. Und wenn Sie es wären, würden Sie feststellen, dass die Sportlehrer von heute viel besser Bescheid wissen.

Vergessen Sie die verschränkten Finger hinter dem Kopf und legen Sie die Fingerspitzen stattdessen an die Schläfen oder die Ohren. Viele Leute, die noch immer die Hände hinter den Kopf halten, haben die Angewohnheit, beim Anheben den Kopf ruckartig nach vorn zu ziehen und riskieren dabei eine Nackenverletzung.

Wenn Sie beim Training vor allem die schrägen Bauchmuskeln beanspruchen wollen, dann können Sie die Crunches auch über Kreuz ausführen: Drehen Sie den Oberkörper nach rechts, mit der linken Schulter zum rechten Knie, senken Sie sich wieder und drehen Sie sich zur anderen Seite.

BECKENHEBEN

Legen Sie sich mit angewinkelten Beinen auf den Rücken, die Füße sind hüftbreit auseinander und stehen flach auf dem Boden. Platzieren Sie die Arme so, wie es Ihnen am angenehmsten ist. Drücken Sie den Rücken nach unten, ziehen Sie den Bauch ein, spannen Sie das Gesäß an und heben Sie die Hüften so weit, bis sich das Gesäß 3 bis 5 cm über dem Boden befindet. Halten Sie diese Position einen Moment und senken Sie das Gesäß langsam wieder auf den Boden zurück.

Das ist eine hervorragende Bauchmuskelübung, mit der Sie sich auch besser daran gewöhnen können, den Rücken gerade zu halten. Das ist vor allem für Crunches, Bankdrücken und andere Übungen wichtig, bei denen Sie sich durch einen gekrümmten Rücken Verletzungen zuziehen können, so Pfeufer. Beckenheben sorgt außerdem für eine Kräftigung der unteren Rückenpartie.

Zum Schluss ist noch zu sagen, dass Sie es mit der Zahl der Crunches nicht übertreiben sollten. Trainieren Sie die Bauchmuskulatur genauso wie die anderen Muskelgruppen, rät er.

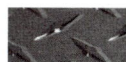

GERADE BAUCHMUSKELN ► FREIE GEWICHTE

HÜFTHEBEN MIT GEWICHTSMANSCHETTEN

Bei dieser Bewegung werden auch die Gesäßmuskeln und die vorderen Oberschenkelmuskeln trainiert.

Befestigen Sie um jedes Fußgelenk eine Gewichtsmanschette.

[A] Legen Sie sich flach auf den Boden und strecken Sie die Beine nach oben. Die Knie dürfen nicht durchgedrückt sein und die Zehen sind gestreckt. Legen Sie die Arme an die Seiten, mit den Handflächen nach unten.

[B] Spannen Sie die unteren Bauchmuskeln an, verlagern Sie Ihr Gewicht auf die Schultern und heben Sie die Hüfte langsam vom Boden. Halten Sie dabei die Beine stets nach oben. Verharren Sie kurz in dieser Position und kehren Sie langsam in die Ausgangsstellung zurück.

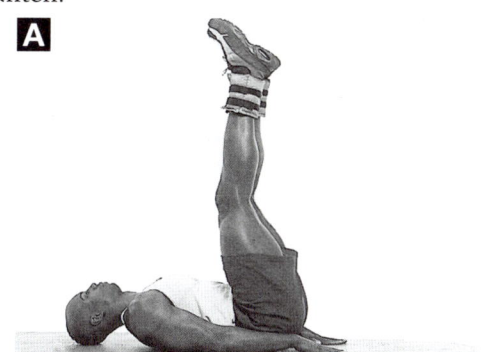

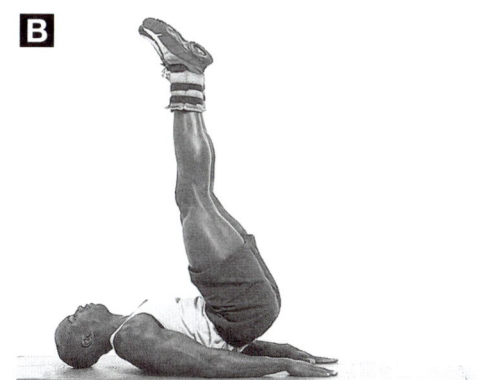

EXZENTRISCHES RUMPF-HEBEN MIT HANTELSCHEIBE

Bei dieser Übung werden sowohl die oberen als auch die unteren Bauchmuskeln beansprucht.

[A] Setzen Sie sich mit angewinkelten Beinen auf den Boden, die Füße sind schulterbreit auseinander und stehen flach auf dem Boden. Stellen Sie die Füße für einen besseren Halt zum Beispiel unter eine Gewichtsmaschine – oder zu Hause unters Sofa. Halten Sie eine Hantelscheibe vor die Brust und richten Sie den Oberkörper etwas weniger als im 90°-Winkel zum Boden aus.

[B] Senken Sie den Oberkörper langsam zum Boden und halten Sie dabei die Bauchmuskeln angespannt, indem Sie den Rumpf leicht nach vorn beugen und die untere Rückenpartie krümmen. Wenn sich Ihr Oberkörper im 45°-Winkel zum Boden befindet, kehren Sie langsam in die Ausgangsposition zurück.

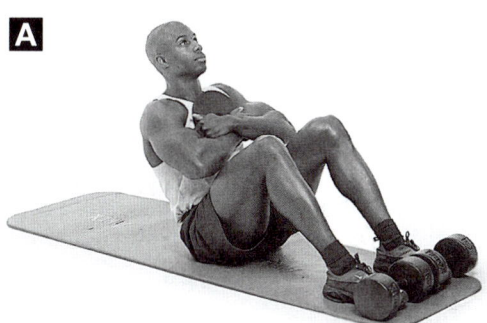

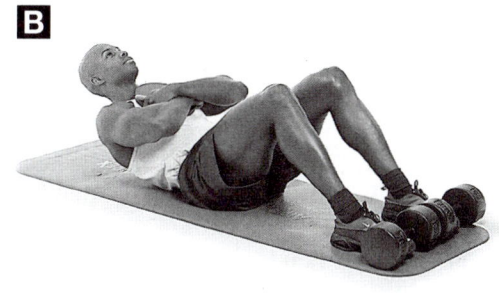

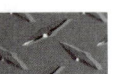

GERADE UND SCHRÄGE BAUCH-MUSKELN ► FREIE GEWICHTE

SEITLICHES RUMPFDREHEN MIT HANTELSCHEIBE

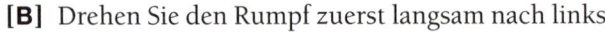

Führen Sie diese Übung mit einer langsamen und durchgehenden Bewegung aus.

[A] Setzen Sie sich mit angewinkelten Beinen auf den Boden und halten Sie mit beiden Händen eine Hantelscheibe vor die Brust. Stellen Sie die Füße für einen besseren Halt unter eine feste Vorrichtung, z. B. eine Gewichtsmaschine, und halten Sie den Oberkörper im 45°-Winkel zum Boden.

[B] Drehen Sie den Rumpf zuerst langsam nach links.
[C] Bleiben Sie nach links gedreht und senken Sie den Rücken langsam zum Boden.
[D] Heben Sie den Rumpf mit einer Drehung im Uhrzeigersinn langsam zur rechten Seite.

Wiederholen Sie die Übung, indem Sie sich diesmal von rechts nach links bewegen.

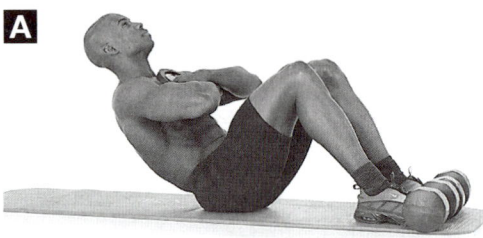

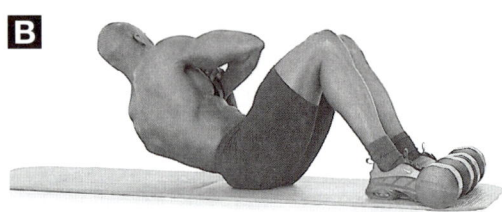

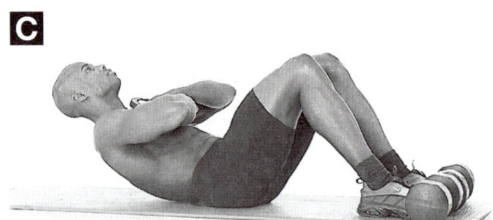

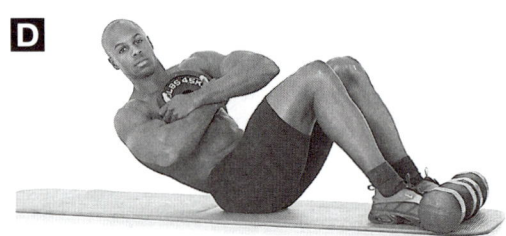

CURL-UP MIT HANTELSCHEIBE

Training für die oberen und unteren Bauchmuskeln.

[A] Legen Sie sich mit dem Rücken flach auf den Boden und halten Sie eine Hantelscheibe hinter dem Kopf, so dass die Ellbogen nach außen weisen. Beugen Sie die Knie um etwa 45° und stellen Sie die Füße schulterbreit mit etwa 15 cm Abstand zum Gesäß auf den Boden. Für besseren Halt können Sie die Füße auch unter eine stabile Vorrichtung stellen.

[B] Zählen Sie bis zwei und beugen Sie dabei den oberen Rumpf in Richtung Knie, indem Sie die untere Rückenpartie nach unten drücken und die Schulterblätter so hoch wie möglich vom Boden heben. Achten Sie darauf, dass Ihre Knie und Füße in einer Linie stehen und dass Sie den Kopf nicht mit den Händen nach oben ziehen. Kehren Sie in die Ausgangsstellung zurück, indem sie bis zwei zählen.

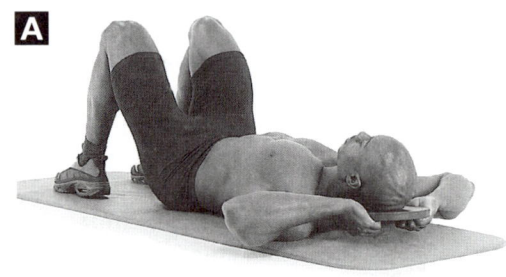

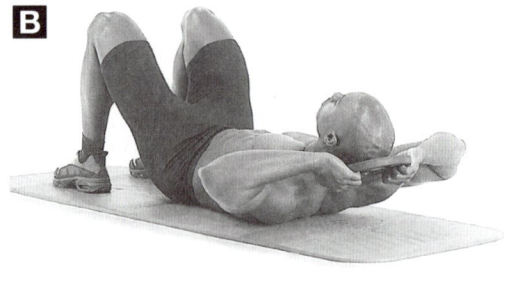

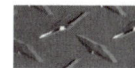

BEINHEBEN MIT GEWICHTSMANSCHETTEN

Das ist eine gute Übung für ein allgemeines Bauchmuskeltraining.

Befestigen Sie um jedes Fußgelenk eine Gewichtsmanschette.

[A] Legen Sie sich rücklings auf eine Bank, so dass sich Ihre Hüften nah am Bankende befinden. Umfassen Sie die Ecken des hüftseitigen Bankendes und strecken Sie die Beine geradeaus und mit den Zehen nach oben.

[B] Halten Sie die Beine gerade und geschlossen, ohne die Knie durchzudrücken. Heben Sie die Beine langsam senkrecht nach oben und drücken Sie dabei den unteren Rücken gegen die Bank. Senken Sie danach die Beine mit einer langsamen und kontrollierten Bewegung, bis Ihr ganzer Körper wieder eine horizontale Linie bildet.

Beenden Sie den Satz ohne Pausen zwischen den Wiederholungen.

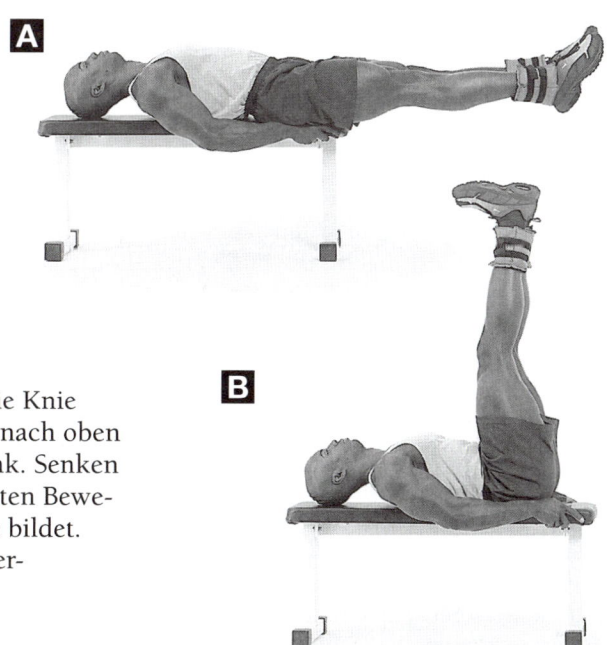

RUDER-CRUNCH MIT GEWICHTSMANSCHETTEN

Diese Bewegung sorgt für ein gutes Gesamt-Workout der Bauchmuskulatur.

Befestigen Sie um jedes Fußgelenk eine Gewichtsmanschette. Setzen Sie sich auf eine Bank, die Knie sind gebeugt, und die Füße stehen flach auf dem Boden. Stützen Sie sich an den Seiten der Bank ab und lehnen Sie sich etwa im 45°-Winkel nach hinten.

[A] Strecken Sie die Beine aus, aber halten Sie die Knie leicht gebeugt. Heben Sie die Beine ein paar Zentimeter vom Boden.

[B] Richten Sie den Oberkörper langsam auf und ziehen Sie dabei die Knie langsam so weit wie möglich zur Brust, ohne das Gleichgewicht zu verlieren. Verharren Sie eine Sekunde in dieser Position und führen Sie den Oberkörper und die Beine gleichzeitig in die Ausgangsstellung zurück. Halten Sie dabei den Rücken gerade.

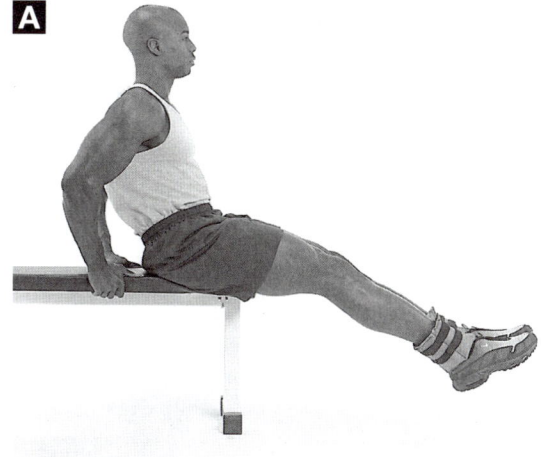

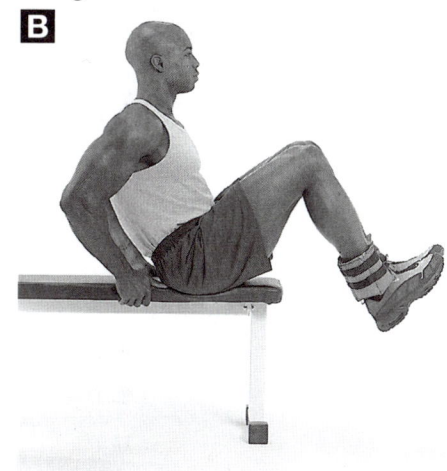

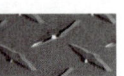

SCHRÄGE BAUCHMUSKELN ► FREIE GEWICHTE

KURZHANTEL-SEITBEUGEN

Bei dieser Übung werden die Muskeln gekräftigt, die für die Seitbewegung des Rumpfes zuständig sind.

[A] Stehen Sie aufrecht, die Füße etwa schulterbreit, und halten Sie in jeder Hand eine Kurzhantel. Die Arme hängen zu den Seiten und die Handflächen weisen zum Körper.

[B] Beugen Sie sich langsam zu einer Seite und lassen Sie die Hantel auf dieser Seite so weit am Bein herabsinken, bis Sie spüren, wie Ihre schrägen Bauchmuskeln beansprucht werden. Der Kopf folgt der Seitbewegung und blickt immer geradeaus. Beim Seitbeugen darf der Rumpf nicht mit zur Seite gedreht werden. Beugen Sie sich so weit wie möglich zur Seite und kehren Sie danach langsam in die aufrechte Startposition zurück. Die Bauchmuskulatur ist dabei angespannt.

Beenden Sie den Satz ohne Pause zwischen den Wiederholungen und führen Sie die Übung danach mit der anderen Seite durch.

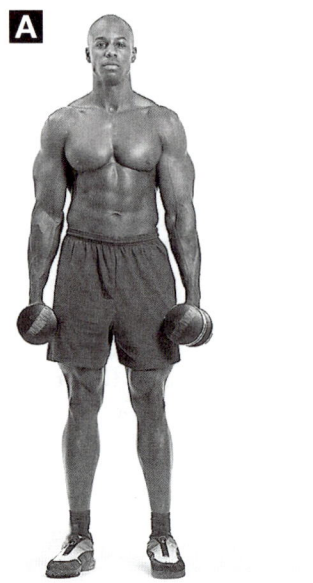

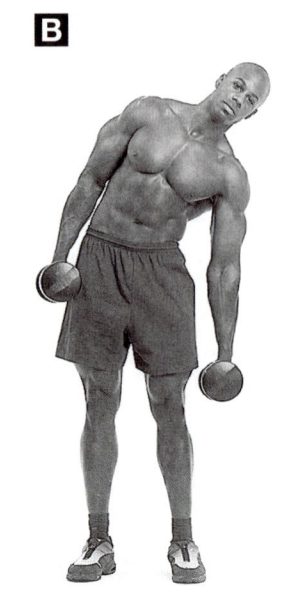

KURZHANTEL-RUMPFDREHEN

Hier werden auch Bizeps und Unterarme trainiert.

[A] Setzen Sie sich an die Stirnseite einer Bank, mit den Füßen flach auf dem Boden. Die Brust ist herausgedrückt und Kopf und Rumpf bilden eine Linie. Halten Sie in jeder Hand eine Kurzhantel, so dass die Handflächen zum Körper weisen. Beugen Sie die Arme und halten Sie die Gewichte nah vor den Bauch.

[B] Drehen Sie den Rumpf mit einer langsamen und ruhigen Bewegung so weit wie möglich nach rechts. Halten Sie diese Stellung eine Sekunde und kehren Sie langsam in die Ausgangsposition zurück. Führen Sie die Bewegung anschließend zur linken Seite aus. Wechseln Sie beide Seiten so lange ab, bis Ihre Muskeln ermüdet sind.

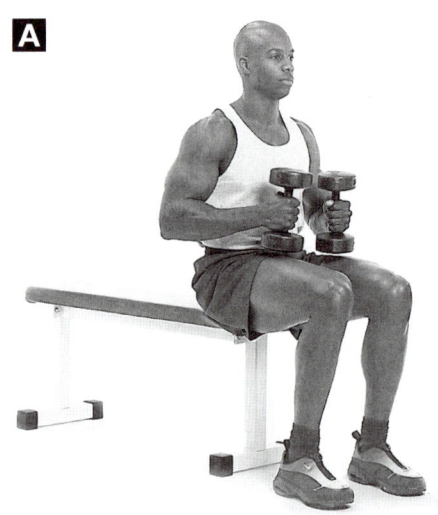

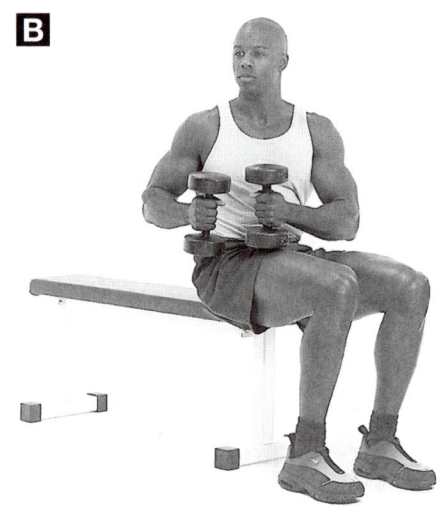

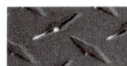

GERADE UND SCHRÄGE BAUCH-MUSKELN ► MASCHINEN

CRUNCHES AM KABELZUG

Das ist eine gute Übung zum allgemeinen Bauchmuskeltraining.

[A] Knien Sie sich auf den Boden, mit dem Rücken zu einem Zugturm mit Seilgriff, und beugen Sie die Knie im 45°-Winkel. Umfassen Sie den Seilgriff mit beiden Händen und halten Sie ihn an die Stirn.

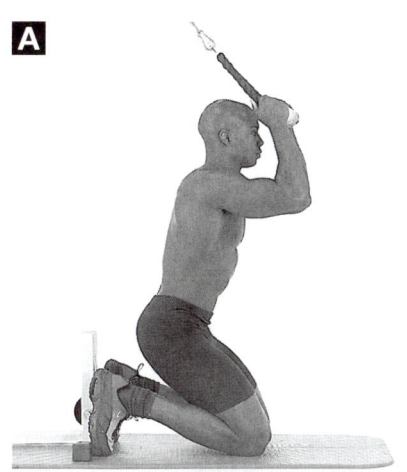

[B] Spannen Sie die Bauchmuskeln an, beugen Sie langsam den Oberkörper und ziehen Sie dabei das Zugseil nach vorn. (Dabei darf nur die Bauchmuskulatur und nicht die des Oberkörpers beansprucht werden.) Beugen Sie den Rumpf so weit wie möglich nach vorn, ohne den Griff von der Stirn wegzubewegen. Halten Sie diese Position eine Sekunde und kehren Sie langsam in die Ausgangsstellung zurück.

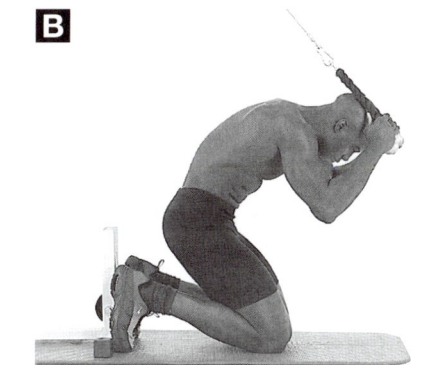

SEITLICHE CRUNCHES AM KABELZUG

Diese Übung dient zur Kräftigung der gesamten Bauchmuskulatur.

[A] Legen Sie sich mit dem Kopf in Richtung Zugturm (mit niedrig gestelltem Kabel und V-förmigem Zuggriff) auf den Boden. Die Beine sind angewinkelt und die Füße etwa hüftbreit und flach auf dem Boden. Halten Sie die beiden Enden des Zuggriffs mit den Händen etwas weiter als schulterbreit gefasst, so dass sich das Zugseil hinter dem Kopf befindet.

[B] Heben Sie langsam die Schultern und Schulterblätter vom Boden. Sobald Sie am höchsten Punkt angelangt sind, drehen Sie den Rumpf leicht zum rechten Knie. Halten Sie in dieser Position nur für den Bruchteil einer Sekunde und kehren Sie langsam in die Ausgangsstellung zurück.

[C] Heben und drehen Sie sich gleich danach zum linken Knie. Führen Sie die Wiederholungen ohne Pause durch.

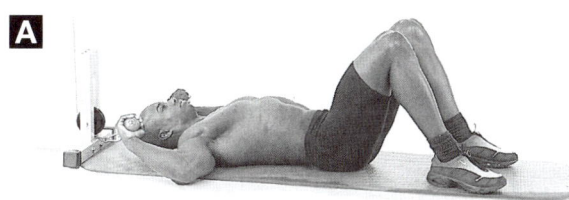

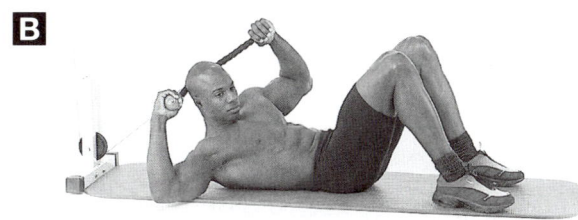

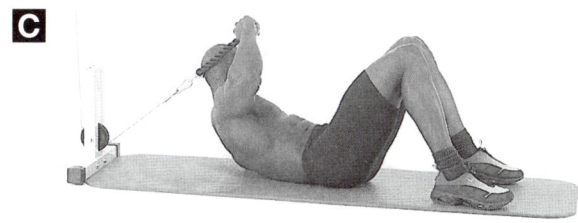

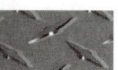
CURL-UP AM KABELZUG

Hier werden die oberen und unteren Bauchmuskeln beansprucht.

[A] Legen Sie sich flach auf den Boden, der Kopf weist in Richtung Zugturm (mit niedrig gestelltem Kabel und V-förmigem Griffseil). Die Beine sind ungefähr 45° angewinkelt und die Füße stehen etwa schulterbreit auseinander und flach auf dem Boden. Umfassen Sie die beiden Enden des Griffseils und halten Sie die Hände unmittelbar hinter die Ohren.

[B] Beugen Sie den oberen Rumpf zu den Knien, indem Sie die Schulterblätter so weit wie möglich vom Boden heben. Der untere Rücken bleibt dabei auf den Boden gepresst; Knie und Füße bilden eine Linie. Ziehen Sie den Kopf nicht mit den Händen nach oben. Zählen Sie bei der Aufwärtsbewegung bis zwei und achten Sie darauf, dass Sie dabei die Bauchmuskeln anspannen. Kehren Sie anschließend in die Ausgangsposition zurück, indem Sie ebenfalls bis zwei zählen.

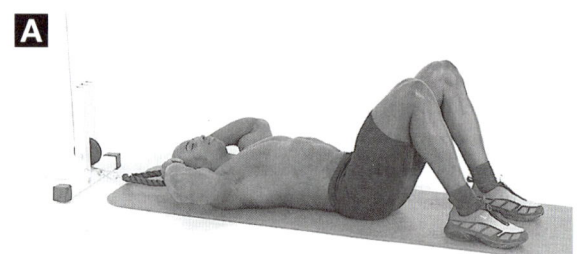

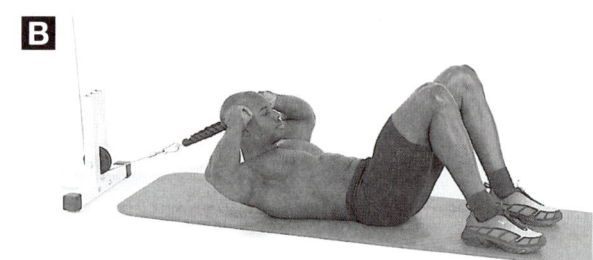

SCHRÄGE BAUCHMUSKELN ► MASCHINEN

STEHENDE CRUNCHES AM KABELZUG

Bei dieser Übung werden die schrägen Bauchmuskeln sehr gut trainiert.

Stellen Sie sich seitlich neben einen Zugturm mit hoch gestelltem Kabel und Bügelzuggriff. Ihre rechte Seite sollte sich so nah wie möglich am Gerät befinden. Umfassen Sie den Bügel mit der rechten Hand im Untergriff und stützen Sie die linke Hand an die Hüfte.

[A] Ziehen Sie den Bügel so weit nach unten, bis sich Ihre rechte Faust ungefähr in Höhe zwischen Schultern und Nase befindet.

[B] Beugen Sie sich langsam zum Zugturm nach vorn, ohne den Arm zu bewegen. Sie sollten dabei spüren, wie sich die schrägen Bauchmuskeln kräftig zusammenziehen. Wenn Sie die Übung zwar technisch korrekt ausführen, aber sich anstatt nach vorn eher zur Seite beugen, dann können Sie sich nur ein paar Zentimeter bewegen. Halten Sie die Position zwei Sekunden und kehren Sie langsam in die Ausgangsstellung zurück.

Nachdem Sie den Satz beendet haben, drehen Sie sich um und wiederholen die Übung mit der anderen Seite.

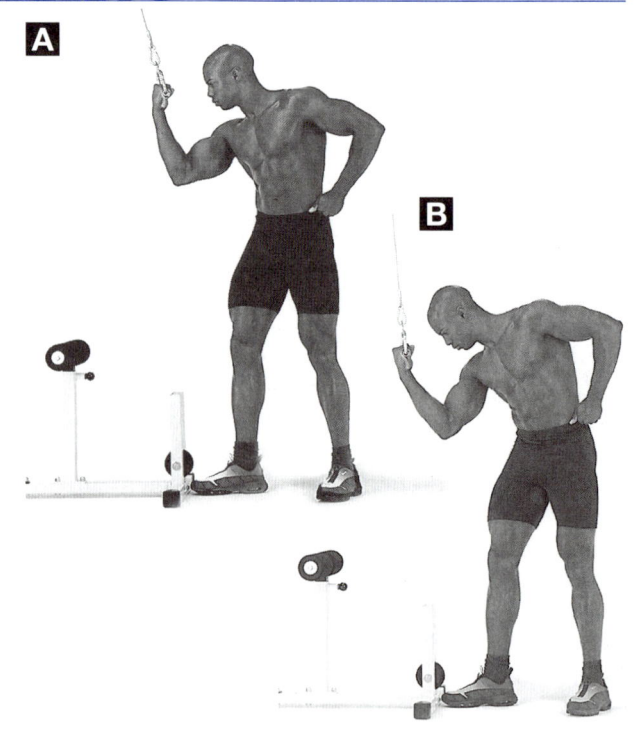

SEITBEUGEN AM KABELZUG

Bei dieser Übung werden die oberen und unteren Bauchmuskeln beansprucht.

[A] Stellen Sie sich seitlich neben einen Zugturm mit niedrig gestelltem Kabel und Bügelzuggriff. Ihre rechte Seite sollte sich so nah wie möglich am Gerät befinden. Umfassen Sie den Bügel mit der rechten Hand im Obergriff, so dass die Handfläche zum Körper weist. Die Füße stehen etwa schulterbreit auseinander und die linke Hand ist auf die Hüfte gestützt.

[B] Beugen Sie sich langsam nach rechts und lassen Sie den Bügel am Bein nach unten gleiten. Halten Sie den Körper dabei nach vorn gerichtet. Beugen Sie sich so tief wie möglich und richten Sie sich danach wieder auf. Die Bauchmuskulatur muss dabei angespannt sein. Führen Sie die einzelnen Wiederholungen ohne Pause durch. Danach drehen Sie sich um und wiederholen die Übung mit der anderen Seite.

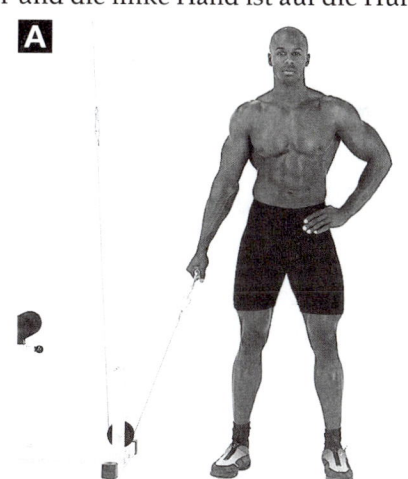

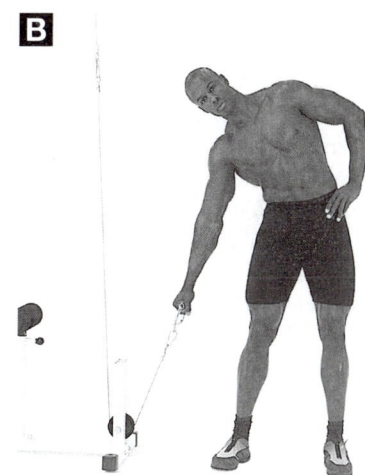

GERADE BAUCHMUSKELN ► OHNE GEWICHT

HÜFTHEBEN

Bei dieser Übung werden nicht nur die unteren Bauchmuskeln trainiert, sondern auch das Gesäß und die vordere Oberschenkelmuskulatur.

[A] Legen Sie sich mit dem Rücken flach auf den Boden und heben Sie die Beine nach oben. Die Knie sind dabei leicht gebeugt, die Zehen gerade und die Arme liegen mit den Handflächen nach unten ausgestreckt an den Seiten.

[B] Spannen Sie die unteren Bauchmuskeln, verlagern Sie Ihr Gewicht auf die Schultern und heben Sie die Hüfte vom Boden. Halten Sie die Beine dabei nach oben gestreckt. Verharren Sie kurz in dieser Position und kehren Sie langsam in die Ausgangsstellung zurück.

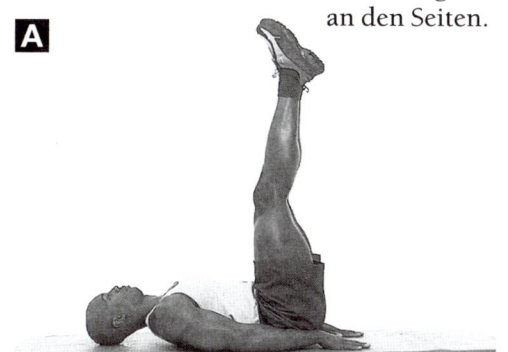

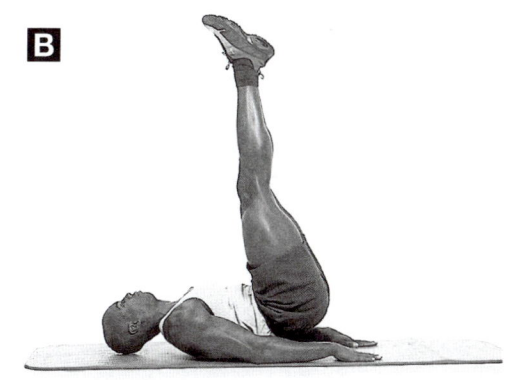

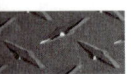
KNIEHEBEN ZUR SEITE

*Hier werden nicht nur die unteren und oberen Bauch-
muskeln trainiert, sondern auch die schrägen Bauchmuskeln an den Seiten.*

[A] Hängen Sie sich vollständig gestreckt an eine
Klimmstange. Die Hände sind etwas weiter als schulterbreit auseinander und die Handflächen weisen
nach außen. Ihre Füße sollten den Boden leicht berühren.

[B] Halten Sie die Beine geschlossen und heben Sie
die Knie so weit wie möglich langsam zur linken
Schulter. Drücken Sie dabei das Becken leicht nach
vorn, aber führen Sie die Bewegung nicht ruckartig
oder schwungvoll aus. Halten Sie die Position eine
Sekunde und senken Sie die Knie wieder in die Ausgangsstellung. Führen Sie die Bewegung gleich danach
zur rechten Seite aus und legen Sie zwischen den
Wiederholungen keine Pause ein. Achten Sie darauf,
dass Ihre Bauchmuskeln immer angespannt sind.

Wenn Sie den Schwierigkeitsgrad der Übung erhöhen möchten, dann können Sie anstatt der Knie
die Beine heben. Halten Sie dabei die Füße geschlossen und heben Sie die Beine so hoch wie möglich
zur linken Schulter. Dafür müssen Sie das Becken
leicht nach vorn neigen.

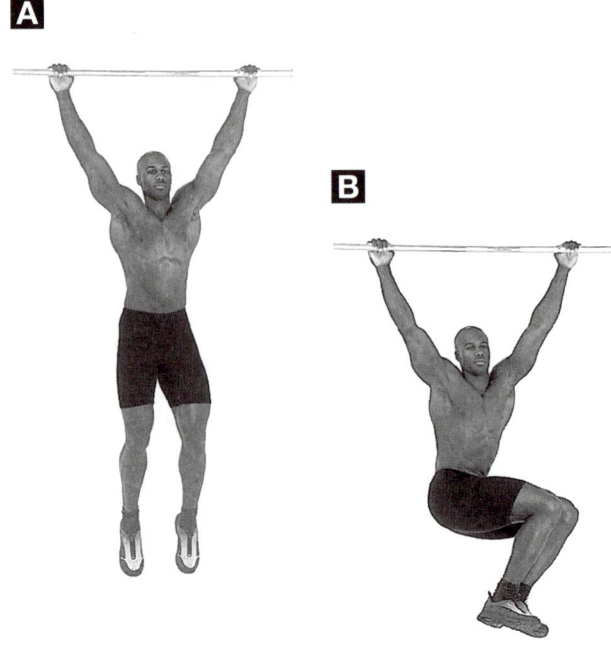

CURL-UP

*Bei dieser Übung werden sowohl die oberen als auch die
unteren Bauchmuskeln beansprucht.*

[A] Legen Sie sich flach auf den Rücken, die Hände
sind hinter die Ohren gestützt und die Ellbogen
weisen nach außen. Winkeln Sie die Beine um 45°
an und stellen Sie die Füße etwa schulterbreit auseinander und mit 15 cm Abstand vom Gesäß flach
auf den Boden.

[B] Beugen Sie den oberen Rumpf zu den Knien,
indem Sie die untere Rückenpartie auf den Boden
pressen und die Schulterblätter so weit wie möglich
vom Boden heben. Halten Sie Knie und Füße in einer
Linie, aber ziehen Sie den Kopf mit den Händen nicht
nach vorn. Zählen Sie bei der Aufwärtsbewegung bis
zwei und achten Sie darauf, dass Ihre Bauchmuskeln
angespannt sind. Halten Sie die Stellung eine Sekunde
und kehren Sie in die Ausgangsposition zurück, indem Sie ebenfalls bis zwei zählen.

Beenden Sie den Satz ohne Pause zwischen den
Wiederholungen.

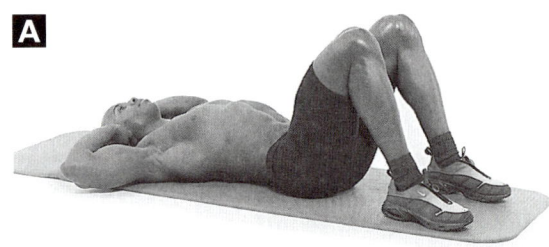

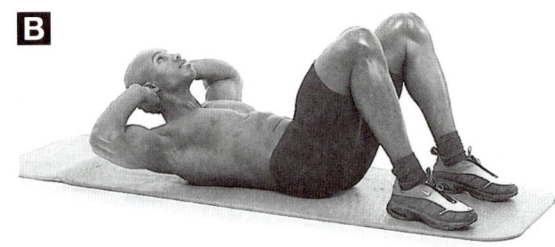

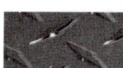

RUDER-CRUNCH

Training für die oberen und unteren Bauchmuskeln.

Setzen Sie sich auf eine Bank, die Knie sind gebeugt und die Füße stehen flach auf dem Boden. Umfassen Sie für einen besseren Halt beide Seiten der Bank und lehnen Sie sich ungefähr im 45°-Winkel nach hinten.

[A] Strecken Sie die Beine nach vorn, die Knie sind leicht gebeugt, und heben Sie sie ein paar Zentimeter über den Boden.

[B] Während Sie den Oberkörper aufrichten, ziehen Sie gleichzeitig die Knie langsam zur Brust. Halten Sie diese Position eine Sekunde und führen Sie den Oberkörper und die Knie mit einer langsamen Bewegung wieder gleichzeitig in die Ausgangsstellung zurück. Der Rücken muss dabei gerade gehalten werden.

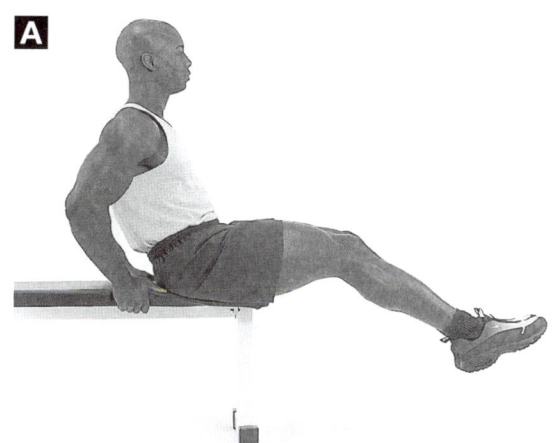

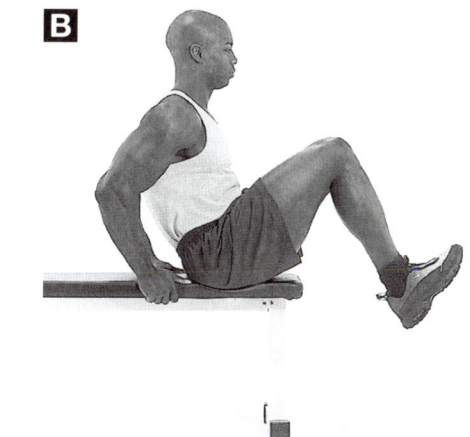

BEINHEBEN

Bei dieser Übung werden die oberen und unteren Bauchmuskeln trainiert.

[A] Legen Sie sich auf eine Bank, mit den Hüften nah am Bankende. Umfassen Sie die Ecken am hüftseitigen Bankende und strecken Sie die Beine nach vorn und die Zehen nach oben.

[B] Halten Sie die Beine geschlossen, die Knie leicht gebeugt und heben Sie die Beine senkrecht nach oben. Verharren Sie eine Sekunde in dieser Position und führen Sie die Beine mit einer langsamen und kontrollierten Bewegung wieder nach unten, bis Ihr Körper eine horizontale Linie bildet.

Wiederholen Sie die Übung ohne Pause.

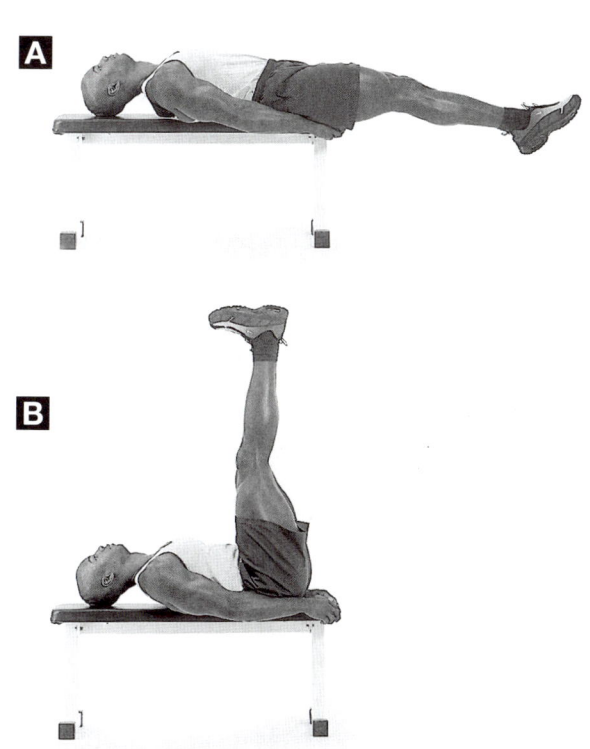

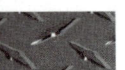
GERADE UND SCHRÄGE BAUCH-MUSKELN ► OHNE GEWICHT

KNIEHEBEN NACH VORN

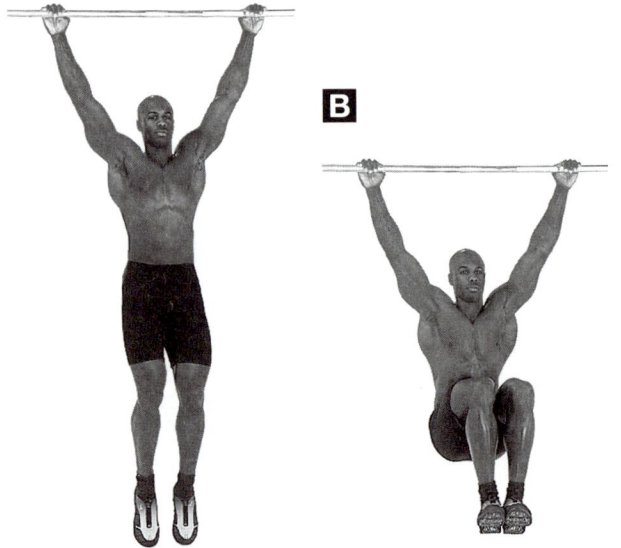

Hier wird auch der Quadrizeps trainiert.

[A] Hängen Sie sich mit ausgestreckten Beinen an eine Klimmstange.

[B] Spannen Sie die unteren Bauchmuskeln an und heben Sie die Knie mit einer langsamen und ruhigen Bewegung so hoch wie möglich. Dabei ist es ganz natürlich, dass sich Ihre Hüften leicht nach vorn bewegen. Sie dürfen dabei allerdings nicht mit dem Körper schaukeln, um Schwung zu bekommen. Halten Sie die Position eine Sekunde und kehren Sie langsam in die Ausgangsstellung zurück.

SCHRÄGE BAUCHMUSKELN ► OHNE GEWICHT

RUMPFDREHEN MIT STANGE

Bei dieser Bewegung werden die oberen und unteren Bauchmuskeln trainiert.

Dazu brauchen Sie einen Stock oder eine leichte Stange, etwa so lang wie ein Besenstiel.

[A] Setzen Sie sich auf eine Bank und legen Sie die Stange hinter dem Kopf quer über die Schultern. Umfassen Sie die Stange, mit beiden Händen so nah wie möglich an den Enden und halten Sie die Ellbogen leicht gebeugt.

[B] Spannen Sie die schrägen Bauchmuskeln an und drehen Sie den Rumpf langsam so weit wie möglich nach rechts, ohne die Hüften mitzubewegen. Der Kopf sollte jedoch der Rumpfbewegung folgen. Führen Sie danach die Drehung zur linken Seite aus. Wechseln Sie beide Seiten ohne Pause ab, bis der Satz beendet ist.

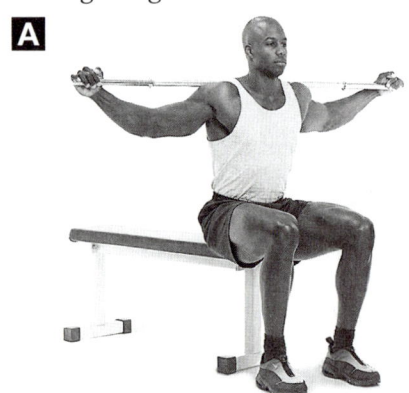

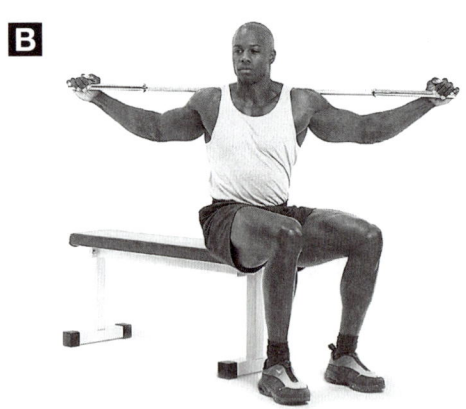

SEITBEUGEN MIT AKTENTASCHE

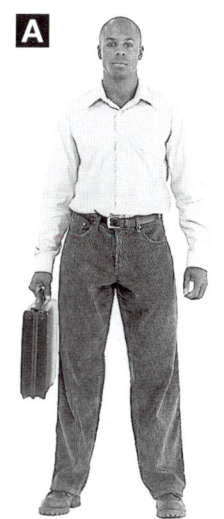
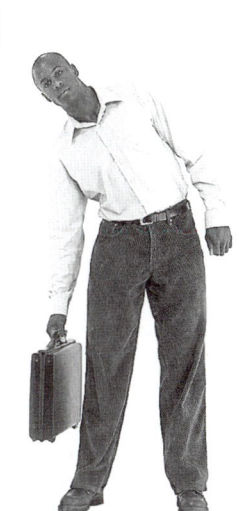

Tun Sie etwas für Ihren Ruf als Büroclown und sorgen Sie gleichzeitig für ein gutes Training Ihrer schrägen Bauchmuskeln.

[A] Stehen Sie aufrecht und halten Sie die Aktentasche in der rechten Hand. Die Handflächen weisen nach innen und die Füße sind schulterbreit auseinander.

[B] Beugen Sie sich nach rechts und lassen Sie die Aktentasche so weit nach unten hängen, bis Sie spüren können, wie sich Ihre schrägen Bauchmuskeln zusammenziehen. Der Kopf folgt dabei der Seitbewegung und blickt immer geradeaus. Beim Seitbeugen darf der Rumpf nicht mit zur Seite gedreht werden. Beugen Sie sich so weit wie möglich zur Seite und kehren Sie danach langsam in die aufrechte Startposition zurück.

Beenden Sie den Satz und wiederholen Sie die Übung mit der anderen Seite.

RUMPFDREHEN ZUR SEITE

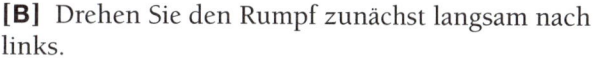

Hier werden auch die oberen und unteren Bauchmuskeln beansprucht. Führen Sie die Übung mit einer langsamen und durchgängigen Bewegung aus.

[A] Setzen Sie sich mit angewinkelten Beinen auf den Boden und überkreuzen Sie die Hände vor der Brust. Stellen Sie die Füße für einen besseren Halt unter eine Trainingsmaschine oder ein schweres Möbelstück und halten Sie den Rumpf im 45°-Winkel zum Boden.

[B] Drehen Sie den Rumpf zunächst langsam nach links.

[C] Bleiben Sie nach links gedreht und senken Sie den Rücken langsam zum Boden.

[D] Heben Sie den Rumpf mit einer Drehung im Uhrzeigersinn langsam zur rechten Seite.

Wiederholen Sie die Übung, indem Sie sich diesmal von rechts nach links bewegen.

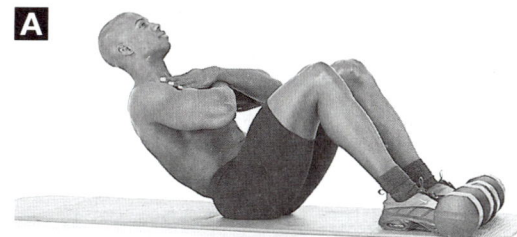
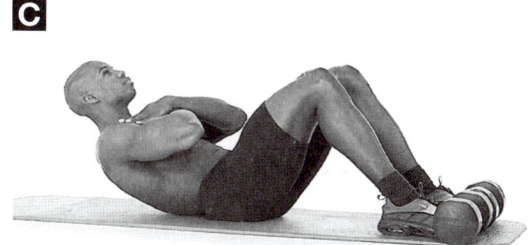
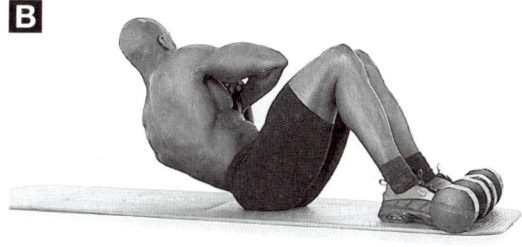
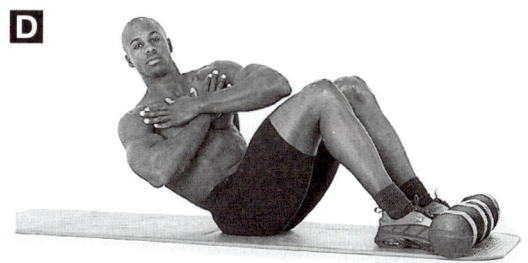

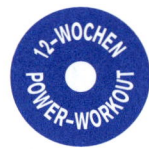

KRÄFTIGE BAUCHMUSKELN
LEVEL I – WORKOUT FÜR ANFÄNGER

Wir empfehlen Ihnen das Training nach dem ausgeglichenen Ganzkörper-Workout auf Seite 48. Wenn Sie sich speziell auf ein Training der Bauchmuskulatur konzentrieren möchten, dann werden Sie mit diesem Programm schnell Erfolge erzielen. Wählen Sie eine Übungsfolge aus: freie Gewichte, Maschinen oder ohne Gewicht.

ANLEITUNG

1. Trainieren Sie diese Übungsfolge an 2 oder 3 Tagen pro Woche. Legen Sie zwischen den Trainingstagen mindestens 48 Stunden Pause ein, damit sich Ihr Körper für ein optimales Muskelwachstum ausreichend erholen kann.

2. Machen Sie zum Aufwärmen ein paar Aerobic- und Dehnungsübungen und führen Sie einen Übungssatz mit 6 bis 10 Wiederholungen bei leichtem bis mittelschwerem Gewicht durch. Das verringert das Risiko, dass Sie sich beim anschließenden Training eine Muskelzerrung oder einen Muskelfaserriss zuziehen.

3. Nach dem Aufwärmen bestimmen Sie das Anfangsgewicht für Ihr Training, d. h. das Gewicht, mit dem Sie bei einer Übung nur 6 Wiederholungen schaffen. Das bedeutet, dass Sie an Ihrem ersten Trainingstag zunächst ein wenig herumexperimentieren müssen, bis Sie das geeignete Gewicht gefunden haben. Mit diesem Gewicht werden Sie dann

so lange trainieren, bis es Ihnen zu leicht geworden ist.

Führen Sie von jeder Übung, die in der von Ihnen gewählten Übungsfolge aufgeführt ist, einen Satz mit je 6 Wiederholungen durch. Das Anheben des Gewichts (positive oder konzentrische Phase) sollte bei korrekter Ausführung der Übung so schnell wie möglich erfolgen, wohingegen das Absenken (negative oder exzentrische Phase) langsamer durchgeführt wird (bis vier zählen).

4. Nach ein paar Trainingstagen werden Ihnen die 6 Wiederholungen leichter fallen. Erhöhen Sie deshalb die Zahl der Wiederholungen allmählich bis auf 10 und achten Sie auf eine korrekte Ausführung der Übung.

5. Wenn Sie schließlich zu 10 Wiederholungen in der Lage sind, können Sie das Übungsgewicht bei der nächsten Trainingssitzung erhöhen.

6. Beginnen Sie mit dem erhöhten Gewicht erneut bei 6 Wiederholungen und folgen Sie danach den Schritten 3 bis 5, bis Sie das 12-wöchige Trainingsprogramm durchlaufen haben. Wenn Sie danach mit dem gezielten Bauchtraining weitermachen wollen, können Sie auf Level II für Fortgeschrittene übergehen. Wie bereits erklärt, empfehlen wir Ihnen allerdings ein ausgewogenes Ganzkörper-Trainingsprogramm anstatt eines Workouts, das nur auf einzelne Muskelgruppen ausgerichtet ist.

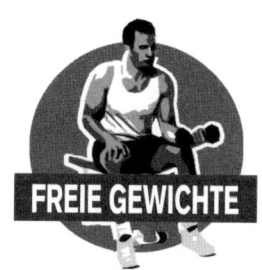

FREIE GEWICHTE

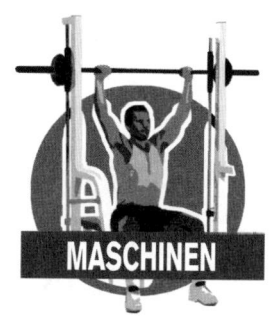

MASCHINEN

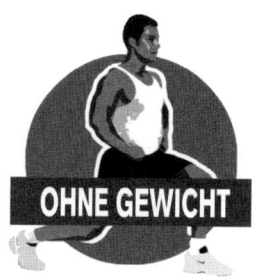

OHNE GEWICHT

1. KURZHANTEL-RUMPF-DREHEN (SEITE 140)
2. CURL-UP MIT HANTEL-SCHEIBE (SEITE 138)
3. SEITLICHES RUMPF-DREHEN MIT HANTEL-SCHEIBE (SEITE 138)
4. HÜFTHEBEN MIT GEWICHTS-MANSCHETTEN (SEITE 137)
5. KURZHANTEL-SEITBEUGEN (SEITE 140)

1. CRUNCHES AM KABEL-ZUG (SEITE 141)
2. STEHENDE CRUNCHES AM KABELZUG (SEITE 142)
3. CURL-UP AM KABEL-ZUG (SEITE 142)
4. SEITLICHE AM KABEL-ZUG (SEITE 141)
5. SEITBEUGEN AM KABELZUG (SEITE 143)

1. RUMPFDREHEN ZUR SEITE (SEITE 147)
2. CURL-UP (SEITE 144)
3. BEINHEBEN (SEITE 145)
4. SEITBEUGEN MIT AKTENTASCHE (SEITE 147)
5. HÜFTHEBEN (SEITE 143)

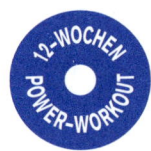

KRÄFTIGE BAUCHMUSKELN
LEVEL II – WORKOUT FÜR FORTGESCHRITTENE

Wir empfehlen Ihnen das Training nach dem ausgeglichenen Ganzkörper-Workout auf Seite 52. Wenn Sie sich speziell auf ein Training der Bauchmuskulatur konzentrieren möchten, dann werden Sie mit diesem Programm schnell Erfolge erzielen. Wählen Sie eine Übungsfolge aus: freie Gewichte, Maschinen oder ohne Gewicht.

ANLEITUNG

1. Trainieren Sie 3 Tage pro Woche und legen Sie dazwischen 48 Stunden Erholungspause ein.

2. Wärmen Sie sich immer mit ein paar Aerobic- und Dehnungsübungen auf und führen Sie einen Übungssatz mit 6 bis 10 Wiederholungen bei leichtem bis mittelschwerem Gewicht durch. Das verringert das Risiko, dass Sie sich beim anschließenden Training eine Verletzung zuziehen.

3. Als Standard-Workout führen Sie jede Übung in der von Ihnen gewählten Übungsfolge in drei Sätzen mit je 6 bis 10 Wiederholungen durch. Der Aufwärm-Satz zählt dabei als erster Satz. Das Anfangsgewicht für den zweiten und dritten Satz sollte so schwer sein, dass Sie damit nur 6 Wiederholungen schaffen. Sobald Ihre Kraft zugenommen hat, können Sie die Zahl der Wiederholungen allmählich auf 10 erhöhen. Wenn Sie schließlich bei 10 Wiederholungen angelangt sind, dann erhöhen Sie das Gewicht beim nächsten Training so weit, dass Sie erneut nur 6 Wiederholungen schaffen.

Das Anheben des Gewichts (positive oder konzentrische Phase) sollte bei korrekter Ausführung der Übung so schnell wie möglich erfolgen, das Absenken (negative oder exzentrische Phase) langsamer durchgeführt werden (bis vier zählen).

4. Sorgen Sie beim Training für Abwechslung. Anstatt der Einzelübungen, können Sie auch in Supersätzen trainieren, d. h., zwei Übungen (mit je einer Wiederholung) ohne Pause hintereinander durchführen. Dafür eignen sich viele der Übungen. Durch Supersätze gestalten Sie Ihr Workout intensiver, abwechslungsreicher und sparen sogar Zeit.

Eine andere Möglichkeit besteht darin, bei leichterem Gewicht als üblich 15 bis 20 Wiederholungen durchzuführen, und/oder bei aufeinander folgenden Sätzen das Gewicht allmählich zu erhöhen und die Zahl der Wiederholungen zu verringern (Diese Übungsmethode nennt man Pyramiden-Training). Wenn Sie zum Beispiel im ersten Satz 10 Wiederholungen mit 90 kg durchführen, dann können Sie im zweiten Satz 7 Wiederholungen mit 112 kg und im dritten Satz 4 Wiederholungen mit 135 kg absolvieren.

5. Mit etwas mehr Trainingserfahrung können Sie am Ende eines jeden Übungssatzes, wenn Ihre Kraft für eine ganze Wiederholung nicht mehr ausreicht, auch 1 bis 2 Teilwiederholungen versuchen. Bei dieser Trainingsmethode wird der Muskel bis zur Ermüdung belastet und das Muskelwachstum dadurch stark angeregt.

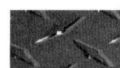

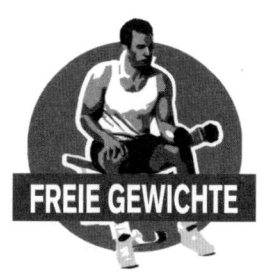

FREIE GEWICHTE

1. CURL-UP MIT HANTEL-SCHEIBE (SEITE 138)
2. KURZHANTEL-RUMPF-DREHEN (SEITE 140)
3. HÜFTHEBEN MIT GEWICHTS-MANSCHETTEN (SEITE 137)
4. SEITLICHES RUMPF-DREHEN MIT HANTEL-SCHEIBE (SEITE 138)
5. KURZHANTEL-SEIT-BEUGEN (SEITE 140)
6. EXZENTRISCHES RUMPFHEBEN MIT HANTELSCHEIBE (SEITE 137)

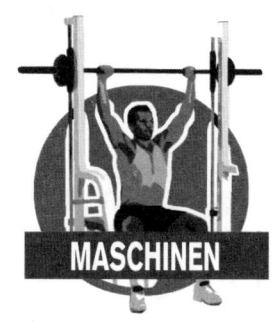

MASCHINEN

1. CRUNCHES AM KABEL-ZUG (SEITE 141)
2. STEHENDE CRUNCHES AM KABELZUG (SEITE 142)
3. CURL-UP AM KABEL-ZUG (SEITE 142)
4. SEITLICHE CRUNCHES AM KABELZUG (SEITE 141)
5. SEITBEUGEN AM KABELZUG (SEITE 143)

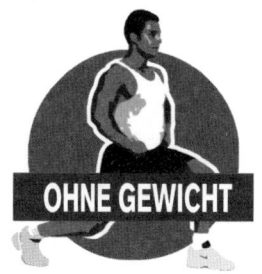

OHNE GEWICHT

1. RUMPFDREHEN ZUR SEITE (SEITE 147)
2. CURL-UP (SEITE 144)
3. SEITBEUGEN MIT AKTENTASCHE (SEITE 147)
4. RUDER-CRUNCH (SEITE 145)
5. HÜFTHEBEN (SEITE 143)
6. KNIEHEBEN NACH VORN (SEITE 146)
7. KNIEHEBEN ZUR SEITE (SEITE 144)

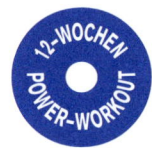

KRÄFTIGE BAUCHMUSKELN
LEVEL III – WORKOUT FÜR GEÜBTE

Wir empfehlen Ihnen das Training nach dem ausgeglichenen Ganzkörper-Workout auf Seite 56. Wenn Sie sich speziell auf ein Training der Bauchmuskulatur konzentrieren möchten, dann werden Sie mit diesem Programm schnell Erfolge erzielen. Wählen Sie eine Übungsfolge aus: freie Gewichte, Maschinen oder ohne Gewicht.

ANLEITUNG

1. Trainieren Sie 3 Tage pro Woche und legen Sie zwischen den Trainingstagen 48 Stunden Erholungspause ein.

2. Als Standard-Workout führen Sie jede Übung in der von Ihnen gewählten Übungsfolge in drei Sätzen mit je 6 bis 10 Wiederholungen durch. Der erste Satz, der nach ein paar Aerobic- und Dehnungsübungen durchgeführt wird, dient als Aufwärm-Satz. Das Anfangsgewicht für den zweiten und dritten Satz sollte so schwer sein, dass Sie damit nur 6 Wiederholungen schaffen. Sobald Ihre Kraft zugenommen hat, können Sie die Zahl der Wiederholungen allmählich auf 10 erhöhen. Wenn Sie schließlich bei 10 Wiederholungen angelangt sind, erhöhen Sie das Gewicht beim nächsten Training so weit, dass Sie erneut nur 6 Wiederholungen schaffen.

Das Anheben des Gewichts (positive oder konzentrische Phase) sollte bei korrekter Ausführung der Übung so schnell wie möglich erfolgen, wohingegen das Absenken (negative oder exzentrische Phase) langsamer durchgeführt wird (bis vier zählen).

3. Variieren Sie Ihr Workout genauso wie auf Level II und trainieren Sie zusätzlich in Dreiersätzen und Riesensätzen. Dreiersätze funktionieren genauso wie Supersätze, nur mit dem Unterschied, dass hier nicht zwei, sondern drei Übungen ohne Pause nacheinander ausgeführt werden. Bei Riesensätzen wird das Gleiche mit vier Übungen gemacht.

4. Versuchen Sie am Ende eines jeden Übungssatzes, wenn Ihre Kraft für eine ganze Wiederholung nicht mehr ausreicht, 1 bis 2 Teilwiederholungen. Bei dieser Trainingsmethode wird der Muskel bis zur Ermüdung belastet und das Muskelwachstum dadurch stark angeregt. Achtung: Auf diesem hohen Level brauchen Sie für Teilwiederholungen mit freien Gewichten allerdings immer die Unterstützung eines Trainingspartners.

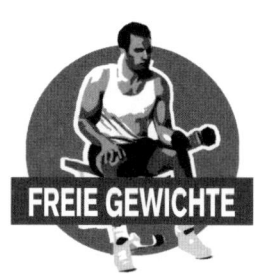

FREIE GEWICHTE

1. KURZHANTEL-RUMPF-DREHEN (SEITE 140)
2. CURL-UP MIT HANTELSCHEIBE (SEITE 138)
3. SEITLICHES RUMPF-DREHEN MIT HANTELSCHEIBE (SEITE 138)
4. HÜFTHEBEN MIT GEWICHTSMANSCHETTEN (SEITE 137)
5. KURZHANTEL-SEITBEUGEN (SEITE 140)
6. RUDER-CRUNCH MIT GEWICHTSMANSCHETTEN (SEITE 139)
7. EXZENTRISCHES RUMPFHEBEN MIT HANTELSCHEIBE (SEITE 137)

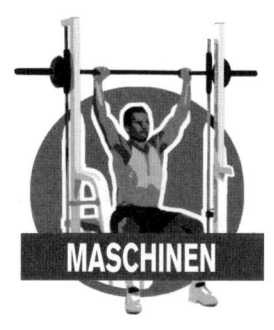

MASCHINEN

1. CRUNCHES AM KABELZUG (SEITE 141)
2. STEHENDE CRUNCHES AM KABELZUG (SEITE 142)
3. CURL-UP AM KABELZUG (SEITE 142)
4. SEITLICHE CRUNCHES AM KABELZUG (SEITE 141)
5. SEITBEUGEN AM KABELZUG (SEITE 143)

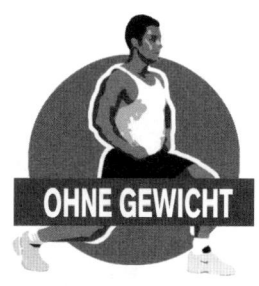

OHNE GEWICHT

1. RUMPFDREHEN ZUR SEITE (SEITE 147)
2. CURL-UP (SEITE 144)
3. BEINHEBEN (SEITE 145)
4. SEITBEUGEN MIT AKTENTASCHE (SEITE 147)
5. RUDER-CRUNCH (SEITE 145)
6. HÜFTHEBEN (SEITE 143)
7. KNIEHEBEN NACH VORN (SEITE 146)
8. KNIEHEBEN ZUR SEITE (SEITE 144)

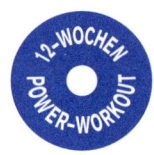

DAS BESTE WORKOUT FÜR EINEN
KRÄFTIGEN RÜCKEN

DER RÜCKEN ZIEHT ZWAR NICHT GANZ SO VIELE BLICKE AUF SICH WIE

DIE BRUST, ABER SOLLTE TROTZDEM GENAUSO GUT TRAINIERT WERDEN.

DURCH EIN WORKOUT DER RÜCKENMUSKULATUR KÖNNEN SIE

CHRONISCHE BESCHWERDEN IM UNTEREN RÜCKENBEREICH MINDERN,

VERLETZUNGEN ANDERER MUSKELN BEIM TRAINING VERHINDERN,

SOWIE IHR AUSSEHEN UND IHRE KÖRPERHALTUNG VERBESSERN.

DER RÜCKEN WIRD BEIM GEWICHTTRAINING SEHR BEANSPRUCHT –

UND GENAU DAS IST EIN WEITERER GRUND, WARUM SIE IHN KRÄFTIGEN

SOLLTEN.

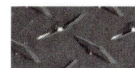

Die meisten Männer betrachten ihren Rücken als etwas Selbstverständliches. Sie können ihn zwar nicht richtig sehen, aber sind sich ziemlich sicher, dass er sie mag – und ihnen überallhin folgt.

Sie können sich nicht einfach vor einen Spiegel stellen und Ihren Rücken so ohne weiteres bewundern wie Ihre Brust. Wenn das anatomisch möglich wäre, würden Sie es natürlich tun – das wissen wir. Aber mal ganz im Ernst: Sie sollten wirklich mehr Augenmerk auf Ihre Rückseite legen.

Wenn Sie nur Ihre Brust trainieren und den Rücken vernachlässigen, dann entsteht ein muskuläres Ungleichgewicht, das Sie empfindlicher für Verletzungen macht und eine schlechte Körperhaltung zur Folge hat, so Brian Pfeufer vom Sports Training Institute in New York City. Sie haben dann zwar eine Heldenbrust, aber laufen umher wie ein Schlappschwanz.

Es gibt noch einen Grund, warum Sie Ihren Rücken gut behandeln sollten: Die Rückenschmerzen lassen nach. 85 Prozent der Bevölkerung haben irgendwann in ihrem Leben Beschwerden im unteren Rückenbereich.

Eine gut entwickelte Rückenmuskulatur sorgt natürlich auch für ein besseres Aussehen. Mit einer muskulösen oberen Rückenpartie bekommt Ihr Körper die begehrte männliche V-Form, die gleichzeitig auch Ihre Körpermitte schmaler erscheinen lässt.

In diesem Kapitel bieten wir Ihnen viele Übungsmöglichkeiten zur Kräftigung der oberen und unteren Rückenpartie. Behalten Sie dabei stets im Hinterkopf, dass der Rücken die beim Gewichttraining am häufigsten verletzte Körperpartie ist.

OBERER RÜCKEN

Dank Ihrer Rückenmuskeln können Sie kräftige Zugbewegungen ausführen. Mit einem gut entwickelten oberen Rücken können Sie Ihren Koffer ohne die geringste Anstrengung vom Gepäckband am Flughafen herunterheben. Ein kräftiger Rücken macht sich auch im Alter bezahlt: Während die anderen Opas vor lauter Osteoporose schon vor sich hin bröckeln und viel zu schwach sind, um sich zu bücken und ihre Enkelkinder hochzuheben, sind Sie noch immer fit genug, um ein paar Mädels aufzureißen. Da können Sie mal sehen, wozu ein kräftiger Rücken alles gut ist.

Die größten Muskeln des gesamten Oberkörpers sind die großen Rückenmuskeln (*latissimus dorsi*). Sie werden sich vielleicht daran erinnern, dass sie bei einigen Übungen im Kapitel zum Brusttraining erwähnt worden sind. Die großen Rückenmuskeln setzen hinter den Achseln an und verlaufen zur Mitte der unteren Rückenpartie. Sie sorgen dafür, dass Sie Ihre Arme zum Körper ziehen können und verleihen Ihrem Oberkörper im gut entwickelten Zustand die attraktive V-Form.

Haben Sie schon einmal beobachtet, wie sich ein Schwimmer durch das Anspannen und Drehen seiner Schulterblätter aufwärmt? Er trainiert dadurch seine Rautenmuskeln (*rhombiodeus*). Das sind die kleineren Muskeln, die zwischen Schulterblättern und Wirbelsäule verlaufen – ebenso wie die Trapezmuskeln, über die wir bereits im Kapitel zum Schultertraining gesprochen haben.

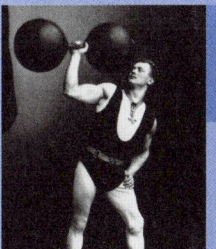

FAKTEN

Latziehen ist eine ausgezeichnete Übung für die obere Rückenpartie. Fitnessexperten raten allerdings davon ab, die Stange dabei hinter den Kopf zu ziehen, weil es dadurch leichter zu Verletzungen der Schulter kommen kann. Sie sollten deshalb die Stange stets vor dem Gesicht zur Brust nach unten ziehen. Lehnen Sie dabei den Rücken leicht (nicht ruckartig) zurück, damit Sie mit der Stange nicht gegen den Kopf stoßen. Übertreiben Sie es dabei aber nicht mit dem Gewicht.

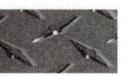

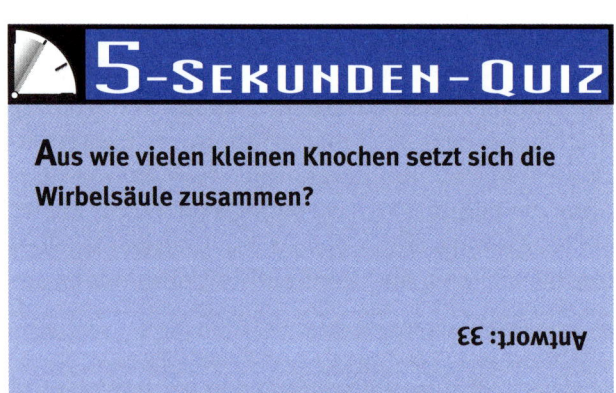

Auch wenn Sie viel lieber Ihre Brustmuskulatur trainieren, sollten Sie jedoch noch mehr Zeit für das Rückentraining aufwenden, da die Rückenmuskulatur größer ist.

Dieser Hinweis stammt von Todd Mattera, Wettkampf-Bodybuilder und Fitness-Trainer aus Foxboro, Massachusetts. „Der Rücken muss mit ein paar Übungen mehr beansprucht werden als die Brust", so Mattera.

„Ihr Rücken sollte kräftiger sein als die Brust", sagt auch Pfeufer.

UNTERER RÜCKEN

Der wichtigste Muskel der unteren Rückenpartie ist der lange Rückenstrecker (*erector spinae*) der auf beiden Seiten entlang der Wirbelsäule verläuft und ihr das Strecken und Beugen ermöglicht.

Stellen Sie sich das Verhältnis zwischen unteren Rückenmuskeln und Bauchmuskeln wie eine Symbiose vor. Die gehören nämlich genauso zusammen wie Erdnussbutter und Brot oder Michael Douglas und junge Frauen. Jede dieser Muskelgruppen arbeitet mit der anderen zusammen, um Ihren unteren Rücken zu kräftigen, damit Sie weniger Rückenbeschwerden haben und eine gute Körperhaltung bekommen.

Sie sollten besonders darauf achten, nicht mit zu hohem Gewicht zu trainieren, da Sie sich sonst schmerzhafte Verletzungen der unteren Rückenpartie zuziehen könnten. „Jeder, der ins Fitness-Studio geht, will mehr Gewicht schaffen als der Typ neben ihm", so Mattera. „Jeder will die anderen mit besonders viel Gewicht beeindrucken. Sie sollten deshalb besser Ihr Ego überprüfen und nur mit so viel Gewicht trainieren wie Ihr Rücken verkraften kann."

Beim Kreuzheben, zum Beispiel, sollten Sie es mit dem Gewicht nicht übertreiben, weil Sie dabei die Stange halten, anstatt Sie vom Boden zu heben.

Vielleicht gehen Sie lieber auf Nummer sicher und bevorzugen die Übungen ohne Gewichte – wie zum Beispiel das beidarmige Rudern mit einem Trainingsschlauch (Physiotube). Genauso wie beim Kreuzheben, werden auch hier die oberen und unteren Rückenmuskeln trainiert, aber dafür wird der Unterrücken nicht so stark belastet.

Eine weitere Möglichkeit ohne Gewichte bietet auch das Training mit einem Sitzball. Legen Sie sich bäuchlings auf den Ball, so dass die Bauchmuskeln und Hüften flach aufliegen. Stützen Sie sich dabei mit den Handflächen und den Zehen auf dem Boden ab. Verlagern Sie Ihr Gewicht nach vorn und legen Sie Ihren Körper um den Ball, bis Sie im unteren Rücken keine Spannung mehr verspüren. Diese Übung dient sowohl zur Kräftigung als auch zur Dehnung.

Sie können sich auch rücklings auf den Boden legen, die Arme zu den Seiten ausstrecken und die Fersen auf den Ball legen. Rollen Sie den Ball langsam auf eine Seite, aber halten Sie dabei die Arme zu den Seiten ausgestreckt und den Rücken flach auf dem Boden. Bleiben Sie eine Sekunde in dieser Position und rollen Sie den Ball danach zur anderen Seite.

Sie können Ihren Rücken auch im Büro strecken. Beugen Sie sich im Sitzen zwischen den Knien so weit wie möglich mit flachen Handflächen nach unten. Verharren Sie kurz und kehren Sie langsam in die aufrechte Position zurück. Wiederholen Sie diese Bewegung 5-mal.

FAKTEN

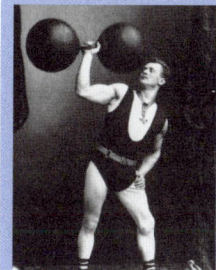

Wenn Sie Ihre obere Rückenpartie mit Kabelzügen und Ruder-Übungen trainieren, dürfen Sie sich dabei nicht ruckartig hin- und herbewegen oder sich gar nach hinten lehnen, um mehr Gewicht zu schaffen. Dadurch verstärken Sie zwar die Hebelwirkung, aber verhindern gleichzeitig, dass der Rücken bei den Übungen in ausreichendem Maß beansprucht wird. Um den größten Nutzen aus den Übungen zu ziehen, sollten Sie in so einem Fall besser mit weniger Gewicht trainieren.

Das einzige, was Sie zum Schutz der unteren Rückenpartie nicht zu tun brauchen, ist, einen Gewichthebergürtel zu tragen – es sei denn, Sie wollen damit einen neuen Modetrend kreieren. Also wenn Sie das tatsächlich chic finden, dann raten wir Ihnen, besser mit einer anderen Clique herumzuhängen, wenn wir in der Stadt unterwegs sind. Verstanden?

Bei Untersuchungen wurde herausgefunden, dass sich das Risiko einer Rückenverletzung durch das Tragen eines Gewichtgürtels nicht verringert. Eine Kräftigung der unteren Rückenmuskulatur und der Bauchmuskeln wird dadurch sogar noch gehemmt. Wenn Sie sich bereits eine Rückenverletzung zugezogen haben, dann kann ein Gewichtgürtel beim Gewichttraining allerdings recht hilfreich sein, weil er es Ihrem Körper ermöglicht, sich schneller von der Verletzung zu *erholen*.

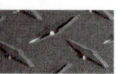

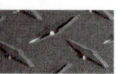

GESAMTER RÜCKEN ► FREIE GEWICHTE

RUMÄNISCHES KREUZHEBEN

Diese Allzweck-Übung dient nicht nur zur Kräftigung des Rückens, sondern auch der Arme, Schultern und Beine. Trainieren Sie mit weniger Gewicht als beim normalen Kreuzheben.

[A] Halten Sie eine Langhantel in Höhe der Oberschenkelmitte mit den Händen weiter als schulterbreit gefasst. Die Handflächen weisen zum Körper. Halten Sie die Arme voll gestreckt und die Hantel gegen die Beine gelehnt. Ziehen Sie die Schultern nach hinten, drücken Sie die Brust heraus und halten Sie den Rücken gerade. Verharren Sie eine Sekunde in dieser Position.

[B] Beugen Sie sich langsam an den Hüften nach vorn und halten Sie dabei die Stange dicht an den Oberschenkeln. Der Rücken ist dabei gerade und die Knie sind leicht gebeugt. Senken Sie die Hantel so weit wie möglich zum Boden und kehren Sie danach mit einer langsamen und kontrollierten Bewegung in die Ausgangsposition zurück. Der Rücken muss dabei gerade gehalten werden.

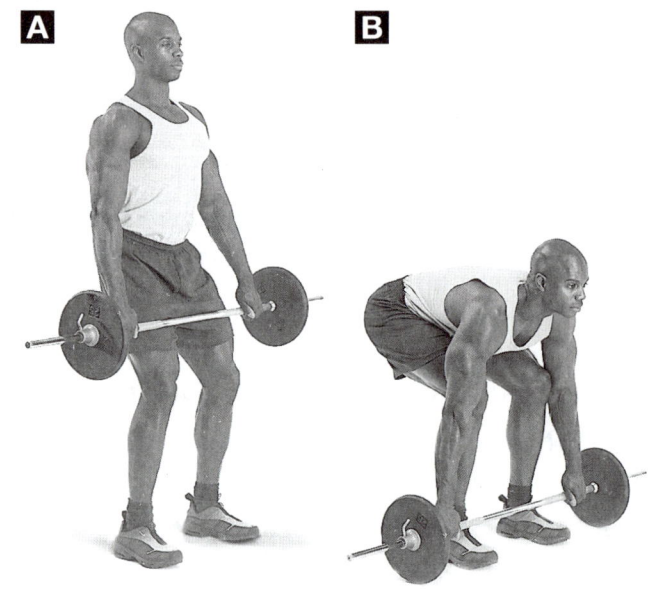

LANGHANTEL-RUDERN, WEIT GEFASST

Bei dieser Bewegung werden auch die Deltamuskeln und die Gesäß- und Bauchmuskulatur trainiert.

Stehen Sie aufrecht, die Füße schulterbreit auseinander, und die Knie leicht gebeugt. Beugen Sie den Oberkörper so weit nach vorn, bis er sich parallel zum Boden befindet, ohne dabei den Rücken zu krümmen.

[A] Halten Sie eine Langhantel mit beiden Händen weiter als schulterbreit gefasst. Die Handflächen weisen zum Körper.

[B] Zählen Sie bis zwei und heben Sie dabei die Hantelstange nach oben, bis sie Ihre Brust berührt. Die Ellbogen sollten höher liegen als der Rücken. Halten Sie diese Position eine Sekunde. Senken Sie die Hantel danach wieder bis zur Mitte der Schienbeine nach unten und wiederholen Sie die Übung.

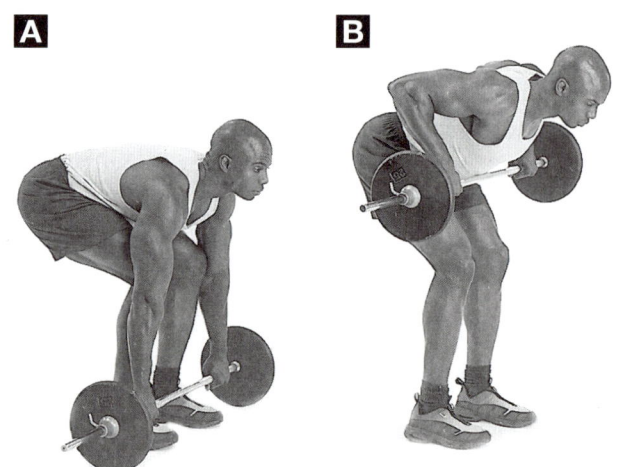

RUMPFAUFRICHTEN

Diese Bewegung sorgt vor allem für eine Kräftigung der unteren Rückenpartie, aber es werden auch die hinteren Oberschenkelmuskeln, die Bauchmuskeln und die Gesäßmuskeln trainiert. Auf Grund des hohen Schwierigkeitsgrades ist die Übung für Anfänger jedoch nicht geeignet. Um Verletzungen zu vermeiden, sollten Sie zunächst nur mit einer Stange ohne Gewichte trainieren und dabei großes Augenmerk auf die korrekte Übungsausführung legen. Danach können Sie zu leichtem Gewicht übergehen, bis Sie die Bewegung beherrschen.

[A] Stehen Sie aufrecht, die Beine schulterbreit und die Knie ganz leicht gebeugt. Halten Sie eine Hantelstange über den Schultern etwas weiter als schulterbreit gefasst, so dass die Handflächen nach außen weisen. Ziehen Sie die Schultern nach hinten, drücken Sie die Brust heraus und halten Sie den Rücken gerade. Beugen Sie sich in der Körpermitte leicht nach vorn.

[B] Beugen Sie sich nach vorn und halten Sie dabei den Rücken gerade, bis sich Ihr Oberkörper parallel zum Boden befindet. Ihr Blick sollte nach vorn und nicht nach unten gerichtet sein. Halten Sie diese Position eine Sekunde und richten Sie sich langsam in der Ausgangsstellung auf.

T-BAR-RUDERN

Hier werden auch die hinteren Deltamuskeln beansprucht. Um Verletzungen zu vermeiden, darf der untere Rücken nicht gekrümmt werden. Halten Sie ihn so flach wie möglich oder höchstens ganz leicht gebeugt.

Klemmen Sie eine wettkampfgerechte Langhantel mit einem Ende in einer Ecke oder zwischen zwei Gewichten fest und bestücken Sie das andere Ende mit einer Hantelscheibe. Legen Sie unterhalb der Scheibe einen V-förmigen Zuggriff um die Stange und halten Sie ihn mit beiden Händen gefasst, so dass er nicht wackeln oder verrutschen kann.

[A] Nehmen Sie die Stange zwischen die Beine und beugen Sie leicht die Knie. Halten Sie das Kinn nach oben und den Rücken flach. Ziehen Sie den Bauch ein, die Schultern nach hinten und drücken Sie die Brust heraus.

[B] Ziehen Sie die Stange langsam zur Brust. Krümmen Sie dabei den Rücken ganz leicht und heben Sie die Ellbogen über die Brust. Verharren Sie eine Sekunde in dieser Stellung. Senken Sie die Stange wieder auf Armlänge und führen Sie die nächste Wiederholung aus.

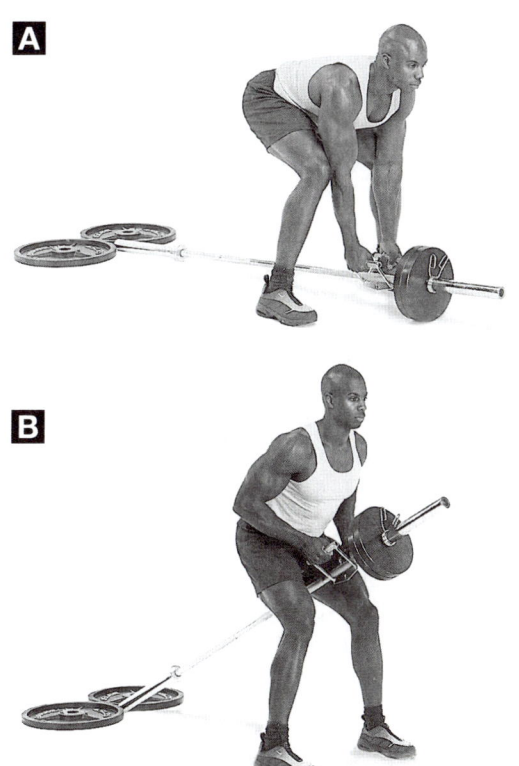

OBERER RÜCKEN ► FREIE GEWICHTE

EINARMIG KURZHANTEL-RUDERN

Bei dieser Übung werden auch die Trapezmuskeln der Schulter trainiert.

[A] Halten Sie eine Kurzhantel in der linken Hand und stützen Sie sich mit dem rechten Knie und der rechten Hand mittig auf einer Bank ab. Das linke Bein steht mit leicht gebeugtem Knie fest auf dem Boden. Halten Sie den Rücken gerade und den Blick nach unten gerichtet. Lassen Sie den linken Arm mit der Hantel nach unten hängen. Der Ellbogen

darf dabei nicht durchgedrückt sein und die Handfläche sollte nach innen weisen.

[B] Ziehen Sie die Hantel langsam nach oben zum Körper und so weit wie möglich zur Brust. Der linke Ellbogen sollte beim Heben nach oben zeigen. Halten Sie diese Position eine Sekunde und führen Sie die Hantel in die Ausgangsstellung zurück.

Beenden Sie den Satz und wiederholen Sie die Übung mit der anderen Seite.

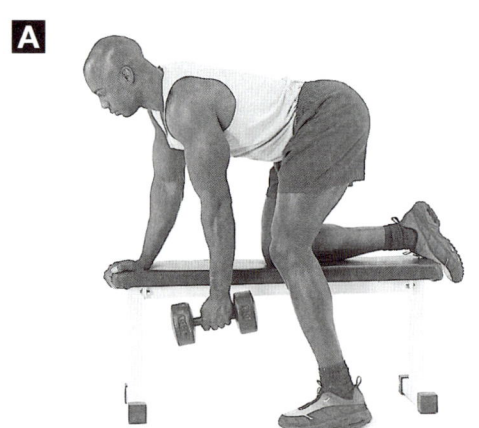
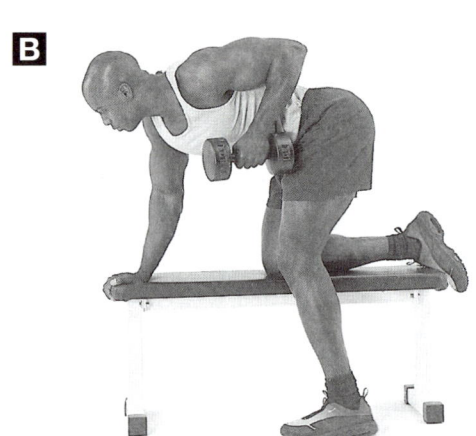

UNTERER RÜCKEN ► FREIE GEWICHTE

DREIECKSHALTUNG

Diese Übung dient auch zur Kräftigung der Gesäßmuskeln und der hinteren Oberschenkelmuskeln.

[A] Stehen Sie aufrecht, mit den Füßen schulterbreit, ohne die Knie durchzudrücken. Halten Sie eine Kurzhantel in der linken Hand.

[B] Beugen Sie sich langsam nach rechts vorn und berühren Sie mit der Hantel den rechten Fuß. Halten Sie diese Position eine Sekunde und kehren Sie langsam in die Ausgangsstellung zurück.

Beenden Sie den Satz und wiederholen Sie die Übung mit der anderen Seite.

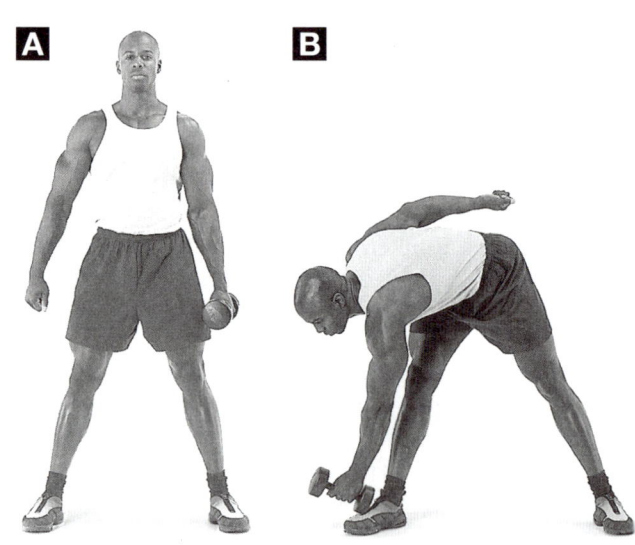

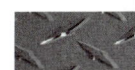

KURZHANTEL-SCHWINGEN

Diese Übung eignet sich besonders zur Kräftigung der unteren Rückenpartie, aber es werden auch die hinteren Oberschenkelmuskeln, die Deltamuskeln und die Gesäßmuskulatur trainiert. Im Gegensatz zu den meisten anderen Übungen mit Gewichten, sollte diese mit einer schnellen und schwungvollen Bewegung ausgeführt werden. Beginnen Sie zunächst mit sehr geringem Gewicht und einer hohen Wiederholungszahl.

Halten Sie eine Kurzhantel mit beiden Händen gefasst. Die Füße sind weiter als schulterbreit auseinander und die Knie werden nicht durchgedrückt.

[A] Beugen Sie sich nach unten und halten Sie die Hantel mit ausgestreckten Armen kurz über dem Boden zwischen Ihren Schienbeinen. Der Rücken wird dabei gerade gehalten.

[B] Schwingen Sie die Kurzhantel bis über Ihren Kopf, indem Sie den Körper dabei gleichzeitig aufrichten. Halten Sie die Hantel eine Sekunde über den Kopf und beugen Sie sich wieder nach unten in die Ausgangsstellung.

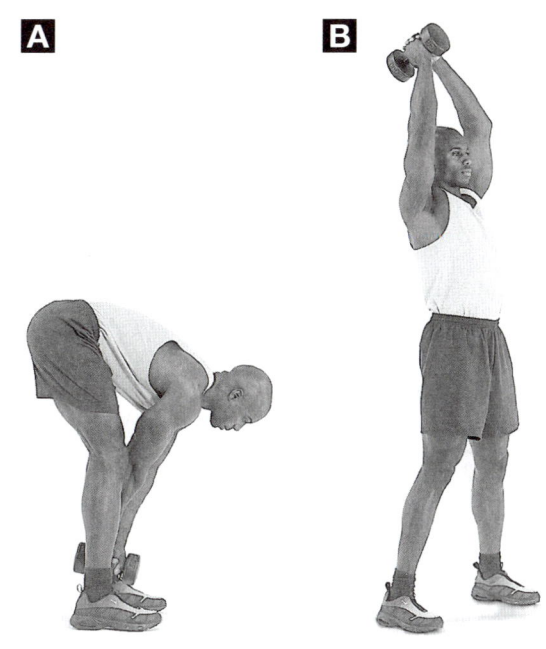

KREUZHEBEN

Diese vielseitige Übung dient auch zur Kräftigung der Beine, Schultern und Arme.

Stehen Sie aufrecht und legen Sie eine mit geringem Gewicht bestückte Langhantel vor sich auf den Boden.

[A] Beugen Sie sich mit geradem Rücken über die Hantel und umfassen Sie sie schulterbreit, mit den Handflächen nach unten. Halten Sie dabei die Arme und Beine gerade, ohne jedoch die Ellbogen und Knie durchzudrücken.

[B] Heben Sie die Hantel langsam bis auf Oberschenkelhöhe. Rücken, Arme und Beine sollten dabei gerade bleiben und die Knie dürfen nicht durchgedrückt sein. Halten Sie diese Position eine Sekunde und senken Sie die Hantel langsam wieder in die Ausgangsstellung.

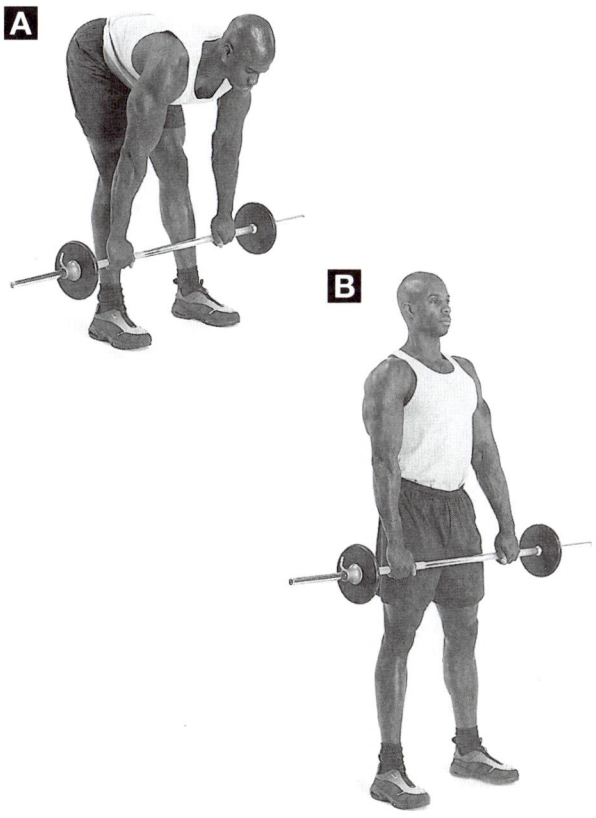

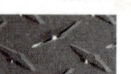

GESAMTER RÜCKEN ► MASCHINEN

RUDERN AM KABELZUG, WEIT GEFASST

Hier werden auch die hinteren Deltamuskeln beansprucht.

Stellen Sie sich vor einen Zugturm mit niedrig gestelltem Kabel und Zugstange. Die Beine sind schulterbreit auseinander und die Knie leicht gebeugt.
[A] Beugen Sie den Rumpf so weit nach vorn, bis sich Ihr Rücken parallel zum Boden befindet. Halten Sie die Zugstange mit beiden Händen weiter als

schulterbreit gefasst, die Handflächen weisen zum Körper.
[B] Zählen Sie bis zwei und ziehen Sie dabei die Stange langsam nach oben, bis Sie Ihre Brust berührt. Verharren Sie eine Sekunde und führen Sie die Zugstange wieder bis zur Mitte der Schienbeine nach unten. Wiederholen Sie die Bewegung.

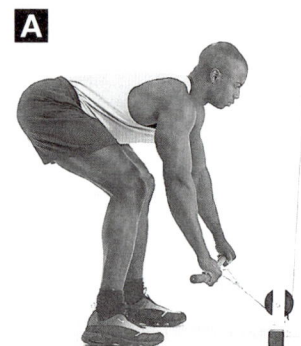

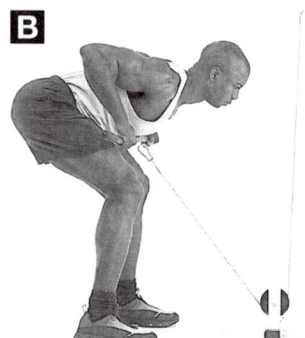

RUDERN AM KABELZUG

Um Verletzungen zu vermeiden, darf der untere Rücken nicht gekrümmt werden. Halten Sie ihn so flach wie möglich oder höchstens ganz leicht gebeugt.

Stellen Sie sich vor einen Kabelzug mit niedrig gestelltem Kabel und V-förmigem Zuggriff.
[A] Beugen Sie sich nach unten, die Füße stehen weiter als schulterbreit auseinander und der Rücken ist flach. Halten Sie das Kinn nach oben, drücken Sie die Brust heraus und ziehen Sie den Bauch ein

und die Schultern nach hinten. Umfassen Sie den Zuggriff mit beiden Händen, so dass er zwischen Ihren Beinen nach hinten weist.
[B] Ziehen Sie den Griff langsam zur Brust. Beugen Sie dabei ganz leicht den Rücken und führen Sie die Ellbogen an den Seiten nach oben. Halten Sie die Position eine Sekunde und senken Sie den Griff langsam in die Ausgangsstellung zurück.

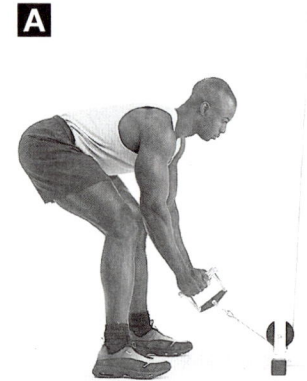

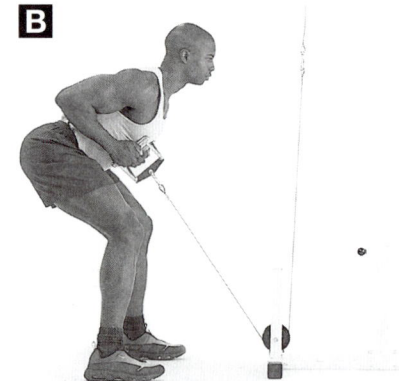

RUDERN IM SITZEN

Hier werden auch die Schultern beansprucht.
[A] Setzen Sie sich an eine Kabelrudermaschine und stützen Sie die Füße gegen die Ablage. Die Knie sind leicht gebeugt. Beugen Sie sich mit geradem Rücken nach vorn und halten Sie die Griffe eng gefasst. Lassen Sie das Kabel so weit zurückgleiten, bis Ihre Arme voll gestreckt sind und Sie sich leicht nach vorn lehnen.

[B] Ziehen Sie die Griffe so weit zum Körper, bis Sie Ihre Brust berühren und bringen Sie den Körper gleichzeitig in eine aufrechte Position. Die Ellbogen sollten dabei hinter den Körper zeigen, und die Knie dürfen nicht durchgedrückt sein. Verharren Sie eine Sekunde in dieser Stellung und kehren Sie wieder in die Ausgangsposition zurück.

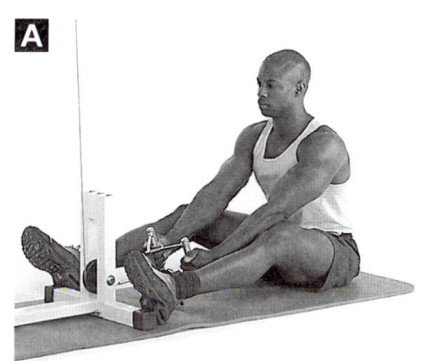

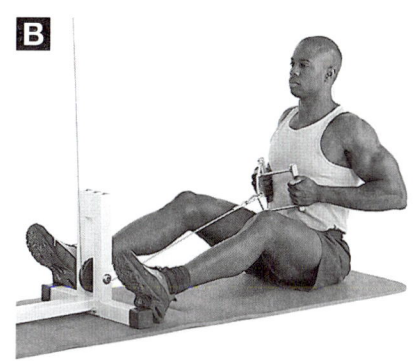

OBERER RÜCKEN ► MASCHINEN

EINARMIG RUDERN AM KABELZUG

Bei dieser Übung wird auch der Trapezmuskel trainiert.
[A] Stellen Sie sich vor einen Zugturm mit niedrig gestelltem Kabel und Bügelzuggriff. Umfassen Sie den Bügel mit der rechten Hand im Untergriff und halten Sie den Arm vollständig gestreckt. Beugen Sie sich mit leicht gebeugten Knien nach vorn, aber halten Sie den Rücken gerade. Die linke Hand wird an der linken Hüfte abgestützt.

[B] Ziehen Sie den Bügel langsam an Ihre rechte Seite. Sie sollten spüren, wie sich der rechte große Rückenmuskel zusammenzieht, während sich der Ellbogen an der Seite vorbeibewegt und dann zur Mitte des unteren Rückens hin eine leichte Kurve macht. Halten Sie die Position und führen Sie den Bügel langsam in die Ausgangsstellung zurück.

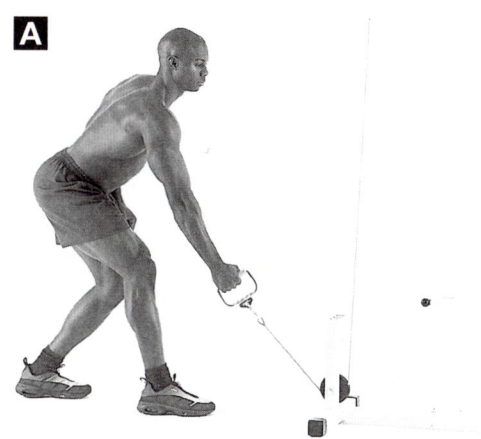

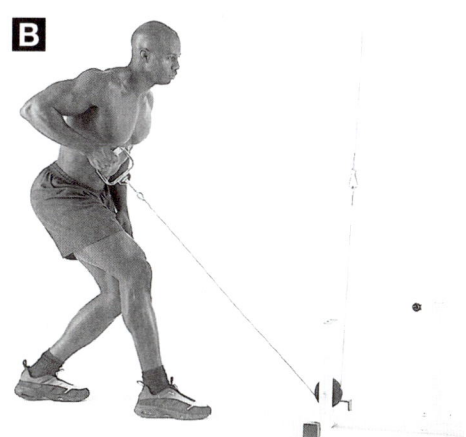

LATZIEHEN

Bei dieser Übung werden auch die zwischen Wirbel-
säule und Schulterblättern verlaufenden Rautenmuskeln
beansprucht. Übertreiben Sie es nicht mit dem Gewicht.
[A] Setzen (oder falls es keinen Sitz gibt, knien) Sie
sich an eine Latzugstation und umfassen Sie die Zugstange über dem Kopf, mit den Händen schulterbreit
oder weiter auseinander. Die Handflächen sollten
vom Körper weg zeigen. Halten Sie den Oberkörper
gerade und den Blick nach vorn gerichtet.
[B] Ziehen Sie die Stange langsam vor dem Kopf
bis zu den Schultern nach unten und halten Sie
dabei den Rücken immer aufrecht. Verharren Sie
eine Sekunde und führen Sie die Arme langsam in
die Ausgangsposition zurück.

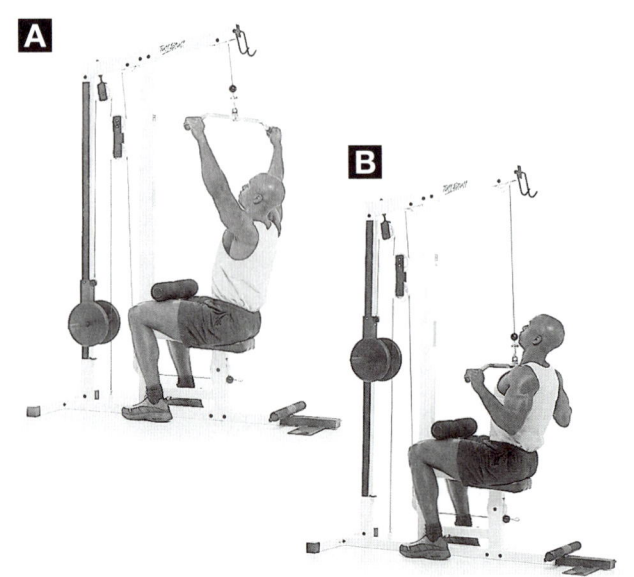

UNTERER RÜCKEN ► MASCHINEN

KREUZHEBEN AM KABELZUG

Hier werden auch die Gesäßmuskeln und hinteren
Oberschenkelmuskeln trainiert.

Stellen Sie sich vor einen Zugturm mit niedrig
gestelltem Kabel und Zugstange.
[A] Beugen Sie sich mit geradem Rücken nach unten und umfassen Sie die Zugstange im Obergriff,
mit den Händen schulterbreit auseinander. Halten
Sie die Beine steif, aber die Knie nicht durchgedrückt, sondern leicht gebeugt. Die Arme sind gerade, aber die Ellbogen dürfen nicht durchgedrückt

sein. (Um das Kabel besser gespannt zu halten,
sollten Sie sich auf eine Stufe stellen.)
[B] Heben Sie die Zugstange langsam bis auf Oberschenkelhöhe. (Achten Sie darauf, dass Sie sich
beim Aufrichten mit dem Kopf nicht am Zugturm
stoßen.) Rücken, Arme und Beine sind dabei gerade, aber die Knie dürfen nicht durchgedrückt
sein. Halten Sie diese Position eine Sekunde und
führen Sie die Stange langsam in die Ausgangsposition zurück.

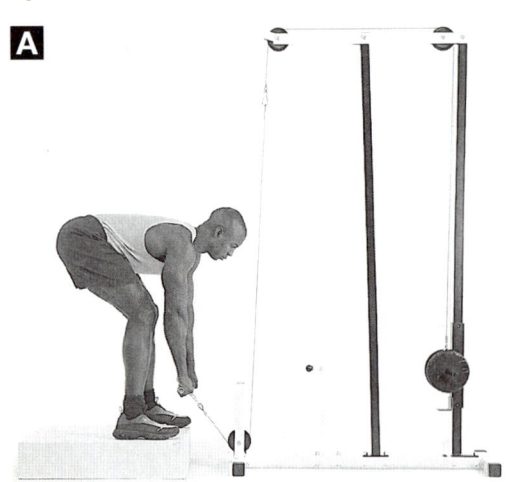

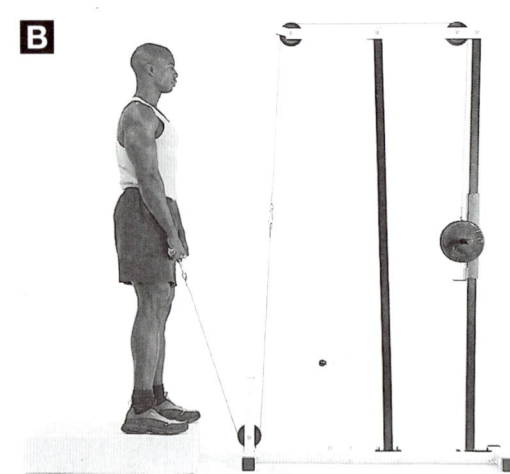

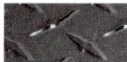

RÜCKENSTRECKEN AM KABELZUG

Auch bei dieser Bewegung werden die Gesäßmuskeln und hinteren Oberschenkelmuskeln gekräftigt.

Stellen Sie eine Rückenstreckbank vor einen Zugturm mit niedrig gestelltem Kabel und Zugstange. Die Fußgelenkpolster sollten sich dabei so nah wie möglich am Gerät befinden.

[A] Bringen Sie sich auf der Rückenstreckbank in Position. Die Fußgelenke sind unter den gepolsterten Stangen verankert und Unterleib und Oberschenkel liegen auf dem Stützpolster auf. Entweder können Sie die Zugstange bereits mit einer Hand festhalten, während Sie sich in Position bringen, oder Sie lassen sie sich zureichen, wenn Sie bereit sind. Halten Sie den Zuggriff mit verschränkten Armen vor die Brust und beugen Sie den Rumpf, bis sich Ihr Rücken senkrecht zum Boden befindet.

[B] Richten Sie sich langsam auf und strecken Sie den Rumpf, bis Ihr Rücken parallel zum Boden steht. Die Arme sind noch immer vor der Brust verschränkt und der Rest des Körpers verharrt in der Ausgangsstellung. Halten Sie diese Position eine Sekunde und senken Sie sich langsam wieder nach unten.

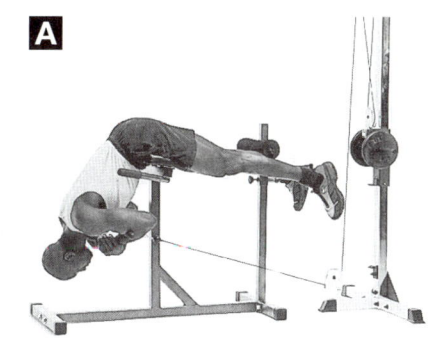

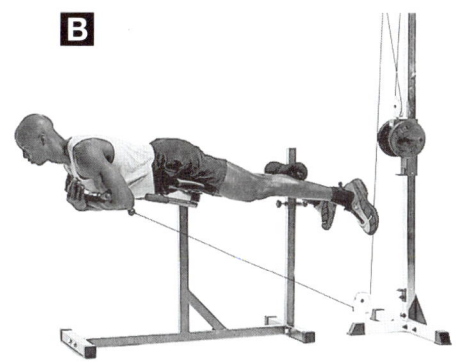

GESAMTER RÜCKEN ► OHNE GEWICHT

SITZEND RUDERN MIT PHYSIOTUBE

Diese Übung dient auch zur Kräftigung der hinteren Deltamuskeln, der Trapezmuskeln und des Bizeps.

[A] Setzen Sie sich mit ausgestreckten Beinen auf den Boden, die Füße weisen nach oben. Spannen Sie den Gummischlauch um die Füße und halten Sie die Griffe gefasst. Die Arme sind gerade nach vorn ausgestreckt und der Rücken ist aufrecht.

[B] Ziehen Sie den Schlauch langsam zur Brust und drücken Sie dabei die Schulterblätter zusammen. Halten Sie diese Position eine Sekunde und kehren Sie mit den Armen langsam in die Ausgangsstellung zurück.

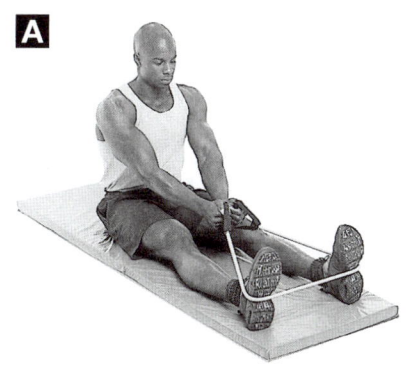

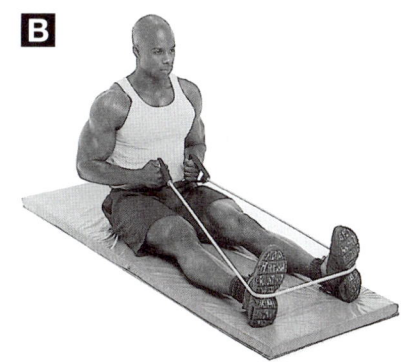

RUDERN MIT PHYSIOTUBE, WEIT GEFASST

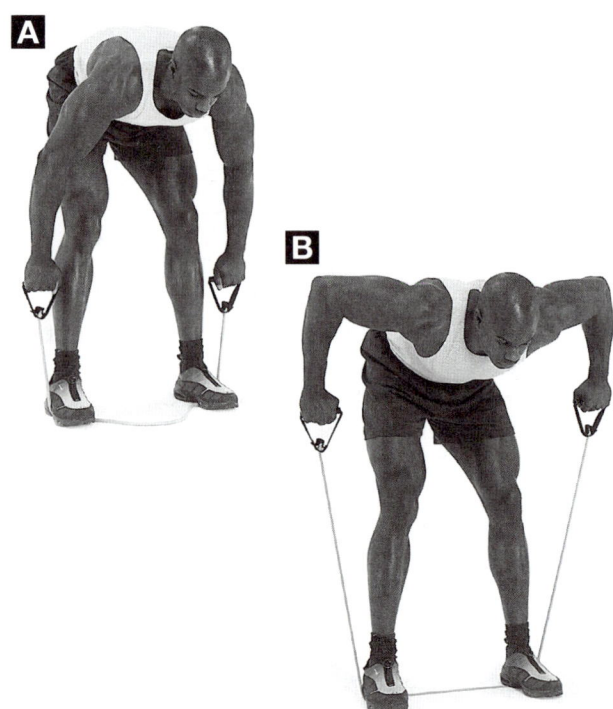

Bei dieser Übung wird nicht nur der Rücken trainiert, sondern auch die hinteren Deltamuskeln, die Gesäß-muskeln, die hinteren Oberschenkelmuskeln und die Bauchmuskulatur.

Stehen Sie mit den Füßen schulterbreit und den Knien leicht gebeugt.

[A] Beugen Sie sich nach vorn, bis Ihr Oberkörper gerade und parallel zum Boden steht. Spannen Sie den Physiotube unter die Füße und halten Sie die Griffe weiter als schulterbreit gefasst. Die Handflächen weisen zum Körper.

[B] Zählen Sie bis zwei und ziehen Sie dabei die Griffe nach oben, bis Ihre Ellbogen über den Rücken hinausragen. Die Unterarme befinden sich senkrecht zum Boden. Halten Sie die Position eine Sekunde und senken Sie die Griffe wieder langsam bis etwa Schienbeinmitte. Wiederholen Sie die Übung.

RUDERN MIT PHYSIOTUBE

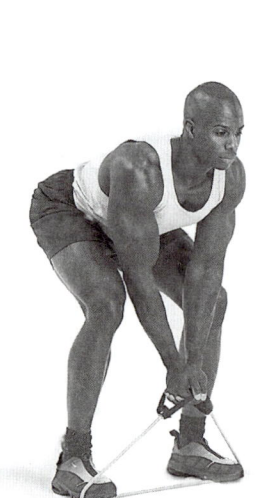
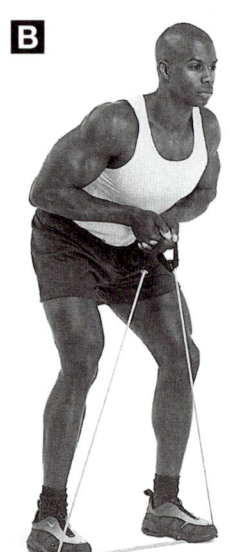

Hier werden auch die hinteren Deltamuskeln gekräftigt. Um Verletzungen zu vermeiden, darf der untere Rücken nicht gekrümmt werden. Halten Sie ihn so flach wie möglich oder höchstens ganz leicht gebeugt.

Stehen Sie mit den Füßen schulterbreit und mit den Knien leicht gebeugt.

[A] Spannen Sie den Schlauch unter die Füße, um-fassen Sie die Griffe und halten Sie die Hände zusam-men, so dass die Handflächen zueinander weisen. Ziehen Sie den Bauch ein und die Schultern nach hinten, drücken Sie die Brust heraus, und halten Sie den Rücken flach und das Kinn nach oben.

[B] Ziehen Sie die Griffe langsam bis zur Brust. Der Rücken ist dabei nur leicht gebeugt. Ihr Oberkörper richtet sich weiter auf, aber die Knie dürfen sich nicht bewegen. Verharren Sie eine Sekunde in dieser Position. Senken Sie die Griffe langsam auf Armlänge und kehren Sie danach in die Ausgangsstellung zu-rück.

EINARMIG RUDERN MIT PHYSIOTUBE

Bei dieser Bewegung werden auch die Trapezmuskeln und die zwischen Wirbelsäule und Schulterblättern befindlichen Rautenmuskeln trainiert.

Wickeln Sie den Schlauch nah zur Mitte um den Fuß einer Hantelbank, bis sich der Schlauchgriff in Bankhöhe befindet und der Schlauch nicht durchhängt.

[A] Stützen Sie sich mit dem linken Knie und der linken Hand mittig auf die Bank. Der rechte Fuß steht fest auf dem Boden und das Knie ist leicht gebeugt. Halten Sie den Rücken gerade und den Blick nach unten gerichtet. Nehmen Sie den Griff in die rechte Hand und lassen Sie den rechten Arm nach unten hängen, so dass die Handfläche nach innen weist. Der Ellbogen darf nicht durchgedrückt sein.

[B] Ziehen Sie den Griff so weit wie möglich nach oben zum Körper. Der Ellbogen sollte dabei dicht am Körper bleiben und beim Anheben nach oben weisen. Halten Sie diese Position eine Sekunde und kehren Sie langsam in die Ausgangsstellung zurück.

Beenden Sie den Satz und wiederholen Sie die Übung mit der anderen Seite.

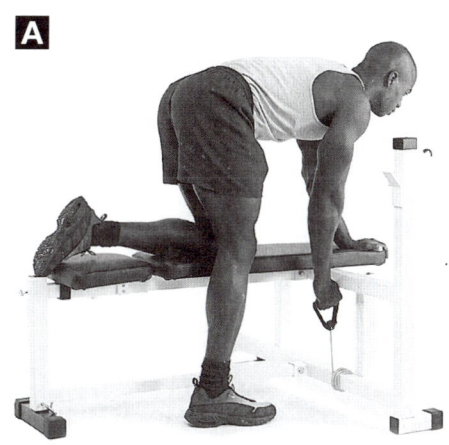

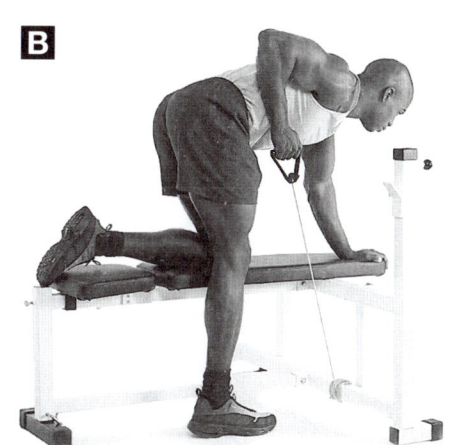

KLIMMZÜGE, ENG GEFASST

Hier wird auch die Arm- und Schultermuskulatur trainiert.

[A] Legen Sie einen Zuggriff um die Klimmstange, halten sie den Griff mit beiden Händen so gefasst, dass die Handflächen zueinander weisen, und lassen Sie sich nach unten hängen. Die Knie sind leicht gebeugt, und die Füße sollten sich bei ausgestreckten Armen etwa 15 cm über dem Boden befinden.

[B] Ziehen Sie sich langsam so weit nach oben, bis der Rumpf fast Ihre Hände berührt. Dabei sollten Sie Ihre großen Rückenmuskeln und nicht den Bizeps einsetzen. Kehren Sie danach wieder langsam in die Ausgangsstellung zurück.

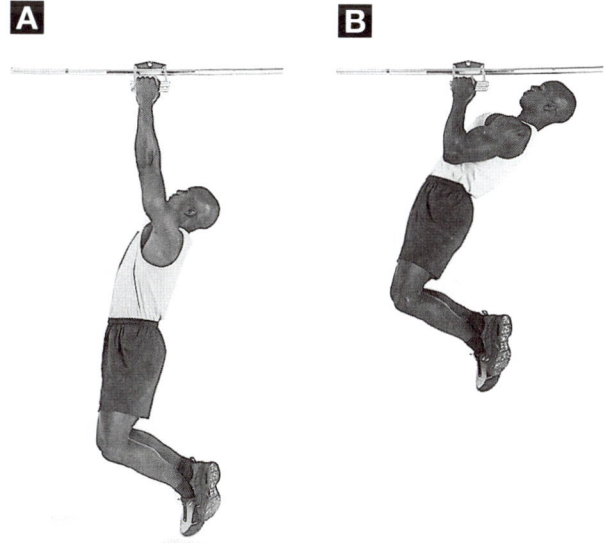

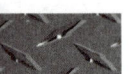
OBERER RÜCKEN ► OHNE GEWICHT

LATZIEHEN MIT PHYSIOTUBE

Diese Übung dient auch zur Kräftigung der Rautenmuskeln, die zwischen Wirbelsäule und Schulterblättern verlaufen.

Spannen Sie den Schlauch über eine offene Tür und setzen Sie sich so auf einen Stuhl, dass die Türkante an Ihrer Wirbelsäule entlang verläuft.
[A] Halten Sie die Schlauchgriffe über dem Kopf mit den Händen schulterbreit oder weiter gefasst. Die Handflächen zeigen vom Körper weg. Der Ober-körper ist gerade und der Blick nach vorn gerichtet.
[B] Ziehen Sie die Griffe so weit nach unten, bis Ihre Hände mit dem Nacken eine Linie bilden und sich die Griffe über den Schultern befinden. Halten Sie bei dieser Bewegung den Oberkörper aufrecht. Verharren Sie eine Sekunde und führen Sie die Arme langsam in die Ausgangsposition zurück.

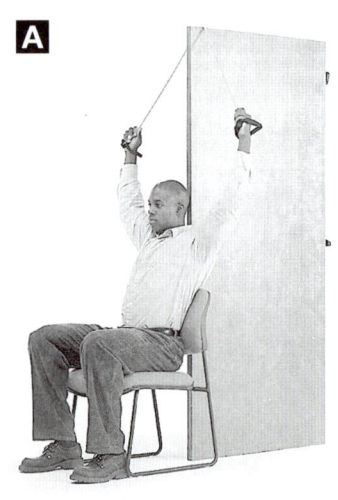

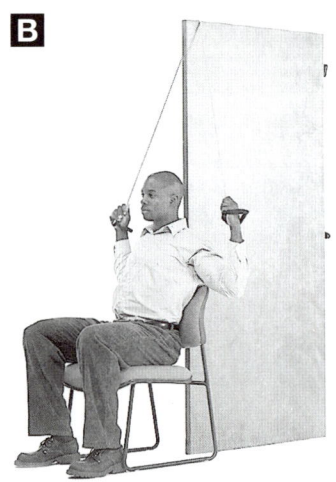

UNTERER RÜCKEN ► OHNE GEWICHT

KREUZHEBEN MIT PHYSIOTUBE

Training für Beine, Schultern und Arme.
[A] Beugen Sie sich mit geradem Rücken nach unten und erfassen Sie die Schlauchgriffe mit den Händen schulterbreit auseinander im Obergriff. Halten Sie die Beine steif, aber die Knie nicht durchgedrückt, sondern ganz leicht gebeugt. Die Arme sind gerade und die Ellbogen werden nicht durchgedrückt.
[B] Ziehen Sie die Griffe langsam bis auf Oberschenkelhöhe und richten Sie sich dabei gleichzeitig auf. Rücken, Arme und Beine sind dabei gerade, aber die Knie sind nicht durchgedrückt. Halten Sie diese Position eine Sekunde und gehen Sie langsam in die Ausgangsstellung zurück.

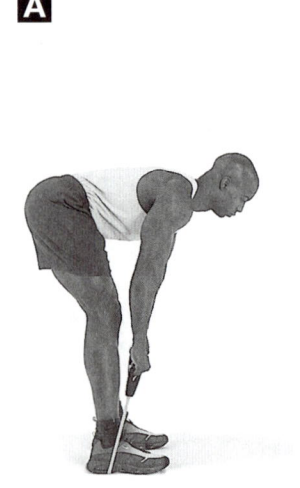

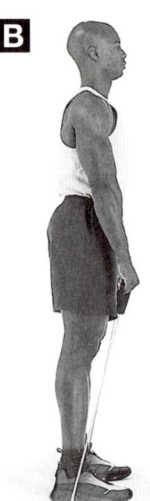

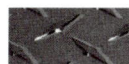

RÜCKENSTRECKEN MIT PHYSIOTUBE

Diese Übung sorgt auch für eine Kräftigung der Gesäßmuskulatur und der hinteren Oberschenkelmuskeln.

Führen Sie den Schlauch unter der Bodenstange der Rückenstreckbank hindurch.

[A] Bringen Sie sich auf der Rückenstreckbank in Position. Die Waden werden unter die gepolsterten Stangen geklemmt, Unterleib und Oberschenkel liegen auf dem Stützpolster auf. Die Hüften sollten dabei über den Rand der Stütze hinausragen. Beugen Sie den Rumpf nach unten, bis er sich fast senkrecht zum Boden befindet. Nehmen Sie die Schlauchgriffe in beide Hände und verschränken Sie die Arme vor der Brust. Das ist die Ausgangsstellung.

[B] Heben Sie langsam den Rumpf, bis er parallel zum Boden steht. Die Arme sind dabei stets vor der Brust verschränkt und der Rest des Körpers befindet sich noch immer in der Ausgangsstellung. Verharren Sie eine Sekunde in dieser Position und senken Sie den Rumpf wieder langsam.

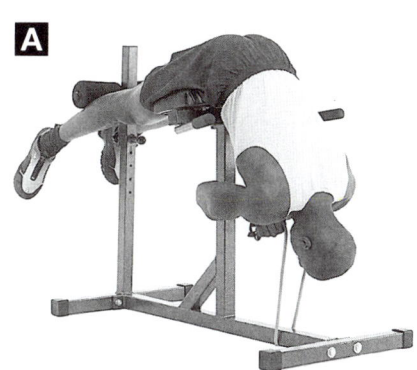

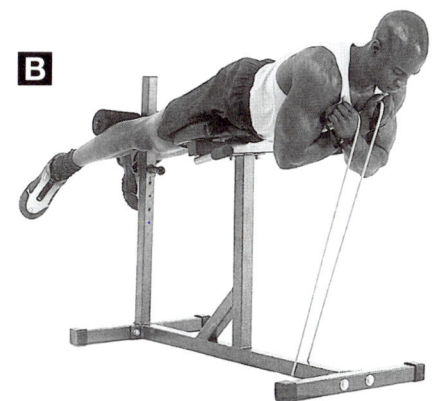

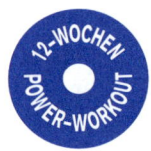

KRÄFTIGER RÜCKEN
LEVEL I – WORKOUT FÜR ANFÄNGER

Wir empfehlen Ihnen das Training nach dem ausgeglichenen Ganzkörper-Workout auf Seite 48. Wenn Sie sich speziell auf ein Training der Rückenmuskulatur konzentrieren möchten, dann werden Sie mit diesem Programm schnell Erfolge erzielen. Wählen Sie eine Übungsfolge aus: freie Gewichte, Maschinen oder ohne Gewicht.

ANLEITUNG

1. Trainieren Sie diese Übungsfolge an 2 oder 3 Tagen pro Woche. Legen Sie zwischen den Trainingstagen mindestens 48 Stunden Pause ein, damit sich Ihr Körper für ein optimales Muskelwachstum ausreichend erholen kann.

2. Machen Sie zum Aufwärmen ein paar Aerobic- und Dehnungsübungen und führen Sie einen Übungssatz mit 6 bis 10 Wiederholungen bei leichtem bis mittelschwerem Gewicht durch. Das verringert das Risiko, dass Sie sich beim anschließenden Training eine Muskelzerrung oder einen Muskelfaserriss zuziehen.

3. Nach dem Aufwärmen bestimmen Sie das Anfangsgewicht für Ihr Training, d. h. das Gewicht, mit dem Sie bei einer Übung nur 6 Wiederholungen schaffen. Das bedeutet, dass Sie an Ihrem ersten Trainingstag zunächst ein wenig herumexperimentieren müssen, bis Sie das geeignete Gewicht gefunden haben. Mit diesem Gewicht werden Sie dann so lange trainieren, bis es Ihnen zu leicht geworden ist.

Führen Sie von jeder Übung, die in der von Ihnen gewählten Übungsfolge aufgeführt ist, einen Satz mit je 6 Wiederholungen durch. Das Anheben des Gewichts (positive oder konzentrische Phase) sollte bei korrekter Ausführung der Übung so schnell wie möglich erfolgen, wohingegen das Absenken (negative oder exzentrische Phase) langsamer durchgeführt wird (bis vier zählen).

4. Nach ein paar Trainingstagen werden Ihnen die 6 Wiederholungen leichter fallen. Erhöhen Sie deshalb die Zahl der Wiederholungen allmählich bis auf 10 und achten Sie auf eine korrekte Ausführung der Übung.

5. Wenn Sie schließlich zu 10 Wiederholungen in der Lage sind, können Sie das Übungsgewicht bei der nächsten Trainingssitzung erhöhen.

6. Beginnen Sie mit dem erhöhten Gewicht erneut bei 6 Wiederholungen und folgen Sie danach den Schritten 3 bis 5, bis Sie das 12-wöchige Trainingsprogramm durchlaufen haben. Wenn Sie danach mit dem gezielten Rückentraining weitermachen wollen, können Sie auf Level II für Fortgeschrittene übergehen. Wie bereits erklärt, empfehlen wir Ihnen allerdings ein ausgewogenes Ganzkörper-Trainingsprogramm anstatt eines Workouts, das nur auf einzelne Muskelgruppen ausgerichtet ist.

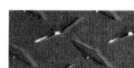

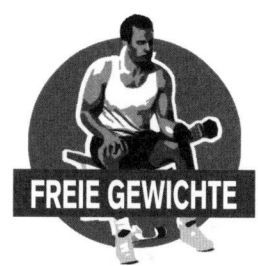

FREIE GEWICHTE

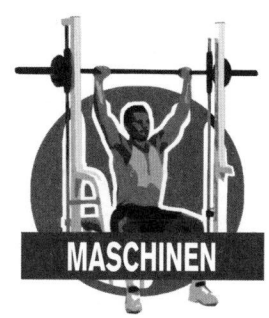

MASCHINEN

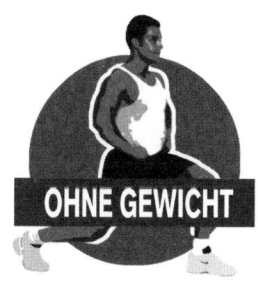

OHNE GEWICHT

1. LANGHANTEL-RUDERN, WEIT GEFASST (SEITE 158)
2. RUMÄNISCHES KREUZHEBEN (SEITE 158)
3. KURZHANTEL-SCHWINGEN (SEITE 161)
4. EINARMIG KURZHANTEL-RUDERN (SEITE 160)

1. RUDERN AM KABELZUG (SEITE 162)
2. KREUZHEBEN AM KABELZUG (SEITE 164)
3. RUDERN IM SITZEN (SEITE 163)
4. LATZIEHEN (SEITE 164)

1. RUDERN MIT PHYSIOTUBE (SEITE 166)
2. KREUZHEBEN MIT PHYSIOTUBE (SEITE 168)
3. LATZIEHEN MIT PHYSIOTUBE (SEITE 168)
4. SITZEND RUDERN MIT PHYSIOTUBE (SEITE 165)

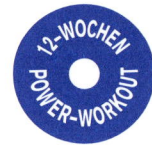

KRÄFTIGER RÜCKEN
LEVEL II – WORKOUT FÜR FORTGESCHRITTENE

Wir empfehlen Ihnen das Training nach dem ausgeglichenen Ganzkörper-Workout auf Seite 52. Wenn Sie sich speziell auf ein Training der Rückenmuskulatur konzentrieren möchten, dann werden Sie mit diesem Programm schnell Erfolge erzielen. Wählen Sie eine Übungsfolge aus: freie Gewichte, Maschinen oder ohne Gewicht.

ANLEITUNG

1. Trainieren Sie 3 Tage pro Woche und legen Sie dazwischen 48 Stunden Erholungspause ein.

2. Wärmen Sie sich immer mit ein paar Aerobic- und Dehnungsübungen auf und führen Sie einen Übungssatz mit 6 bis 10 Wiederholungen bei leichtem bis mittelschwerem Gewicht durch. Das verringert das Risiko, dass Sie sich beim anschließenden Training eine Verletzung zuziehen.

3. Als Standard-Workout führen Sie jede Übung in der von Ihnen gewählten Übungsfolge in drei Sätzen mit je 6 bis 10 Wiederholungen durch. Der Aufwärm-Satz zählt dabei als erster Satz. Das Anfangsgewicht für den zweiten und dritten Satz sollte so schwer sein, dass Sie damit nur 6 Wiederholungen schaffen. Sobald Ihre Kraft zugenommen hat, können Sie die Zahl der Wiederholungen allmählich auf 10 erhöhen. Wenn Sie schließlich bei 10 Wiederholungen angelangt sind, erhöhen Sie das Gewicht beim nächsten Training so weit, dass Sie erneut nur 6 Wiederholungen schaffen.

Das Anheben des Gewichts (positive oder konzentrische Phase) sollte korrekt und so schnell wie möglich erfolgen, wohingegen das Absenken (negative oder exzentrische Phase) langsamer durchgeführt wird (bis vier zählen).

4. Sorgen Sie beim Training für Abwechslung. Anstatt der Einzelübungen, können Sie auch in Supersätzen trainieren, d. h., zwei Übungen (mit je einer Wiederholung) ohne Pause hintereinander durchführen. Dafür eignen sich viele der Übungen. Durch Supersätze gestalten Sie Ihr Workout intensiver, abwechslungsreicher und sparen sogar Zeit.

Eine andere Möglichkeit besteht darin, bei leichterem Gewicht als üblich 15 bis 20 Wiederholungen durchzuführen, und/oder bei aufeinander folgenden Sätzen das Gewicht allmählich zu erhöhen und die Zahl der Wiederholungen zu verringern (Diese Übungsmethode nennt man Pyramiden-Training). Wenn Sie zum Beispiel im ersten Satz 10 Wiederholungen mit 90 kg durchführen, dann können Sie im zweiten Satz 7 Wiederholungen mit 112 kg und im dritten Satz 4 Wiederholungen mit 135 kg absolvieren.

5. Mit etwas mehr Trainingserfahrung können Sie am Ende eines jeden Übungssatzes, wenn Ihre Kraft für eine ganze Wiederholung nicht mehr ausreicht, auch 1 bis 2 Teilwiederholungen versuchen. Bei dieser Trainingsmethode wird der Muskel bis zur Ermüdung belastet und das Muskelwachstum dadurch stark angeregt.

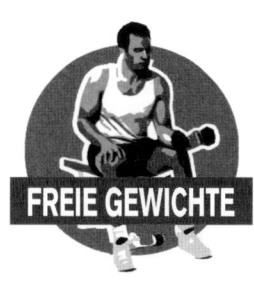

FREIE GEWICHTE

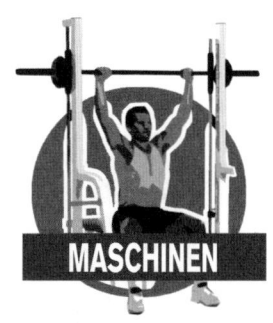

MASCHINEN

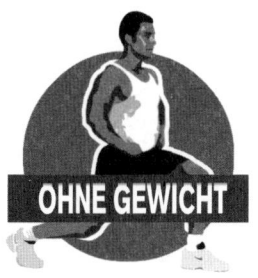

OHNE GEWICHT

1. LANGHANTEL-RUDERN, WEIT GEFASST (SEITE 158)
2. RUMÄNISCHES KREUZHEBEN (SEITE 158)
3. KURZHANTEL-SCHWINGEN (SEITE 161)
4. EINARMIG KURZHANTEL-RUDERN (SEITE 160)
5. DREIECKSHALTUNG (SEITE 160)

1. RUDERN AM KABELZUG (SEITE 162)
2. KREUZHEBEN AM KABELZUG (SEITE 164)
3. RÜCKENSTRECKEN AM KABELZUG (SEITE 165)
4. RUDERN IM SITZEN (SEITE 163)
5. LATZIEHEN (SEITE 164)

1. RUDERN MIT PHYSIOTUBE (SEITE 166)
2. KREUZHEBEN MIT PHYSIOTUBE (SEITE 168)
3. RÜCKENSTRECKEN MIT PHYSIOTUBE (SEITE 169)
4. SITZEND RUDERN MIT PHYSIOTUBE (SEITE 165)
5. LATZIEHEN MIT PHYSIOTUBE (SEITE 168)

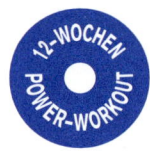

KRÄFTIGER RÜCKEN
LEVEL III – WORKOUT FÜR GEÜBTE

Wir empfehlen Ihnen das Training nach dem ausgeglichenen Ganzkörper-Workout auf Seite 56. Wenn Sie sich speziell auf ein Training der Rückenmuskulatur konzentrieren möchten, dann werden Sie mit diesem Programm schnell Erfolge erzielen. Wählen Sie eine Übungsfolge aus: freie Gewichte, Maschinen oder ohne Gewicht.

ANLEITUNG

1. Trainieren Sie 3 Tage pro Woche und legen Sie zwischen den Trainingstagen 48 Stunden Erholungspause ein.

2. Als Standard-Workout führen Sie jede Übung in der von Ihnen gewählten Übungsfolge in drei Sätzen mit je 6 bis 10 Wiederholungen durch. Der erste Satz, der nach ein paar Aerobic- und Dehnungsübungen durchgeführt wird, dient als Aufwärm-Satz. Das Anfangsgewicht für den zweiten und dritten Satz sollte so schwer sein, dass Sie damit nur 6 Wiederholungen schaffen. Sobald Ihre Kraft zugenommen hat, können Sie die Zahl der Wiederholungen allmählich auf 10 erhöhen. Wenn Sie schließlich bei 10 Wiederholungen angelangt sind, erhöhen Sie das Gewicht beim nächsten Trai-

ning so weit, dass Sie erneut nur 6 Wiederholungen schaffen.

Das Anheben des Gewichts (positive oder konzentrische Phase) sollte bei korrekter Ausführung der Übung so schnell wie möglich erfolgen, wohingegen das Absenken (negative oder exzentrische Phase) langsamer durchgeführt wird (bis vier zählen).

3. Variieren Sie Ihr Workout genauso wie auf Level II und trainieren Sie zusätzlich in Dreiersätzen und Riesensätzen. Dreiersätze funktionieren genauso wie Supersätze, nur mit dem Unterschied, dass hier nicht zwei, sondern drei Übungen ohne Pause nacheinander ausgeführt werden. Bei Riesensätzen wird das Gleiche mit vier Übungen gemacht.

4. Versuchen Sie am Ende eines jeden Übungssatzes, wenn Ihre Kraft für eine ganze Wiederholung nicht mehr ausreicht, 1 bis 2 Teilwiederholungen. Bei dieser Trainingsmethode wird der Muskel bis zur Ermüdung belastet und das Muskelwachstum dadurch stark angeregt. Achtung: Auf diesem hohen Level brauchen Sie für Teilwiederholungen mit freien Gewichten allerdings immer die Unterstützung eines Trainingspartners.

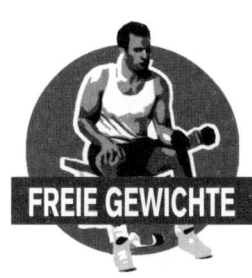

FREIE GEWICHTE

1. LANGHANTEL-RUDERN, WEIT GEFASST (SEITE 158)
2. KREUZHEBEN (SEITE 161)
3. RUMPFAUFRICHTEN (SEITE 159)
4. RUMÄNISCHES KREUZHEBEN (SEITE 158)
5. KURZHANTEL-SCHWINGEN (SEITE 161)
6. EINARMIG KURZHANTEL-RUDERN (SEITE 160)
7. DREIECKSHALTUNG (SEITE 160)

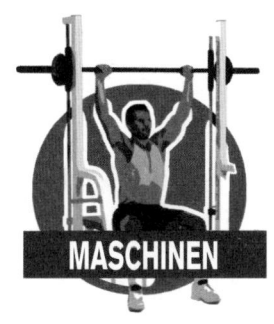

MASCHINEN

1. RUDERN AM KABELZUG (SEITE 162)
2. KREUZHEBEN AM KABELZUG (SEITE 164)
3. RÜCKENSTRECKEN AM KABELZUG (SEITE 165)
4. RUDERN IM SITZEN (SEITE 163)
5. EINARMIG RUDERN AM KABELZUG (SEITE 163)
6. LATZIEHEN (SEITE 164)

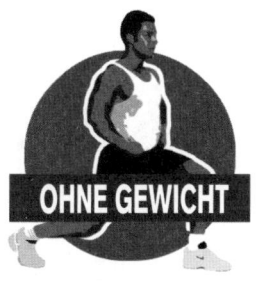

OHNE GEWICHT

1. RUDERN MIT PHYSIOTUBE (SEITE 166)
2. KREUZHEBEN MIT PHYSIOTUBE (SEITE 168)
3. RÜCKENSTRECKEN MIT PHYSIOTUBE (SEITE 169)
4. KLIMMZÜGE, ENG GEFASST (SEITE 167)
5. EINARMIG RUDERN MIT PHYSIOTUBE (SEITE 167)
6. SITZEND RUDERN MIT PHYSIOTUBE (SEITE 165)
7. LATZIEHEN MIT PHYSIOTUBE (SEITE 168)

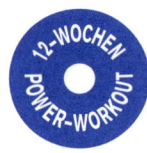

12-WOCHEN POWER-WORKOUT

DAS BESTE WORKOUT FÜR EIN
KRÄFTIGES GESÄSS

BLOSS WEIL SIE DEN GANZEN TAG DARAUF SITZEN, HEISST DASS NOCH LANGE NICHT, DASS IHRE GESÄSSMUSKELN UNWICHTIG SIND. MAN BRAUCHT SIE ZUM LAUFEN, SPRINTEN UND HEBEN – UND IN GUT TRAINIERTEM ZUSTAND SORGEN SIE SOGAR FÜR EINE VERBESSERUNG IHRER GESAMTERSCHEINUNG.

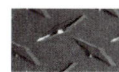

Das nächste Mal, wenn Sie jemand als „großer Arsch" bezeichnet, hey, dann bleiben Sie einfach ganz ruhig, ok. Die Person hat nämlich gar nicht mal so unrecht – na ja, zumindest vom wissenschaftlichen Standpunkt aus betrachtet. Das ist nämlich genau das, was der Name *gluteus maximus* bedeutet. Wow, *gluteus maximus* – das klingt wie der Name eines dieser riesigen Erlebnis-Hotels in Las Vegas. Finden Sie nicht auch? Eines steht aber zumindest fest: Der *gluteus maximus* (großer Gesäßmuskel) ist der größte der über 600 Muskeln des menschlichen Körpers.

Und von diesen Gesäßmuskeln haben Sie nicht nur einen, sondern sogar drei. Unterhalb des großen fleischigen Gesäßmuskels befinden sich nämlich noch der mittlere (*gluteus medius*) und der kleine Gesäßmuskel (*gluteus minimus*).

DAS GESÄSS GANZ VORN

Es gibt einen guten Grund, warum Sie das Gesäß beim Training nicht vernachlässigen sollten. „Er bildet den Mittelpunkt des Körpers und sorgt für Gleichgewicht", sagt Fitness-Trainer und Wettkampf-Bodybuilder Todd Mattera aus Foxboro, Massachusetts.

Und dann spricht noch etwas dafür, den Po nicht zu unbeachtet zu lassen: Die Frauen schenken ihm nämlich mehr Beachtung als man(n) glaubt. Eine Studie, die für das Buch *Extraordinary Togetherness* durchgeführt wurde, brachte folgendes Ereignis:

Auf die Frage, was das attraktivste körperliche Merkmal eines Mannes sei, stuften die befragten Frauen den Po höher ein, als all die anderen Körperteile, die wir Männer mühsam im Fitness-Studio trainieren.

Zugegeben, der Po hat im Vergleich zu den 27 Prozent für die Augen, den 24 Prozent für das Gesicht und den 22 Prozent für das Lächeln zwar nur 7 Prozent der Stimmen bekommen, aber lag damit in der Wertung trotzdem höher als Brust, Arme, Beine und Bauchmuskeln.

Matteras eigenes Po-Workout ist eigentlich nur auf eine Übung beschränkt: Kniebeugen. Die kräftigen nämlich nicht nur die vorderen und hinteren Oberschenkelmuskeln, sondern auch die Gesäßmuskulatur.

Der Ausfallschritt ist ebenfalls eine gute Übung für die gesamte untere Körperhälfte.

Der Ausfallschritt kann in mehreren Variationen ausgeführt werden, die aber alle zunächst mit wenig oder ohne Gewicht begonnen werden sollten.

Beim Standard-Ausfallschritt machen Sie mit einem Fuß einen langen Schritt nach vorn und beugen dabei beide Knie so weit, bis der nach vorn gestellte Oberschenkel parallel und der andere Oberschenkel senkrecht zum Boden steht, erklärt Dr. Peter Lemon, der den Hard-Body-Trainingsplan zusammengestellt hat. Danach kehren Sie wieder in die Ausgangsposition zurück.

Sie können den Ausfallschritt anstatt nach vorn, auch zur Seite oder nach hinten ausführen.

PO-POWER

Ebenso wie die anderen Muskeln, können auch die Gesäßmuskeln durch ein gezieltes Training größer werden. Müssen Sie deshalb gleich befürchten, einen großen Po zu bekommen? Wahrscheinlich nicht. Aber wenn sie bereits ein recht umfangreiches Sitzpolster haben, dann sollten Sie bedenken, dass es nicht möglich ist, durch gezieltes Training nur an einer bestimmten Stelle des Körpers abzunehmen.

Wir erklären Ihnen, wie Sie Ihren *gluteus maximus* auf Minimalgröße halten können.

Grundregel: Wenn Sie einen großen Po haben, dann sollten Sie bei den Übungen für die Gesäßmuskulatur – wie Kniebeugen oder Ausfallschritte – nicht mit hohem Gewicht und niedriger Wiederholungszahl trainieren.

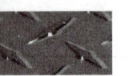

„Dadurch würde sonst das Muskelwachstum angeregt werden und damit auch der Gesäßumfang zunehmen", sagt Brian Pfeufer, Kraft- und Konditionsspezialist aus New York City.

Sie sollten deshalb besser Übungen machen, die den Po einfach nur festigen und in Form halten, anstatt zu mehr Masse zu verhelfen, schlägt Pfeufer vor. Dazu gehört auch, dass Sie die Übungen mit wenig Gewicht oder ganz ohne Gewicht durchführen. Bei Ausfallschritten, zum Beispiel, könnten Sie nur Ihr Körpergewicht oder leichte Kurzhanteln einsetzen.

Eine weitere Übungsmöglichkeit wäre, dass Sie sich auf den Boden knien, mit beiden Händen vorn abstützen und einen Fuß nach oben strecken und wieder senken. Sie können dafür auch Gewichtsmanschetten an den Fußgelenken befestigen oder Ihren Trainingspartner bitten, beim Anheben des Beines einen leichten Druck auf Ihre Ferse auszuüben. „Dadurch wird dieser Bereich sehr gut beansprucht", so Pfeufer.

Im Gegensatz zu den Männern mit großem Sitzpolster ist die Zahl derer, die scheinbar überhaupt keinen Po haben, weitaus größer. Sie brauchen sich nur mal die Anzeigen in einigen Männermagazinen anzuschauen, in denen für gepolsterte Unterhosen geworben wird, die Ihnen „sofort einen reizvollen Knackarsch!" verschaffen.

Tja, und was lässt sich in so einem Fall machen?

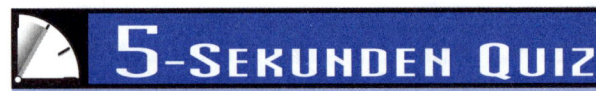

5-SEKUNDEN QUIZ

Können anhaltende Gesäßschmerzen auf ein übertriebenes Training zurückzuführen sein?

Antwort: Nicht unbedingt. Ein schmerzender Po kann manchmal auch die Folge einer Nervenverletzung sein. Das kommt zum Beispiel von einem Sturz auf den Po, von zu viel Rad fahren oder sogar vom ständigen Sitzen.

Wenn Sie Ihren *gluteus maximus* maximieren wollen, dann sollten Sie die Hantelstange beim Kniebeugen und Ausfallschritt mit höherem Gewicht bestücken. Im Gegensatz zu den üblichen Kniebeugen oder dem Ausfallschritt zur Seite, sollten Sie die Hantelstange nicht am Nacken sondern etwas weiter unten am Rücken halten.

„Achten Sie darauf, dass Sie die Gesäßmuskeln kräftig anspannen, wenn Sie bei dieser Bewegung wieder in den Stand zurückkehren", so Pfeufer. „Dadurch kann sich die Muskelmasse des Gesäßes vergrößern."

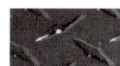

GESÄSS ► FREIE GEWICHTE

KICKBACK, STEHEND, MIT GEWICHTSMANSCHETTEN

Diese Bewegung dient auch zur Kräftigung der hinteren Oberschenkelmuskeln.

Befestigen Sie um das rechte Fußgelenk eine Gewichtsmanschette.

[A] Stellen Sie sich mit dem Gesicht zu einer Wand und stützen Sie sich leicht mit den Händen daran ab. Lehnen Sie sich etwas nach vorn, so dass Ihr ganzer Körper eine gerade Linie bildet und verlagern Sie Ihr Gewicht auf das linke Bein.

[B] Heben Sie das rechte Bein so weit wie möglich nach hinten und spüren Sie, wie sich die Gesäßmuskulatur zusammenzieht. Das Knie ist dabei leicht gebeugt. Sie dürfen den Rücken nicht krümmen oder sich zu stark strecken. Verharren Sie eine Sekunde in dieser Position und senken Sie das Bein wieder.

Beenden Sie den Satz und wiederholen Sie die Übung mit dem anderen Bein.

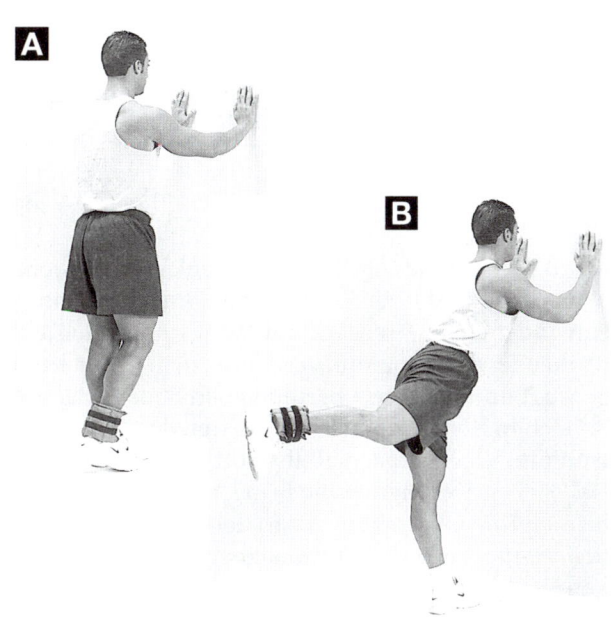

ENTEN-KNIEBEUGEN MIT KURZHANTELN

Bei dieser Übung werden die Muskeln an der Vorder- und Innenseite der Oberschenkel in einem anderen Winkel trainiert.

[A] Stehen Sie aufrecht, die Füße sind weiter als schulterbreit auseinander und die Zehen zeigen nach außen. Die Knie werden nicht durchgedrückt. Halten Sie eine Kurzhantel mit ausgestreckten Armen an einem Ende gefasst. Drücken Sie die Brust heraus, ziehen Sie die Schultern zurück, spannen Sie die Bauchmuskeln an und halten Sie den Rücken gerade.

Kopf und Wirbelsäule bilden eine Linie, und der Blick ist geradeaus gerichtet. Es ist dabei ganz natürlich, dass der Oberkörper in dieser Stellung leicht nach vorn geneigt ist.

[B] Gehen Sie in die Kniebeuge, bis sich Ihre Oberschenkel parallel zum Boden befinden. Dabei dürfen Sie nicht Schwingen oder die Knie nach innen drehen. Halten Sie diese Position eine Sekunde und erheben Sie sich langsam, mit leicht nach vorn geschobenen Hüften. Halten Sie dabei die Füße flach auf dem Boden und die Bauchmuskeln angespannt.

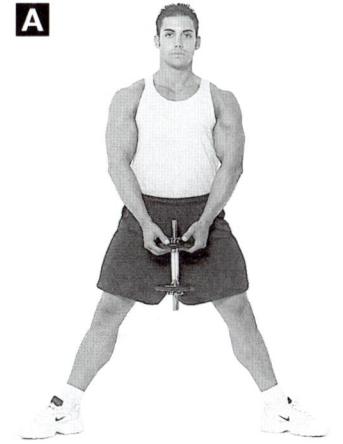

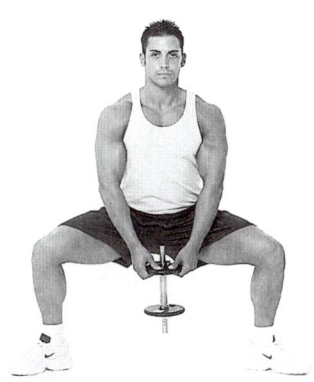

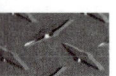

GESÄSS UND HINTERER OBER-SCHENKEL ► FREIE GEWICHTE

UMGEKEHRTES BEIN-STRECKEN MIT GEWICHTS-MANSCHETTEN

Diese Bewegung sorgt auch für eine Kräftigung der unteren Rückenpartie.

[A] Befestigen Sie an jedem Fußgelenk eine Gewichtsmanschette und legen Sie sich bäuchlings auf eine Bank oder einen Tisch. Die Hüften befinden sich am Bankende, die Beine sind geschlossen, die Knie leicht gebeugt und die Zehen berühren den Boden. Halten Sie sich in Kopfhöhe an beiden Seiten der Bank fest, damit Ihr Oberkörper stabilisiert wird.

[B] Heben Sie langsam die Beine, aber nur so weit, bis sich Ihre Oberschenkel parallel zum Rumpf befinden. Halten Sie diese Position eine Sekunde und senken Sie die Beine wieder langsam in die Ausgangsstellung. Die Füße dürfen erst wieder den Boden berühren, nachdem Sie den Satz beendet haben.

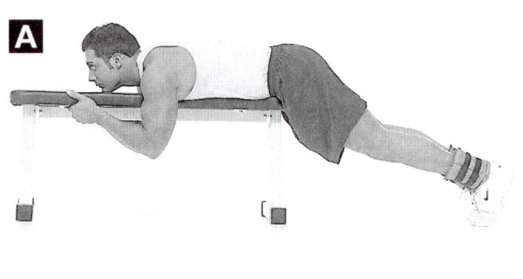

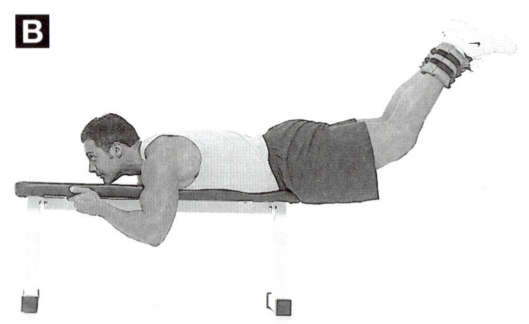

SEITLICHER AUSFALLSCHRITT MIT LANGHANTEL

Hier werden die inneren und äußeren Oberschenkelmuskeln beansprucht. Um Verletzungen zu vermeiden, sollten Anfänger zunächst mit geringem Gewicht trainieren, bis sie die Bewegung beherrschen.

[A] Legen Sie die Langhantel im Nacken schulterbreit gefaßt auf Ihre Schultern. Die Füße sind schulterbreit auseinander und die Zehen weisen leicht nach außen. Die Knie dürfen dabei nicht durchgedrückt sein. Drücken Sie die Brust heraus, ziehen Sie die Schultern nach hinten, spannen Sie den Bauch an und halten Sie den Rücken gerade. Der Kopf befindet sich in einer Linie zur Wirbelsäule.

[B] Machen Sie einen Schritt nach rechts, landen Sie dabei auf der Ferse und rollen Sie zur Fußspitze ab und drücken Sie die Hüften so weit nach unten, bis sich der rechte Oberschenkel parallel zum Boden befindet. Der rechte Fuß zeigt dabei zur Seite. Strecken Sie das rechte Knie aber nicht weiter als bis zur Fußspitze. Halten Sie das linke Bein gestreckt und den linken Fuß fest auf dem Boden, mit der Fußspitze nach vorn. Verharren Sie eine Sekunde in dieser Stellung und drücken Sie sich mit dem rechten Bein in die Ausgangsposition zurück. Beenden Sie den Satz mit einem Ausfallschritt zur linken Seite.

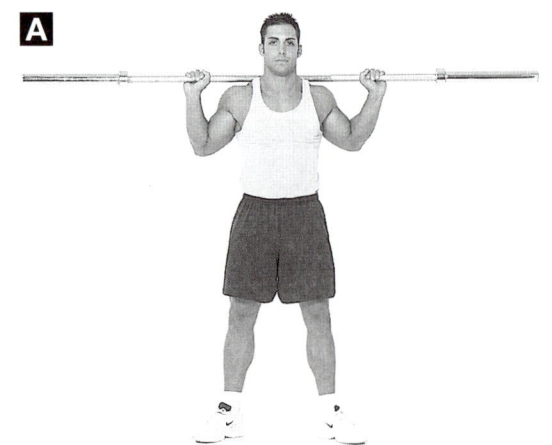

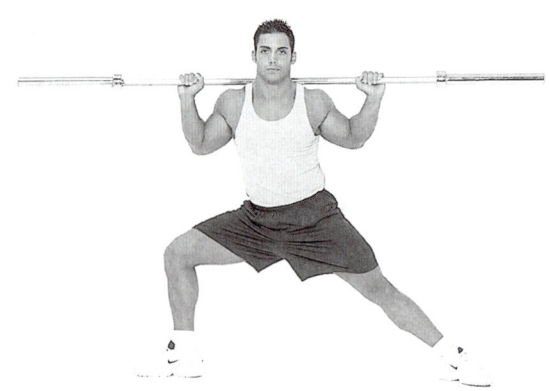

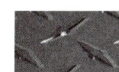

KICKBACK, KNIEND, MIT GEWICHTSMANSCHETTEN

Mit dieser Übung wird auch die Beweglichkeit der Hüfte verbessert.

[A] Befestigen Sie um jedes Fußgelenk eine Gewichtsmanschette, knien Sie sich auf den Boden und stützen Sie sich nach vorn mit den Händen ab.

[B] Halten sie das rechte Knie leicht gebeugt und heben Sie langsam das rechte Bein, bis sich der Oberschenkel parallel zum Rumpf befindet. Bleiben Sie eine Sekunde in dieser Position und senken Sie das Bein bis kurz über den Boden, um es sofort wieder nach oben zu bewegen.

Beenden Sie den Satz und wiederholen Sie die Übung mit dem anderen Bein.

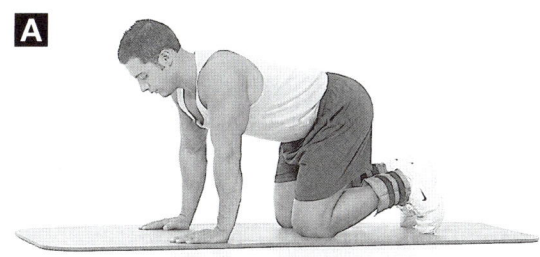

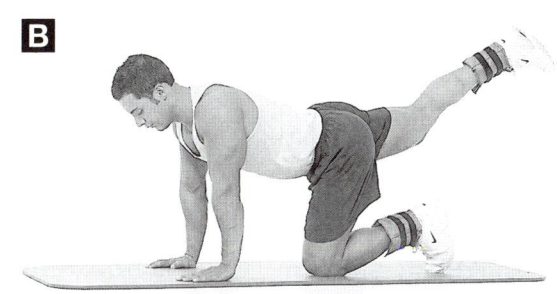

AUSFALLSCHRITT MIT KURZHANTELN

Bei dieser Übung werden auch die vorderen Oberschenkelmuskeln trainiert.

[A] Stehen Sie aufrecht, die Füße schulterbreit auseinander. Kopf und Wirbelsäule bilden eine Linie und der Rücken ist gerade. Halten Sie mit ausgestreckten Armen in jeder Hand eine Kurzhantel, so dass die Handflächen zum Körper weisen.

[B] Machen Sie mit dem rechten Fuß einen langen Schritt nach vorn und winkeln Sie das Bein so weit an, bis Ihr Oberschenkel parallel zum Boden steht. Das linke Bein ist nach hinten ausgestreckt und so weit gebeugt, dass das Knie fast den Boden berührt. Halten Sie diese Stellung eine Sekunde.

Halten Sie den rechten Fuß in unveränderter Position auf den Boden gedrückt und strecken und beugen Sie das rechte Bein so lange, bis Sie den Satz beendet haben. Wiederholen Sie die Übung danach mit dem linken Bein.

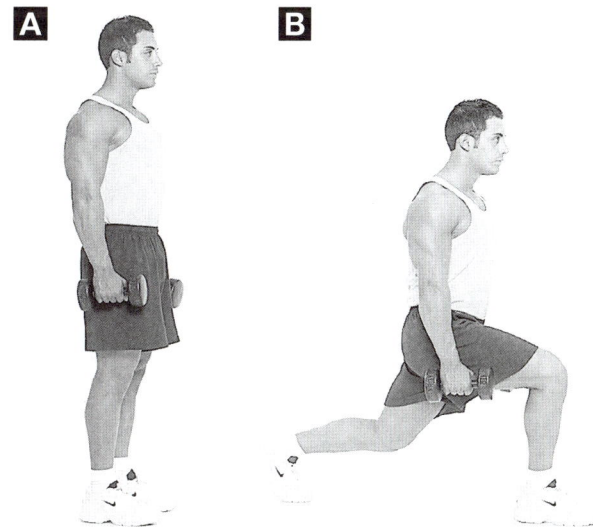

GESÄSS ► MASCHINEN

UMGEKEHRTES BEIN-STRECKEN AM KABELZUG

Diese Übung dient auch zur Kräftigung der unteren Rückenpartie.

Stellen Sie die Trainingsbank weit genug vor den Zugturm (mit niedrig gestelltem Kabel und Fußgelenk-Riemen), so dass Sie vom Bankende aus bequem die Beine ausstrecken können, ohne das Gerät zu berühren.

[A] Legen Sie die Riemen um die Fußgelenke und legen Sie sich bäuchlings auf die Bank. Die Hüften befinden sich am Bankende, die Beine sind geschlossen, die Knie leicht gebeugt, und die Fußspitzen berühren den Boden. Halten Sie sich oberhalb des Kopfes an beiden Seiten der Bank gut fest, damit Ihr Oberkörper stabilisiert wird und Sie nicht von der Bank herunterrutschen.

[B] Halten Sie die Beine geschlossen und die Zehen gestreckt und heben Sie langsam die Beine, bis sich die Oberschenkel etwa parallel zum Oberkörper befinden. Bleiben Sie eine Sekunde in dieser Stellung und senken Sie die Beine langsam. Die Füße dürfen jedoch erst wieder auf den Boden aufgesetzt werden, nachdem Sie den ganzen Satz beendet haben.

GESÄSS UND HINTERER OBER-SCHENKEL ► MASCHINEN

KICKBACK, KNIEND, AM KABELZUG

Training für die Gesäß- und Oberschenkelmuskeln.

Stellen Sie sich vor einen Zugturm mit niedrig gestelltem Kabel und Fußgelenk-Riemen.

[A] Legen Sie den Riemen um das rechte Fußgelenk und knien Sie sich so weit entfernt vor den Zugturm, dass Ihnen noch genug Platz zum Ausstrecken der Beine bleibt. Stützen Sie sich nach vorn mit den Händen auf dem Boden ab.

[B] Halten Sie das rechte Knie leicht gebeugt und heben Sie das rechte Bein langsam nach oben, bis sich der Oberschenkel parallel zum Rumpf befindet. Bleiben Sie eine Sekunde in dieser Stellung. Senken Sie das Bein danach langsam bis kurz über den Boden und heben Sie es sofort wieder an.

Beenden Sie den Satz und wiederholen Sie die Übung mit dem anderen Bein.

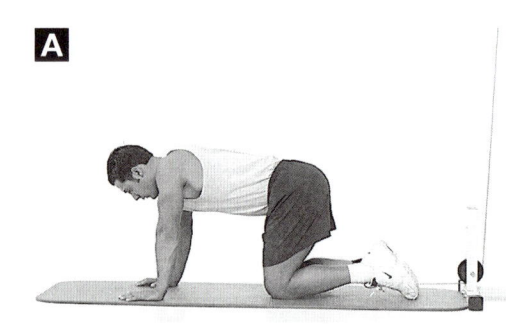

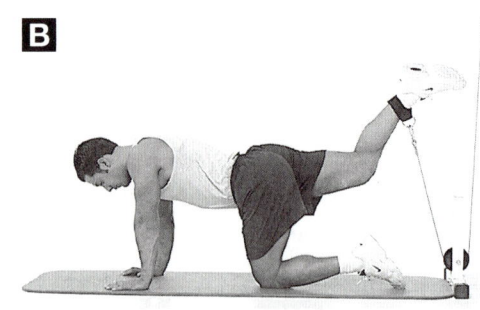

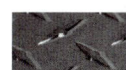

KICKBACK, STEHEND, AM KABELZUG

Diese Übung dient zur Kräftigung der Oberschenkel.

[A] Stellen Sie sich mit dem Gesicht vor einen Zugturm mit niedrig gestelltem Kabel und Fußgelenk-Riemen. Befestigen Sie den Riemen um Ihr rechtes Fußgelenk und halten Sie sich mit beiden Händen etwa in Taillenhöhe am Gerät fest. Kopf und Wirbelsäule bilden eine Linie.

[B] Halten Sie das rechte Knie leicht gebeugt und bewegen Sie das rechte Bein langsam und gerade nach hinten, bis Sie spüren, wie sich Ihre Gesäßmuskulatur zusammenzieht. Dabei darf das Bein jedoch nicht bis zum Schmerzpunkt überdehnt werden. Kehren Sie danach langsam in die Ausgangsposition zurück.

Beenden Sie den Satz und wiederholen Sie die Übung mit dem linken Bein.

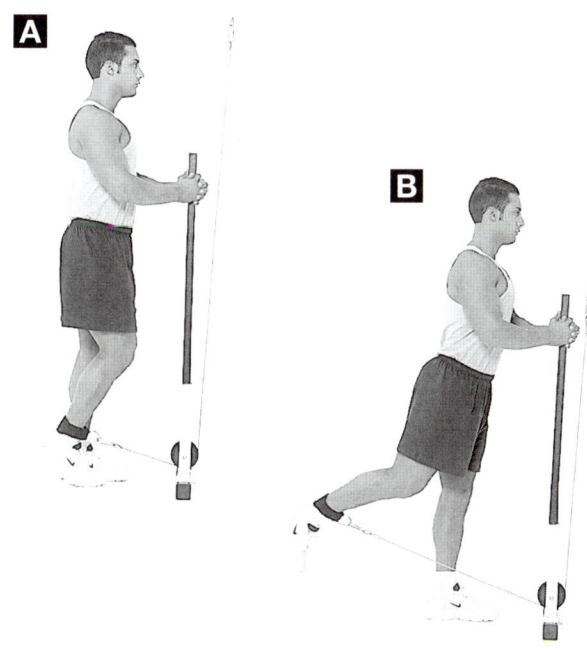

GESÄSS ► OHNE GEWICHT

KICKBACK MIT ANGEWINKELTEM BEIN

Diese Übung sieht vielleicht ein wenig seltsam aus, aber bringt Ihre Gesäßmuskeln zum Glühen.

[A] Knien Sie sich auf den Boden, mit den Händen nach vorn abgestützt, und heben Sie das linke Knie ein paar Zentimeter vom Boden.

[B] Drücken Sie das linke Bein langsam nach oben und nach hinten und halten Sie es etwa im 90°-Winkel gebeugt. Die Ferse wird dabei nach oben gedrückt. Bei dieser Bewegung sollten Sie spüren, wie sich Ihre Gesäßmuskulatur zusammenzieht. Der Oberschenkel darf sich dabei jedoch nicht höher als bis parallel zum Boden befinden. Bleiben Sie eine Sekunde in dieser Stellung und senken Sie das Bein langsam in die Ausgangsposition zurück.

Beenden Sie den Satz und wiederholen Sie die Übung mit dem anderen Bein.

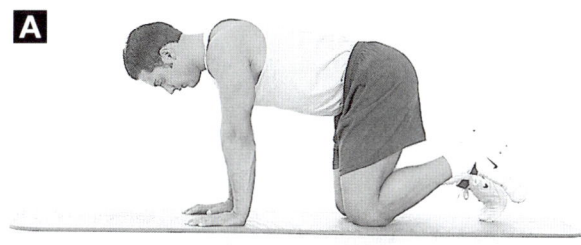

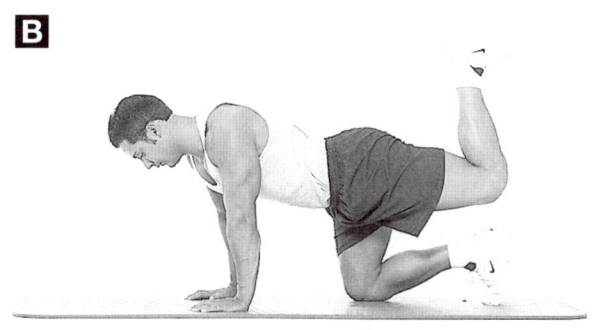

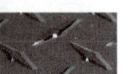

GESÄSS UND HINTERER OBER-SCHENKEL ▶ OHNE GEWICHT

BEINSCHWINGEN AUS DEM STAND

Diese dynamische Übung trainiert nicht nur das Gesäß und die Hinterseite der Oberschenkel, sondern dient auch zur Lockerung und Kräftigung der vorderen Hüft- und Oberschenkelpartie und erhöht die Beweglichkeit der Beine.

Stellen Sie sich mit der linken Seite neben ein standfestes Objekt (z. B. ein Übungsgerät) und halten Sie sich mit der linken Hand daran fest. Verlagern Sie Ihr Gewicht auf das linke Bein und halten Sie das rechte leicht angewinkelt.

[A] Heben Sie das rechte Bein so weit wie möglich vor den Körper und verharren Sie eine Sekunde in dieser Stellung.

[B] Lassen Sie das rechte Bein nach unten fallen und so weit wie möglich nach hinten schwingen. Bleiben Sie eine Sekunde in dieser Stellung und schwingen Sie das Bein in die Ausgangsposition zurück.

Beenden Sie den Satz und wiederholen Sie die Übung mit der anderen Seite.

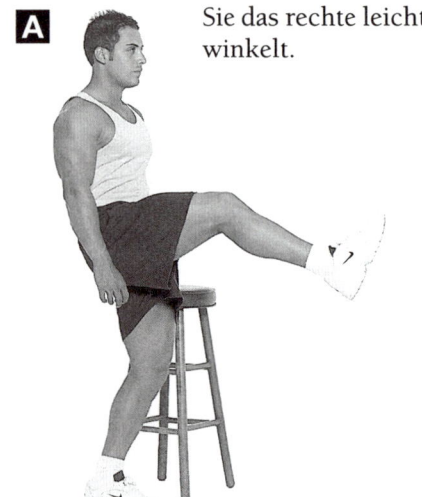

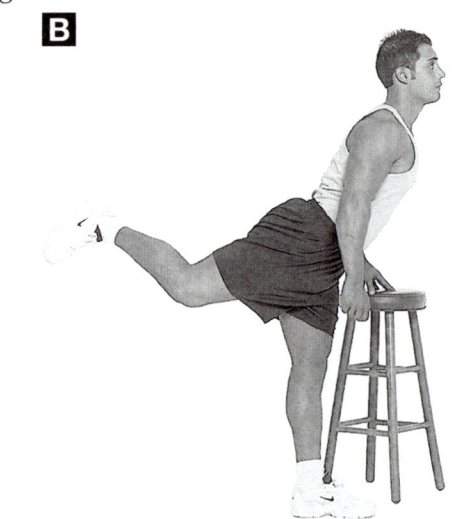

KICKBACK, KNIEND

Diese Übung verbessert die Beweglichkeit der Hüften.

[A] Knien Sie sich auf den Boden und stützen Sie sich nach vorn mit den Händen ab.

[B] Halten Sie das rechte Knie leicht gebeugt und heben Sie das rechte Bein langsam nach hinten, bis sich der Oberschenkel parallel zum Rumpf befindet. Bleiben Sie eine Sekunde in dieser Stellung. Senken Sie danach das Bein bis kurz über den Boden und führen Sie es sofort wieder noch oben.

Beenden Sie den Satz und wiederholen Sie die Übung mit dem anderen Bein.

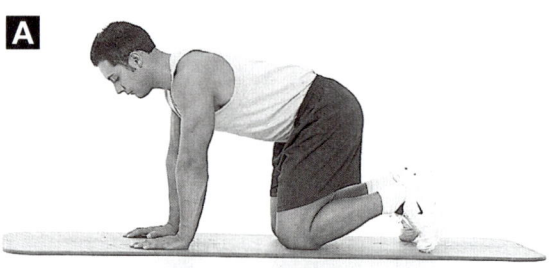

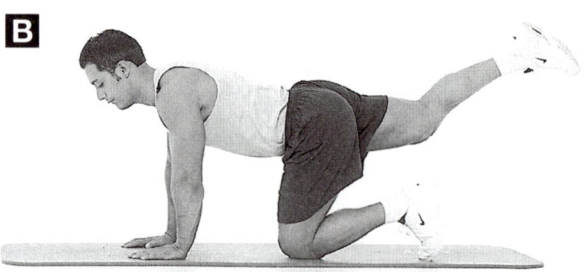

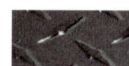

UMGEKEHRTES BEINSTRECKEN

Diese Bewegung tut auch der unteren Rückenpartie gut. Sie wird dabei gekräftigt, aber nicht belastet.

[A] Legen Sie sich bäuchlings auf eine Bank oder einen Tisch. Die Hüften befinden sich am Bankende, die Beine sind geschlossen, die Knie leicht gebeugt und die Zehen berühren den Boden. Halten Sie sich oberhalb des Kopfes an beiden Seiten der Bank fest, damit Ihr Oberkörper stabilisiert wird und Sie nicht von der Bank rutschen.

[B] Heben Sie langsam die Beine, aber nur so weit, bis sich Ihre Oberschenkel parallel zum Rumpf befinden. Dabei sind die Beine geschlossen und die Zehen gerade. Halten Sie diese Position eine Sekunde und senken Sie die Beine wieder langsam in die Ausgangsstellung. Die Füße dürfen erst wieder den Boden berühren, nachdem Sie den Satz beendet haben.

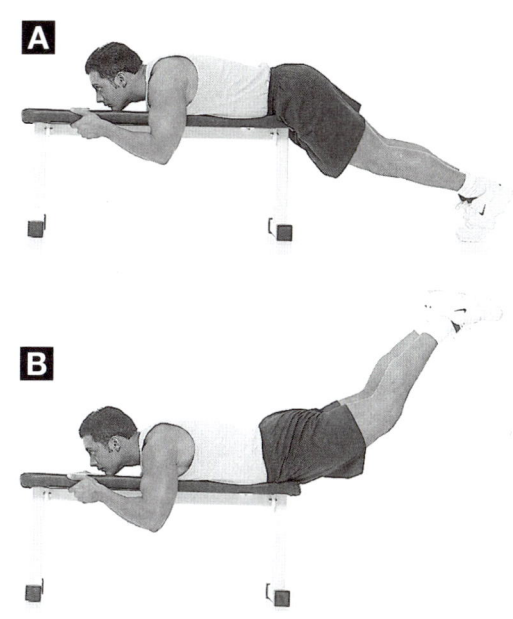

WECHSELNDER AUSFALLSCHRITT

Diese dynamische Bewegung sorgt für mehr Kraft und ein besseres Koordinationsvermögen. Dabei werden auch die vorderen Oberschenkelmuskeln trainiert.

[A] Stehen Sie aufrecht, die Füße schulterbreit und die Hände an den Hüften. Halten Sie den Oberkörper gerade und den Kopf in einer Linie mit der Wirbelsäule.

[B] Machen Sie mit dem rechten Fuß einen langen Schritt nach vorn, setzen Sie ihn fest auf den Boden auf und beugen Sie die Knie so weit, bis sich Ihr rechter Oberschenkel parallel zum Boden befindet. Ihr rechtes Knie darf dabei nicht über den rechten Fuß hinausragen. Das linke Bein ist nach hinten gestreckt, das Knie leicht gebeugt und die Ferse gehoben.

Machen Sie mit dem rechten Fuß sofort einen Schritt zurück und setzen Sie den Fuß fest auf den Boden auf. Beide Füße sollten dabei schulterbreit auseinander stehen. Führen Sie die Bewegung danach mit dem linken Fuß aus. Das zählt als eine Wiederholung.

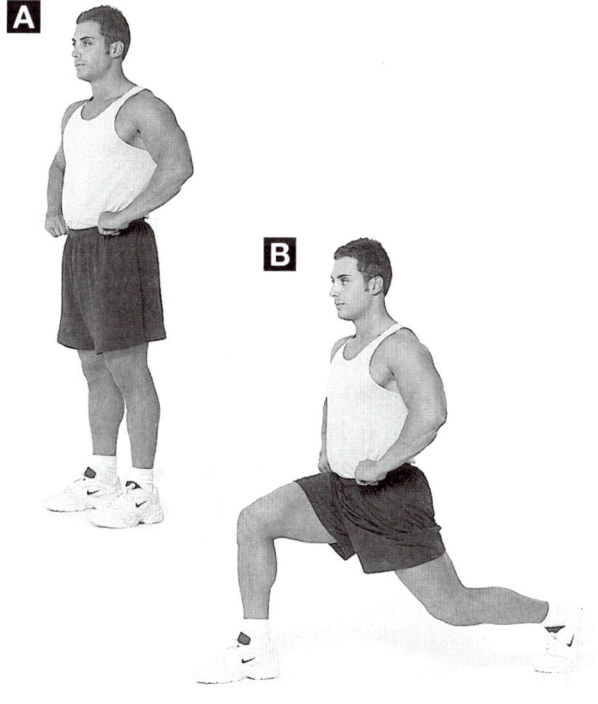

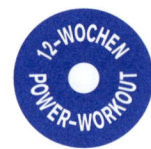

KRÄFTIGES GESÄSS
LEVEL I – WORKOUT FÜR ANFÄNGER

Wir empfehlen Ihnen das Training nach dem ausgeglichenen Ganzkörper-Workout auf Seite 48. Wenn Sie sich speziell auf ein Training der Gesäßmuskulatur konzentrieren möchten, dann werden Sie mit diesem Programm schnell Erfolge erzielen. Wählen Sie eine Übungsfolge aus: freie Gewichte, Maschinen oder ohne Gewicht.

ANLEITUNG

1. Trainieren Sie diese Übungsfolge an 2 oder 3 Tagen pro Woche. Legen Sie zwischen den Trainingstagen mindestens 48 Stunden Pause ein, damit sich Ihr Körper für ein optimales Muskelwachstum ausreichend erholen kann.

2. Machen Sie zum Aufwärmen ein paar Aerobic- und Dehnungsübungen und führen Sie einen Übungssatz mit 6 bis 10 Wiederholungen bei leichtem bis mittelschwerem Gewicht durch. Das verringert das Risiko, dass Sie sich beim anschließenden Training eine Muskelzerrung oder einen Muskelfaserriss zuziehen.

3. Nach dem Aufwärmen bestimmen Sie das Anfangsgewicht für Ihr Training, d. h. das Gewicht, mit dem Sie bei einer Übung nur 6 Wiederholungen schaffen. Das bedeutet, dass Sie an Ihrem ersten Trainingstag zunächst ein wenig herumexperimentieren müssen, bis Sie das geeignete Gewicht gefunden haben. Mit diesem Gewicht werden Sie dann

so lange trainieren, bis es Ihnen zu leicht geworden ist.

Führen Sie von jeder Übung, die in der von Ihnen gewählten Übungsfolge aufgeführt ist, einen Satz mit je 6 Wiederholungen durch. Das Anheben des Gewichts (positive oder konzentrische Phase) sollte bei korrekter Ausführung der Übung so schnell wie möglich erfolgen, wohingegen das Absenken (negative oder exzentrische Phase) langsamer durchgeführt wird (bis vier zählen).

4. Nach ein paar Trainingstagen werden Ihnen die 6 Wiederholungen leichter fallen. Erhöhen Sie deshalb die Zahl der Wiederholungen allmählich bis auf 10 und achten Sie auf eine korrekte Ausführung der Übung.

5. Wenn Sie schließlich zu 10 Wiederholungen in der Lage sind, können Sie das Übungsgewicht bei der nächsten Trainingssitzung erhöhen.

6. Beginnen Sie mit dem erhöhten Gewicht erneut bei 6 Wiederholungen und folgen Sie danach den Schritten 3 bis 5, bis Sie das 12-wöchige Trainingsprogramm durchlaufen haben. Wenn Sie danach mit dem gezielten Gesäßtraining weitermachen wollen, können Sie auf Level II für Fortgeschrittene übergehen. Wie bereits erklärt, empfehlen wir Ihnen allerdings ein ausgewogenes Ganzkörper-Trainingsprogramm anstatt eines Workouts, das nur auf einzelne Muskelgruppen ausgerichtet ist.

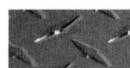

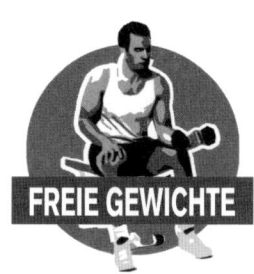

FREIE GEWICHTE

1. AUSFALLSCHRITT MIT KURZHANTELN (SEITE 181)
2. SEITLICHER AUSFALLSCHRITT MIT LANGHANTEL (SEITE 180)
3. ENTEN-KNIEBEUGEN MIT KURZHANTEL (SEITE 179)
4. UMGEKEHRTES BEINSTRECKEN MIT GEWICHTSMANSCHETTEN (SEITE 180)

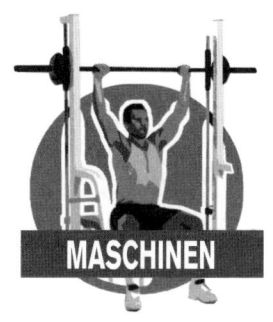

MASCHINEN

1. KICKBACK, STEHEND, AM KABELZUG (SEITE 183)
2. UMGEKEHRTES BEINSTRECKEN AM KABELZUG (SEITE 182)
3. KICKBACK, KNIEN, AM KABELZUG (SEITE 182)

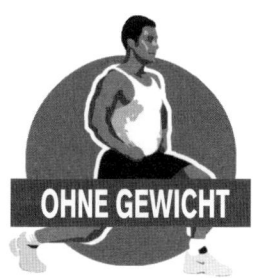

OHNE GEWICHT

1. WECHSELNDER AUSFALLSCHRITT (SEITE 185)
2. UMGEKEHRTES BEINSTRECKEN (SEITE 185)
3. KICKBACK, KNIEND (SEITE 184)
4. BEINSCHWINGEN AUS DEM STAND (SEITE 184)

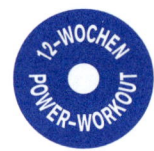

KRÄFTIGES GESÄSS
LEVEL II – WORKOUT FÜR FORTGESCHRITTENE

Wir empfehlen Ihnen das Training nach dem ausgeglichenen Ganzkörper-Workout auf Seite 52. Wenn Sie sich speziell auf ein Training der Gesäßmuskulatur konzentrieren möchten, dann werden Sie mit diesem Programm schnell Erfolge erzielen. Wählen Sie eine Übungsfolge aus: freie Gewichte, Maschinen oder ohne Gewicht.

ANLEITUNG

1. Trainieren Sie 3 Tage pro Woche und legen Sie dazwischen 48 Stunden Erholungspause ein.

2. Wärmen Sie sich immer mit ein paar Aerobic- und Dehnungsübungen auf und führen Sie einen Übungssatz mit 6 bis 10 Wiederholungen bei leichtem bis mittelschwerem Gewicht durch. Das verringert das Risiko, dass Sie sich beim anschließenden Training eine Verletzung zuziehen.

3. Als Standard-Workout führen Sie jede Übung in der von Ihnen gewählten Übungsfolge in drei Sätzen mit je 6 bis 10 Wiederholungen durch. Der Aufwärm-Satz zählt dabei als erster Satz. Das Anfangsgewicht für den zweiten und dritten Satz sollte so schwer sein, dass Sie damit nur 6 Wiederholungen schaffen. Sobald Ihre Kraft zugenommen hat, können Sie die Zahl der Wiederholungen allmählich auf 10 erhöhen. Wenn Sie schließlich bei 10 Wiederholungen angelangt sind, erhöhen Sie das Gewicht beim nächsten Training so weit, dass Sie erneut nur 6 Wiederholungen schaffen.

Das Anheben des Gewichts (positive oder konzentrische Phase) sollte bei korrekter Ausführung der Übung so schnell wie möglich erfolgen, wohingegen das Absenken (negative oder exzentrische Phase) langsamer durchgeführt werde sollte (bis vier zählen).

4. Sorgen Sie beim Training für Abwechslung. Anstatt der Einzelübungen, können Sie auch in Supersätzen trainieren, d. h., zwei Übungen (mit je einer Wiederholung) ohne Pause hintereinander durchführen. Dafür eignen sich viele der Übungen.

Eine andere Möglichkeit besteht darin, bei leichterem Gewicht als üblich 15 bis 20 Wiederholungen durchzuführen, und/oder bei aufeinander folgenden Sätzen das Gewicht allmählich zu erhöhen und die Zahl der Wiederholungen zu verringern (Diese Übungsmethode nennt man Pyramiden-Training). Wenn Sie zum Beispiel im ersten Satz 10 Wiederholungen mit 90 kg durchführen, dann können Sie im zweiten Satz 7 Wiederholungen mit 112 kg und im dritten Satz 4 Wiederholungen mit 135 kg absolvieren.

5. Mit etwas mehr Trainingserfahrung können Sie am Ende eines jeden Übungssatzes, wenn Ihre Kraft für eine ganze Wiederholung nicht mehr ausreicht, auch 1 bis 2 Teilwiederholungen versuchen. Bei dieser Trainingsmethode wird der Muskel bis zur Ermüdung belastet und das Muskelwachstum dadurch stark angeregt.

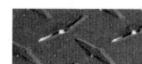
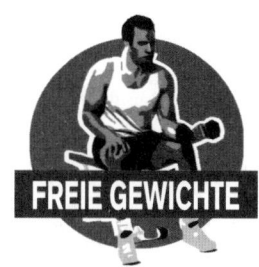

FREIE GEWICHTE

1. AUSFALLSCHRITT MIT KURZHANTELN (SEITE 181)
2. SEITLICHER AUSFALLSCHRITT MIT LANGHANTEL (SEITE 180)
3. ENTEN-KNIEBEUGEN MIT KURZHANTEL (SEITE 179)
4. UMGEKEHRTES BEINSTRECKEN MIT GEWICHTSMANSCHETTEN (SEITE 180)
5. KICKBACK, STEHEND, MIT GEWICHTSMANSCHETTEN (SEITE 179)

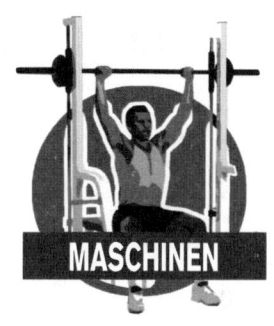

MASCHINEN

1. KICKBACK, STEHEND, AM KABELZUG (SEITE 183)
2. UMGEKEHRTES BEINSTRECKEN AM KABELZUG (SEITE 182)
3. KICKBACK, KNIEND, AM KABELZUG (SEITE 182)

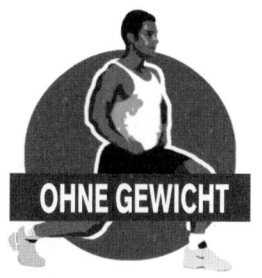

OHNE GEWICHT

1. WECHSELNDER AUSFALLSCHRITT (SEITE 185)
2. UMGEKEHRTES BEINSTRECKEN (SEITE 185)
3. KICKBACK, KNIEND (SEITE 184)
4. BEINSCHWINGEN AUS DEM STAND (SEITE 184)
5. KICKBACK MIT ANGEWINKELTEM BEIN (SEITE 183)

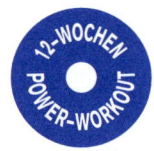

KRÄFTIGES GESÄSS
LEVEL III – WORKOUT FÜR GEÜBTE

Wir empfehlen Ihnen das Training nach dem ausgeglichenen Ganzkörper-Workout auf Seite 56. Wenn Sie sich speziell auf ein Training der Gesäßmuskulatur konzentrieren möchten, dann werden Sie mit diesem Programm schnell Erfolge erzielen. Wählen Sie eine Übungsfolge aus: freie Gewichte, Maschinen oder ohne Gewicht.

ANLEITUNG

1. Trainieren Sie 3 Tage pro Woche und legen Sie zwischen den Trainingstagen 48 Stunden Erholungspause ein.

2. Als Standard-Workout führen Sie jede Übung in der von Ihnen gewählten Übungsfolge in drei Sätzen mit je 6 bis 10 Wiederholungen durch. Der erste Satz, der nach ein paar Aerobic- und Dehnungsübungen durchgeführt wird, dient als Aufwärm-Satz. Das Anfangsgewicht für den zweiten und dritten Satz sollte so schwer sein, dass Sie damit nur 6 Wiederholungen schaffen. Sobald Ihre Kraft zugenommen hat, können Sie die Zahl der Wiederholungen allmählich auf 10 erhöhen. Wenn Sie schließlich bei 10 Wiederholungen angelangt sind, dann erhöhen Sie das Gewicht beim nächsten

Training so weit, dass Sie erneut nur 6 Wiederholungen schaffen.

Das Anheben des Gewichts (positive oder konzentrische Phase) sollte bei korrekter Ausführung der Übung so schnell wie möglich erfolgen, wohingegen das Absenken (negative oder exzentrische Phase) langsamer durchgeführt wird (bis vier zählen).

3. Variieren Sie Ihr Workout genauso wie auf Level II und trainieren Sie zusätzlich in Dreiersätzen und Riesensätzen. Dreiersätze funktionieren genauso wie Supersätze, nur mit dem Unterschied, dass hier nicht zwei, sondern drei Übungen ohne Pause nacheinander ausgeführt werden. Bei Riesensätzen wird das Gleiche mit vier Übungen gemacht.

4. Versuchen Sie am Ende eines jeden Übungssatzes, wenn Ihre Kraft für eine ganze Wiederholung nicht mehr ausreicht, 1 bis 2 Teilwiederholungen. Bei dieser Trainingsmethode wird der Muskel bis zur Ermüdung belastet und das Muskelwachstum dadurch stark angeregt. Achtung: Auf diesem hohen Level brauchen Sie für Teilwiederholungen mit freien Gewichten allerdings immer die Unterstützung eines Trainingspartners.

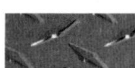

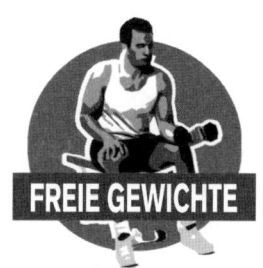

FREIE GEWICHTE

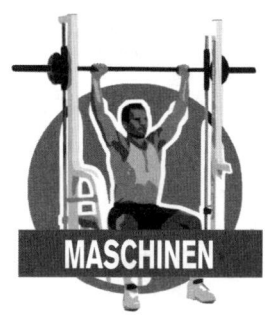

MASCHINEN

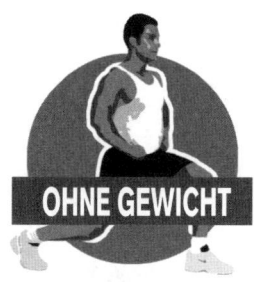

OHNE GEWICHT

1. AUSFALLSCHRITT MIT KURZHANTELN (SEITE 181)
2. SEITLICHER AUSFALLSCHRITT MIT LANGHANTEL (SEITE 180)
3. ENTEN-KNIEBEUGEN MIT KURZHANTEL (SEITE 179)
4. UMGEKEHRTES BEINSTRECKEN MIT GEWICHTSMANSCHETTEN (SEITE 180)
5. KICKBACK, KNIEND, MIT GEWICHTSMANSCHETTEN (SEITE 181)
6. KICKBACK, STEHEND, MIT GEWICHTSMANSCHETTEN (SEITE 179)

1. KICKBACK, STEHEND, AM KABELZUG (SEITE 183)
2. UMGEKEHRTES BEINSTRECKEN AM KABELZUG (SEITE 182)
3. KICKBACK, KNIEND, AM KABELZUG (SEITE 182)

1. WECHSELNDER AUSFALLSCHRITT (SEITE 185)
2. UMGEKEHRTES BEINSTRECKEN (SEITE 185)
3. KICKBACK, KNIEND (SEITE 184)
4. BEINSCHWINGEN AUS DEM STAND (SEITE 184)
5. KICKBACK MIT ANGEWINKELTEM BEIN (SEITE 183)

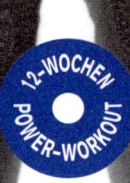

DAS BESTE WORKOUT FÜR
KRÄFTIGE OBERSCHENKEL

DIE MUSKELN IN DEN OBERSCHENKELN GEHÖREN ZU DEN GRÖSSTEN DES KÖRPERS. MAN(N) BRAUCHT SIE FÜR FAST JEDE BEWEGUNG. BRINGEN SIE IHRE OBERSCHENKEL IN FORM, WENN SIE LAUFEN; EINE SPORTART BETREIBEN; ETWAS SCHIEBEN UND ZIEHEN ODER EINFACH NUR WIE EIN MANN GEHEN WOLLEN.

Jedes Jahr können Dutzende von Baseballspielern nicht an den Saisonspielen teilnehmen, weil sie sich eine Oberschenkelverletzung zugezogen haben. Profi-Spieler und Amateure sind davon gleichermaßen betroffen. Kenny Lofton, Omar Vizquel und Nomar Garciaparra sind nur einige der Stars, die auf Grund ihrer Verletzung auf ein paar Spiele verzichten mussten. Auch unter den weniger bekannten Spielern hat es immer wieder ein paar erwischt, wie zum Beispiel Cristian Guzman und Mickey Callaway.

Selbst wenn Sie kein Profi-Sportler sind, sollten Sie Ihre Oberschenkel in Form halten, damit Sie besser auf einen Berg oder einfach nur die Treppe hinaufsteigen können, die Langhantel anheben oder vom Sofa aufstehen können. Mit kräftigen Oberschenkeln stehen Sie auch im Alter sicherer auf beiden Beinen und können verhindern, dass Sie hinstürzen und sich dabei die Knochen brechen.

Wenn Sie zu den Wochenend-Sportlern gehören, dann haben Sie natürlich noch einen Grund, die vorderen und hinteren Oberschenkelmuskeln sowie die Gesäßmuskulatur zu trainieren. „Wer gut trainierte Gesäß- und Oberschenkelmuskeln hat, ist fast bei jeder erdenklichen Sportart im Vorteil", sagt Michael Youssouf, Ausbilder für Fitness Trainer aus New York City. Und genau des-

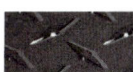

halb besteht ein weiteres Ziel des Hard-Body-Plans darin, einen besseren Golfspieler, Läufer, Quarterback usw. aus Ihnen zu machen. Es hängt viel von guter Beinarbeit ab.

Die meisten von uns verschwenden allerdings mehr Zeit damit, sich die Beine zu rasieren, anstatt sie zu trainieren. „Manche Jungs verbringen normalerweise eine Stunde im Fitness-Studio und machen in dieser Zeit nichts anderes als Oberkörpertraining", sagt Brian Pfeufer vom Sports Training Institute in New York City. Das Workout sollte jedoch so gestaltet sein, dass Ober- und Unterkörpertraining die gleiche Zeit in Anspruch nehmen, so Pfeufer.

„Einer der Gründe, warum viele Männer nicht gern die untere Körperhälfte trainieren, ist, dass sie beim Workout einfach zu viel Energie verbrauchen", erklärt Tory Allman, Trainingsphysiologe aus Solana Beach, Kalifornien. „Nach ein paar Kniebeuge-Sätzen fühlt man sich völlig ausgepowert, als ob die Batterie leer wäre."

Folgen Sie einfach den gemischten Übungen des Hard-Body-Trainingsprogramms, und Sie werden kräftige Oberschenkel bekommen – aber sorgen Sie mit der richtigen Hard-Body-Ernährung *auch* dafür, dass Ihre Batterien immer gut aufgeladen sind.

OBERSCHENKELSTRECKER

Der Oberschenkelstrecker, der *Quadrizeps*, besteht aus vier großen Muskeln, die sich an der Vorderseite des Oberschenkels befinden und es uns ermöglichen, das Bein zu strecken und den Oberschenkel an der Hüfte zu beugen.

Die Muskeln an der Vorderseite der Oberschenkel sind größer und sollten deshalb auch kräftiger sein als die an der Hinterseite.

Wenn Sie zur Kräftigung der hinteren Oberschenkelmuskulatur beim Bein-Curl zum Beispiel mit 22 kg trainieren, dann versuchen Sie, das gleiche Gewicht auch bei Beinstreckübungen für den Quadrizeps zu verwenden und danach das Gewicht bzw. die Wiederholungszahl für den Quadrizeps schrittweise zu erhöhen, aber die hinteren Oberschenkel auf dem antrainierten Level zu halten.

Durch Oberschenkeltraining schützen Sie sich auch besser vor Knieverletzungen. Das liegt daran, dass durch den Muskelaufbau auch das Verbindungsgewebe zur Stabilisierung der Gelenke (z. B. Kniegelenk) gekräftigt wird. „Der Großteil des stabilisierenden Gewebes um das Bein ist mehr mit den vorderen und hinteren Oberschenkelmuskeln verbunden", so Allman.

Da einer der Quadrizeps-Muskeln auch zur Hüftbeugemuskulatur gehört, wird bei einigen Übungen für die vordere Oberschenkelmuskulatur auch diese Muskelgruppe mittrainiert. Mit einer kräftigen Hüftbeugemuskulatur können Sie besser Treppen steigen, an den Ball treten und laufen.

OBERSCHENKELBEUGER

Die Oberschenkelbeugemuskeln setzen sich aus drei Muskeln zusammen, die an der Hinterseite des Oberschenkels vom Knie bis zur Hüfte verlaufen und für das Anwinkeln des Beines zuständig sind.

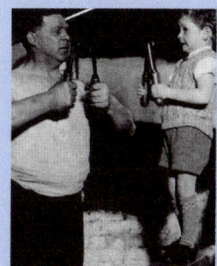

MOMENT

Ein Mann mit wirklich kräftigen Oberschenkeln: Am 5. April 1993 schaffte Paul Wai Man Chung in Hong Kong 4289 Kniebeuge in einer Stunde.

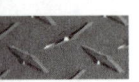

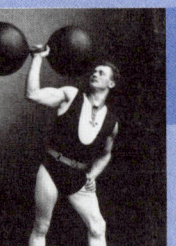

FAKTEN

Das Oberschenkeltraining kann sich sogar positiv auf die Entwicklung der Oberkörpermuskulatur auswirken. Das liegt daran, dass der Körper durch die Beanspruchung großer Muskelgruppen, wie vordere- und hintere Oberschenkelmuskeln und Gesäßmuskulatur, zu einer verstärkten Proteinaufnahme, Stickstoffspeicherung und Ausschüttung von Wachstumshormonen stimuliert wird. Davon kann also auch Ihr Oberkörper profitieren. Im Vergleich zum Oberschenkel ist der Bizeps nämlich nur ein relativ kleiner Muskel, der nur wenig von diesen muskelbildenden Stoffen freisetzen kann.

Wie bereits erwähnt, sollten die hinteren Oberschenkelmuskeln zwar nicht so kräftig sein wie die an der Vorderseite, aber sie dürfen trotzdem nicht vernachlässigt werden. Sie sind die Muskeln, die am häufigsten verletzt werden und bei denen eine Verletzung nur langsam heilt und oftmals erneut auftreten kann.

Der Fitness-Trainer John Abdo hat mit Olympia-Eisschnellläufern gearbeitet, die zwar ausgezeichnet trainierte Quadrizeps-Muskeln hatten, aber nur eine gering entwickelte hintere Oberschenkelmuskulatur. Dieses Ungleichgewicht führte zu Knieverletzungen. Nachdem die Sportler entsprechende Übungen für die hinteren Oberschenkel in ihr normales Trainingsprogramm aufgenommen hatten, „waren die Knieprobleme nach einer Weile wie weggeblasen", so Abdo.

Bei vielen Läufern ist die hintere Oberschenkelmuskulatur kräftiger als die vordere. Genauso wie bei allen anderen Muskelgruppen, lassen sich durch ein Muskelgleichgewicht auch in den Oberschenkeln Verletzungen oder Rückenschmerzen vermeiden.

Kniebeugen – das ist eine Übung, bei der die Gesäßmuskulatur sowie die vorderen und hinteren Oberschenkelmuskeln effektiv trainiert werden. Bewegen Sie sich dabei nicht zu schnell nach unten.

„Gehen Sie es langsam an. Behalten Sie das Gewicht unter Kontrolle", so Pfeufer. Wenn Sie diese Übung zum ersten Mal machen, dann probieren Sie es zunächst nur mit einer Hantelstange ohne Gewichtsscheiben oder halten Sie in beiden Händen eine Kurzhantel, um den Rücken nicht so stark zu belasten.

Der Rücken darf dabei nicht gekrümmt werden, und der Blick muss geradeaus gerichtet sein. „Wenn Sie nach oben blicken, bekommt Ihre Wirbelsäule sonst einen Knacks weg", erklärt Pfeufer.

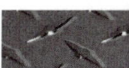

KRÄFTIGE OBERSCHENKEL ► FREIE GEWICHTE

KNIEBEUGEN

Bei dieser vielseitigen Übung, die auf große Muskelgruppen (vor allem die Oberschenkel- und Gesäßmuskulatur) ausgerichtet ist, werden aber auch Schultern, Rücken, Arme und Beine trainiert. Anfänger sollten zunächst nur eine Hantelstange ohne Gewichte verwenden.

Setzen Sie die Langhantel am Hantelträger auf Schulterhöhe. Umfassen Sie die Stange etwas weiter als schulterbreit, die Handflächen weisen nach vorn. Stellen Sie sich unter die Stange, so dass sie gleichmäßig auf Ihren Schultern liegt.
[A] Stehen Sie aufrecht, die Füße hüftbreit, und die

Zehen leicht nach außen gerichtet. Beugen Sie den Kopf nicht nach unten – Kopf und Wirbelsäule bilden eine Linie und der Blick ist geradeaus gerichtet.
[B] Halten Sie die Füße flach auf dem Boden und den Rumpf gerade. Beugen Sie leicht die Knie und gehen Sie langsam in die Kniebeuge, bis sich Ihre Oberschenkel fast parallel zum Boden befinden. Der Rücken darf nicht gekrümmt sein und die Knie sind nicht so stark gebeugt, dass sie über die Fußspitzen hinausragen. Bleiben Sie eine Sekunde in dieser Position und kehren Sie langsam in die Ausgangsstellung zurück.

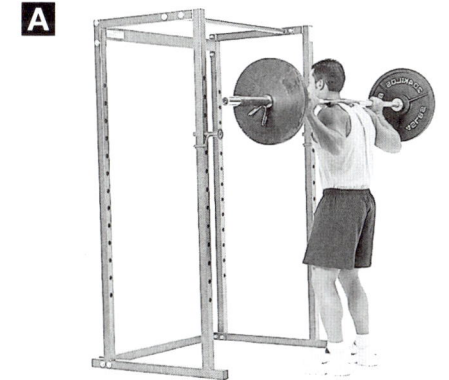

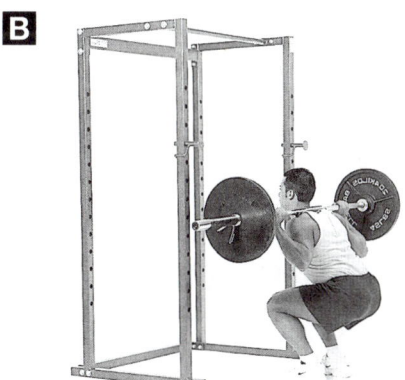

HACKENSCHMIDT-KNIEBEUGEN

Bei dieser Übungsvariante werden die Knie und der untere Rücken nicht so belastet wie beim normalen Kniebeugen. Dafür ist hier mehr Gleichgewicht erforderlich. Um Verletzungen zu vermeiden, sollten Sie zunächst mit einer Hantelstange ohne Gewichte beginnen. Wenn Sie die Bewegung beherrschen, können Sie sich langsam auf ein Gewicht steigern, dass allerdings niedriger als bei normalen Kniebeugen ist.

Stehen Sie aufrecht, die Füße hüftbreit. Die Langhantel liegt direkt hinter Ihren Fersen auf dem Boden. Gehen Sie in die Kniebeuge und umfassen Sie die Stange etwas weiter als schulterbreit, mit den Handflächen nach hinten.
[A] Richten Sie sich auf und halten Sie dabei die Stange mit ausgestreckten Arme hinter die Oberschenkel. Kopf und Wirbelsäule bilden eine Linie.
[B] Gehen Sie langsam in die Kniebeuge, bis Ihre Oberschenkel fast parallel zum Boden stehen. Die

Knie dürfen nicht über die Fußspitzen hinausragen. Bleiben Sie eine Sekunde in dieser Stellung und richten Sie sich mit ausgestreckten Armen langsam wieder auf.

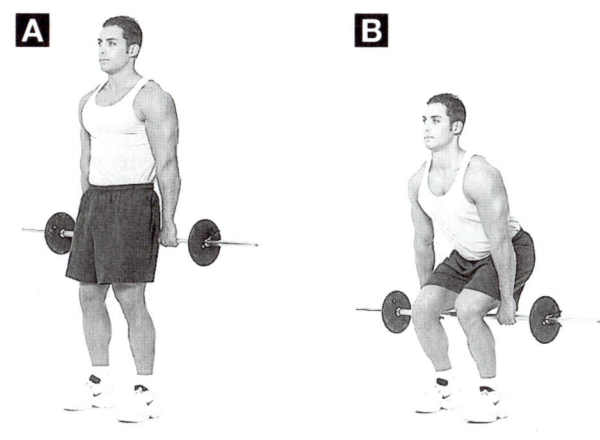

STEP-ÜBUNG MIT KURZHANTELN

Diese Übung sorgt für mehr Kraft und Beweglichkeit der Gesäßmuskulatur.

[A] Stellen Sie sich etwa 30 cm vor einen etwa 30 bis 45 cm hohen Step. Halten Sie in jeder Hand eine Kurzhantel, die Arme hängen zu den Seiten herab und die Handflächen weisen zum Körper. Stehen Sie aufrecht, ziehen Sie die Schultern zurück und drücken Sie die Brust heraus.

[B] Machen Sie mit dem linken Bein einen Schritt nach vorn und stellen Sie den Fuß in die Mitte des Steps. Halten Sie dabei den Oberkörper aufrecht und die Hanteln an den Seiten.

[C] Ziehen Sie das rechte Bein nach, so dass Sie mit beiden Füßen auf dem Step stehen.

[D] Machen Sie mit dem linken Fuß einen Schritt zurück auf den Boden und führen Sie danach auch den rechten Fuß wieder in die Ausgangsposition.

Wiederholen Sie die Schrittfolge, indem Sie diesmal mit dem rechten Fuß beginnen. Das zählt als eine Wiederholung.

STEP-ÜBUNG ZUR SEITE MIT KURZHANTELN

Um Verletzungen zu vermeiden, sollten Anfänger zunächst mit besonders geringem Gewicht trainieren, bis sie die Bewegung beherrschen.

Stellen Sie zwei Bänke etwas weiter als schulterbreit auseinander. Halten Sie in jeder Hand eine Kurzhantel und stellen Sie sich zwischen die Bänke. Die Arme hängen an den Seiten herab, die Handflächen weisen zum Körper und die Füße stehen schulterbreit auseinander.

[A] Machen Sie mit dem rechten Bein einen Schritt nach oben und stellen Sie den Fuß auf das äußere rechte Ende der Bank, so dass noch genug Platz für den linken Fuß bleibt.

[B] Steigen Sie danach auch mit dem linken Bein nach oben. Verlagern Sie dabei Ihr Gewicht von links nach rechts und stellen Sie den linken Fuß neben den rechten auf die Bank.

[C] Steigen Sie nach unten, indem Sie das linke Bein langsam zum Boden ausstrecken. Sobald Ihr Gewicht auf dem linken Bein lastet, führen Sie auch das rechte Bein in die Ausgangsposition zurück. Wiederholen Sie die Schrittfolge und beginnen Sie mit dem linken Bein. Das zählt als eine Wiederholung.

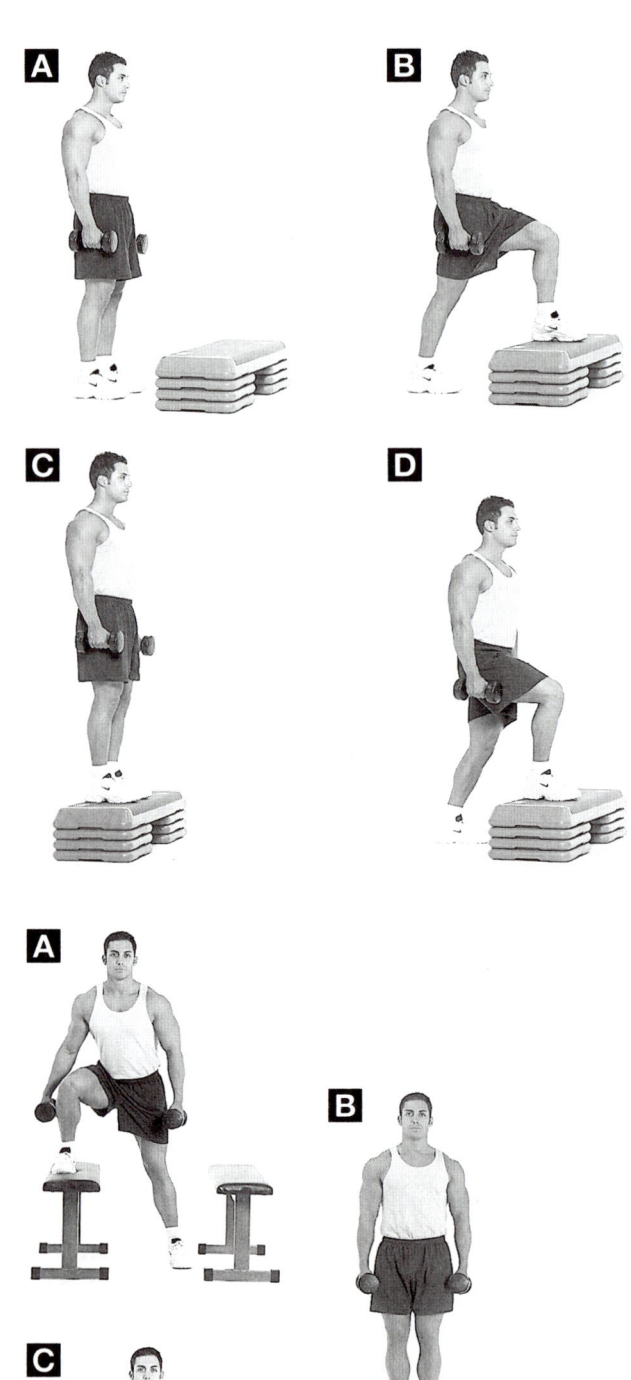

FRONTKNIEBEUGEN

Bei dieser Übung werden auch die Knie, die Hüften und die untere Rückenpartie gekräftigt. Da die Bewegung einen hohen Schwierigkeitsgrad besitzt, sollten Sie mit weniger Gewicht trainieren als beim normalen Kniebeugen.

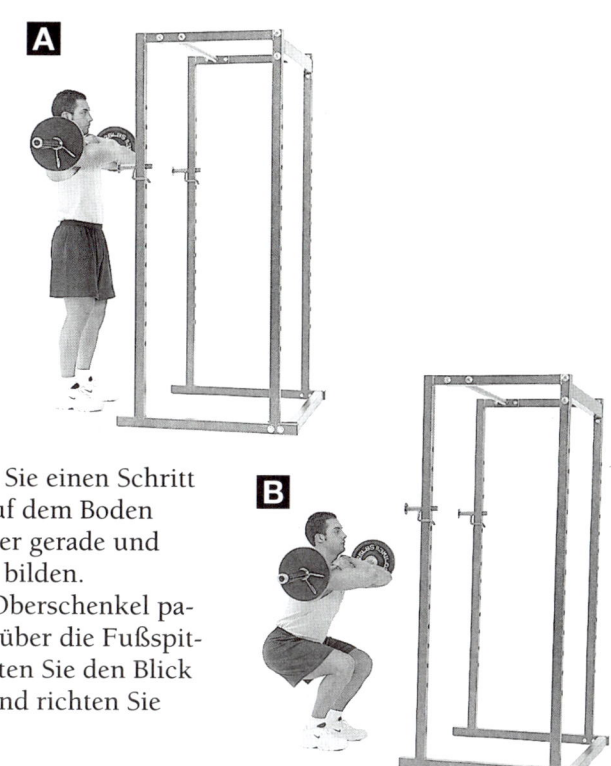

Bringen Sie die Langhantel am Hantelständer auf mittlere Brusthöhe und stellen Sie sich so nah davor, dass die Stange vor dem Körper auf den Schultern aufliegt. Überkreuzen Sie die Arme und umfassen Sie die Stange mit der linken Hand an der rechten Schulter und mit der rechten Hand an der linken Schulter.
[A] Richten Sie sich auf, bis die Hantel vollständig von den Schultern und Armen getragen wird und treten Sie einen Schritt vom Hantelständer zurück. Die Füße sind dabei flach auf dem Boden und schulterbreit auseinander. Halten Sie den Oberkörper gerade und achten Sie darauf, dass Kopf und Wirbelsäule eine Linie bilden.
[B] Gehen Sie langsam in die Kniebeuge, bis sich Ihre Oberschenkel parallel zum Boden befinden. Die Knie dürfen dabei nicht über die Fußspitzen hinausragen. Halten Sie den Rumpf gerade und richten Sie den Blick geradeaus. Bleiben Sie eine Sekunde in dieser Stellung und richten Sie sich langsam wieder auf.

VORDERER OBERSCHENKEL ▶

FREIE GEWICHTE

POWER-AUSFALLSCHRITT MIT KURZHANTELN

Bei dieser Übung mit erhöhtem Schwierigkeitsgrad werden auch die Gesäßmuskeln und hinteren Oberschenkelmuskeln trainiert. Beginnen Sie mit niedrigem Gewicht.
[A] Stehen Sie aufrecht, die Füße etwa hüftbreit auseinander, und halten Sie in jeder Hand eine Kurzhantel. Die Arme befinden sich ausgestreckt an den Seiten und die Handflächen weisen nach innen. Halten Sie den Oberkörper gerade und den unteren Rücken in natürlicher Haltung leicht gekrümmt.
[B] Machen Sie mit dem linken Bein einen Schritt nach vorn, der etwas weiter reicht, als ein normaler Schritt. Halten Sie dabei den Oberkörper gerade und die Arme nach unten gestreckt. Beugen Sie das linke Bein im 90°-Winkel, so dass Sie von oben noch immer Ihre Fußspitze sehen können. Das rechte Knie ist leicht gebeugt. Dabei wird die rechte Ferse leicht angehoben, aber der Fuß bleibt in unveränderter Position.
Springen Sie nach oben und wechseln Sie dabei die Beine, so dass das rechte Bein nach vorn und das

linke nach hinten zeigt, wenn Sie wieder auf dem Boden aufkommen. Das zählt als eine Wiederholung. Sobald Sie wieder aufgekommen sind, springen Sie erneut nach oben und wechseln die Beine.

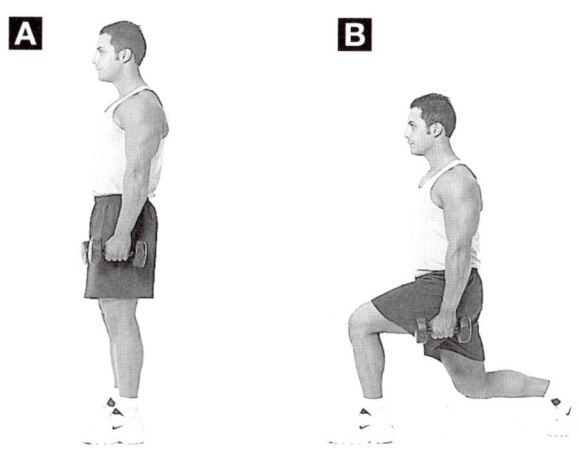

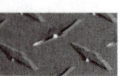

BEINSTRECKEN MIT GEWICHTSMANSCHETTEN

Durch eine Veränderung der Fußstellung können bei dieser Übung verschiedene Muskeln beansprucht werden. Um die unterschiedlichen Bereiche der vorderen Oberschenkelmuskulatur zur trainieren, können Sie Fußspitzen gerade oder nach hinten zum Körper halten.

Befestigen Sie um jedes Fußgelenk eine Gewichtsmanschette.

[A] Setzen Sie sich auf eine Bank und halten Sie sich an beiden Seiten fest. Die Knie sind im 90°-Winkel oder etwas weiter gebeugt und die Zehen zeigen nach vorn.

[B] Stützen Sie sich an beiden Seiten der Bank ab und strecken Sie langsam die Beine, indem Sie Fußgelenke anheben und die vordere Oberschenkelmuskulatur anspannen. Wenn sich die Beine im gestreckten Zustand befinden, dürfen die Knie jedoch nicht durchgedrückt werden. Die Zehen sollten etwa im 45°-Winkel zum Boden nach oben und außen stehen. Halten Sie diese Stellung eine Sekunde und führen Sie die Beine langsam in die Ausgangsposition zurück.

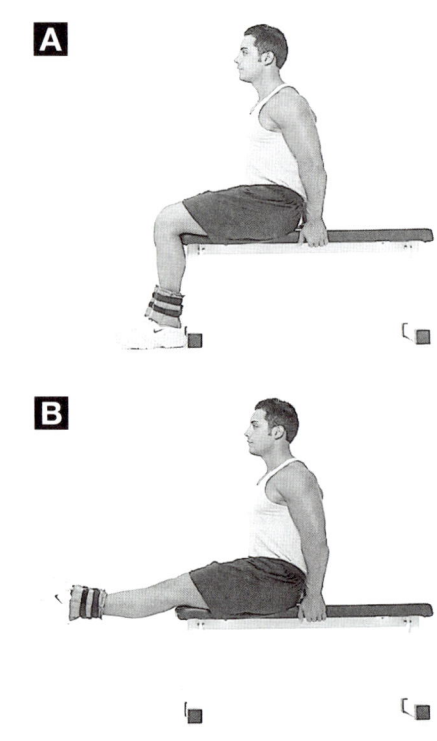

KNIEBEUGEN ZUR SEITE

Hier werden auch die Gesäßmuskeln und die Oberschenkelseiten beansprucht. Anfänger können anstatt einer Langhantel auch Kurzhanteln verwenden.

[A] Stehen Sie aufrecht und halten Sie eine Langhantel gleichmäßig über Schultern und Rücken. Die Hände sind etwas weiter als schulterbreit auseinander und die Handflächen weisen nach vorn. Stellen Sie die Füße weit auseinander und drehen Sie die Fußspitzen nach außen. Kopf und Wirbelsäule bilden eine Linie.

[B] Beugen Sie langsam das rechte Bein, bis sich der Oberschenkel parallel zum Boden befindet. Dabei darf das rechte Knie nicht gedreht werden oder soweit gebeugt werden, dass es über die Fußspitze hinausragt. Verlagern Sie das Gewicht größtenteils auf das rechte Bein und halten Sie das linke Bein mit leicht gebeugtem Knie gestreckt. Bleiben Sie eine Sekunde in dieser Stellung und kehren Sie langsam in die Ausgangsposition zurück, indem Sie das rechte Bein wieder strecken und den Oberkörper zur Mitte zurückführen. Wiederholen Sie die Bewegung unverzüglich mit der linken Seite. Das zählt als eine Wiederholung.

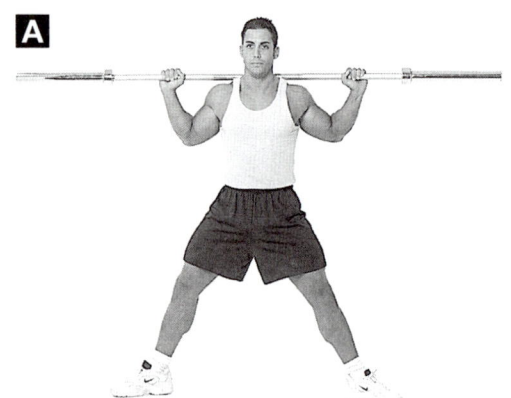

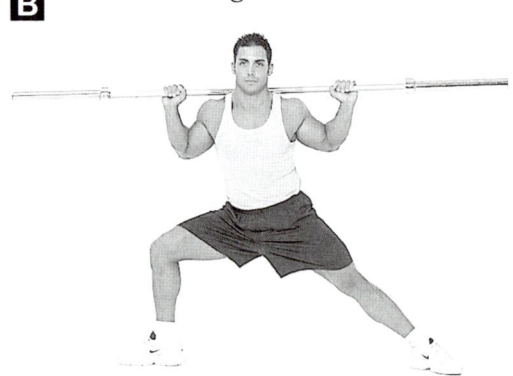

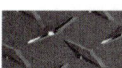

HINTERER OBERSCHENKEL ►

FREIE GEWICHTE

BEIN-CURLS MIT GEWICHTSMANSCHETTEN

*Bei dieser Übung wird auch der lange Rückenstreck-
muskel (erector spinae) beansprucht.*

[A] Befestigen Sie eine Gewichtsmanschette um jedes Fußgelenk und legen Sie sich mit ausgestreckten
Beinen bäuchlings auf eine Bank. Damit Sie die Beine
anwinkeln können, sollten die Knie etwas über das
Bankende hinausragen. Für einen besseren Halt können Sie sich an den Fußstangen der Bank festhalten.

[B] Halten Sie die Beine geschlossen und bewegen
Sie die Gewichte mit einer halbkreisförmigen Bewegung langsam zum Gesäß, bis Ihre Füße im 90°-Win-
kel stehen. Ziehen Sie die Zehen nach oben, aber
krümmen Sie nicht das Becken oder den Rücken.
Ihr Körper sollte flach auf der Bank aufliegen. Bleiben
Sie eine Sekunde in dieser Position und senken Sie
die Beine wieder langsam in die Ausgangsposition.

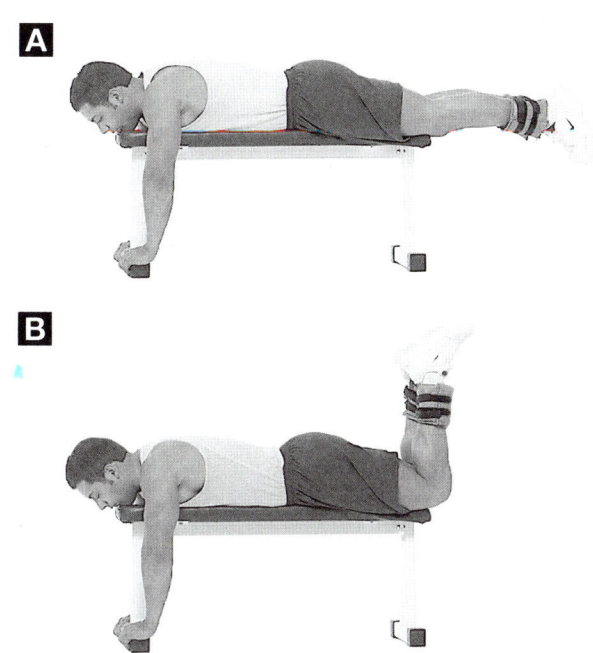

GESAMTER OBERSCHENKEL ► MASCHINEN

HACKENSCHMIDT-KNIEBEU-GEN AN DER MASCHINE

*Bei dieser Übung wird auch die Gesäßmuskulatur trai-
niert. Um Verletzungen zu vermeiden, sollten Sie zunächst mit einer Hantelstange ohne Gewichte beginnen.
Wenn Sie die Bewegung beherrschen, können Sie sich
langsam auf ein Gewicht steigern, dass allerdings niedriger als bei normalen Kniebeugen ist.*

[A] Bringen Sie die Hantelstange am Gerät etwa
auf Gesäßhöhe und stellen Sie sich so nah mit dem
Rücken davor, dass Sie die Stange hinter dem Körper
etwas weiter als schulterbreit umfassen können. Die
Arme befinden sich dabei an den Seiten und die
Handflächen weisen nach hinten. Kopf und Wirbelsäule sollten eine Linie
bilden.

[B] Gehen Sie langsam in die Kniebeuge, bis sich Ihre Oberschenkel fast
parallel zum Boden befinden. Die Knie dürfen nicht so weit gebeugt sein, dass
Sie über die Fußspitzen hinausragen. Bleiben Sie eine Sekunde in dieser Stellung und richten Sie sich langsam wieder auf, ohne die Arme anzuwinkeln.

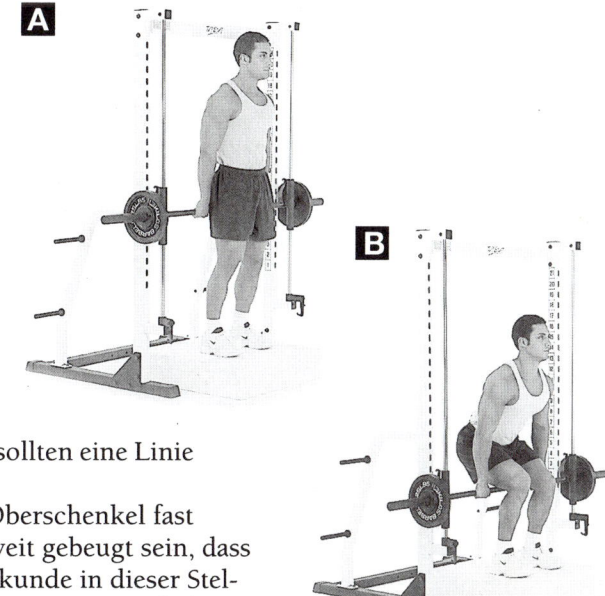

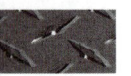

VERTIKALE BEINPRESSEN

*Bei dieser Übung wird die Muskulatur an der Vorder-
und Hinterseite der Oberschenkel trainiert.*

[A] Setzen Sie sich auf eine vertikale Beinpresse. Der
Sitz ist so eingestellt, dass Ihre Knie im 90°-Winkel
oder etwas weniger gebeugt sind. Stellen Sie die Füße
schulterbreit auseinander und Fußspitzen leicht nach
außen. Umfassen Sie die Griffstangen und drücken
Sie den unteren Rücken gegen das Polster.

[B] Drücken Sie die Fußplatte langsam nach vorn
und strecken Sie die Beine, ohne die Knie dabei durchzudrücken. Halten Sie diese Position eine Sekunde
und kehren Sie langsam in die Ausgangsstellung zurück.

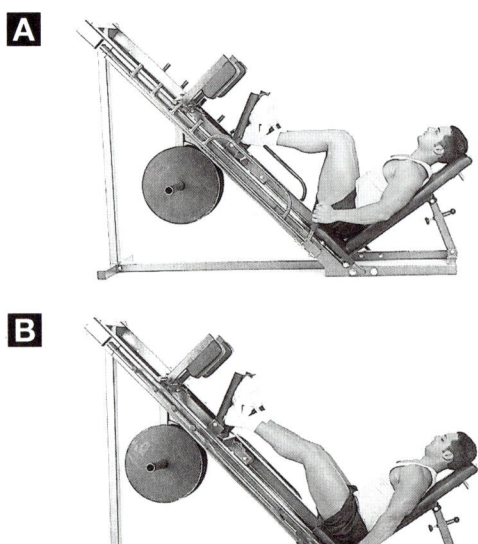

VORDERER OBERSCHENKEL ► MASCHINEN

BEINSTRECKEN

*Diese Übung dient zur Kräftigung der Oberschenkel-
strecker. Durch eine Veränderung der Fußstellung
können bei dieser Übung verschiedene Muskeln beansprucht werden. Um die unterschiedlichen Bereiche
der vorderen Oberschenkelmuskulatur zur trainieren,
können Sie die Fußspitzen gerade oder nach hinten
zum Körper halten.*

[A] Setzen Sie sich an die Beinstreckmaschine,
positionieren Sie die Füße hinter die gepolsterten
Hebestangen und stützen Sie sich an den Griffen
der Maschine oder zu beiden Seiten an der Bank ab.

Die Knie sollten im 90°-Winkel oder etwas weiter
gebeugt sein und die Zehen nach oben weisen.

[B] Stützen Sie sich mit den Armen ab und strecken Sie langsam die Beine, indem Sie die Oberschenkelmuskulatur anspannen und die gepolsterte
Stange mit den Fußgelenken heben. Strecken Sie
die Beine, ohne die Knie durchzudrücken. Die Fußspitzen sollten nach oben und etwa im 45°-Winkel
nach außen zeigen. Halten Sie diese Position eine
Sekunde und kehren Sie langsam in die Ausgangsstellung zurück.

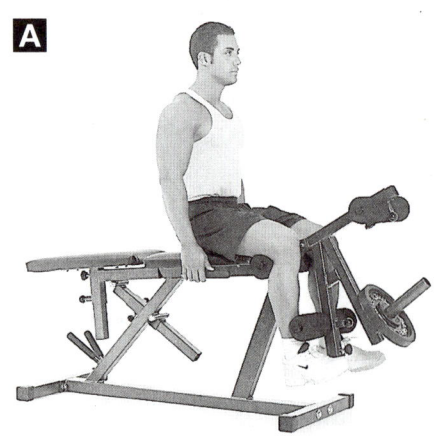

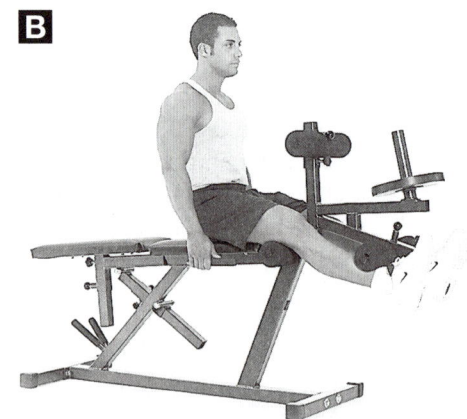

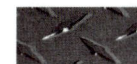
BEINHEBEN NACH VORN, AM KABELZUG

Das ist eine ausgezeichnete Übung zur Kräftigung der Quadrizepsmuskeln (vorderer Oberschenkel).

[A] Befestigen Sie den Riemen des Zugseils an Ihrem linken Fußgelenk und stellen Sie sich mit dem Rücken zum Kabelzug. Halten Sie sich mit dem rechten Arm an einem Stuhl fest, damit Sie sich nicht nach vorn lehnen müssen.

[B] Heben Sie das linke Bein langsam vor den Körper, bis sich der Oberschenkel parallel zum Boden befindet. Halten Sie das Bein und den Rücken gerade, ohne den Körper nach vorn oder hinten zu beugen. Verharren Sie eine Sekunde in dieser Stellung und führen Sie das Bein langsam in die Ausgangsposition zurück.

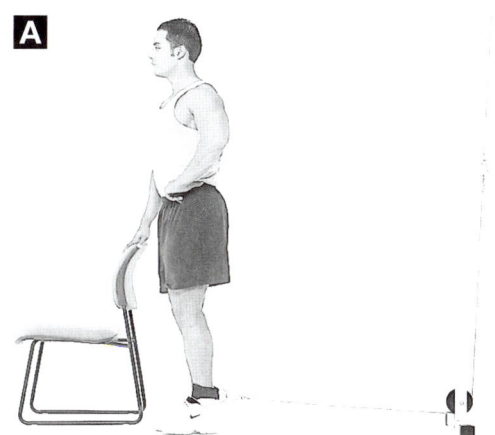
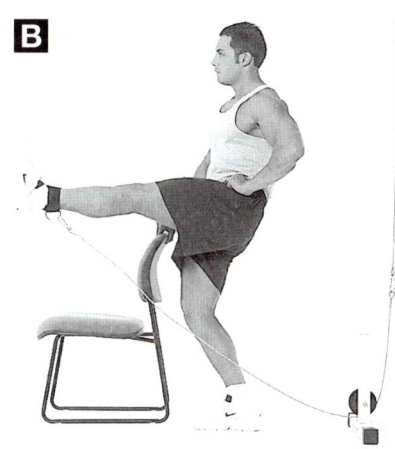

HINTERER OBERSCHENKEL ► MASCHINEN

BEIN-CURLS

Trainieren Sie bei dieser Übung mit weniger Gewicht als beim Beinstrecken.

[A] Legen Sie sich bäuchlings auf eine Beincurl-Maschine, so dass die Knie unmittelbar über das Bankende hinausragen, und positionieren Sie die Fußgelenke hinter die gepolsterten Gewichte. Umfassen Sie die Haltegriffe auf beiden Seiten der Maschine. Die Beine sind gestreckt, die Knie in natürlicher Haltung leicht gebeugt und die Fußspitzen nach unten gerichtet.

[B] Halten Sie das Becken flach auf die Bank gedrückt und heben Sie die Fersen langsam zum Gesäß, bis die Beine etwa 90° angewinkelt sind. Bleiben Sie eine Sekunde in dieser Position und senken Sie die Fersen wieder langsam in die Ausgangsstellung.

Anmerkung: Einige Beincurl-Maschinen sind am Ende leicht geneigt, um das Becken zu entlasten. Ist das bei Ihrem Gerät nicht der Fall, dann können Sie sich auch ein kleines Kissen unter das Becken legen.

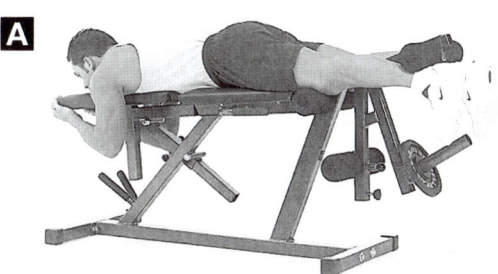
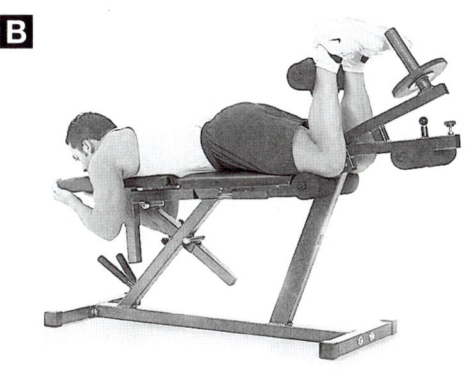

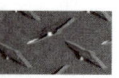

GESAMTER OBERSCHENKEL ►
OHNE GEWICHT

STEP-ÜBUNG ZUR SEITE MIT PHYSIOTUBE

Hier werden nicht nur die vorderen und hinteren, sondern auch die seitlichen Oberschenkelmuskeln beansprucht. Um Verletzungen zu vermeiden, sollten Anfänger zunächst mit geringem Zugwiderstand trainieren.

Stellen Sie zwei Bänke mit der Stirnseite etwas weiter als schulterbreit auseinander und führen Sie den Schlauch um die zueinander liegenden Fußstangen beider Bänke hindurch.

[A] Halten Sie in jeder Hand einen Schlauchgriff und stellen Sie sich zwischen die Bänke, die Füße schulterbreit auseinander. Die Arme hängen zu den Seiten herab, die Handflächen weisen zum Körper.

[B] Steigen Sie mit dem rechten Fuß auf die rechte Bank, so dass noch genug Platz für den linken Fuß bleibt, und ziehen Sie den linken Fuß nach. Steigen Sie danach wieder nach unten, mit dem linken Fuß zuerst.

[C] Wiederholen Sie die Schrittfolge zur linken Bank, indem Sie mit dem linken Fuß beginnen. Das zählt als eine Wiederholung.

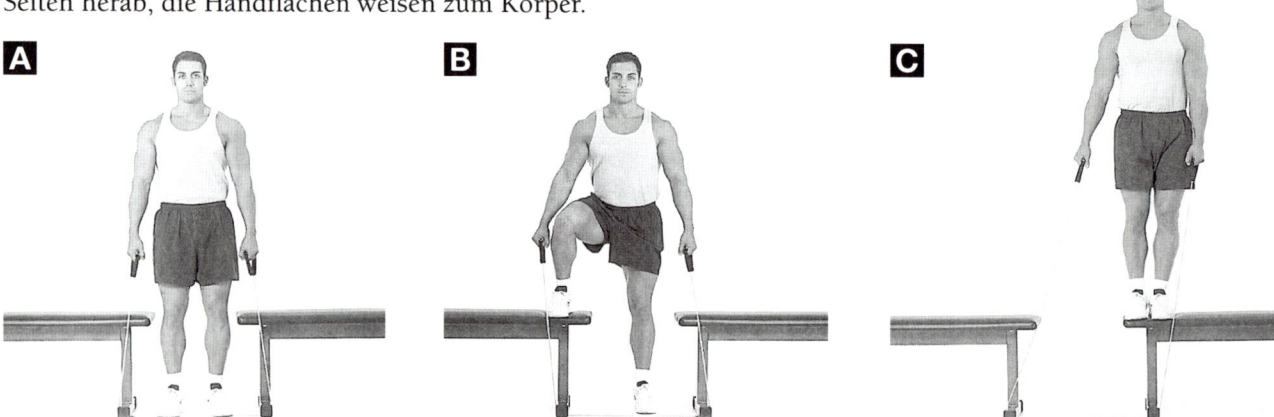

EINBEINIGE KNIEBEUGEN

Diese Übung dient auch zur Kräftigung von Gesäß, Hüften und Rücken.

[A] Stehen Sie aufrecht, die Füße schulterbreit und die Knie leicht gebeugt. Stützen Sie sich zur rechten Seite an einem Stuhl oder einem anderen stabilen Gegenstand ab. Halten Sie den Rücken gerade und stützen Sie die linke Hand für mehr Gleichgewicht an die Hüfte.

[B] Gehen Sie mit dem rechten Bein in die Kniebeuge und strecken Sie dabei das linke Bein nach vorn. Halten Sie dabei den Rücken gerade. Beugen

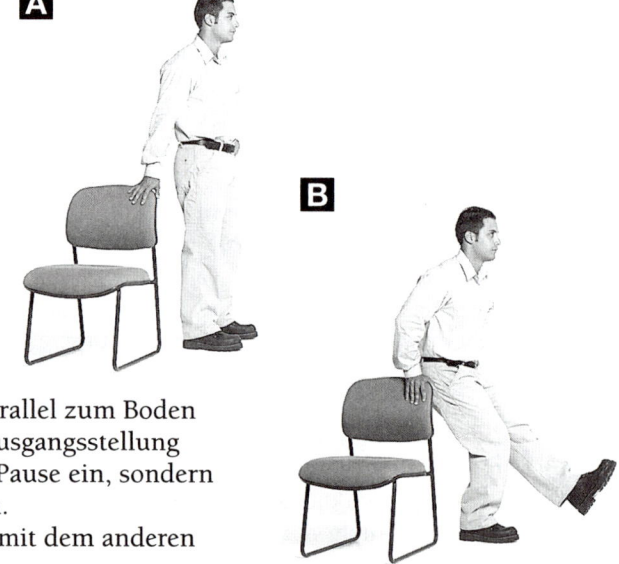

Sie das rechte Bein so weit, bis sich der Oberschenkel parallel zum Boden befindet, und gehen Sie danach langsam wieder in die Ausgangsstellung zurück. Legen Sie zwischen den Wiederholungen keine Pause ein, sondern führen Sie die Bewegungen fließend nacheinander durch.

Beenden Sie den Satz und wiederholen Sie die Übung mit dem anderen Bein.

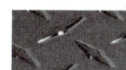

WECHSELNDER POWER-AUSFALLSCHRITT

Hier wird auch die Gesäßmuskulatur beansprucht.

[A] Stehen Sie aufrecht, die Füße schulterbreit.

[B] Machen Sie mit dem rechten Bein einen langen Schritt nach vorn, stellen Sie den Fuß fest auf den Boden und beugen Sie die Knie, bis sich der rechte Oberschenkel parallel zum Boden befindet. Das rechte Knie darf nicht über den rechten Fuß hinausragen. Das linke Bein ist nach hinten gestreckt, das Knie leicht gebeugt, und die Ferse nach oben gerichtet. Halten Sie den Oberkörper aufrecht und den Kopf in einer Linie mit der Wirbelsäule.

Drücken Sie sich mit dem rechten Bein kraftvoll vom Boden ab und wechseln Sie dabei die Beine, so dass der rechte Fuß nach vorn und der linke nach hinten zeigt, wenn Sie wieder auf dem Boden aufkommen. Springen Sie danach sofort mit dem linken Bein nach oben und wechseln Sie erneut die Beine. Das zählt als eine Wiederholung. Beenden Sie den Satz, ohne Pause zwischen den Wiederholungen.

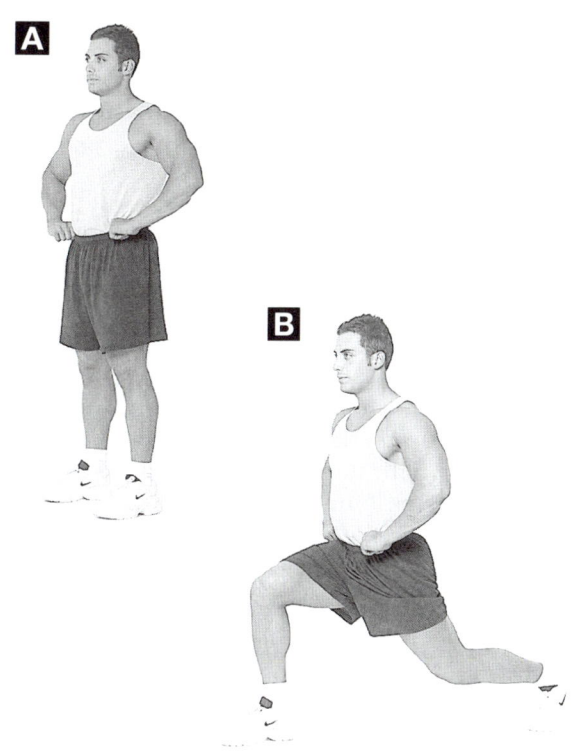

PHANTOM-SITZ

Diese Übung dient auch zur Kräftigung der Gesäßmuskulatur.

[A] Lehnen Sie sich mit dem Rücken gegen eine Wand. Die Füße sollten etwas weiter als schulterbreit auseinander und etwa 45 cm von der Wand entfernt stehen. Die Fußspitzen sind leicht nach außen gerichtet und die Knie etwas gebeugt. Ziehen Sie die Schultern nach hinten und drücken Sie die Brust heraus.

[B] Beugen Sie langsam die Knie und senken Sie den Körper, bis sich die Oberseiten Ihrer Oberschenkel parallel zum Boden befinden. Gehen Sie jedoch nicht so tief nach unten, das die Knie über die Fußspitzen hinausragen. Verharren Sie so lange in dieser Position, bis die Muskeln ermüden. Strecken Sie danach langsam die Beine und kehren Sie in die Ausgangsstellung zurück.

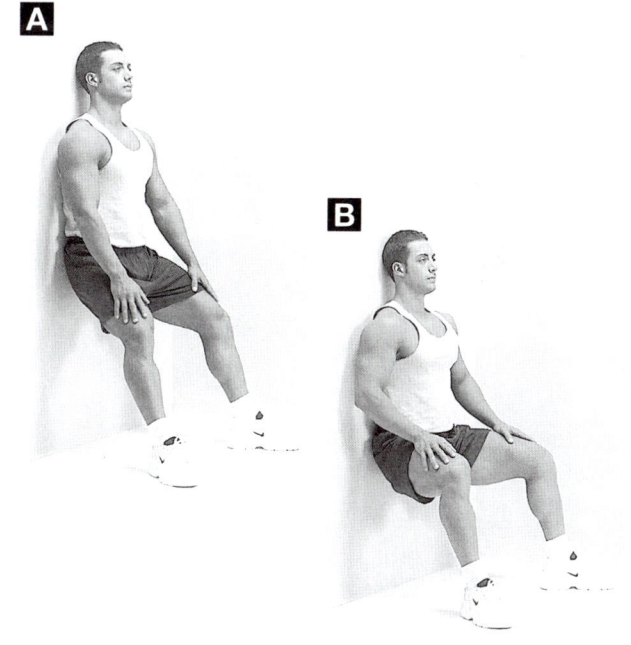

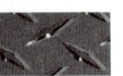

BEIDBEINIGER POWER-SPRUNG

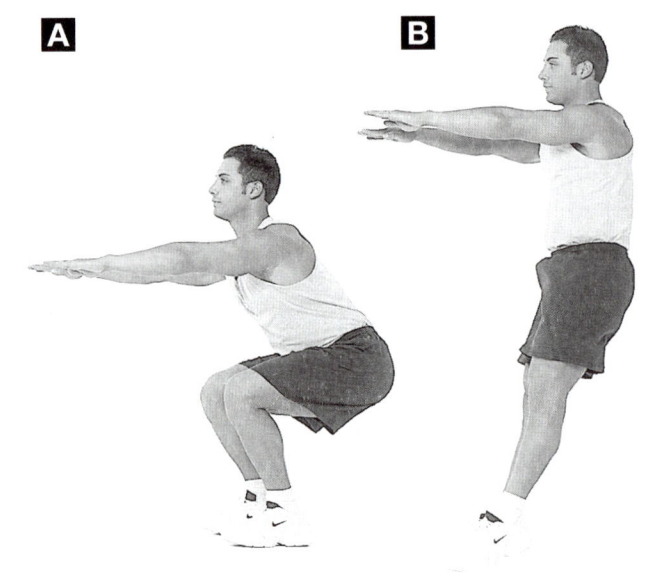

Bei dieser Übung werden auch die Zwillingswaden-muskel beansprucht.

Stehen Sie aufrecht, die Füße schulterbreit und die Knie leicht gebeugt.

[A] Beugen Sie sich in halber Kniebeugestellung nach vorn und strecken Sie die Arme für ein besseres Gleichgewicht vor den Körper. Kopf und Rücken bilden eine Linie.

[B] Drücken Sie sich mit beiden Beinen kraftvoll vom Boden ab und springen Sie so weit wie möglich nach vorn. Die Füße müssen dabei geschlossen bleiben, aber die Arme können nach hinten geschwungen werden. Sobald Sie wieder auf dem Boden aufkommen, setzen Sie zum nächsten Sprung an. Wiederholen Sie die Sprungbewegung 6- bis 10-mal ohne Pause.

VORDERER OBERSCHENKEL ▶

OHNE GEWICHT

BEINSTRECKEN MIT AKTENTASCHE

Das ist eine effektive Übung zur Kräftigung der Ober-schenkelstrecker, die Sie auch im Büro machen können.

Setzen Sie sich auf die Vorderkante eines Stuhls. Die Knie sind leicht gebeugt und die Beine geschlossen.

[A] Legen Sie sich eine Aktentasche oder ein großes Buch auf die Schienbeine und stützen Sie sie mit den Fußspitzen ab. Halten Sie sich an beiden Seiten des Stuhls fest.

[B] Heben Sie langsam die Beine, aber halten Sie die Knie leicht gebeugt. Die Fußspitzen sollten nach oben und etwa im 45°-Winkel nach außen zeigen. Halten Sie die Beine 2 bis 3 Sekunden lang gestreckt, ohne die Knie durchzudrücken, und senken Sie sie danach wieder in die Ausgangsposition.

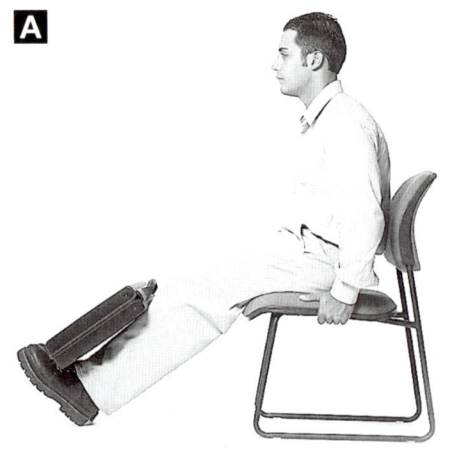

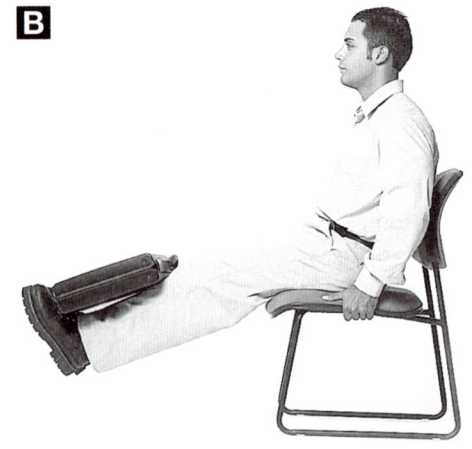

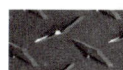

BEIDBEINIGER KNIEBEUGE-SPRUNG

Hier werden auch die Gesäßmuskeln und hinteren Oberschenkelmuskeln trainiert.

Stehen Sie aufrecht, die Füße etwas weiter als schulterbreit, und verschränken Sie die Arme vor dem Körper.

[A] Halten Sie Kopf und Rücken gerade und gehen Sie in die Kniebeuge, bis sich Ihre Oberschenkel fast parallel zum Boden befinden.

[B] Springen Sie kraftvoll nach oben, aber setzen Sie dabei nicht nur die Oberschenkelmuskeln, sondern auch die Gesäß- und Hüftmuskulatur ein. Sobald Sie wieder auf dem Boden aufkommen, setzen Sie ohne Pause zum nächsten Sprung an.

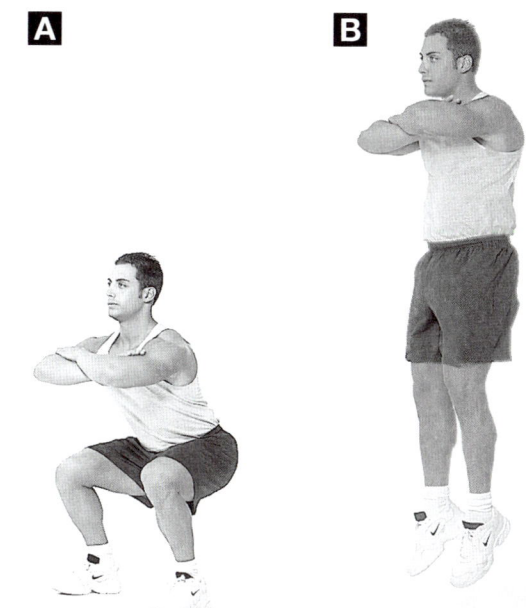

HINTERER OBERSCHENKEL ▶

OHNE GEWICHT

BEIN-CURLS MIT PHYSIOTUBE

Diese einfache Übung eignet sich ausgezeichnet zur Kräftigung der hinteren Oberschenkelmuskulatur. Trainieren Sie mit geringerem Zugwiderstand als beim Beinstrecken.

Führen Sie den Schlauch unter der Fußstange einer Bank hindurch und stellen Sie die Fußspitzen durch die Schlauchgriffe.

[A] Legen Sie sich bäuchlings auf die Bank, so dass die Knie kurz über das Bankende hinausragen. Halten Sie sich an den Füßen der Bank fest. Die Beine sind gestreckt und die Knie leicht gebeugt.

[B] Halten Sie das Becken auf die Bank gedrückt und heben Sie die Fersen langsam zum Gesäß, bis Ihre Beine etwa im 90°-Winkel stehen. Bleiben Sie eine Sekunde in dieser Position und senken Sie die Beine langsam in die Ausgangsstellung zurück. Das Ziel der Übung besteht darin, die hintere Oberschenkelmuskulatur die ganze Zeit hindurch angespannt zu halten.

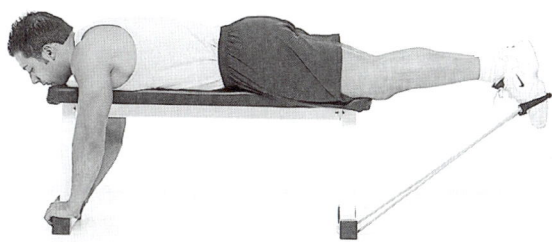

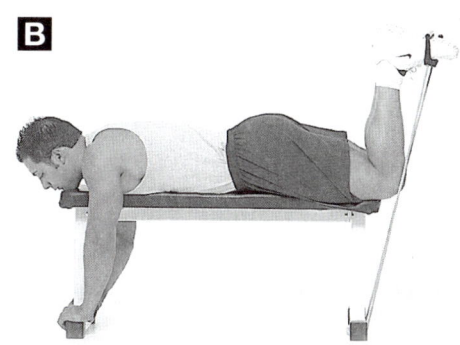

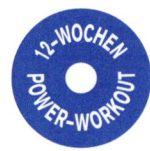

KRÄFTIGE OBERSCHENKEL
LEVEL I – WORKOUT FÜR ANFÄNGER

Wir empfehlen Ihnen das Training nach dem ausgeglichenen Ganzkörper-Workout auf Seite 48. Wenn Sie sich speziell auf ein Training der Oberschenkelmuskulatur konzentrieren möchten, dann werden Sie mit diesem Programm schnell Erfolge erzielen. Wählen Sie eine Übungsfolge aus: freie Gewichte, Maschinen oder ohne Gewicht.

ANLEITUNG

1. Trainieren Sie diese Übungsfolge an 2 oder 3 Tagen pro Woche. Legen Sie zwischen den Trainingstagen mindestens 48 Stunden Pause ein, damit sich Ihr Körper für ein optimales Muskelwachstum ausreichend erholen kann.

2. Machen Sie zum Aufwärmen ein paar Aerobic- und Dehnungsübungen und führen Sie einen Übungssatz mit 6 bis 10 Wiederholungen bei leichtem bis mittelschwerem Gewicht durch. Das verringert das Risiko, dass Sie sich beim anschließenden Training eine Muskelzerrung oder einen Muskelfaserriss zuziehen.

3. Nach dem Aufwärmen bestimmen Sie das Anfangsgewicht für Ihr Training, d. h. das Gewicht, mit dem Sie bei einer Übung nur 6 Wiederholungen schaffen. Das bedeutet, dass Sie an Ihrem ersten Trainingstag zunächst ein wenig herumexperimentieren müssen, bis Sie das geeignete Gewicht gefunden haben. Mit diesem Gewicht werden Sie dann so lange trainieren, bis es Ihnen zu leicht geworden ist.

Führen Sie von jeder Übung, die in der von Ihnen gewählten Übungsfolge aufgeführt ist, einen Satz mit je 6 Wiederholungen durch. Das Anheben des Gewichts (positive oder konzentrische Phase) sollte bei korrekter Ausführung der Übung so schnell wie möglich erfolgen, wohingegen das Absenken (negative oder exzentrische Phase) langsamer durchgeführt wird (bis vier zählen).

4. Nach ein paar Trainingstagen werden Ihnen die 6 Wiederholungen leichter fallen. Erhöhen Sie deshalb die Zahl der Wiederholungen allmählich bis auf 10 und achten Sie auf eine korrekte Ausführung der Übung.

5. Wenn Sie schließlich zu 10 Wiederholungen in der Lage sind, können Sie das Übungsgewicht bei der nächsten Trainingssitzung erhöhen.

6. Beginnen Sie mit dem erhöhten Gewicht erneut bei 6 Wiederholungen und folgen Sie danach den Schritten 3 bis 5, bis Sie das 12-wöchige Trainingsprogramm durchlaufen haben. Wenn Sie danach mit dem gezielten Oberschenkeltraining weitermachen wollen, können Sie auf Level II für Fortgeschrittene übergehen. Wie bereits erklärt, empfehlen wir Ihnen allerdings ein ausgewogenes Ganzkörper-Trainingsprogramm anstatt eines Workouts, das nur auf einzelne Muskelgruppen ausgerichtet ist.

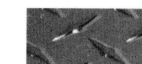

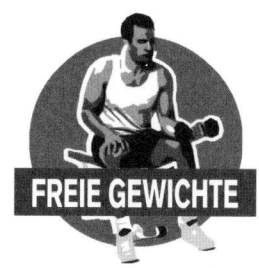

FREIE GEWICHTE

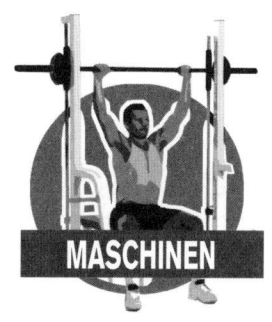

MASCHINEN

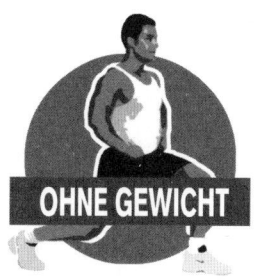

OHNE GEWICHT

1. HACKENSCHMIDT-KNIEBEUGEN (SEITE 195)
2. AUSFALLSCHRITT MIT KURZHANTEL (SEITE 181)
3. BEIN-CURLS MIT GEWICHTSMANSCHETTEN (SEITE 199)
4. BEINSTRECKEN MIT GEWICHTSMANSCHETTEN (SEIT 198)

1. VERTIKALE BEINPRESSEN (SEITE 200)
2. BEIN-CURLS (SEITE 201)
3. BEINSTRECKEN (SEITE 200)

1. EINBEINIGE KNIEBEUGEN (SEITE 202)
2. PHANTOM-SITZ (SEITE 203)
3. BEINSTRECKEN MIT AKTENTASCHE (SEITE 204)
4. BEIN-CURLS MIT PHYSIOTUBE (SEITE 205)

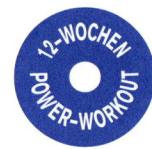

LEVEL II – WORKOUT FÜR FORTGESCHRITTENE

Wir empfehlen Ihnen das Training nach dem ausgeglichenen Ganzkörper-Workout auf Seite 52. Wenn Sie sich speziell auf ein Training der Oberschenkelmuskulatur konzentrieren möchten, dann werden Sie mit diesem Programm schnell Erfolge erzielen. Wählen Sie eine Übungsfolge aus: freie Gewichte, Maschinen oder ohne Gewicht.

ANLEITUNG

1. Trainieren Sie 3 Tage pro Woche und legen Sie dazwischen 48 Stunden Erholungspause ein.

2. Wärmen Sie sich immer mit ein paar Aerobic- und Dehnungsübungen auf und führen Sie einen Übungssatz mit 6 bis 10 Wiederholungen bei leichtem bis mittelschwerem Gewicht durch. Das verringert das Risiko, dass Sie sich beim anschließenden Training eine Verletzung zuziehen.

3. Als Standard-Workout führen Sie jede Übung in der von Ihnen gewählten Übungsfolge in drei Sätzen mit je 6 bis 10 Wiederholungen durch. Der Aufwärm-Satz zählt dabei als erster Satz. Das Anfangsgewicht für den zweiten und dritten Satz sollte so schwer sein, dass Sie damit nur 6 Wiederholungen schaffen. Sobald Ihre Kraft zugenommen hat, können Sie die Zahl der Wiederholungen allmählich auf 10 erhöhen. Wenn Sie schließlich bei 10 Wiederholungen angelangt sind, dann erhöhen Sie das Gewicht beim nächsten Training so weit, dass Sie erneut nur 6 Wiederholungen schaffen.

Das Anheben des Gewichts (positive oder konzentrische Phase) sollte korrekt und so schnell wie möglich erfolgen, wohingegen das Absenken (negative oder exzentrische Phase) langsamer durchgeführt wird (bis vier zählen).

4. Sorgen Sie beim Training für Abwechslung. Anstatt der Einzelübungen, können Sie auch in Supersätzen trainieren, d. h., zwei Übungen (mit je einer Wiederholung) ohne Pause hintereinander durchführen. Dafür eignen sich viele der Übungen. Durch Supersätze gestalten Sie Ihr Workout intensiver, abwechslungsreicher und sparen sogar Zeit.

Eine andere Möglichkeit besteht darin, bei leichterem Gewicht als üblich 15 bis 20 Wiederholungen durchzuführen, und/oder bei aufeinander folgenden Sätzen das Gewicht allmählich zu erhöhen und die Zahl der Wiederholungen zu verringern (Diese Übungsmethode nennt man Pyramiden-Training). Wenn Sie zum Beispiel im ersten Satz 10 Wiederholungen mit 90 kg durchführen, dann können Sie im zweiten Satz 7 Wiederholungen mit 112 kg und im dritten Satz 4 Wiederholungen mit 135 kg machen.

5. Bei mehr Trainingserfahrung können Sie am Ende eines jeden Übungssatzes, wenn Ihre Kraft für eine ganze Wiederholung nicht mehr ausreicht, auch 1 bis 2 Teilwiederholungen versuchen.

Bei dieser Trainingsmethode wird der Muskel bis zur Ermüdung belastet und das Muskelwachstum dadurch stark angeregt.

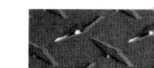

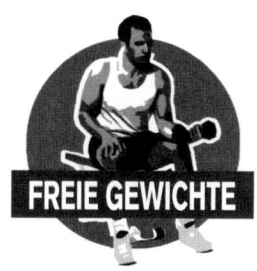

FREIE GEWICHTE

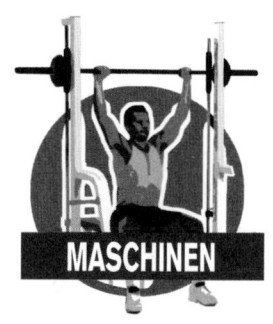

MASCHINEN

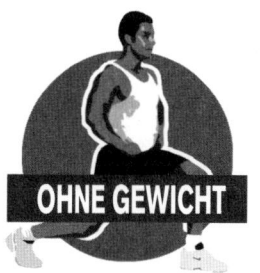

OHNE GEWICHT

1. KNIEBEUGEN (SEITE 195)
2. AUSFALLSCHRITT MIT KURZHANTELN (SEITE 181)
3. STEP-ÜBUNG MIT KURZHANTELN (SEITE 196)
4. BEIN-CURLS MIT GEWICHTSMANSCHETTEN (SEITE 199)
5. STEP-ÜBUNG ZUR SEITE MIT KURZHANTELN (SEITE 196)
6. BEINSTRECKEN MIT GEWICHTSMANSCHETTEN (SEITE 198)

1. VERTIKALE BEINPRESSEN (SEITE 200)
2. BEIN-CURLS (SEITE 201)
3. BEINSTRECKEN (SEITE 200)
4. BEINHEBEN NACH VORN (SEITE 201)

1. EINBEINIGE KNIEBEUGEN (SEITE 202)
2. PHANTOM-SITZ (SEITE 203)
3. BEINSTRECKEN MIT AKTENTASCHE (SEITE 204)
4. STEP-ÜBUNG ZUR SEITE MIT PHYSIOTUBE (SEITE 202)
5. BEIN-CURLS MIT PHYSIOTUBE (SEITE 205)

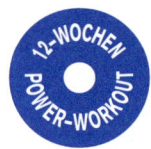

KRÄFTIGE OBERSCHENKEL
LEVEL III – WORKOUT FÜR GEÜBTE

Wir empfehlen Ihnen das Training nach dem ausgeglichenen Ganzkörper-Workout auf Seite 56. Wenn Sie sich speziell auf ein Training der Oberschenkelmuskulatur konzentrieren möchten, dann werden Sie mit diesem Programm schnell Erfolge erzielen. Wählen Sie eine Übungsfolge aus: freie Gewichte, Maschinen oder ohne Gewicht.

ANLEITUNG

1. Trainieren Sie 3 Tage pro Woche und legen Sie zwischen den Trainingstagen 48 Stunden Erholungspause ein.

2. Als Standard-Workout führen Sie jede Übung in der von Ihnen gewählten Übungsfolge in drei Sätzen mit je 6 bis 10 Wiederholungen durch. Der erste Satz, der nach ein paar Aerobic- und Dehnungsübungen durchgeführt wird, dient als Aufwärm-Satz. Das Anfangsgewicht für den zweiten und dritten Satz sollte so schwer sein, dass Sie damit nur 6 Wiederholungen schaffen. Sobald Ihre Kraft zugenommen hat, können Sie die Zahl der Wiederholungen allmählich auf 10 erhöhen. Wenn Sie schließlich bei 10 Wiederholungen angelangt sind, erhöhen Sie das Gewicht beim nächsten Trai-ning so weit, dass Sie erneut nur 6 Wiederholungen schaffen.

Das Anheben des Gewichts (positive oder konzentrische Phase) sollte bei korrekter Ausführung der Übung so schnell wie möglich erfolgen, wohingegen das Absenken (negative oder exzentrische Phase) langsamer durchgeführt wird (bis vier zählen).

3. Variieren Sie Ihr Workout genauso wie auf Level II und trainieren Sie zusätzlich in Dreiersätzen und Riesensätzen. Dreiersätze funktionieren genauso wie Supersätze, nur mit dem Unterschied, dass hier nicht zwei, sondern drei Übungen ohne Pause nacheinander ausgeführt werden. Bei Riesensätzen wird das Gleiche mit vier Übungen gemacht.

4. Versuchen Sie am Ende eines jeden Übungssatzes, wenn Ihre Kraft für eine ganze Wiederholung nicht mehr ausreicht, 1 bis 2 Teilwiederholungen. Bei dieser Trainingsmethode wird der Muskel bis zur Ermüdung belastet und das Muskelwachstum dadurch stark angeregt. Achtung: Auf diesem hohen Level brauchen Sie für Teilwiederholungen mit freien Gewichten allerdings immer die Unterstützung eines Trainingspartners.

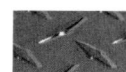

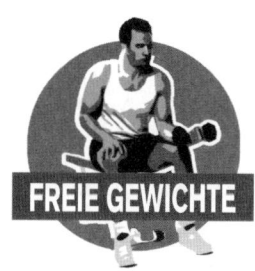

FREIE GEWICHTE

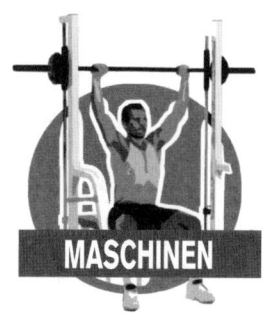

MASCHINEN

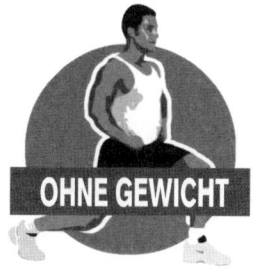

OHNE GEWICHT

1. KNIEBEUGEN
   (SEITE 195)
2. KNIEBEUGEN ZUR
   SEITE (SEITE 198)
3. FRONTKNIEBEUGEN
   (SEITE 197)
4. POWER-AUSFALL-
   SCHRITT MIT KURZ-
   HANTEL (SEITE 197)
5. STEP-ÜBUNG
   MIT KURZHANTELN
   (SEITE 196)
6. BEIN-CURLS MIT GE-
   WICHTSMANSCHETTEN
   (SEITE 199)
7. STEP-ÜBUNG
   ZUR SEITE MIT KURZ-
   HANTELN (SEITE 196)
8. HACKENSCHMIDT-
   KNIEBEUGEN
   (SEITE 195)
9. BEINSTRECKEN MIT GE-
   WICHTSMANSCHETTEN
   (SEITE 198)

1. HACKENSCHMIDT-
   KNIEBEUGEN AN DER
   MASCHINE (SEITE 199)
2. VERTIKALE BEIN-
   PRESSEN (SEITE 200)
3. BEIN-CURLS
   (SEITE 201)
4. BEINSTRECKEN
   (SEITE 200)
5. BEINHEBEN NACH VORN
   (SEITE 201)

1. EINBEINIGE KNIE-
   BEUGEN (SEITE 202)
2. BEINSTRECKEN
   MIT AKTENTASCHE
   (SEITE 204)
3. BEIDBEINIGER
   KNIEBEUGE-SPRUNG
   (SEITE 205)
4. STEP-ÜBUNG ZUR
   SEITE MIT PHYSIOTUBE
   (SEITE 202)
5. BEIDBEINIGER POWER-
   SPRUNG (SEITE 204)
6. BEIN-CURLS
   MIT PHYSIOTUBE
   (SEITE 205)
7. WECHSELNDER
   POWER-AUSFALL-
   SCHRITT (SEITE 203)
8. PHANTOM-SITZ
   (SEITE 203)

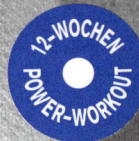

DAS BESTE WORKOUT FÜR
KRÄFTIGE UNTERSCHENKEL

DIE WADENMUSKELN SIND BESONDERS WICHTIG ZUM LAUFEN, ZUM SPRINGEN ODER WENN SIE SICH AUF DIE ZEHENSPITZEN STELLEN. SIE LASSEN SICH ZWAR SCHWERER, ABER DAFÜR SCHNELLER TRAINIEREN ALS DIE OBERSCHENKELMUSKULATUR.

Sie haben die folgende Szene bestimmt schon einmal beobachtet, oder vielleicht sogar selbst erlebt: Ein Freizeitsportler setzt beim Basketball zum Sprung an oder legt auf dem Fußballfeld einen Sprint ein. Ganz plötzlich stürzt er mit schmerzverzerrtem Gesicht zu Boden. Die anderen Spieler müssen ihn vom Feld tragen und zum Arzt bringen. Später wird bekannt, dass seine Achillessehne gerissen ist. Hätte er seine Wadenmuskulatur – und damit auch die entsprechenden Sehnen und Bänder – besser in Form gehalten, dann würde unser Pechvogel bestimmt noch auf den Beinen sein. Die Sehne, die die Wadenmuskeln mit der Ferse verbindet, wurde durch die plötzliche und ruckartige Bewegung einfach zu stark beansprucht. Vor allem bei Männern ab 40 ist das Gewebe nicht mehr so elastisch und kann dadurch schneller Schaden nehmen. Spezielle Übungen, wie z. B. Wadenheben, die das gesamte Bewegungsspektrum umfassen, dienen nicht allein zum Aufbau der Wadenmuskulatur, sondern auch zur

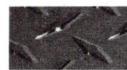

Kräftigung der entsprechenden Sehnen und Bänder und verringern somit die Verletzungsgefahr.

Selbst wenn Sie kein Freizeitsportler sind, würde Ihnen eine Kräftigung der Waden nicht schaden. Genauso wie auch bei anderen Körperpartien, sorgt auch ein Training der gesamten Beinmuskulatur für ein ausgeglichenes und symmetrisches Aussehen. „Ein Herkules-Oberkörper, der von spindeldürren Beinen getragen wird, sieht einfach nicht gut aus", so Tory Allman, Trainingsphysiologe aus Solana Beach in Kalifornien.

„Viele Jungs sagen ‚Ich lasse die Beinübungen aus, weil ich sowieso schon genug Lauftraining mache'", sagt Brian Pfeufer vom Sports Training Institute in New York City. Durch ein Lauftraining wird Ihre Beinkraft nur erhalten, aber es reicht nicht aus, wenn Sie mehr Muskeln aufbauen wollen, erklärt er.

WADEN-WISSEN

Die Wade besteht eigentlich aus zwei Muskeln, dem Zwillingswadenmuskel (*gastrocnemius*) und dem Schollenmuskel (*soleus*). Schauen Sie sich die Waden eines Bodybuilders an; die sind wie Diamanten geformt. Das ist der Zwillingswadenmuskel, der dafür sorgt, dass Sie sich auf die Zehenspitzen stellen können, um an die Tüte Kartoffelchips ganz oben auf dem Küchenregal heranzukommen. Der Schollenmuskel ist ein breiter und flacher Muskel, der sich unter dem Zwillingswadenmuskel befindet. Auch er macht es Ihnen möglich, sich auf die Zehenspitzen zu stellen, aber er kommt vor allem dann ins Spiel, wenn Ihre Knie gebeugt sind. Beide Muskeln zusammen sorgen dafür, dass Sie Laufen, Springen oder Sprinten können.

Die Wadenmuskeln sind schon ziemlich seltsam. Sie lassen sich schwer trainieren, aber dafür müssen Sie wiederum nicht viel Zeit für das Workout aufbringen.

„Sie müssen einfach nur versuchen, die Wadenmuskeln erneut zu beanspruchen, noch ehe sie sich für ein Faserwachstum ausreichend erholt haben", erklärt Almann. Sein Übungsvorschlag lautet wie folgt:

Machen Sie einen Satz Wadenheben und setzen Sie dabei ein Gewicht ein, mit dem Sie viele Wiederholungen schaffen können – etwa 15 bis 20. Zwischen den einzelnen Übungssätzen legen Sie genauso viele Sekunden Pause ein, wie Sie Wiederholungen gemacht haben – also 15 bis 20 Sekunden.

ZU ZWEIT

Wenn Sie beim vorgebeugten Wadenheben nicht äußerst vorsichtig sind, können Sie sich eine ernsthafte Verletzung zuziehen. Bei dieser Übung stehen Sie auf einem 5 bis 10 cm hohen Step oder Block und lassen die Fersen über die Kante hinausragen. Die Beine sollten hüftbreit auseinander stehen und die Zehen nach vorn zeigen. Beugen Sie sich auf Taillenhöhe nach vorn, bis sich Ihr Oberkörper parallel zum Boden befindet. Strecken Sie die Hände aus und stützen Sie sich nach vorn auf einer Bank oder einem anderen Gegenstand ab. Die Knie sind dabei leicht gebeugt. Ein Trainingspartner, der nicht mehr Gewicht auf die Waage bringt als Sie, soll sich danach rittlings auf Ihre Hüften setzen. Heben Sie sich langsam so weit wie möglich auf den Fußballen, halten Sie diese Stellung eine Sekunde, und gehen Sie mit den Fersen dann wieder langsam nach unten. Sobald Ihnen diese Übung leichter fällt, können Sie mit einem schwereren Partner weitertrainieren (oder Ihren jetzigen Trainingspartner mit viel Pizza und Milchshakes auf das gewünschte Gewicht bringen). Um Rückenverletzungen zu vermeiden, sollte Ihr Partner möglichst weit hinten auf den Hüften sitzen – am besten unterhalb der Gürtellinie, rät Tory Allman, Trainingsphysiologe aus Solana Beach in Kalifornien.

Wenn Ihnen das alles ein wenig zu umständlich ist, dann können wir Sie beruhigen: Heute gibt es Gewichtsmaschinen, an denen diese Übung genauso gut nachgeahmt werden kann. Sie können aber auch nach der etwas abgewandelten Übungsform trainieren, die auf Seite 218 beschrieben wird.

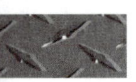

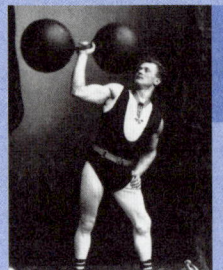

FAKTEN

Wenn Sie sich bei Ihrem Hard-Body-Training noch stärker fordern wollen – zum Beispiel mit nur 4 Stunden Schlaf pro Woche und Leuten, die Sie ständig anschreien – dann sollten Sie sich ernsthaft überlegen, zu den Navy SEALS zu gehen. Dafür brauchen Sie allerdings die US-Staatsbürgerschaft und dürfen höchstens 28 Jahre alt sein. Für einen Eintritt in diese militärische Elite-Einheit müssen die folgenden physischen Anforderungen erfüllt werden:

- 450 Meter Schwimmen in 12,5 Minuten.
- Mindestens 42 Liegestütze in 2 Minuten.
- Mindestens 50 Rumpfheben in 2 Minuten.
- Mindestens 6 Klimmzüge.
- 1,5-Meilen-Lauf mit Stiefeln und langen Hosen in 11,5 Minuten.

Da sich die Muskelfasern, die beim ersten Übungssatz beansprucht wurden, noch nicht vollständig erholen konnten, ist der Körper gezwungen, bei den darauf folgenden Übungssätzen auf zusätzliche Fasern zurückzugreifen.

„Wenn Sie dann beim dritten oder vierten Satz angelangt sind, ist die Beanspruchung so groß, dass sogar die Fasern ins Spiel gebracht werden, die normalerweise überhaupt nicht genutzt werden", so Allman. „Erst an diesem Punkt wird das Muskelwachstum richtig stimuliert."

SITZEN UND STEHEN

Wadenübungen werden entweder im Sitzen oder im Stehen ausgeführt. Beim Sitzen wird eher der Schollenmuskel, d. h. die untere Wadenpartie beansprucht; und wenn Sie die Waden im Stehen trainieren, dann ist die Übung stärker auf den Zwillingswadenmuskel ausgerichtet.

Beim Zehendrücken, einer Übung, die wir ebenfalls in den Hard-Body-Plan aufgenommen haben, wird hingegen die gesamte Wadenmuskulatur trainiert.

Wenn Sie beim Kniebeugen zusätzlich zur Oberschenkel- und Gesäßmuskulatur auch die Waden trainieren wollen, dann brauchen Sie sich dabei nur auf die Zehenspitzen zu stellen.

Dieser Tipp stammt von Brian Pfeufer. Achten Sie beim Wadentraining immer darauf, alle Übungen mit langsamen und kontrollierten Bewegungen auszuführen. „Sie dürfen dabei nicht springen, sonst ziehen Sie sich eine Muskel- oder Bänderzerrung zu", so Pfeufer.

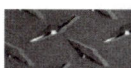

UNTERSCHENKEL ► FREIE GEWICHTE

FERSENHEBEN MIT KURZHANTEL

Diese Übung dient speziell zur Kräftigung der Zwillingswadenmuskeln.

[A] Stehen Sie aufrecht, die Füße hüftbreit auseinander, und halten Sie in jeder Hand eine Kurzhantel. Die Fußspitzen befinden sich auf einem Block mit ein paar Zentimetern Höhe oder einer anderen Plattform, und die Fersen stehen auf dem Boden. Verlagern Sie Ihr Gewicht auf die Fußballen, so dass Sie leicht nach vorn gelehnt sind. Halten Sie die Kurzhanteln mit ausgestreckten Armen an den Seiten.

[B] Gehen Sie auf den Fußspitzen langsam nach oben, und spüren Sie, wie sich die Wadenmuskulatur zusammenzieht. Dabei richtet sich Ihr Oberkörper wahrscheinlich etwas weiter auf, aber die Armstellung bleibt unverändert. Verharren Sie kurz in dieser Position und kehren Sie langsam in die Ausgangsstellung zurück.

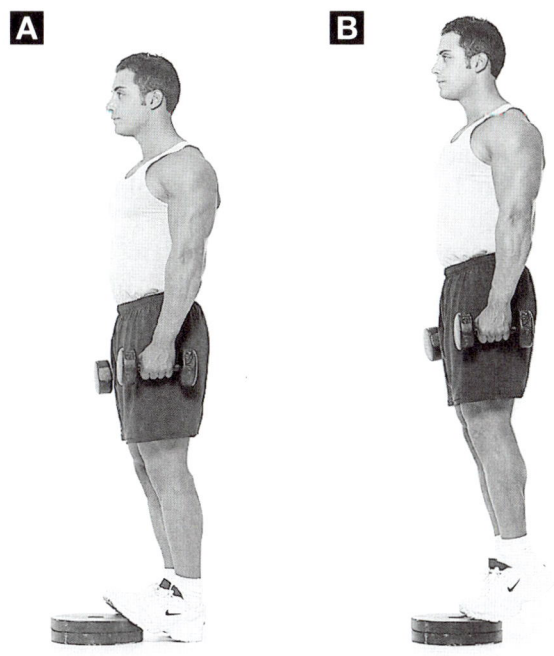

FERSENHEBEN MIT LANGHANTEL IM SITZEN

Hier werden vor allem die Schollenmuskeln beansprucht.

[A] Setzen Sie sich auf einen Stuhl oder eine Bank und stellen Sie die Fußballen auf einen Step oder eine Fußbank, die etwa 30 cm von Ihrem Sitz entfernt steht. Die Fersen ragen dabei über die Kante. Legen Sie eine Langhantel nur wenige Zentimeter über den Knien auf Ihre Oberschenkel und halten Sie sie mit beiden Händen gefasst.

[B] Heben Sie die Fersen langsam so hoch wie möglich, indem Sie die Zehen auf die Fußbank drücken. Achten Sie darauf, dass das Gewicht der Hantel dabei auf Ihren Beinen lastet – die Hände dienen nur zum Festhalten. Verharren Sie kurz, und senken Sie die Fersen wieder. Wiederholen Sie die Übung.

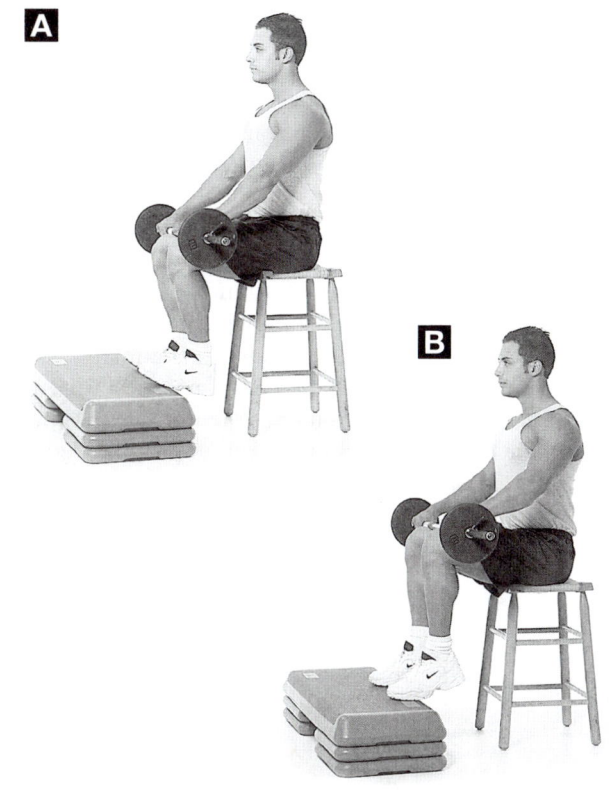

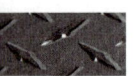

ZEHENHEBEN MIT HANTELSCHEIBE

Bei dieser Übung werden die Beugemuskeln der Füße trainiert, die vor allem beim Laufen und aeroben Sportarten wichtig sind.

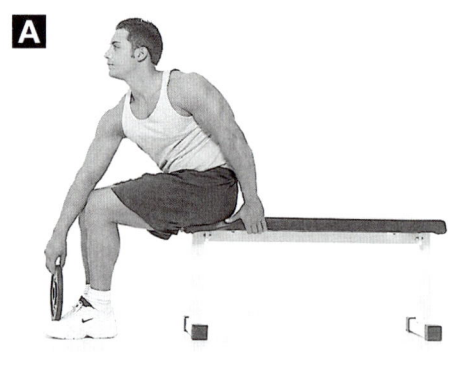

[A] Setzen Sie sich auf die Stirnseite einer Bank. Die Beine sind geschlossen und die Füße flach auf dem Boden. Die Knie sollten im 90°-Winkel gebeugt sein. Halten Sie den Rücken gerade und lehnen Sie den Oberkörper leicht nach vorn. Stellen Sie eine Hantelscheibe quer über die Ansätze der Zehen, und halten Sie sie mit einer Hand in Position. Mit der anderen Hand stützen Sie sich auf der Bank ab.

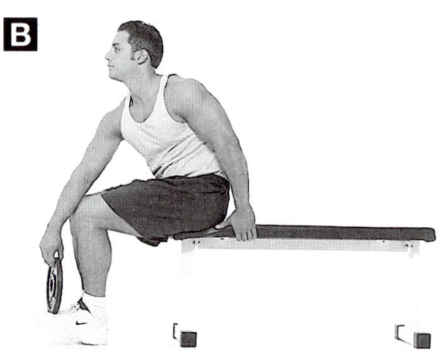

[B] Heben Sie langsam die Zehen so hoch wie möglich und halten Sie dabei die Hantelscheibe im Gleichgewicht. Der Rücken sollte dabei möglichst gerade bleiben. Verharren Sie eine Sekunde in dieser Position und senken Sie das Gewicht wieder langsam in die Ausgangsstellung zurück.

UNTERSCHENKEL ► MASCHINEN

ZEHENDRÜCKEN

Hier werden sowohl die Zwillingswadenmuskeln als auch die Schollenmuskeln beansprucht.

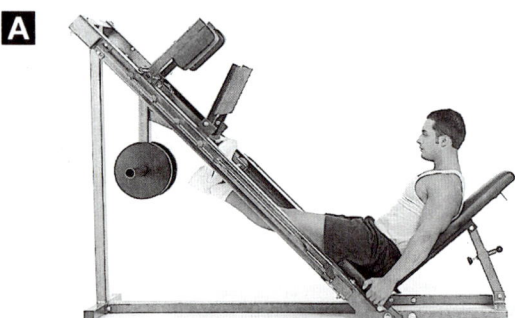

[A] Setzen Sie sich gerade auf eine Beinpresse und drücken Sie Ihr Kreuz fest gegen das Rückenpolster. Stellen Sie den Sitz so ein, dass Ihre Fußballen bequem und mit 10 bis 15 cm Abstand zueinander auf der Fußplatte aufliegen. Die Zehen zeigen dabei nach oben, und die Knie sind leicht gebeugt.

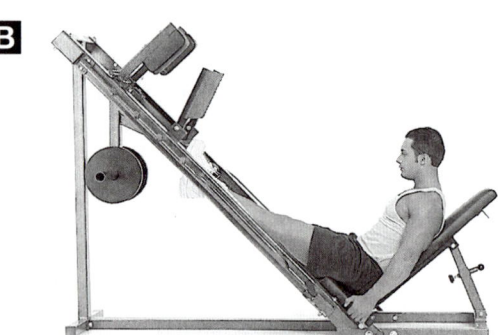

[B] Pressen Sie die Fußballen langsam nach unten und strecken Sie die Zehen dabei so gut wie möglich. Halten Sie diese Position eine Sekunde und lassen Sie die Füße langsam in die Ausgangsstellung zurückgleiten.

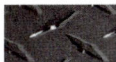

FERSENHEBEN IM SITZEN AN DER BANKPRESSE

Diese Übung dient zur Kräftigung der Schollenmuskeln.
[A] Setzen Sie sich an eine Bankpresse und legen Sie die Fußballen auf einen Step, der etwa 30 cm von Ihrem Sitz entfernt steht. Der Step sollte nur so hoch sein, dass sich Ihre Oberschenkel parallel zum Boden befinden. Legen Sie die Hantelstange nur wenige Zentimeter über den Knien auf die Oberschenkel.

[B] Heben Sie die Fersen langsam und so weit wie möglich nach oben, indem Sie die Zehen auf den Step pressen. Das Gewicht der Hantel lastet dabei auf Ihren Beinen – die Hände dienen nur zum Festhalten. Bleiben Sie eine Sekunde in dieser Position und kehren Sie langsam in die Ausgangsstellung zurück.

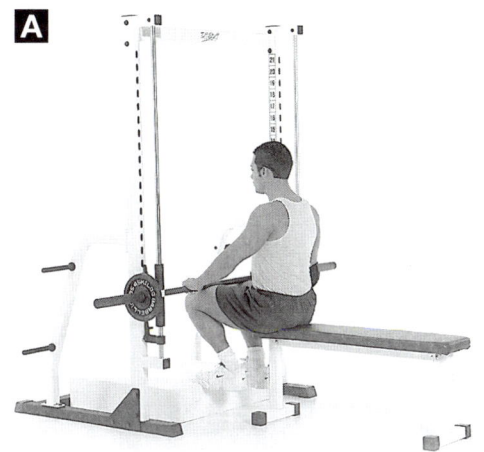

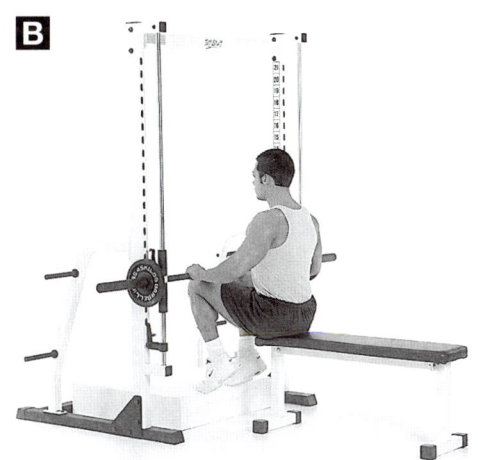

ZEHENHEBEN AM KABELZUG

Bei dieser Übung werden die Rückwärtsbeugemuskeln des Fußes trainiert, die es Ihnen ermöglichen, den Fuß und die Zehen zu heben. Kräftige Rückwärtsbeugemuskeln sind vor allem zum Laufen und für andere aerobe Sportarten wichtig.
[A] Stellen Sie eine Bank mit der Stirnseite ein paar Zentimeter vor einen Zugturm mit niedrig gestelltem Kabel und Fußgelenk-Riemen. Stehen Sie links neben der Bank, halten Sie das linke Knie leicht gebeugt und stellen Sie die rechte Ferse auf das Bankende, vor dem Kabelzug. Die Unterseite der Füße sollte sich auf einer Ebene mit der Bank oder etwas

weiter nach unten befinden. Befestigen Sie den Riemen gut um Ihre rechte Fußspitze.
[B] Beugen Sie die Zehen so weit wie möglich nach oben und halten Sie dabei die Ferse fest auf die Bank gedrückt. Sie können die Arme für mehr Gleichgewicht auch auf die Oberschenkel stützen. Achten Sie jedoch darauf, dass der Rücken gerade bleibt. Verharren Sie kurz und kehren Sie langsam und vorsichtig in die Ausgangsposition zurück.

Beenden Sie den Satz und wiederholen Sie die Übung mit der anderen Seite.

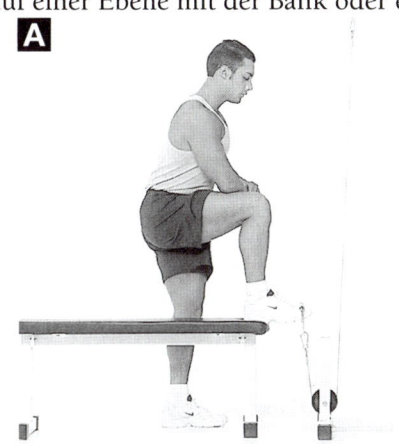

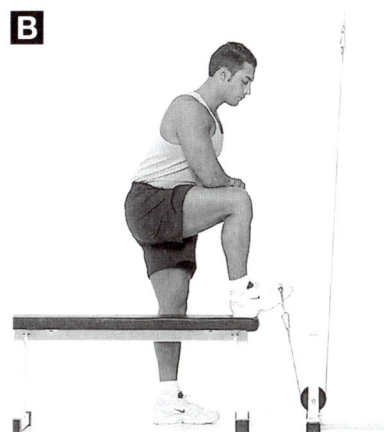

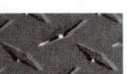

UNTERSCHENKEL ► OHNE GEWICHT

EINBEINIGES FERSENHEBEN

*Diese Übung sorgt für eine Kräftigung der Zwillings-
wadenmuskeln.*

[A] Stehen Sie aufrecht, die Füße hüftbreit, und stellen Sie den linken Fuß nur mit den Zehen auf eine
nur ein paar Zentimeter hohe Stufe. Die Ferse ruht
dabei auf dem Boden. Verlagern Sie Ihr Gewicht auf
den linken Fußballen, so dass Sie sich dabei leicht
nach vorn lehnen. Verschränken sie den anderen
Fuß hinter der Wade des Stützbeins. Halten Sie beide
Arme für mehr Gleichgewicht ausgestreckt vor den
Körper.

[B] Gehen Sie langsam auf den Zehenspitzen und
spüren Sie, wie sich Ihre Wadenmuskulatur zusammenzieht. Die Arme bleiben dabei in der Vorhalte
und der Oberkörper richtet sich ein wenig weiter
auf. Verharren Sie kurz in dieser Position und kehren
Sie langsam in die Ausgangsstellung zurück.

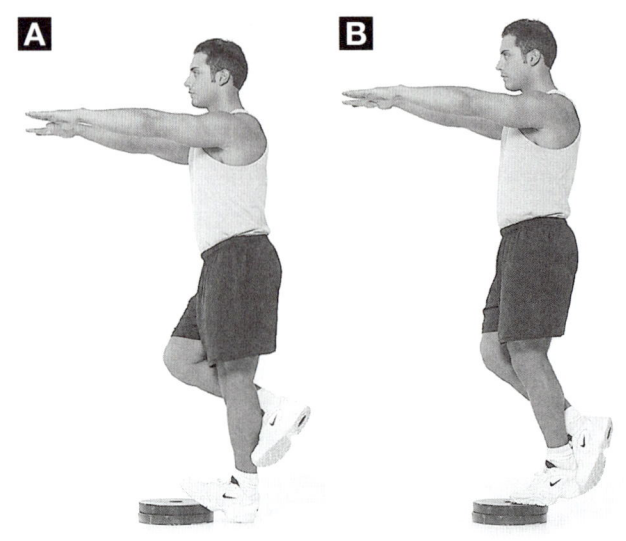

WADENHEBEN, VORGEBEUGT

*Auch bei dieser Übung werden die Zwillingswaden-
muskeln gekräftigt.*

[A] Stellen Sie sich auf die Kante einer etwa 10 bis
15 cm hohen Stufe (ein Holzblock eignet sich auch)
und lassen Sie die Fersen über die Kante hinausragen. Die Beine sind hüftbreit auseinander und die
Zehen nach vorn gerichtet. Beugen Sie sich nach
vorn, so dass sich Ihr Oberkörper ungefähr parallel
zum Boden befindet. Strecken Sie die Arme und
stützen Sie sich nach vorn auf einer Bank oder auf
einem anderen Gegenstand ab. Die Knie sind leicht
gebeugt.

[B] Gehen Sie auf den Fußballen so weit wie
möglich nach oben. Halten Sie diese Position eine
Sekunde und senken Sie die Fersen langsam und
möglichst weit nach unten ab.

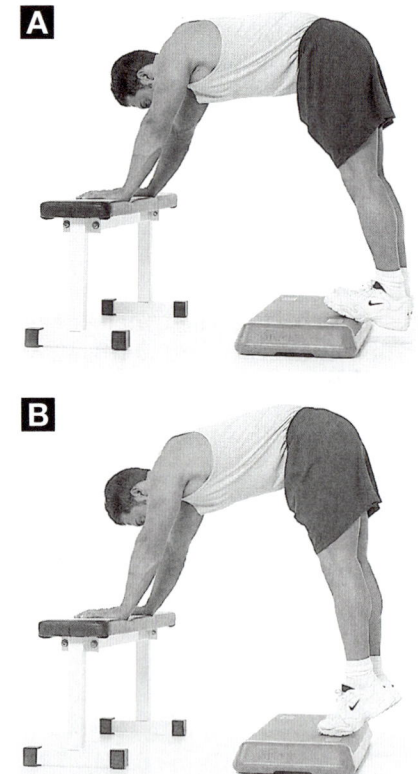

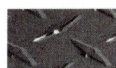

ZEHENHEBEN MIT AKTENTASCHE

Bei dieser Übung werden die Rückwärtsbeugemuskeln des Fußes trainiert, die es Ihnen ermöglichen, den Fuß und die Zehen zu heben. Kräftige Rückwärtsbeugemuskeln sind vor allem zum Laufen und für andere aerobe Sportarten wichtig.

[A] Setzen Sie sich auf einen Stuhl oder eine Bank, die Beine sind geschlossen und die Füße stehen flach auf dem Boden. Die Knie sollten etwa im 90°-Winkel gebeugt sein. Halten Sie den Rücken gerade und leh- nen Sie sich leicht nach vorn. Stellen Sie die Akten- tasche über die Ansätze der Zehen und halten Sie sie mit einer Hand fest.

[B] Heben Sie die Zehen langsam so hoch wie möglich. Halten Sie dabei die Tasche im Gleich- gewicht und den Rücken gerade. Bleiben Sie eine Sekunde in dieser Stellung und kehren Sie lang- sam in die Ausgangsposition zurück.

A

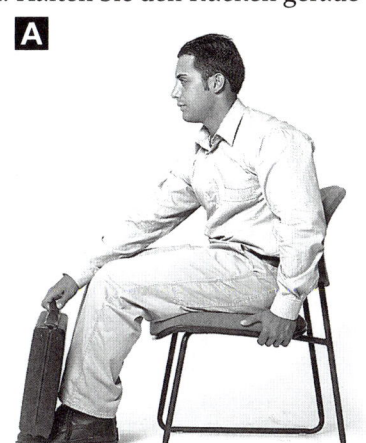

B

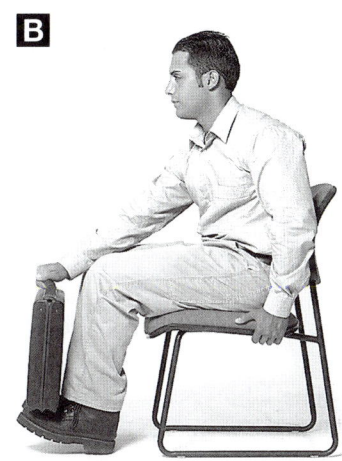

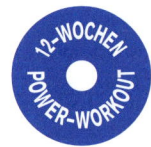

LEVEL I – WORKOUT FÜR ANFÄNGER

Wir empfehlen Ihnen das Training nach dem ausgeglichenen Ganzkörper-Workout auf Seite 48. Wenn Sie sich speziell auf ein Training der Unterschenkel konzentrieren möchten, dann werden Sie mit diesem Programm schnell Erfolge erzielen. Wählen Sie eine Übungsfolge aus: freie Gewichte, Maschinen oder ohne Gewicht.

ANLEITUNG

1. Trainieren Sie diese Übungsfolge an 2 oder 3 Tagen pro Woche. Legen Sie zwischen den Trainingstagen mindestens 48 Stunden Pause ein, damit sich Ihr Körper für ein optimales Muskelwachstum ausreichend erholen kann.

2. Machen Sie zum Aufwärmen ein paar Aerobic- und Dehnungsübungen und führen Sie einen Übungssatz mit 6 bis 10 Wiederholungen bei leichtem bis mittelschwerem Gewicht durch. Das verringert das Risiko, dass Sie sich beim anschließenden Training eine Muskelzerrung oder einen Muskelfaserriss zuziehen.

3. Nach dem Aufwärmen bestimmen Sie das Anfangsgewicht für Ihr Training, d. h. das Gewicht, mit dem Sie bei einer Übung nur 6 Wiederholungen schaffen. Das bedeutet, dass Sie an Ihrem ersten Trainingstag zunächst ein wenig herumexperimentieren müssen, bis Sie das geeignete Gewicht gefunden haben. Mit diesem Gewicht werden Sie dann

so lange trainieren, bis es Ihnen zu leicht geworden ist.

Führen Sie von jeder Übung, die in der von Ihnen gewählten Übungsfolge aufgeführt ist, einen Satz mit je 6 Wiederholungen durch. Das Anheben des Gewichts (positive oder konzentrische Phase) sollte bei korrekter Ausführung der Übung so schnell wie möglich erfolgen, wohingegen das Absenken (negative oder exzentrische Phase) langsamer durchgeführt wird (bis vier zählen).

4. Nach ein paar Trainingstagen werden Ihnen die 6 Wiederholungen leichter fallen. Erhöhen Sie deshalb die Zahl der Wiederholungen allmählich bis auf 10 und achten Sie auf eine korrekte Ausführung der Übung.

5. Wenn Sie schließlich zu 10 Wiederholungen in der Lage sind, können Sie das Übungsgewicht bei der nächsten Trainingssitzung erhöhen.

6. Beginnen Sie mit dem erhöhten Gewicht erneut bei 6 Wiederholungen und folgen Sie danach den Schritten 3 bis 5, bis Sie das 12-wöchige Trainingsprogramm durchlaufen haben. Wenn Sie danach mit dem gezielten Unterschenkeltraining weitermachen wollen, können Sie auf Level II für Fortgeschrittene übergehen. Wie bereits erklärt, empfehlen wir Ihnen allerdings ein ausgewogenes Ganzkörper-Trainingsprogramm anstatt eines Workouts, das nur auf einzelne Muskelgruppen ausgerichtet ist.

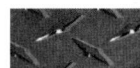

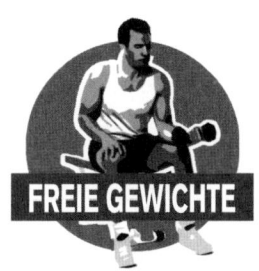

FREIE GEWICHTE

1. FERSENHEBEN MIT KURZHANTELN (SEITE 215)
2. ZEHENHEBEN MIT HANTELSCHEIBE (SEITE 216)
3. FERSENHEBEN MIT LANGHANTEL IM SITZEN (SEITE 215)

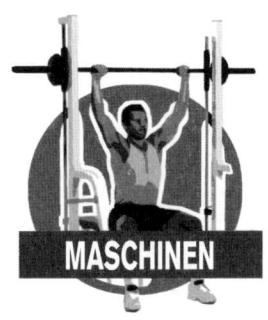

MASCHINEN

1. ZEHENDRÜCKEN (SEITE 216)
2. ZEHENHEBEN AM KABELZUG (SEITE 217)
3. FERSENHEBEN IM SITZEN AN DER BANKPRESSE (SEITE 217)

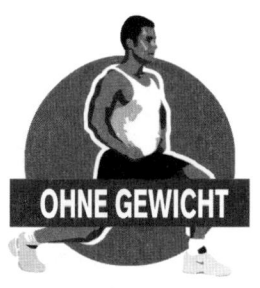

OHNE GEWICHT

1. EINBEINIGES FERSENHEBEN (SEITE 218)
2. ZEHENHEBEN MIT AKTENTASCHE (SEITE 219)
3. WADENHEBEN, VORGEBEUGT (SEITE 218)

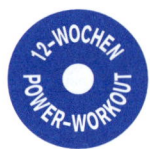

LEVEL II – WORKOUT FÜR FORTGESCHRITTENE

Wir empfehlen Ihnen das Training nach dem ausgeglichenen Ganzkörper-Workout auf Seite 52. Wenn Sie sich speziell auf ein Training der Unterschenkel konzentrieren möchten, dann werden Sie mit diesem Programm schnell Erfolge erzielen. Wählen Sie eine Übungsfolge aus: freie Gewichte, Maschinen oder ohne Gewicht.

ANLEITUNG

1. Trainieren Sie 3 Tage pro Woche und legen Sie zwischen den Trainingstagen 48 Stunden Erholungspause ein.

2. Wärmen Sie sich immer mit ein paar Aerobic- und Dehnungsübungen auf und führen Sie einen Übungssatz mit 6 bis 10 Wiederholungen bei leichtem bis mittelschwerem Gewicht durch. Das verringert das Risiko, dass Sie sich beim anschließenden Training eine Muskelzerrung oder einen Muskelfaserriss zuziehen.

3. Als Standard-Workout führen Sie jede Übung in der von Ihnen gewählten Übungsfolge in drei Sätzen mit je 6 bis 10 Wiederholungen durch. Der Aufwärm-Satz zählt dabei als erster Satz. Das Anfangsgewicht für den zweiten und dritten Satz sollte so schwer sein, dass Sie damit nur 6 Wiederholungen schaffen. Sobald Ihre Kraft zugenommen hat, können Sie die Zahl der Wiederholungen allmählich auf 10 erhöhen. Wenn Sie schließlich bei 10 Wiederholungen angelangt sind, erhöhen Sie das Gewicht beim nächsten Training so weit, dass Sie erneut nur 6 Wiederholungen schaffen.

Das Anheben des Gewichts (positive oder konzentrische Phase) sollte korrekt und so schnell wie möglich erfolgen, wohingegen das Absenken (negative oder exzentrische Phase) langsamer durchgeführt wird (bis vier zählen).

4. Sorgen Sie beim Training für Abwechslung. Anstatt der Einzelübungen, können Sie auch in Supersätzen trainieren, d. h. zwei Übungen (mit je einer Wiederholung) ohne Pause hintereinander durchführen. Dafür eignen sich viele der Übungen.

Eine andere Möglichkeit besteht darin, bei leichterem Gewicht als üblich 15 bis 20 Wiederholungen durchzuführen, und/oder bei aufeinander folgenden Sätzen das Gewicht allmählich zu erhöhen und die Zahl der Wiederholungen zu verringern (Diese Übungsmethode nennt man Pyramiden-Training). Wenn Sie zum Beispiel im ersten Satz 10 Wiederholungen mit 90 kg durchführen, dann können Sie im zweiten Satz 7 Wiederholungen mit 112 kg und im dritten Satz 4 Wiederholungen mit 135 kg machen.

5. Mit etwas mehr Trainingserfahrung können Sie am Ende eines jeden Übungssatzes, wenn Ihre Kraft für eine ganze Wiederholung nicht mehr ausreicht, auch 1 bis 2 Teilwiederholungen versuchen. Bei dieser Trainingsmethode wird der Muskel bis zur Ermüdung belastet und das Muskelwachstum dadurch stark angeregt.

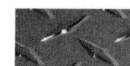

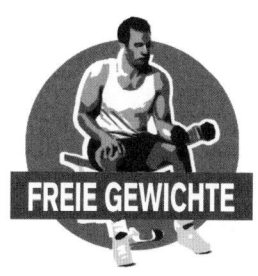

FREIE GEWICHTE

1. FERSENHEBEN MIT KURZHANTELN (SEITE 215)
2. ZEHENHEBEN MIT HANTELSCHEIBE (SEITE 216)
3. FERSENHEBEN MIT LANGHANTEL IM SITZEN (SEITE 215)

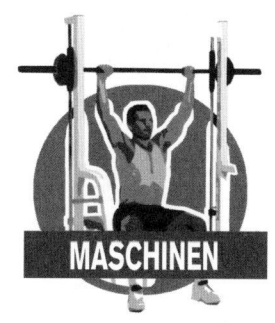

MASCHINEN

1. ZEHENDRÜCKEN (SEITE 216)
2. ZEHENHEBEN AM KABELZUG (SEITE 217)
3. FERSENHEBEN IM SITZEN AN DER BANKPRESSE (SEITE 217)

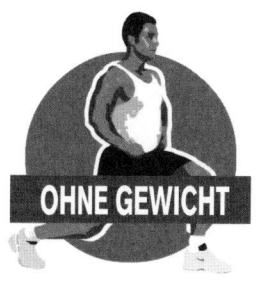

OHNE GEWICHT

1. EINBEINIGES FERSENHEBEN (SEITE 218)
2. ZEHENHEBEN MIT AKTENTASCHE (SEITE 219)
3. WADENHEBEN, VORGEBEUGT (SEITE 218)

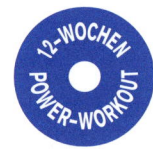

KRÄFTIGE UNTERSCHENKEL
LEVEL III – WORKOUT FÜR GEÜBTE

Wir empfehlen Ihnen das Training nach dem ausgeglichenen Ganzkörper-Workout auf Seite 56. Wenn Sie sich speziell auf ein Training der Unterschenkel konzentrieren möchten, dann werden Sie mit diesem Programm schnell Erfolge erzielen. Wählen Sie eine Übungsfolge aus: freie Gewichte, Maschinen oder ohne Gewicht.

ANLEITUNG

1. Trainieren Sie 3 Tage pro Woche und legen Sie zwischen den Trainingstagen 48 Stunden Erholungspause ein.

2. Als Standard-Workout führen Sie jede Übung in der von Ihnen gewählten Übungsfolge in drei Sätzen mit je 6 bis 10 Wiederholungen durch. Der erste Satz, der nach ein paar Aerobic- und Dehnungsübungen durchgeführt wird, dient als Aufwärm-Satz. Das Anfangsgewicht für den zweiten und dritten Satz sollte so schwer sein, dass Sie damit nur 6 Wiederholungen schaffen. Sobald Ihre Kraft zugenommen hat, können Sie die Zahl der Wiederholungen allmählich auf 10 erhöhen. Wenn Sie schließlich bei 10 Wiederholungen angelangt sind, erhöhen Sie das Gewicht beim nächsten Trai-

ning so weit, dass Sie erneut nur 6 Wiederholungen schaffen.

Das Anheben des Gewichts (positive oder konzentrische Phase) sollte bei korrekter Ausführung der Übung so schnell wie möglich erfolgen, wohingegen das Absenken (negative oder exzentrische Phase) langsamer durchgeführt werde sollte (bis vier zählen).

3. Variieren Sie Ihr Workout genauso wie auf Level II und trainieren Sie zusätzlich in Dreiersätzen und Riesensätzen. Dreiersätze funktionieren genauso wie Supersätze, nur mit dem Unterschied, dass hier nicht zwei, sondern drei Übungen ohne Pause nacheinander ausgeführt werden. Bei Riesensätzen wird das Gleiche mit vier Übungen gemacht.

4. Versuchen Sie am Ende eines jeden Übungssatzes, wenn Ihre Kraft für eine ganze Wiederholung nicht mehr ausreicht, 1 bis 2 Teilwiederholungen. Bei dieser Trainingsmethode wird der Muskel bis zur Ermüdung belastet und das Muskelwachstum dadurch stark angeregt. Achtung: Auf diesem hohen Level brauchen Sie für Teilwiederholungen mit freien Gewichten allerdings immer die Unterstützung eines Trainingspartners.

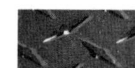

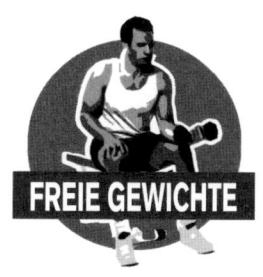

FREIE GEWICHTE

1. FERSENHEBEN MIT KURZHANTELN (SEITE 215)
2. ZEHENHEBEN MIT HANTELSCHEIBE (SEITE 216)
3. FERSENHEBEN MIT LANGHANTEL IM SITZEN (SEITE 215)

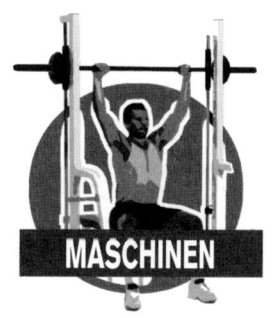

MASCHINEN

1. ZEHENDRÜCKEN (SEITE 216)
2. ZEHENHEBEN AM KABELZUG (SEITE 217)
3. FERSENHEBEN IM SITZEN AN DER BANKPRESSE (SEITE 217)

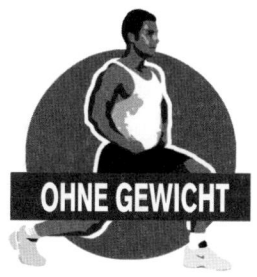

OHNE GEWICHT

1. EINBEINIGES FERSENHEBEN (SEITE 218)
2. ZEHENHEBEN MIT AKTENTASCHE (SEITE 219)
3. WADENHEBEN, VORGEBEUGT (SEITE 218)

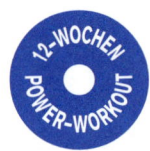

WORKOUT FÜR MEHRERE MUSKELGRUPPEN
SUPERSÄTZE

SUPERSÄTZE SIND EIN KOMBINIERTES WORKOUT MIT FREIEN GEWICHTEN. DABEI WERDEN ZWEI ÜBUNGEN UNMITTELBAR NACHEINANDER UND OHNE PAUSE DURCHGEFÜHRT.

Mit Supersätzen gestalten Sie Ihr Workout nicht nur intensiver, sondern sparen auch Zeit. Entscheiden Sie selbst, wie viele Supersätze Sie in Ihren Trainingsplan aufnehmen. Mit zunehmender Kraft und Trainingserfahrung können Sie die Zahl der Supersätze erhöhen. Wenn Sie jedoch bereits zu sehr ermüdet sind oder sich der erwartete Muskelzuwachs nicht einstellt, sollten Sie mit weniger Supersätzen trainieren.

Auf hohem Trainings-Level können Sie sogar zu Dreiersätzen oder Riesensätzen übergehen, bei denen jeweils drei bzw. vier Übungen unmittelbar nacheinander durchgeführt werden. „Mehr als drei Sätze sind jedoch nur für weit Fortgeschrittene zu empfehlen," warnt Dr. Peter Lemon.

ANLEITUNG

1. Für das Training in Supersätzen können Sie zwei Übungen kombinieren, bei denen die gleichen Muskelgruppen beansprucht werden. *Beispiel*: Bankdrücken und Schräg- oder Negativbankdrücken. Beide Übungen dienen zum Training der Brustmuskulatur, aber sind auf unterschiedliche Brustpartien ausgerichtet.

2. Sie können aber auch Übungen kombinieren, bei denen zwei gegensätzliche Muskelgruppen trainiert werden. *Beispiel*: Kurzhantel-Curls für den Bizeps und danach Kurzhantel-Armstrecken für den Trizeps. Mit diesen Supersätzen sorgen Sie für ein ausgeglichenes Workout.

3. Supersätze können aber auch aus Übungen zusammengestellt werden, die auf völlig unterschiedliche Muskelgruppen ausgerichtet sind. *Beispiel*: Kniebeugen für die hinteren und vorderen Oberschenkel und anschließend Scott-Curls für den Bizeps. Wenn Sie auf diese Weise alle größeren Muskelgruppen an einem Tag trainieren, sollten Sie unbedingt darauf achten, zwischen den Workouts die 48-stündige Erholungspause einzuhalten. Gegen diese Art der Übungskombination gibt es zwar nichts einzuwenden, aber für diejenigen, die lieber 5- bis 6-mal pro Woche trainieren wollen, ist diese Supersatz-Variation nicht geeignet.

4. Sie können sich Ihre Supersätze ganz nach Wunsch zusammenstellen. Damit bringen Sie nicht nur Abwechslung in Ihr Trainingsprogramm, sondern können sich auch neue Herausforderungen schaffen. Sie sollten jedoch stets dafür sorgen, dass Ihr Workout ausgeglichen ist und keine Muskelgruppe ausgelassen wird.

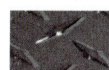

ARME

UNTERARMSTRECKEN UND UNTERARM-CURLS

[A] Setzen Sie sich auf eine Bank, die Beine etwas weiter als hüftbreit auseinander, und halten Sie in der linken Hand eine Kurzhantel im Obergriff (Handfläche nach unten). Legen Sie die Unterseite des linken Unterarms auf den linken Oberschenkel, so dass das Handgelenk für maximale Bewegungsfreiheit etwas über das Knie hinausragt. Die rechte Hand liegt auf dem rechten Oberschenkel auf. Halten Sie den Körper gerade und verlagern Sie Ihr Gewicht für eine bequemere Sitzhaltung leicht auf das linke Bein. Dabei befindet sich das linke Handgelenk durch das Hantelgewicht in natürlich gebeugter Haltung. Das ist die Ausgangsposition.

[B] Halten Sie den Arm ruhig und ziehen Sie die Kurzhantel nur mit dem Handgelenk so weit wie möglich nach oben. Bleiben Sie eine Sekunde in dieser Stellung und senken Sie das Gewicht wieder langsam.

[C] Drehen Sie danach den Unterarm, so dass er mit der Oberseite auf dem Oberschenkel aufliegt und die Handfläche nach oben weist. Das Handgelenk befindet sich dabei durch das Hantelgewicht in natürlich gebeugter Haltung.

[D] Halten Sie den Arm ruhig und ziehen Sie die Hantel nur mit dem Handgelenk so nah wie möglich zum Körper. Verharren Sie eine Sekunde, führen Sie das Gewicht mit einer langsamen und kontrollierten Bewegung wieder nach unten und kehren Sie in die Ausgangsposition zurück, indem Sie den Unterarm wieder auf die andere Seite drehen.

Beenden Sie den Satz und wiederholen Sie die Übung mit dem anderen Arm.

A
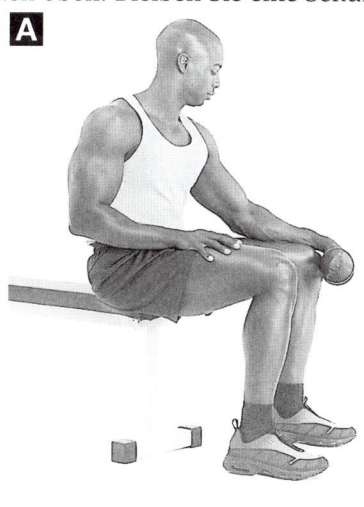

B
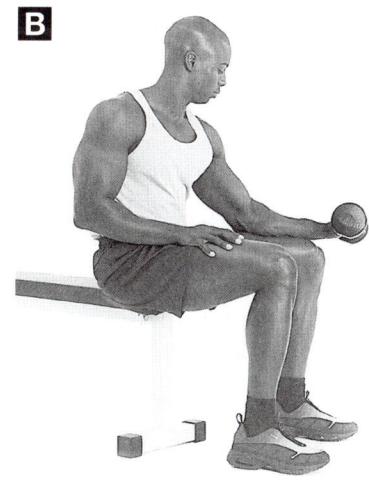

C
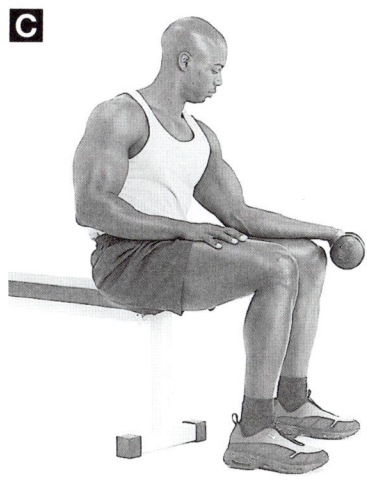

D
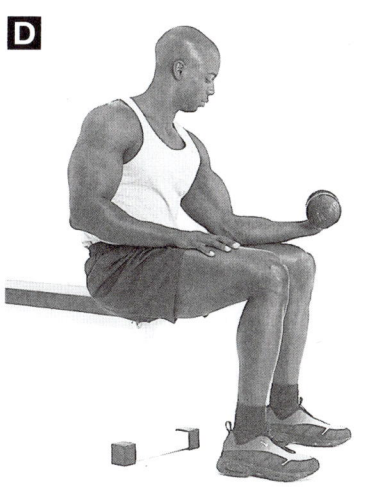

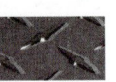

ARME, BRUST, RÜCKEN UND SCHULTERN

KURZHANTEL-CURLS UND KURZHANTEL-HEBEN

[A] Stehen Sie aufrecht, die Beine schulterbreit und die Knie leicht gebeugt. Halten Sie in jeder Hand eine Kurzhantel. Die Arme hängen zu den Seiten herab und die Handflächen weisen nach innen. Das ist die Ausgangsposition.
[B] Ziehen Sie beide Kurzhanteln langsam zum Schlüsselbein und drehen Sie dabei die Arme so, dass Ihre Handflächen nach oben weisen. Halten Sie diese Position eine Sekunde.

[C] Führen Sie die Hanteln wieder langsam auf Armlänge nach unten.
[D] Heben Sie beide Gewichte langsam so weit wie möglich zu den Achseln. Dabei zeigen die Ellbogen nach außen, und die Hanteln befinden sich dicht am Körper. Verharren Sie eine Sekunde, führen Sie die Arme wieder langsam in die Ausgangsposition zurück und beginnen Sie die Übungsfolge erneut.

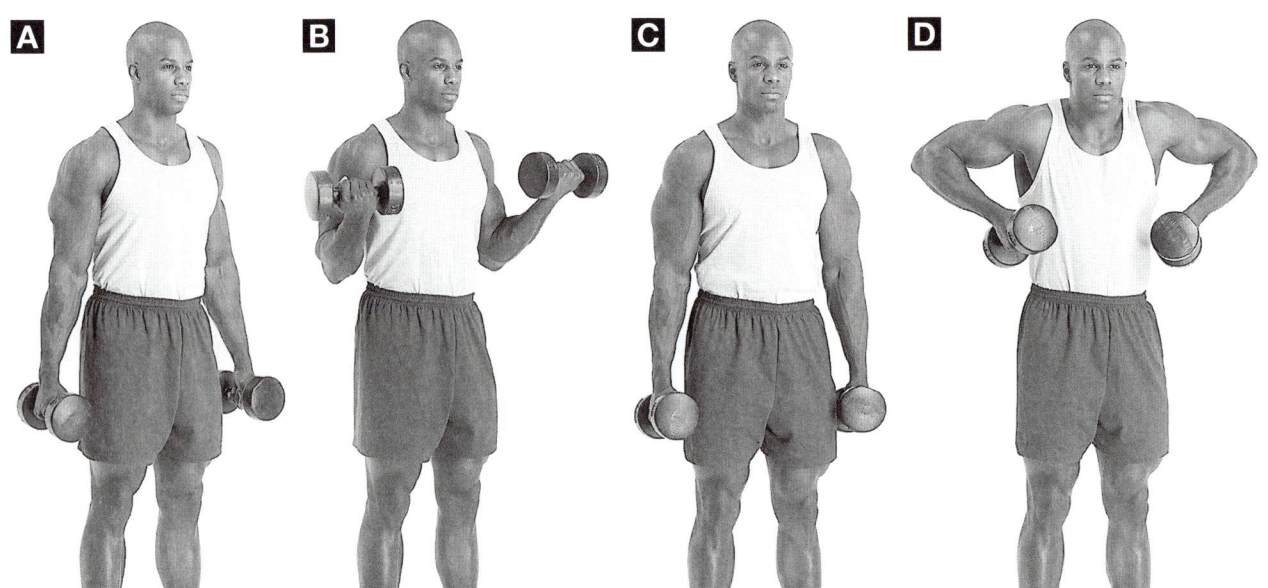

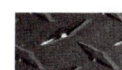

STEHEND RUDERN UND NACKENDRÜCKEN

Achtung: Beginnen Sie mit niedrigem Gewicht.

[A] Stehen Sie aufrecht, die Füße etwas weiter als schulterbreit und die Knie leicht gebeugt. Halten Sie eine Langhantel mit beiden Händen schulterbreit oder etwas weiter gefasst vor den Körper. Die Arme sind voll gestreckt, die Handflächen weisen nach innen und die Hantel sollte an Ihren Oberschenkeln anliegen. Lassen Sie die Schultern locker, aber halten Sie den Rücken gerade. Das ist die Ausgangsposition.

[B] Halten Sie die Hantel dicht am Körper und heben Sie diese langsam bis auf Schulterhöhe. Die Ellbogen weisen dabei nach außen.

[C] Heben Sie die Hantel vorsichtig in den Nacken, so dass die Stange auf den Schultern aufliegt. (Sie

können die Hantel in Nackenhöhe auch vor den Körper halten. Viele Experten halten das für die sichere Variante.) Die Handflächen sollten nach vorn zeigen, und die Ellbogen sind in dieser Haltung nach unten gerichtet. Drücken Sie die Brust nach oben.

[D] Drücken Sie die Hantel langsam nach oben und richten Sie dabei die Ellbogen nach außen. Ziehen Sie den Kopf leicht nach vorn, damit die Hantelstange genug Platz hat. Halten Sie die Position eine Sekunde.

Senken sie die Stange langsam bis zum Schlüsselbein. Anschließend führen Sie die Stange nach unten auf Oberschenkelhöhe und wiederholen die Übungsfolge.

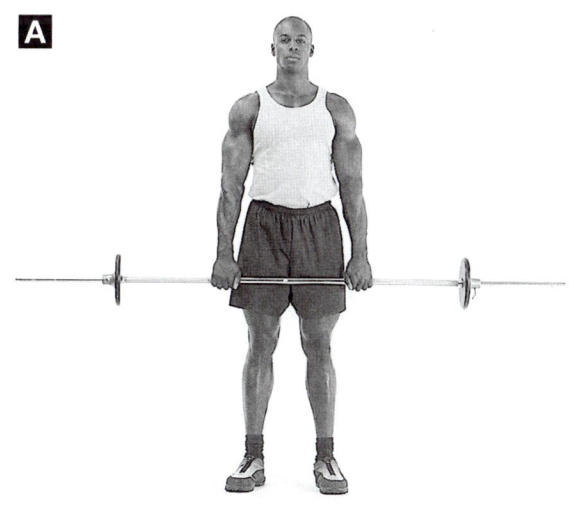

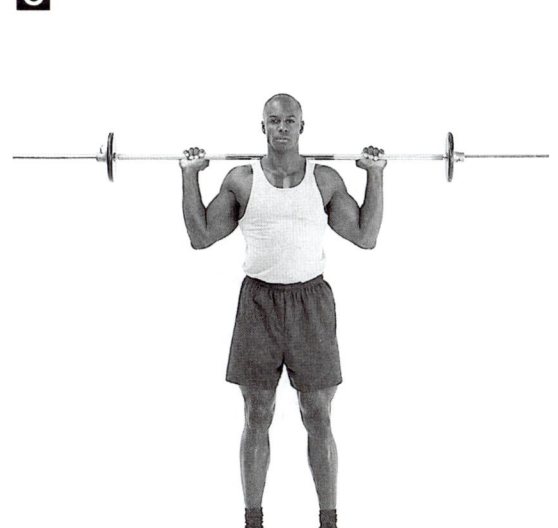

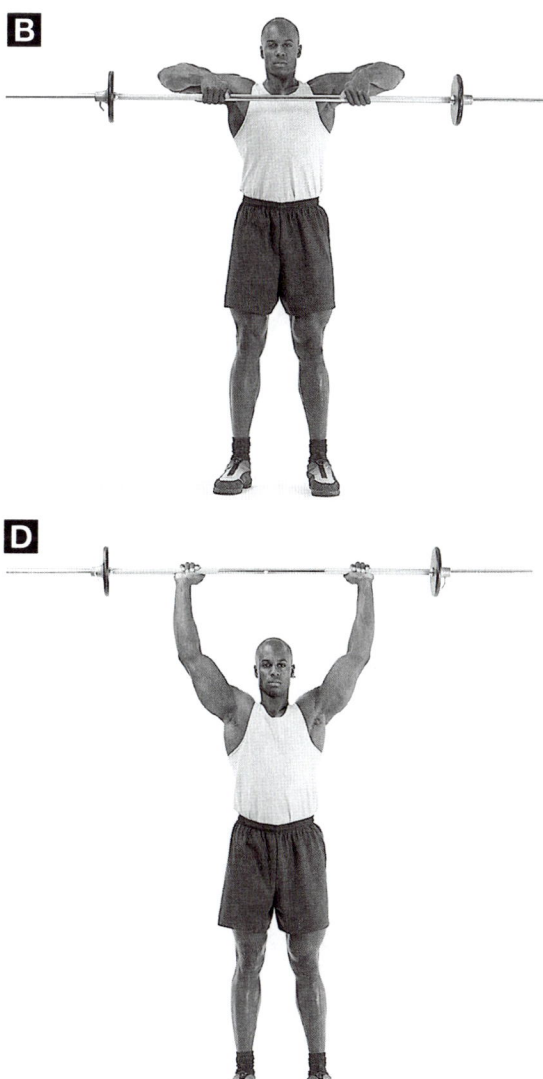

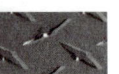
FLIEGENDE BEWEGUNG UND KURZHANTEL-DRÜCKEN

Bei dieser Übungsfolge sollten Sie besser einen Sicherheitsstopper einsetzen.

[A] Legen Sie sich auf eine Bank, die Beine auseinander und die Füße fest auf dem Boden. Halten Sie in jeder Hand eine Kurzhantel über der Brust gerade nach oben. Die Handflächen weisen zueinander und die Hanteln sollten sich fast berühren. Halten Sie den Rücken gerade und fest gegen die Bank gedrückt. Die Ellbogen dürfen nicht durchgedrückt sein. Das ist die Ausgangsposition.

[B] Senken Sie die Hanteln mit einer halbkreisförmigen Bewegung langsam zu den Seiten bis auf Brust-höhe. Dabei bleiben die Handgelenke stabil, die Ellbogen sind etwa im 135°-Winkel gebeugt und der Rücken ist gerade. Halten Sie die Position eine Sekunde.

[C] Kehren Sie in die Ausgangsposition zurück.

[D] Beugen Sie die Ellbogen und senken Sie die Hanteln langsam bis auf Brusthöhe, so dass Sie die Ellbogen im 90°-Winkel befinden. Halten Sie die Stellung eine Sekunde und führen Sie die Hanteln langsam in die Ausgangsposition zurück. Wiederholen Sie die Übungsfolge.

A

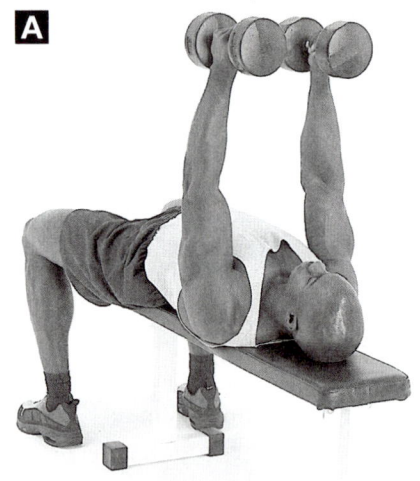

B

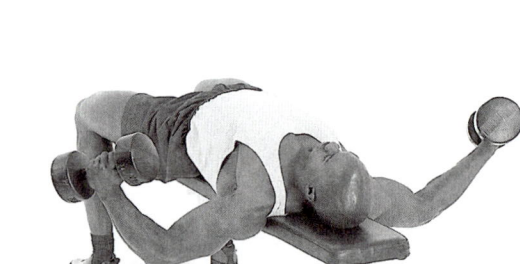

C

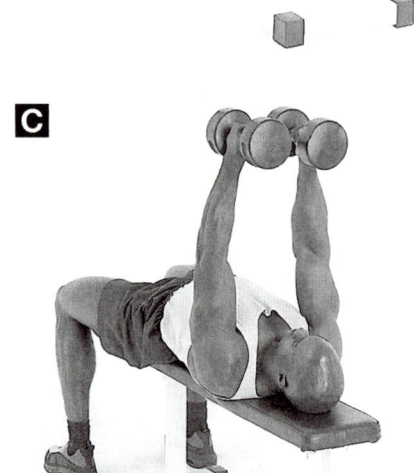

D

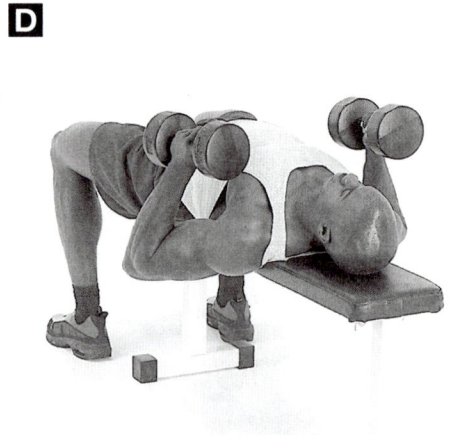

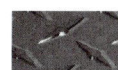

BAUCH, RÜCKEN, OBERSCHENKEL UND GESÄSS

KURZHANTEL-RUMPFDREHEN UND DREIECKSHALTUNG

[A] Stehen Sie aufrecht, halten Sie den Rücken gerade und drücken Sie die Brust heraus. Kopf und Wirbelsäule bilden eine Linie. Die Füße sind schulterbreit auseinander und stehen flach auf dem Boden. Die Knie dürfen nicht durchgedrückt sein. Halten Sie in jeder Hand eine Kurzhantel, mit den Handflächen zum Körper. Winkeln Sie die Arme und halten Sie die Hanteln dicht an den Bauch. Das ist die Ausgangsposition.

[C] Nehmen Sie wieder die Ausgangsposition ein.
[D] Beugen Sie sich langsam nach rechts vorn und berühren Sie mit der linken Hantel Ihren rechten Fuß. Richten Sie sich wieder auf und beugen Sie sich diesmal nach links vorn, um mit der rechten Hantel den linken Fuß zu berühren. Kehren Sie wieder in die Ausgangsposition zurück und wiederholen Sie die Übungsfolge.

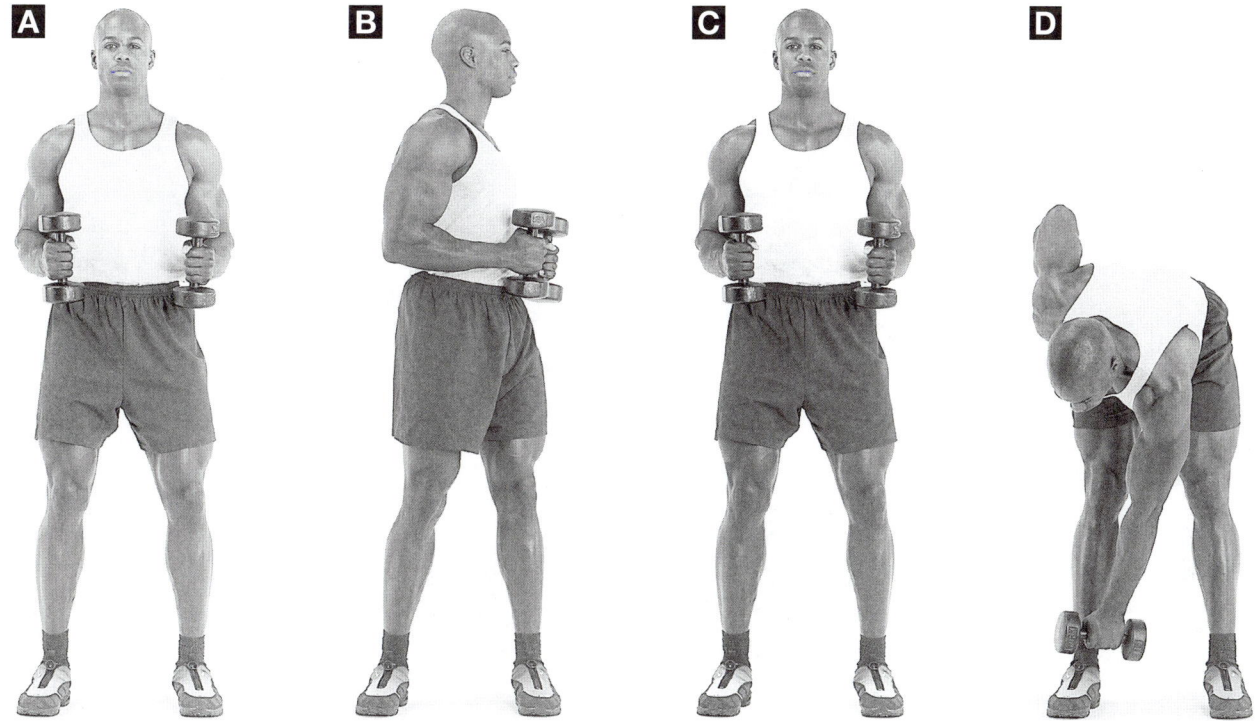

[B] Drehen Sie den Rumpf so weit wie möglich langsam nach links. Verharren Sie eine Sekunde und kehren Sie langsam in die Ausgangsposition zurück. Führen Sie die Drehung zur anderen Seite durch.

RÜCKEN, ARME UND SCHLULTERN

KREUZHEBEN UND NACKENDRÜCKEN MIT KURZHANTELN

Stehen Sie aufrecht und halten Sie zwei leichte Kurzhanteln mit den Handflächen nach unten vor den Körper.

[A] Beugen Sie sich nach vorn, aber halten Sie dabei den Rücken gerade. Halten Sie die Hanteln mit ausgestreckten Armen so nach unten, dass die Hände schulterbreit auseinander stehen. Die Beine sind gerade, aber die Knie nicht durchgedrückt. Das ist die Ausgangsposition.

[B] Heben Sie die Hanteln, indem Sie den Oberkörper langsam aufrichten. Halten Sie Rücken, Arme und Beine gerade, ohne die Knie und Ellbogen

durchzudrücken. In aufrechter Haltung sollten sich die Hanteln etwa in Höhe der Oberschenkel befinden. Bleiben Sie eine Sekunde in dieser Stellung.

[C] Heben Sie die Hanteln bis auf Schulterhöhe, so dass die Handflächen nach innen weisen.

[D] Drücken Sie beide Hanteln über den Kopf, bis sie sich fast berühren. Strecken Sie dabei die Arme, ohne die Ellbogen durchzudrücken. Verharren Sie eine Sekunde und senken Sie die Hanteln langsam bis zu den Schultern, danach zu den Oberschenkeln und schließlich in die Ausgangsposition zurück.

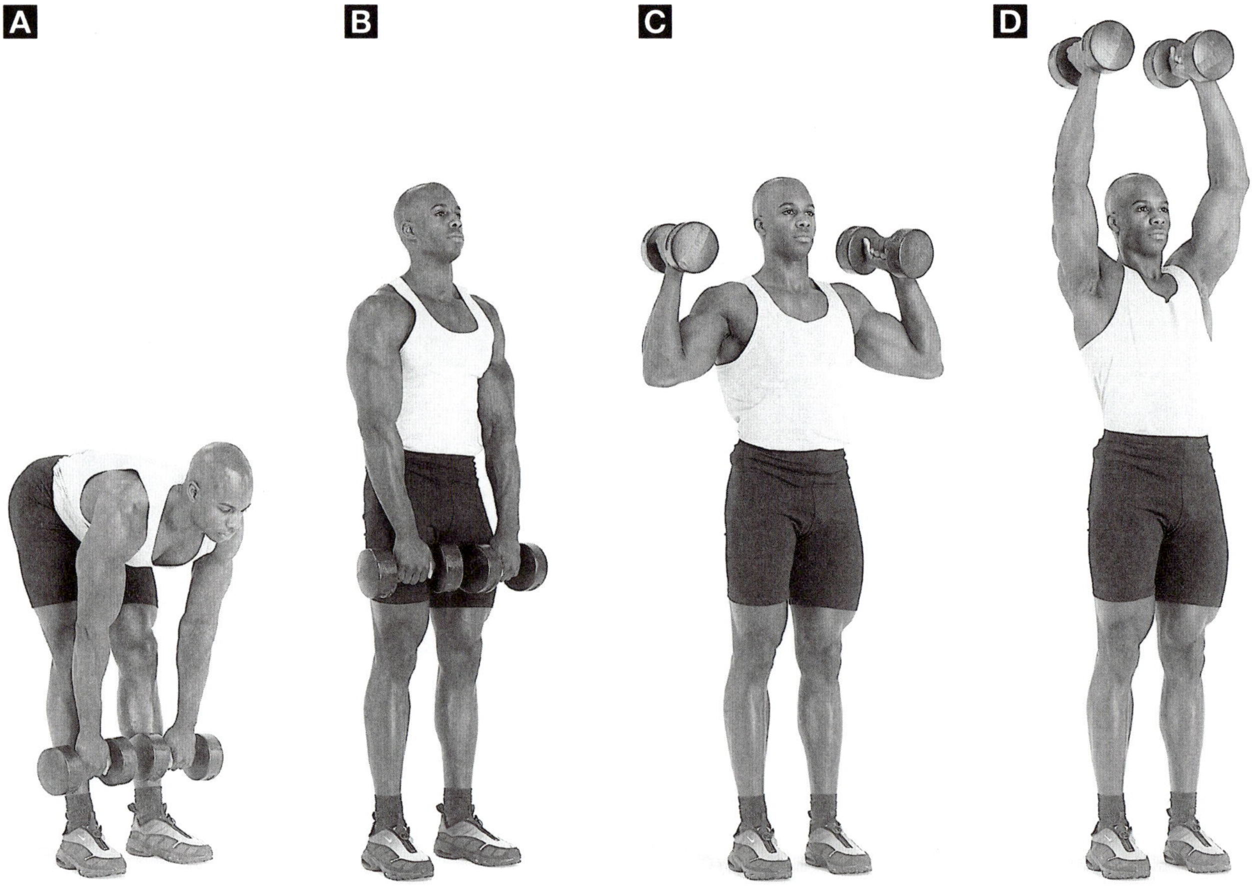

A   **B**   **C**   **D**

OBERSCHENKEL, RÜCKEN, GESÄSS, SCHULTERN UND ARME

KURZHANTEL-SCHWINGEN UND TRIZEPS-CURLS

Halten Sie eine Kurzhantel mit beiden Händen gefasst. Die Füße stehen schulterbreit auseinander, die Knie sind leicht gebeugt und der Rücken ist gerade.
[A] Beugen Sie sich nach unten und halten Sie die Hantel mit gestreckten Armen zwischen die Schienbeine, ohne dass sie den Boden berührt. Das ist die Ausgangsposition.
[B] Schwingen Sie die Hantel mit einer schnellen

Bewegung bis über den Kopf, indem Sie den Körper dabei gleichzeitig aufrichten. Bleiben Sie eine Sekunde in dieser Stellung.
[C] Halten Sie die Oberarme dicht am Kopf und senken Sie die Hantel so weit wie möglich hinter den Kopf. **[D]** Verharren Sie eine Sekunde und gehen Sie wieder in die gestreckte Haltung. Führen Sie die Hantel danach in die Ausgangsposition zwischen Ihren Schienbeinen zurück.

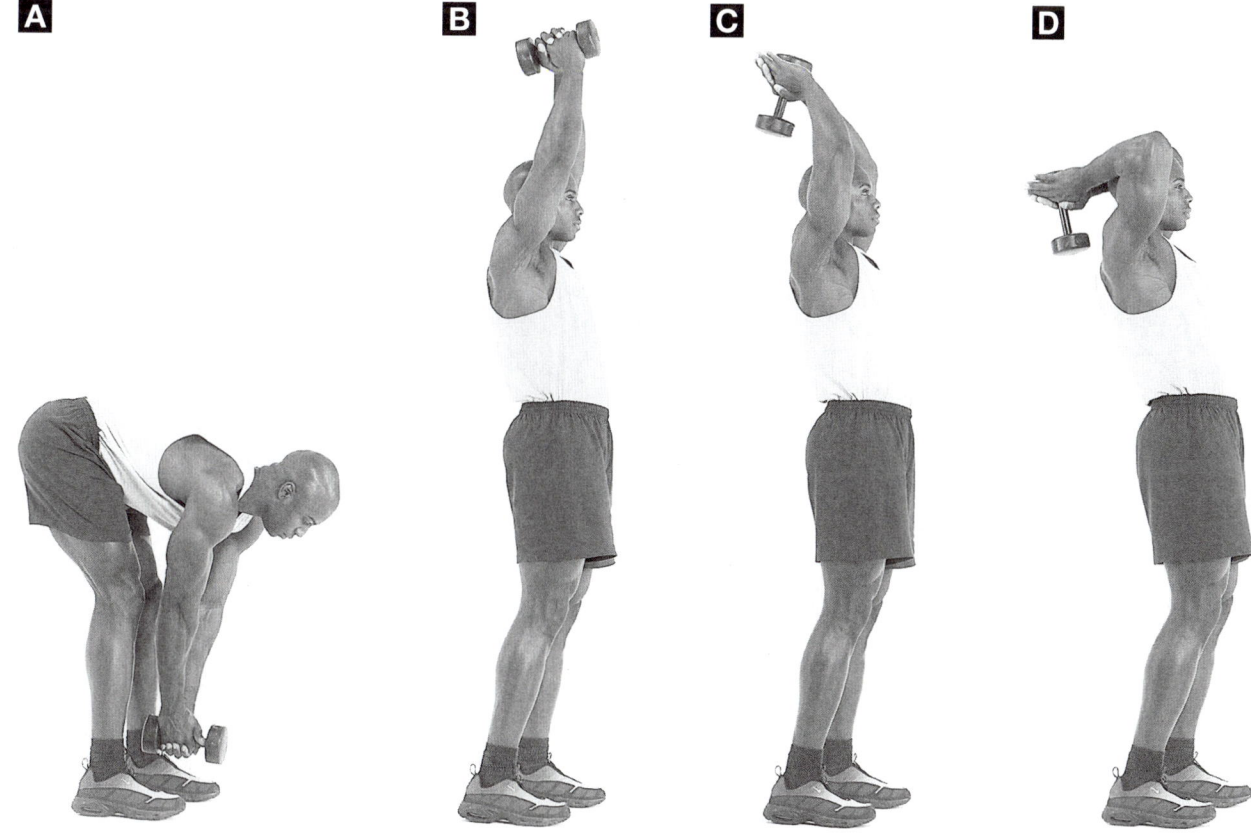

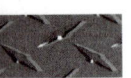
OBERSCHENKEL, GESÄSS, SCHULTERN UND RÜCKEN

KNIEBEUGEN UND SEITHEBEN MIT KURZHANTELN

[A] Stehen Sie aufrecht, die Füße schulterbreit, und halten Sie in jeder Hand eine Kurzhantel. Die Arme hängen gestreckt an den Seiten und die Handflächen weisen nach innen. Kopf und Wirbelsäule bilden eine Linie. Das ist die Ausgangsposition.
[B] Gehen Sie in die Kniebeuge, bis sich Ihre Oberschenkel parallel zum Boden befinden. Die Knie dürfen dabei nicht über die Fußspitzen hinausragen. Bleiben Sie eine Sekunde in dieser Stellung.
[C] Gehen Sie langsam nach oben, aber halten Sie

die Arme vollständig gestreckt. Halten Sie dabei den Rücken gerade, die Schultern nach hinten und die Knie leicht gebeugt.
[D] Beugen Sie leicht die Ellbogen, lehnen Sie sich etwas nach vorn und heben Sie die Arme langsam zu den Seiten nach oben, bis sich die Hanteln auf Schulterhöhe befinden. Die Handflächen sind dabei nach unten gerichtet. Halten Sie diese Stellung eine Sekunde und führen Sie die Arme langsam in die Ausgangsposition zurück.

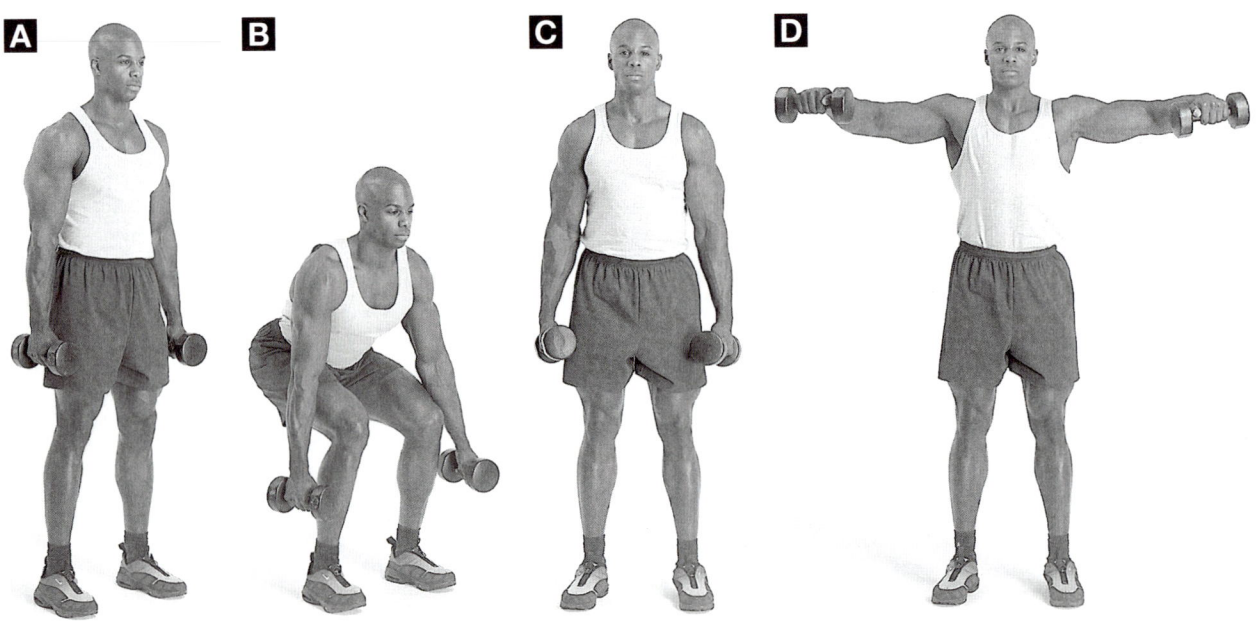

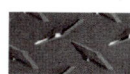

BEINE, SCHULTERN, BRUST, ARME UND RÜCKEN

FERSENHEBEN UND FRONTHEBEN IM SITZEN

[A] Setzen Sie sich auf eine Bank, dicht an den Rand. Stellen Sie die Fußballen auf eine 15 bis 20 cm hohe Stufe und strecken Sie die Fersen so weit wie möglich nach unten. Die Knie sind geschlossen und im 45°-Winkel gebeugt. Halten Sie in jeder Hand eine Kurzhantel und stützen Sie diese senkrecht auf ein zusammengelegtes Handtuch auf Ihren Oberschenkeln. Das ist die Ausgangsposition.

[B] Drücken Sie sich auf den Fußballen so weit wie möglich nach oben. Verharren Sie eine Sekunde und kehren Sie in die Ausgangsposition zurück.

[C] Lassen Sie die Arme zu den Seiten nach unten hängen. Die Ellbogen sind dabei leicht gebeugt und die Handflächen weisen nach innen. Lehnen Sie sich leicht nach vorn. Halten Sie die Ellbogen nach hinten, den unteren Rücken gerade, und drücken Sie die Brust heraus.

[D] Heben Sie die Hanteln langsam bis auf Schulterhöhe vor den Körper. Die Handflächen sind nach unten gerichtet. Halten Sie dabei die Hüften ruhig und lassen Sie die Arme nicht schwingen. Verharren Sie eine Sekunde und führen Sie die Hanteln danach langsam in die Ausgangsposition zurück.

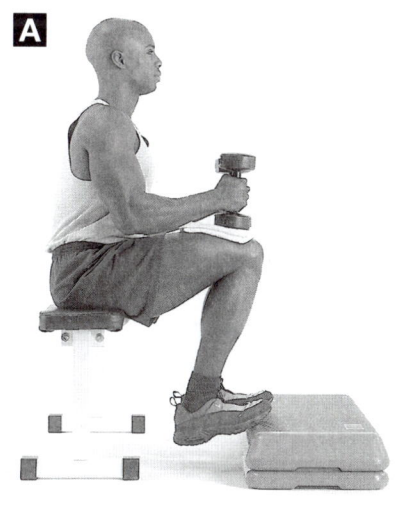

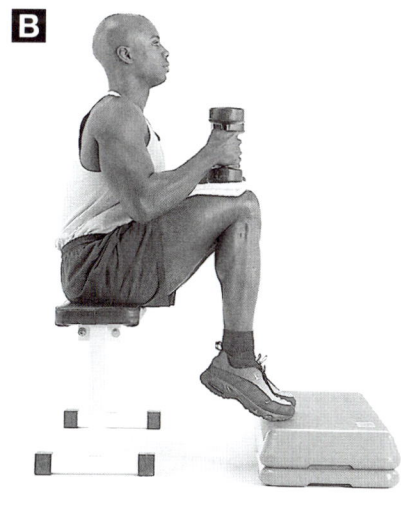

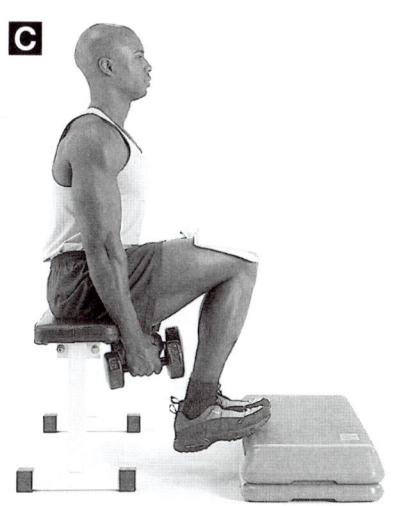

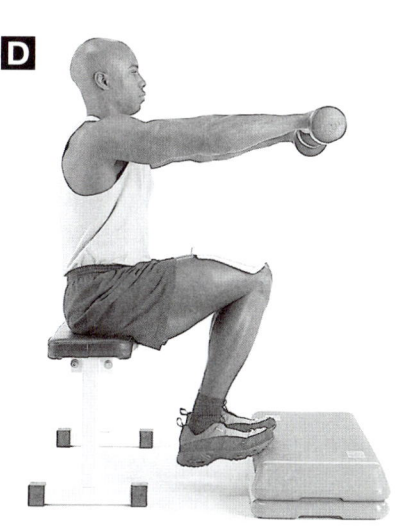

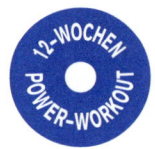

ZUR KRÄFTIGUNG VON HERZ UND LUNGEN

HERZ-KREISLAUF-TRAINING

ZUR RICHTIGEN FETTVERBRENNUNG UND FÜR EIN GESUNDES HERZ UND GESUNDE LUNGEN IST AEROBES TRAINING UNERLÄSSLICH. NEIN, SIE MÜSSEN NICHT GLEICH TANZEN, ABER SICH VIEL BEWEGEN: MOVE, BABY, MOVE.

Der Weihnachtsmann hat wochenlang Gewichte gestemmt und sich mit Crunches geplagt, aber trotzdem ist sein Bauch noch immer so wabbelig wie Götterspeise. Er wollte die Leute doch zu Weihnachten mit einem schönen Waschbrettbauch überraschen, und stattdessen sieht er aus, als ob er sich das ganze Jahr über mit Schokolade vollgestopft hätte. Warum kommt der Arme bloß nicht in Form?

Ganz einfach: Er ist zu viel in seinem Schlitten herumgefahren und hat zu lange in seiner Spielzeugfabrik herumgesessen, anstatt, wie seine Rentiere, draußen umherzulaufen. Wer wirklich Fett verbrennen will, muss viel aerobes Training machen.

Regelmäßiges aerobes Training bewirkt viel mehr als nur ein gutes Aussehen. Es kräftigt das Herz, die Lungen und Blutgefäße; es verringert das Herzinfarktrisiko, sorgt für mehr Kraft und Ausdauer, baut Stress ab und mindert Angstgefühle und Depressionen.

Aerobes Training hat nichts mit Muskeln zu tun, aber ist für ein umfassendes Kraft-Programm absolut unerlässlich.

BASICS

Zu aerobem Training gehört jede Art der andauernden rhythmischen Anstrengung, bei der große Muskelgruppen (wie Beine, Gesäß und Rücken) beansprucht werden und sich die Herzschlagfrequenz so stark erhöht, dass das Herz-Kreislauf-System für längere Zeit auf Trab gehalten wird. Beim Training sollten Sie kräftiger und tiefer atmen, aber nicht keuchen müssen. Richtiges aerobes Training sollte intensiv sein, aber nicht so stark übertrieben werden, dass Sie sich dabei nicht unterhalten können.

Gewichtheben gehört nicht zum aeroben Training, weil zwischen den Übungssätzen eine Pause eingelegt und somit nicht für andauernde Bewegung gesorgt wird.

Aerobes Training sorgt zwar nicht für große Muskeln, aber lässt das Fett verschwinden, so dass die durch das Gewichttraining erarbeitete Muskelmasse zu sehen ist.

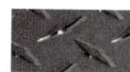

Wenn Sie eine aerobe Übung beendet haben, dann kehrt der Stoffwechsel schnell auf sein ursprüngliches Niveau zurück, erklärt Dr. Peter Lemon.

Beim Gewichtheben kommt es hingegen zu einem erhöhten Stoffwechsel, der 24 Stunden anhält, egal ob Sie weitertrainieren oder nicht, so Dr. Lemon. Er empfiehlt deshalb, aerobes Training für eine sofortige Energieverbrennung mit Gewichttraining für eine andauernde Wirkung zu kombinieren.

Das mag im ersten Moment nach ziemlich viel Aufwand klingen – aber das ist es ganz und gar nicht. Es gibt so viele aerobe Trainingsmöglichkeiten, unter denen es mit Sicherheit die eine oder andere Aktivität gibt, die auch Ihnen Spaß macht. „Die besten Übungen sind die, die regelmäßig gemacht werden können", sagt Dr. Alan Mikesky, Leiter des Labors für Leistung und Biomechanik der Indiana University-Purdue University in Indianapolis.

Das Training kann entweder so intensiv wie Kickboxing sein oder etwas gemächlicher, wie zum Beispiel schnelles Gehen auf dem Laufband oder im Park. Sie können natürlich auch mehrere Aktivitäten miteinander kombinieren. Auf den folgenden Seiten werden 12 ausgezeichnete Herz-Kreislauf-Übungen beschrieben, die Sie allein oder in der Gruppe durchführen können. Es gibt aber noch weitaus mehr Möglichkeiten, wie Sie Herz und Kreislauf in Schwung bringen können.

WIE VIEL, WIE OFT

Die meisten Menschen sollten bei aerobem Training etwa zwischen 60 und 90 Prozent der maximalen Herzfrequenz erreichen. Wie hoch und wie tief sie gehen, hängt weitestgehend von Ihrer gegenwärtigen Kondition ab. Wenn Sie ziemlich außer Form sind, können Sie sogar bei 50 Prozent Ihrer maximalen Herzfrequenz beginnen, so Dr. Mikesky.

Es gibt zwei Möglichkeiten, wie Sie Ihre Kondition bestimmen können: Entweder Sie gehen von einer Selbsteinschätzung oder von tatsächlichen Messergebnissen aus. Obwohl Letzteres natürlich weitaus zuverlässiger ist, wollen wir Ihnen trotzdem erklären, wie Sie einschätzen können, ob das jeweilige aerobe Training Ihrer Kondition entspricht: Beobachten Sie sich beim Workout. Sie sollten stark atmen, aber dabei immer noch zu einer Unterhaltung in der Lage sein. Ihr Herz sollte zwar etwa doppelt so schnell schlagen, aber nicht hektisch pochen, und nach den ersten Trainingsminuten sollten Sie leicht ins Schwitzen kommen. Wenn all diese Faktoren bei Ihnen stimmen, sind Sie genau auf dem richtigen Weg. Treffen jedoch ein oder zwei der folgenden Anzeichen zu, dann ist das Training für Sie zu hart: Sie fühlen sich schwindlig oder leicht benommen; Sie keuchen; Ihr Herz rast; Sie schwitzen sehr stark und sind nicht in der Lage, einen ganzen Satz zu sprechen, ohne nach Luft zu ringen. Wenn Folgendes zutrifft, ist das Workout zu leicht für Sie: Sie können Ihren Herzschlag nicht spüren. Sie können das Alphabet aufsagen, ohne dabei Luft zu holen; Sie schwitzen nicht und können nach Beendigung des Trainings kaum oder gar nicht spüren, wie Ihr Körper wieder auf das Normalmaß zurückgeht.

Zur Messung der Herzfrequenz gibt es zwei Methoden: Entweder Sie messen Ihren Puls ab und zu oder Sie tragen während des Workouts einen Herzfrequenzmesser. Zunächst müssen Sie Ihre maximale Herzfrequenz bestimmen, indem Sie Ihr Alter von 220 subtrahieren. Wenn Sie zum Beispiel 40 Jahre alt sind, dann ergibt das 180 Herzschläge pro Minute. Um zu berechnen, wie oft Ihr Herz schlagen sollte, wenn Sie bei 60 Prozent Ihrer maximalen Herzfrequenz trainieren wollen, dann müssen Sie 180 mit 0,6 multiplizieren. Das sind dann 108 Schläge pro Minute. Bei 90 Prozent müssen Sie 180 mit 0,9 multiplizieren und kommen dabei auf 162 Herzschläge pro Minute. Wenn Ihre eigene Herzfrequenz zwischen diesen beiden Werten liegt, dann entspricht die Intensität des Workouts Ihrer Kondition.

Nachdem Sie Ihre Kondition bestimmt haben, sollten Sie während des Workouts von Zeit zu Zeit Ihren Puls messen, um festzustellen, ob er den Richtwerten entspricht. Ist Ihre Herzfrequenz zu niedrig, dann können Sie ruhig noch einen Zahn zulegen. Ist der Wert aber zu hoch, sollten Sie besser einen Gang nach unten schalten.

Zur Pulsmessung legen Sie zwei Finger auf Ihr Handgelenk oder an den Hals und zählen 15 Sekunden lang Ihre Pulsschläge. Der normale Wert liegt zwischen 20 und 40 Schlägen. Wenn Sie diese Zahl

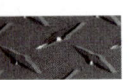

mit 4 multiplizieren, erhalten Sie die Anzahl der Herzschläge pro Minute. Sie können sich natürlich auch einen Herzfrequenzmesser zulegen, der um Ihre Brust befestigt wird und die Messergebnisse auf eine spezielle Armbanduhr überträgt. Auf diese Weise können Sie ständig verfolgen, ob Sie schneller oder langsamer werden müssen, ohne erst das Workout zu unterbrechen und umständlich nach Ihrem Puls zu suchen, so Fitness-Instructor Joe Ogilvie.

Genauso wie Sie sehen können, wie viel Gewicht die Hantel hat, mit der Sie Ihren Bizeps trainieren, können Sie auch hier mit einem Blick auf die Armbanduhr feststellen, was Ihr Herz gerade macht. Für eines dieser High-Tech-Geräte müssen Sie allerdings um die 120 Mark hinblättern.

Jetzt wissen Sie, wie intensiv Sie trainieren müssen, und nun erklären wir Ihnen auch, wie oft. Anfänger sollten 3- bis 5-mal pro Woche jeweils 20 Minuten lang trainieren, so Dr. Mikesky. Sobald Ihre Ausdauer zugenommen hat, können Sie das Workout weiter ausdehnen, um noch mehr Kalorien zu verbrennen.

Da aerobes Training so viele Vorteile hat, ist es nicht verwunderlich, das jede Woche ein neuer Workout-Trend kreiert wird. Sie können sogar zu Gospel-Musik trainieren. Oder wie wär's denn mit Capoeira? Capoeira ist eine Art Kampfspiel, das vor etwa 400 Jahren von afrikanischen Sklaven in Brasilien erfunden wurde und heute zu einer einzigartigen Kombination aus Tanz, Gesang, Musik, Kampfspiel, Akrobatik und Selbstverteidigung geworden ist.

Sie können natürlich auch ein richtiges Feuerwehr-Trainingsprogramm durchlaufen, Leitern hinaufsteigen und Schläuche schleppen. Es gibt sogar Trimmräder und Laufbänder, die mit Spielautomaten ausgestattet sind, so dass Sie beim Trainieren nebenbei noch ein bisschen Zocken können.

Es hat allerdings nichts mit aerobem Training zu tun, wenn Sie lossprinten, sich in die Schlange am Büfett einreihen und Ihren Teller voll packen. Stattdessen sollten Sie lieber Speed Golf spielen.

SPEED GOLF

Golf als Ausdauerübung? Das ist genauso absurd, wie wenn Keith Richards für ein Muskel-Magazin

posieren oder Danny DeVito einen gefährlichen Schlägertypen spielen würde. Beim Speed Golf ist das allerdings etwa ganz anderes. Bei diesem Sport müssen Sie über den Rasen sprinten, als ob Ihre Hosen Feuer gefangen hätten. Speed Golf wurde 1979 von Steve Scott erfunden, dem amerikanischen Rekordhalter im Laufwettkampf über eine Meile. Mittlerweile gibt es einen Internationalen Speed Golf Verband, der sogar Turniere veranstaltet. Ganz abgesehen davon, ist Speed Golf ein Ausdauersport, der richtig *Spaß* macht.

Das Training: Um ein wirklich gutes Training zu bekommen, sollten Sie nicht vor jedem Abschlag herumstehen und grübeln, als ob es darum ginge, wie Sie Ihr Geld am besten anlegen können. Sie dürfen nicht vergessen, dass es sich bei aerobem Training um eine *andauernde* körperliche Betätigung handelt.

• **Abschlagen und loslaufen.** Genauso muss es sein. Nach jedem Abschlag rennen Sie dorthin, wo Ihr Ball gelandet ist.

• **Besorgen Sie sich einen Caddie.** Es erwartet natürlich keiner von Ihnen, dass Sie auch noch Ihre Schläger mitschleppen, wenn Sie Ihren Bällen hinterherrennen. Der Caddie sollte bereits dort stehen, wo Ihr Ball landen soll. Wenn Sie dann zum nächsten Abschlag laufen, erwartet Sie Ihr Caddie bereits mit dem – hoffentlich – richtigen Schläger. Sie können natürlich auch auf einen Caddie verzichten und stattdessen mit zwei, drei Schlägern in der Hand laufen und gleich eine Vorratspackung Golfbälle mitnehmen, so dass Sie keine Zeit mit der Suche nach verirrten Bällen verschwenden müssen.

• **Das richtige Schuhwerk.** „Die besten Spieler tragen natürlich Laufschuhe", sagt Rob Duncanson aus San Diego, der selbst zu den besten Spielern gehört. „Es wird etwas unbequem, in normalen Golfschuhen umherzulaufen." Außerdem haben gute Golfspieler sowieso schon einen gut ausbalancierten Abschlag und sind deshalb nicht auf die zusätzliche Zugwirkung angewiesen, die man durch Golfschuhe erreicht, so Duncanson.

• **Den geeigneten Platz finden.** Das ist ohne Zweifel das Schwierigste am Speed Golf. Abgesehen von speziellen Turnieren gibt es auf den Golfplätzen keine gesonderten Zeiten, die für Speed Golf reserviert sind. Sie sollten rechtzeitig in Ihrem Golfklub anrufen und erklären, dass Sie Ihre Runde

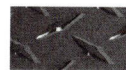

schnell durchziehen möchten, aber dafür natürlich die volle Gebühr zahlen und noch vor den anderen Golfspielern auf dem Platz sein werden.

Duncansons Training sieht wie folgt aus: Er läuft um etwa 5.30 Uhr morgens mit dem Golfschläger in der Hand 1,5 km durch den Park. Dort sucht er sich eine Stelle, an der er den Rasen nicht beschädigen kann. Er schlägt den Ball etwa 70 bis 90 m weit, rennt zum Ball und schlägt ihn in dieselbe Richtung zurück. Das macht er etwa 30 Minuten lang und joggt wieder nach Hause zurück. „Durch das ständige Anhalten, Abschlagen und Loslaufen bekommt man viel Ausdauer," erklärt er.

Warm-up und Cool-down: Beim Aufwärmen sollte Ihre Herzfrequenz fast so stark steigen wie beim Laufen auf dem Golfplatz, weil Sie ab dem ersten Abschlag ständig in Bewegung sein werden, erklärt Richard Cotton, leitender Trainingsphysiologe des American Council on Exercise. Sie sollten genau die gleichen Dehnungsübungen für den unteren Rücken, den Trizeps und die Schultern durchführen wie vor einem normalen Golfspiel und danach noch ein paar Sprints einlegen.

Sie können sich aber auch mit ein paar Laufintervallen aufwärmen. Beginnen Sie zum Beispiel mit 230 Metern, danach laufen Sie eine kürzere Strecke und anschließend eine noch kürzere Strecke. Dadurch werden die immer kürzer werdenden Laufstrecken auf dem Golfplatz nachgeahmt, die zwischen Abschlag und Einlochen liegen.

Am Ende des Trainings sollten Sie Ihre Bewegung allmählich verringern und leichte Dehnungsübungen machen. „Hören Sie nie aprupt auf", so Cotton.

WALKING

Seit Sie ein Jahr alt sind und Ihre ersten Schritte auf wackligen Beinen gemacht haben, ist Laufen sicherlich nie mehr eine richtige Herausforderung für Sie gewesen. Für eine Kräftigung der Beinmuskulatur und zum Fettabbau ist das Gehen auf natürlichen Pfaden oder auf dem Laufband hingegen ungemein effizient.

„Der einzige Unterschied zwischen Walking und Jogging besteht darin, dass Walking eine absolut verletzungsfreie Sportart ist", sagt Casey Meyers, der ein Buch darüber geschrieben hat. Meyers ist schon über siebzig Jahre alt, legt aber noch immer fast jeden Morgen knapp 5 km im Schnellschritt zurück – und dass sogar mit einem künstlichen Kniegelenk.

Das Training: Um das Herz richtig in Schwung zu bringen, dürfen Sie natürlich nicht so trödeln, wie Sie das sonst immer tun, wenn Sie am Schaufenster eines Dessous-Geschäfts vorbeigehen.

• **Halten Sie die Herzfrequenz in Schwung.** Ihr Lauftempo sollte so hoch sein, dass sich Ihre Herzfrequenz auf dem Zielniveau befindet. Trainieren Sie mindestens 3-mal pro Woche jeweils 20 Minuten lang. Das ist das Minimum. Wenn Sie genug Zeit haben, dann sollten Sie sogar jeden Tag trainieren, denn es besteht keinerlei Verletzungsgefahr, so Meyer. Er empfiehlt ein Training bis zu 5 Kilometern. Bei schnellem Schritttempo können diese 5 km in 45 Minuten bewältigt werden, d. h. 15 Minuten für rund 1,7 km.

• **Training auf dem Laufband.** Wenn Sie bergauf gehen, schnellt Ihre Herzfrequenz in die Höhe, aber wenn Sie auf der anderen Seite des Berges wieder hinunterlaufen, sinkt sie wieder fast genauso schnell. Der Vorteil des Laufbands besteht darin, dass Sie so lange bergauf gehen können, wie Sie wollen und nicht auf der anderen Seite wieder hinunter müssen. Stellen Sie die Steigung jedoch nicht zu hoch ein, da sich sonst beim Walking Ihre Haltung verschlechtert. Unabhängig von der Steigung, lässt sich auf einem Laufband ein höheres Lauftempo erreichen als auf der Straße.

• **Beugen Sie Arme und schwingen Sie sie kräftig mit.** Dadurch bekommen Sie beim Walking mehr Geschwindigkeit, so Meyers. Beugen Sie die Ellbogen etwa zwischen 90° und 145°. Halten Sie die Arme an den Körper, so dass die Schwingung nur von den Schultern ausgeht und die Unterarme nicht nach oben und unten hüpfen.

• **Achten Sie auf die Form.** Richten Sie den Blick geradeaus und halten Sie das Kinn nach oben und parallel zum Boden. Kippen Sie den Kopf nicht zur Seite. Treten Sie in gerader Schrittführung zuerst mit den Fersen auf und rollen Sie zu den Fußspitzen ab.

• **Das richtige Schuhwerk.** Tragen Sie flache Schuhe mit verstärkten Fersenkappen, flexiblen Spitzen und rutschfesten Sohlen, in denen Sie einen guten Halt haben. Beim Kauf sollten Sie die Schuhe

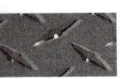

mittags oder nach einem Spaziergang anprobieren, wenn Ihre Füße vom Laufen bereits geschwollen sind, und dazu Socken tragen, die Sie auch zum Training anziehen wollen.

Warm-up und Cool-down: Casey Meyers bewältigt seine 5 km nicht in einem durchgängigen Tempo, sondern beginnt die ersten 400 Meter mit mäßiger Schrittgeschwindigkeit und steigert sich allmählich, bis er nach etwa einem Kilometer das volle Schritttempo erreicht hat. In den letzten 400 Metern wird er wieder etwas langsamer und führt danach ein paar Dehnungsübungen durch, solange die Muskeln noch warm sind.

Nach Meinung einiger Experten sollten Sie in der Aufwärmphase, nach ein paar Minuten langsamen Gehens und vor dem Übergang zum schnellen Schritttempo die Arme und Beine dehnen. Das Abwärmen darf nicht vernachlässigt werden. Es sorgt dafür, dass Sie sich nach dem Workout nicht benommen fühlen und Ihre Muskeln nicht steif werden.

STEPPER/ELLIPSENTRAINER

Wenn Sie im Fitness-Studio auf eines dieser Geräte steigen, dann signalisieren Sie den anderen, dass Sie den Weg zum Gipfel der Fitness nun allein beschreiten werden. Jetzt sind Mensch und Maschine allein auf weiter Flur. Jetzt können Sie auf den Aerobic-Kurs oder irgendeine andere ablenkende Plauderei verzichten. Und einen Fahrstuhl brauchen Sie erst recht nicht mehr.

Viele Männer trainieren gern auf dem Stepper/Stairclimber (oder seinem Bruder, dem Ellipsentrainer), weil Sie in Ruhe vor sich hin trainieren können und dabei in einer Zeitschrift blättern oder über Ihre Arbeit nachgrübeln können, so Selene Yeager, Personal Trainer aus Pennsylvania. Und wenn Sie nicht gestört werden wollen, brauchen Sie sich nur die Kopfhörer aufzusetzen.

Ein Workout an diesen Geräten eignet sich ausgezeichnet zur Kalorienverbrennung, hält die Herzfrequenz auf Trab und kräftigt die vordere und hintere Oberschenkelmuskulatur sowie das Gesäß. Dieses Workout können Sie sogar machen, wenn Ihre Knie vom zu vielen Laufen schon stark beansprucht sind.

Diese Geräte sind normalerweise mit einem interaktiven Display ausgestattet, das Ihnen anzeigt, wie lange Sie schon trainieren, wie viele Kalorien Sie verbraucht haben und wie hoch der Grad Ihrer Trainingsintensität ist. Auf einem Stepper bewegen sich Ihre Beine auf und ab. Auf einem Ellipsentrainer führen Sie zwar auch eine Step-Bewegung aus, aber die verläuft hier – wie der Name schon sagt – ellipsenförmig.

Das Training: Wir sagen Ihnen, wie Sie noch mehr Nutzen aus dem Workout an diesen Geräten ziehen können.

• **Beginnen Sie langsam.** Sie sollten zunächst mit 30 Minuten beginnen und sich danach allmählich steigern. Wenn in Ihrem Fitness-Studio ein Schild angebracht ist, auf dem Sie gebeten werden, nicht länger als 30 Minuten auf einem Gerät zu trainieren, dann sollten Sie sich jedoch nach diesen Vorgaben richten und Platz für die anderen machen.

• **Die richtige Fußhaltung.** Noch vor Ende des Workouts fühlen sich bei vielen Leuten die Zehen taub an. Wenn auch Ihr südlichster Körperteil diese Signale aussendet, dann üben Sie wahrscheinlich zu viel Druck auf die Fußballen aus und hemmen dadurch die Blutzirkulation.

Stellen Sie die Füße auf den Trittflächen deshalb etwas weiter nach vorn oder hinten, bis Sie die Position gefunden haben, in der sich Ihre Zehen wieder normal anfühlen. Da die Zehen auf dem Stepper absolut starr bleiben, sollten Sie diese hin und wieder etwas bewegen, damit Sie nicht einschlafen, so Yeager.

• **Treten Sie bitte von der Armstütze zurück, mein Herr.** Das Workout wird effektiver, wenn Sie sich nicht mit Ihrem ganzen Gewicht auf die Armstützen lehnen, denn dadurch bewegen Sie sich mehr und verbrennen somit auch mehr Kalorien. In aufrechter Haltung werden auch Ihre Bauchmuskeln besser beansprucht, so Yeager. Um die Kalorienverbrennung noch weiter anzukurbeln, sollten Sie die Arme wie beim Joggen bewegen.

Warm-up und Cool-down: Beginnen Sie das Workout zunächst ganz locker, damit sich Ihre Muskeln aufwärmen können und werden Sie auch zum Ende hin wieder langsamer. Auf vielen Geräten lassen sich dafür spezielle Stufen einstellen.

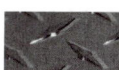

TRIMMRAD

Stellen Sie sich einen Mann vor, der bei einem Aerobic-Kurs mitmacht. Welches Bild kommt Ihnen dabei zuerst in den Sinn?

Wahrscheinlich das eines völlig durchgeschwitzten Kerls inmitten rhythmisch umherhüpfender Spandex-Menschen, der vergeblich versucht, den choreografisch durchgestylten Schrittbewegungen zu folgen und dabei den anderen ständig in die Quere kommt.

Und jetzt stellen Sie sich einfach vor, wie ein Workout auf dem Trimmrad aussieht. Bei dieser Übung, die auch als Spinning bezeichnet wird, trainiert man zwar auch in der Gruppe, aber jeder sitzt auf seinem eigenen Standfahrrad und kann sein Tempo selbst bestimmen (Im Fitness-Studio brauchen Sie zum Glück nicht zu befürchten, dass ein Auto haarscharf an Ihnen vorbeirast.)

Auf einem Standfahrrad fühlt sich die Bewegung wie beim richtigen Rad fahren an, und der Lenker lässt sich individuell auf Sie einstellen. Die meisten Trainingsrunden dauern 45 bis 60 Minuten.

Jeder kann selbst bestimmen, wie intensiv das Workout sein soll, und muss nicht befürchten, das ihm die anderen davon radeln, so Yeager.

Selbst wenn Sie zu denen gehören, die in der Schulzeit das letzte Mal auf einem Fahrrad gesessen haben, werden Sie sich unter lauter Hardcore-Radlern, die sich zur Verringerung des Luftwiderstands extra die Beine rasieren, auf keinen Fall fehl am Platz fühlen.

„Spinning ist vor allem bei Männern beliebt, weil Sie dabei nicht umhertanzen und mühsam irgendeine Schrittfolge einhalten müssen. Rad fahren ist eben was für richtige Männer," so Yeager. „Sie können Ihr Workout so intensiv oder so locker gestalten, wie Sie wollen."

Wenn Sie ab und zu im Stehen radeln, wird auch die untere Körperpartie (vor allem das Gesäß sowie die vordere und hintere Oberschenkelmuskulatur) einbezogen. Außerdem können Sie sich bei einem 40-minütigen Training etwa 500 bis 600 Kalorien abstrampeln.

Das Training: Es gibt mehre Möglichkeiten, wie Sie Ihr Workout auf dem Trimmrad bequemer machen können.

- **Gut gepolstert, fährt besser.** Sie werden feststellen, dass sich die Anschaffung gepolsterter Radlerhosen oder Unterhosen für ein bequemeres Workout lohnt. Ihr Gesäß und die unmittelbaren Nachbarn werden es Ihnen danken. Die passenden Shorts finden Sie in Fachgeschäften und Radsportkatalogen.

- **Viel trinken.** Weil Ihnen beim Spinning der Schweiß literweise aus den Poren läuft, sollten Sie immer für eine ausreichende Flüssigkeitszufuhr sorgen.

- **Haushalten Sie mit Ihren Kräften.** Legen Sie ein Tempo ein, bei dem Sie nicht schon vor Ende der Trainingszeit ausgepowert sind. Keine Sorge, die anderen sind so sehr mit ihrem eigenen Training beschäftigt, dass sie gar nicht darauf achten, welchen Tretwiderstand Sie bei Ihrem Gerät eingestellt haben.

- **Trocknen Sie sich ab.** Da das Workout eine äußerst schweißtreibende Angelegenheit ist, sollten Sie stets ein Handtuch griffbereit haben, damit Sie sich bei Bedarf abtrocknen können.

- **Wechseln Sie.** Manche Trainer geben einfache Übungsanweisungen, um Ihre Radlertruppe im Takt zu halten und andere versuchen wiederum das Training so zu gestalten, dass es den wirklichen Bedingungen beim Rad fahren nahe kommt. Wenn Ihnen die Gestaltung des Workouts nicht gefällt, dann sollten Sie zu einem anderen Trainer wechseln.

SEILSPRINGEN

Fühlen Sie sich stark genug? Sind Sie bereit, sich auf dem Weg zum Gipfel der Fitness jeder Herausforderung zu stellen?

Von ein paar Schulmädchen, die draußen auf dem Schulhof seilhüpfen, können Sie eine ganze Menge lernen. Seilspringen ist ein intensives Workout, das Sie auf keinen Fall überspringen sollten und bei dem Ihre Kalorienverbrennung auf Hochtouren läuft. Ein Mann mit 79,5 kg Körpergewicht verliert bei gerade mal 15 Minuten Seilspringen etwa 225 Kalorien und bringt sein Herz richtig in Schwung. Dabei werden gleichzeitig die Beine, das Gesäß, die Unter- und Oberarme sowie die Schultern trainiert.

Außerdem können Sie gut zu Hause trainieren

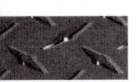
und müssen nicht erst auf die Straße oder ins Fitness-Studio. Abgesehen von den Schuhen, brauchen Sie dafür nur einen einzigen Gegenstand, der Sie gerade mal um die 15 Mark kostet. Na, haben Sie's erraten? (Kleiner Tipp: Es sieht aus wie eine Wäscheleine mit Griffen dran.)

Und wenn Sie der Gedanke an umherhüpfende und kreischende Kinder auf dem Schulhof noch immer glauben lässt, dass Seilspringen nichts für richtige Männer sei, dann sollten Sie nur mal an die Boxer denken, die erst kräftig mit dem Seil trainieren, bevor sie in den Ring steigen.

Das Training: Beachten Sie die folgenden Hinweise, damit Sie sich beim ersten Versuch nicht gleich im Seil verheddern.

• **Stoßdämpfendes Schuhwerk.** Tragen Sie Schuhe, bei denen der Fußballen gut gepolstert ist. Crosstraining-Schuhe sind dafür gut geeignet.

• **Bringen Sie sich in Schwung.** Damit Sie den richtigen Pep zum Springen bekommen, sollten Sie zu schneller Musik trainieren.

• **Das richtige Seil.** Verwenden Sie ein leichtes Seil mit gummierten Griffen, die Sie auch mit schweißnassen Händen noch gut festhalten können. Wenn Sie sich auf die Mitte des Seils stellen und die Griffe bis zur Brust nach oben reichen, dann hat das Seil die richtige Länge.

• **Die richtige Form.** Halten Sie die Schultern locker, wenn Sie das Seil in lockerem Bogen nach oben schwingen. Die Schwungbewegung sollte mit den Handgelenken erzeugt werden. Also, halten Sie den Rücken gerade.

• **Sprungsicher.** Sie sollten sich beim Springen nur etwa 2,5 cm vom Boden heben – das passt das Seil ohne weiteres unten durch – und mit etwas gebeugten Knien leicht auf den Fußballen aufkommen. Versuchen Sie nicht, mit dem Kopf durch die Decke zu stoßen oder bei den Leuten in der Etage unter Ihnen in der guten Stube zu landen.

• **Pause muss sein.** Wenn Sie etwas verschnaufen wollen, ohne gleich das Workout zu unterbrechen, dann hören Sie nur mit dem Springen auf und drehen Sie einfach das Seil an der Seite weiter.

Warm-up und Cool-down: Machen Sie vor und nach dem Training leichte Übungen.

SEILSPRINGEN

Diese altbekannte Übungsform erfordert nur das Mindestmaß an Koordination.

Halten Sie die Griffe in beiden Händen und lassen Sie das Seil hinter dem Körper auf den Boden hängen. **[A]** Schwingen Sie das Seil durch die Bewegung der Handgelenke über den Kopf. **[B]** Kurz bevor das Seil Ihre Fußspitzen erreicht, springen Sie ungefähr 2,5 cm nach oben.

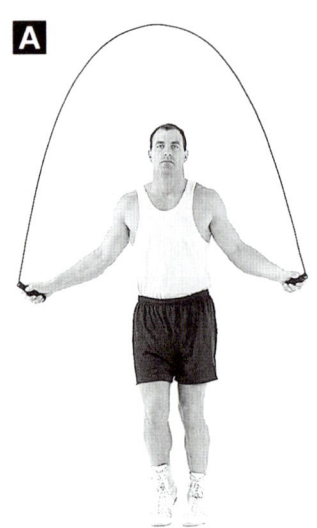

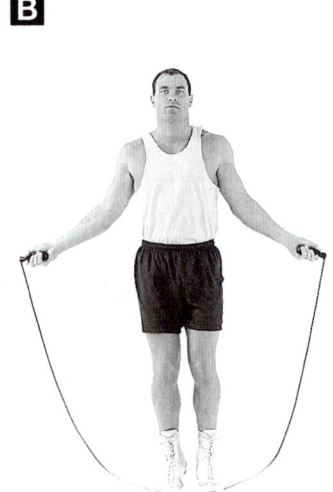

SEILSPRINGEN ÜBER KREUZ

Bei dieser einfachen Abwandlung der Grundbewegung werden die Arme stärker beansprucht.
[A] Schwingen Sie das Seil nach oben. **[B]** Wenn das Seil vor Ihnen nach unten kommt, kreuzen Sie die Griffe vor dem Körper. Die überkreuzten Arme sollten sich dabei etwa in Hüfthöhe befinden. Sobald das Seil auf dem Boden aufkommt, springen Sie nach oben. **[C]** Schwingen Sie das Seil mit gekreuzten Armen wieder nach oben, bis es sich über Ihrem Kopf befindet. **[D]** Beim Abschwung lösen Sie die Arme aus der Kreuzhaltung und springen über das Seil, sobald es wieder vor Ihren Füßen aufkommt.

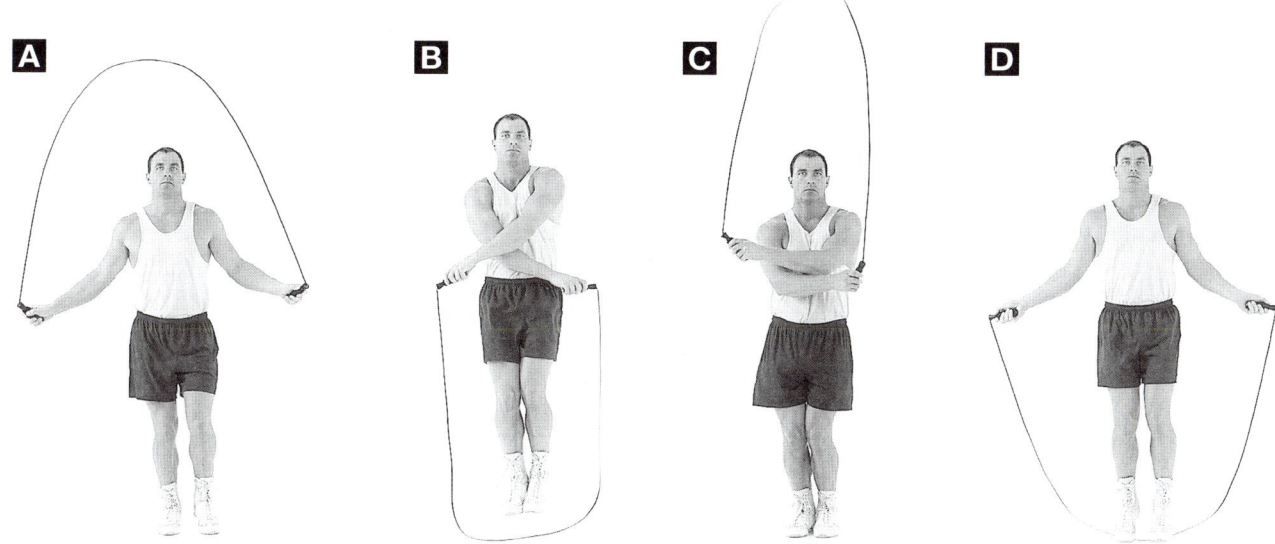

SEILSPRINGEN ZUR SEITE

Diese Sprungvariante erinnert an die Seitbewegungen beim Ski-Abfahrtslauf.
Nehmen Sie die normale Ausgangsposition ein. Hier springen Sie jedoch nicht auf der Stelle, sondern mit geschlossenen Beinen im Abstand von etwa 15 cm von einer Seite **[A]** auf die andere **[B]**.

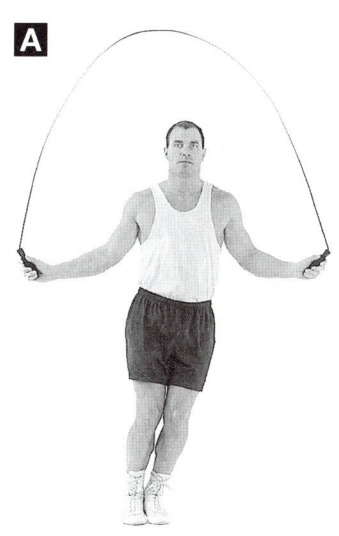
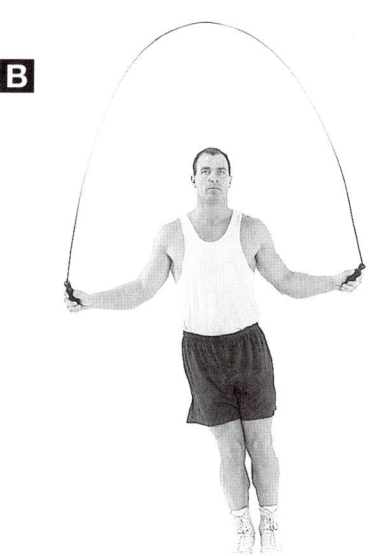

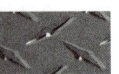

AEROBIC-KICKBOXING

Seit Jahren können wir im Kino verfolgen, wie durchtrainierte Action-Helden von Bruce Lee bis Chuck Norris mit ihrer Kampfkunst bösen Buben ordentlich eins auf die Nase geben.

Heute gibt es viele verschiedene Mischformen aus Kampfsport und Aerobic, mit denen man sich auch selbst richtig auf Touren bringen kann. Beim Aerobic-Kickboxing werden Kick- und Schlagtechniken vom Boxen und Karate mit einer gesunden Dosis Herz-Kreislauf-Übungen, wie Jogging und Seilspringen, kombiniert.

Das ist Ihnen vielleicht auch unter dem Namen Tae-Bo bekannt, einer Trainingsform, bei der Taekwondo-Bewegungen zu Musik ausgeführt werden. In den verschiedenen Kampfsportschulen oder Fitness-Studios werden dafür auch verschiedene andere Bezeichnungen verwendet.

Der Trainingsinhalt der einzelnen Kurse hängt teilweise vom Trainer sowie davon ab, in welchem Verhältnis Kampfsport- bzw. Aerobic-Elemente miteinander kombiniert werden, so Mercy van Aken, der als Aerobic-Cheftrainer im Gold's Gym in Allentown, Pennsylvania, arbeitet und sich mit Aikido und Karate bestens auskennt. Die Kurse in seinem Fitness-Studio dauern normalerweise ungefähr 60 bis 90 Minuten. Zum Training werden spezielle Aerobic- oder Crosstraining-Schuhe getragen und jedes Workout beginnt mit Aufwärm- und Dehnungsübungen.

Danach wird eine Reihe von schnellen Übungen durchgeführt, die sich aus Schlag- und Kickbewegungen zusammensetzen; Liegestütze, Rumpfheben, Ausfallschritte und weitere Übungen am Trainingssack. Das Workout endet schließlich mit dem Cool-down, zu dem auch zusätzliche Dehnungsübungen gehören.

KICKBOXING

Alle Bewegungen werden aus einer Stellung heraus ausgeführt, bei der die Füße etwa schulterbreit auseinander stehen und ein Fuß nach vorn und der andere nach hinten gerichtet ist. Die Zehen müssen dabei nach vorn zeigen. Unsere Übungsbeschreibungen gehen davon aus, dass der linke Fuß vorn steht. Beide Hände werden zur Faust geballt. Die rechte Faust wird vor die Körpermitte gehalten und die linke befindet sich etwas weiter außen und ungefähr in Kinnhöhe.

Boxen
[A] Jab: Schlagen Sie mit der linken Faust geradeaus, etwa auf die Mitte des Sandsacks oder in Gesichtshöhe.
[B] Cross: Ziehen Sie die rechte Faust gerade nach vorn, etwa auf die Mitte oder in Gesichtshöhe.
[C] Uppercut: Beginnen Sie mit dem Schlag von Ihrer Körpermitte aus und ziehen Sie die Faust weg vom Körper nach oben, bis Sie etwa auf oberer Brusthöhe auf dem Sandsack aufkommen. Dabei sollten Knöchel und Handballen nach oben gerichtet sein.
[D] Hook: Schlagen Sie den Haken mit gebeugtem Arm, so dass Sie das Ziel seitlich etwa in Kopfhöhe treffen. Der Arm muss dabei so angewinkelt sein, als ob Sie den Sandsack umarmen wollen.

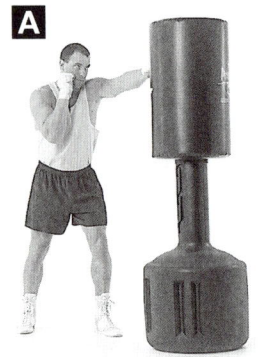
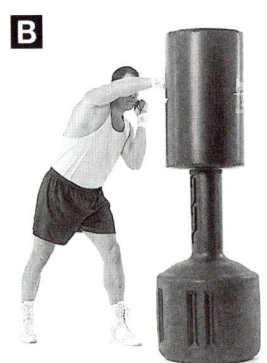
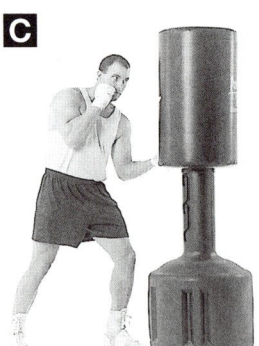
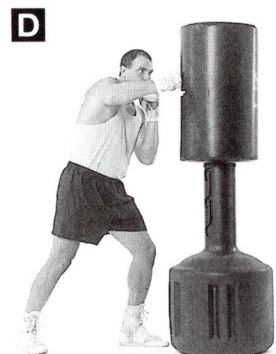

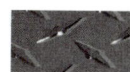

Das Training: Hier sind ein paar Tipps zum Kickboxing.

• **Probetraining.** Nehmen Sie zuerst eine Probestunde, damit Sie sich vergewissern können, ob Kickboxing wirklich eine Sportart ist, die Sie dauerhaft betreiben wollen. Fragen Sie Ihren Trainer, auf welche Art Kampfkunst und Fitness er sich spezialisiert hat.

• **Locker bleiben.** Beim Boxen oder Kicken dürfen die Gelenke nicht durchgedrückt und die Arme und Beine nicht überdehnt werden.

• **Langsam anfangen.** Als Anfänger sollten Sie nicht gleich mit hohen Kicks beginnen, da Sie sich erst an die Technik gewöhnen und die erforderliche Beweglichkeit und Balance bekommen müssen.

• **Nicht übertreiben.** Haushalten Sie mit Ihren Kräften, damit Sie nicht schon vor Ende der Trainingssitzung völlig ausgepowert sind. Versuchen Sie nicht, mit den anderen krampfhaft Schritt zu halten. Jeder sollte im Rahmen seiner eigenen Möglichkeiten bleiben.

• **Treffsicher.** Beim Boxen sollten Sie darauf achten, dass Sie immer mit den beiden größten Fingerknöcheln auftreffen.

RUNNING

Sie haben jetzt die Möglichkeit, Tausende von Kilometern zurückzulegen, ohne dass Sie dafür ein Auto oder ein Fahrrad brauchen oder sich ein Flugticket oder eine Busfahrkarte kaufen müssen.

Kicken
[E] Frontkick: Ziehen Sie das rechte Bein nach vorn, bis sich Ihr Oberschenkel parallel zum Boden befindet. Machen Sie einen Tritt nach vorn, so dass Sie mit dem Fußballen auf dem Sandsack auftreffen.
[F] Sidekick: Ziehen Sie das rechte Bein nach vorn und das rechte Knie nach oben zur linken Schulter. Machen Sie einen Tritt zur rechten Seite, so dass der Fuß horizontal steht und mit der Ferse auftrifft.
[G] Roundhouse: Ziehen Sie das rechte Bein nach vorn, bis sich der Oberschenkel parallel zum Boden befindet. Drehen Sie sich dabei auf dem linken Fuß leicht nach links und führen Sie den Tritt mit dem rechten Fuß aus. Dabei sind die Zehen vom Körper weggerichtet, so dass Sie mit dem unteren Schienbein auftreffen.
[H] Backkick: Richten Sie Ihren Blick über die linke Schulter. Heben Sie das linke Knie leicht vor den Körper. Ziehen Sie den linken Fuß etwa auf Hüfthöhe gerade nach hinten.

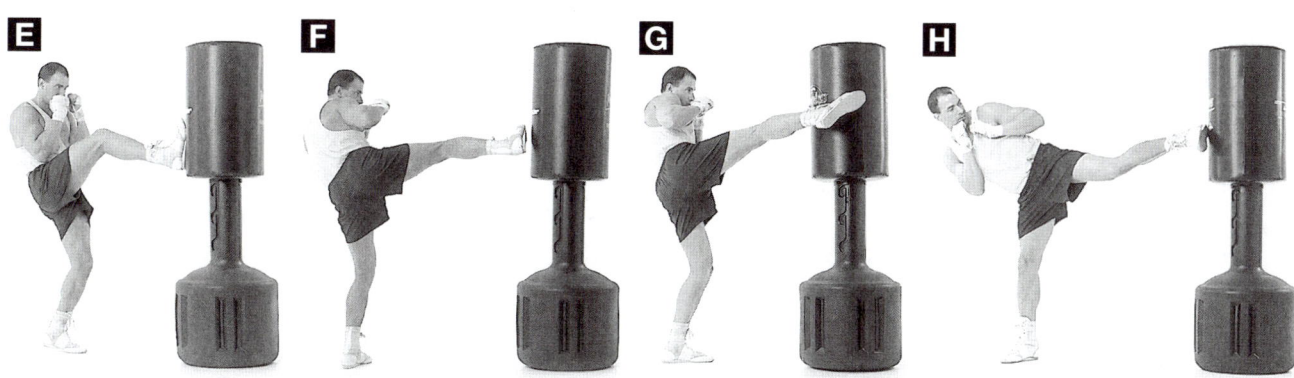

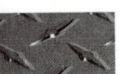

Sie müssen sich einfach nur ein Paar Schuhe anziehen und einen Schritt vor den anderen setzen. Wenn Sie das relativ schnell hintereinander tun, nennt man das Joggen. Und wenn Sie noch einen Gang zulegen, dann nennt man das Running. So einfach ist das.

Das können Sie entweder im Park oder auf der Landstraße machen - und natürlich auch auf dem Laufband im Fitness-Studio. Sie können allein trainieren oder zusammen mit anderen. Eigentlich brauchen Sie nur schnell dieses Buch aus der Hand zu legen und loszulaufen.

Beim Laufen können Sie beobachten, wie sich die Natur, die Gerüche und Geräusche im Laufe der Jahreszeiten verändern – wie die Sommerwiesen im Herbst mit Laub bedeckt werden und die bunten Blätter dann bald unter einer Lage Neuschnee verschwinden. Anstatt im Vorbeifahren nur einen schnellen Blick aus dem Autofenster zu erhaschen, erleben Sie jetzt alles hautnah.

Das Training: Wenn Sie noch nie zuvor oder nur selten gelaufen sind, dann sollten Sie die Sache ganz locker angehen. Hier haben wir ein paar Tipps für Sie.

- **Beginnen Sie langsam.** Anfänger sollten zunächst 4 Tage lang jeweils mit 20 Minuten Walking beginnen und sich an den darauf folgenden 4 Tagen jeweils auf 30 Minuten Walking steigern, so Budd Coates, der sich bereits viermal für den Olympia-Marathon qualifizieren konnte.

Danach sollten Sie 30 Minuten lang 2 Jogging-Minuten mit 4 Walking-Minuten abwechseln. Jede Woche sollte beim 30-minütigen Training die Anzahl der Jogging-Minuten langsam gesteigert werden, so dass Sie nach 10 Wochen die gesamten 30 Minuten hindurch joggen.

- **Laufen Sie möglichst auf weichem Untergrund.** Befestigte Wege und Pfade im Park eignen sich besonders gut. Wenn Sie jedoch keinen Park in der Nähe haben und nur auf der Straße trainieren können, dann laufen Sie möglichst am Straßenrand entlang, anstatt auf dem harten Pflaster. Tragen Sie reflektierende Kleidung und laufen Sie stets in *umgekehrter* Verkehrsrichtung.

Suchen Sie sich zum Laufen am besten eine ebene Straße aus, die zur Seite nicht steil abfällt. Ihre Füße werden es Ihnen danken.

- **Das richtige Schuhwerk.** Achten Sie darauf, dass Ihre Schuhe gut sitzen und zum Laufen geeignet sind. Im Fachhandel gibt es verschiedene Arten von Lauf- oder Running-Schuhen. Sie sollten sich beraten lassen, welche davon Ihren Anforderungen an die jeweilige Beanspruchung und die Art des Untergrunds sowie Ihrer Fußform am besten entsprechen.

Probieren Sie die Laufschuhe möglichst erst am späten Nachmittag an, wenn Ihre Füße bereits geschwollen sind, und tragen Sie beim Schuhkauf die Socken, die Sie auch zum Trainieren anziehen wollen. Wenn es gestattet ist, sollten Sie die Schuhe für eine kurze Laufprobe mit nach draußen nehmen, um sicher zu gehen, dass sie auch wirklich passen (Vorsicht vor Pfützen und Hundehaufen!).

Nach 600 bis 800 Kilometern sollten Sie sich mit einem neuen Paar Schuhe belohnen. So lange halten Laufschuhe ungefähr durch.

- **Stellen Sie sich einen Wochenplan auf.** Sobald Sie sich an das Laufen gewöhnt haben, können Sie sich einen wöchentlichen Trainingsplan aus folgenden Elementen zusammenstellen: eine lange Strecke (ca. 13 km); eine mittlere Strecke (8 bis 10 km) aus schnellen und langsamen Laufintervallen sowie unterschiedlicher Steigung; zwei bis drei kurze Strecken (3 bis 6 km); 2 bis 3 Tage Pause dazwischen.

- **Dehnen Sie sich nach dem Laufen.** Bei den bisher beschriebenen Sportarten wird ein Stretching vor und nach dem Workout empfohlen. Beim Laufen ist das jedoch anders. Das Lauftraining sollte zum Aufwärmen zwar langsam begonnen werden, aber die Dehnungsübungen sollten erst *nach* dem Workout erfolgen, rät Coates – es sei denn, Sie spüren bereits in den ersten Laufminuten, dass einer Ihrer Muskeln etwas Stretching braucht.

SKILANGLAUF

Es gibt einen guten Grund, warum man nur äußerst selten jemanden morgens mit den Skiern zur Arbeit fahren sieht. Na ja, eigentlich gibt es mehrere Gründe dafür. Zum einen braucht man dafür genug Schnee – was in den meisten Regionen ja

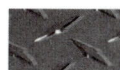

SKILANGLAUF, GLEITSCHRITT

[A] Stellen Sie die Füße nebeneinander, halten Sie die Knie leicht gebeugt und neigen Sie den Oberkörper nach vorn. Drücken Sie sich mit dem linken Fuß nach vorn ab.

[B] Wenn Sie den linken Fuß nach hinten ziehen, verlagert sich Ihr Gewicht automatisch auf das rechte Bein, das dadurch nach vorn gleitet. Dabei ziehen Sie auch den linken Arm nach vorn und drücken sich mit dem linken Skistock im Schnee ab.

[C] Drücken Sie sich mit dem linken Stock ab, halten Sie dabei den Arm gebeugt und gleiten Sie gleichzeitig mit dem linken Bein nach vorn. Wiederholen Sie danach die Bewegung mit der anderen Seite.

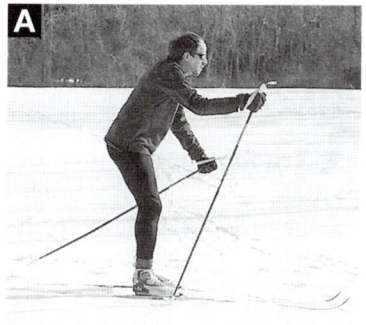
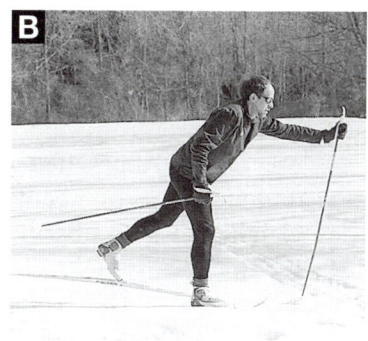
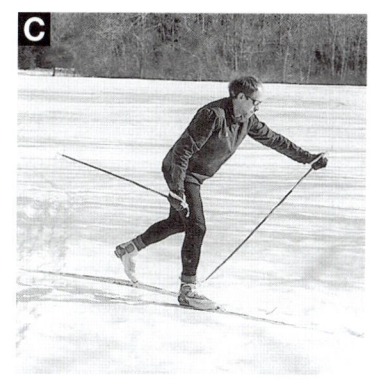

nicht gerade jeden Tag der Fall ist - und zum anderen ist Skifahren eine äußerst anstrengende Angelegenheit.

Im Vergleich zu anderen Ausdauersportarten, gilt das als eine der besten Übungen zur Fettverbrennung. Ein Mann mit 79,5 kg Körpergewicht verbrennt in einer Stunde Skilanglauf ungefähr 820 Kalorien und bekommt ein gutes Ganzkörper-Workout. Für einen Durchschnittsmann mag das zwar nicht der ausschlaggebende Punkt sein, aber für einen Hard-Body-Man ist es eine richtige Herausforderung.

Wenn Sie in einer schneesicheren Gegend leben, dann ist diese bereits 5000 v. Chr. von den Norwegern praktizierte Art der Fortbewegung der richtige Sport für Sie. Alle, die keinen Schnee vor der Haustür haben, können jedoch genauso gut auf einem Skilanglauf-Gerät trainieren, das die Bewegungen nachahmt.

Draußen: Wenn Sie sich in den Schnee begeben wollen, dann haben wir die folgenden Tipps für Sie.

• **Vor dem Kauf.** Bevor Sie sich eine eigene Ski-Ausrüstung zulegen, sollten Sie sich erst unterschiedliche Arten von Skiern ausleihen und draußen in der verschneiten Natur ausprobieren.

• **Beim Kauf.** Sie sollten Ihre Ausrüstung in einem Fachgeschäft kaufen und sich von kundigem Personal ausführlich beraten lassen, damit die Skier dem gewünschten Verwendungszweck und der möglichen Schneebeschaffenheit entsprechen.

• **System-Check.** Achten Sie darauf, dass Skier, Stiefel und Bindung aufeinander abgestimmt sind.

• **Locker anfangen.** Bevor Sie mit dem Training beginnen, sollten Sie sich aufwärmen und ein paar leichte Dehnungsübungen machen.

Drinnen: Hier haben wir ein paar Tipps für alle, die drinnen am Gerät trainieren.

• **Ausprobieren.** Wer noch nie Ski gefahren ist, muss sich erst an diese Art der Bewegung gewöhnen. Wenn Sie sich ein eigenes Gerät zulegen wollen, sollten Sie erst verschiedene Modelle ausprobieren, um den richtige Tritt zu finden.

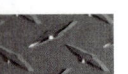

• **Sorgen Sie für die richtige Akustik.** Das Ihnen drinnen das echte Natur-Feeling verwehrt bleibt, können Sie während des Trainings die richtige Atmosphäre schaffen, indem Sie den Naturklängen auf Kassette lauschen oder Musik hören.

CROSSTRAINING

Wäre es nicht wunderbar, wenn die einzige gesunde Komponente Ihrer Hard-Body-Ernährung nur aus Eisberg-Salat bestünde? Mmm, dann könnten Sie jeden Tag so viele knackige Salatblätter essen, wie Sie nur wollen.

Na ja, genauer betrachtet, wäre das aber gar nicht so toll. Wer will denn schon immer das gleiche essen? Das ist beim Workout genauso. Nach einer Weile wird auch die beste Übung ziemlich langweilig.

Genau aus diesem Grund ist Abwechslung beim Crosstraining so wichtig. Die verschiedenen Aktivitäten lassen das Training nicht langweilig werden und sorgen außerdem dafür, dass unterschiedliche Körperpartien einbezogen werden. Dadurch wird auch verhindert, dass ein bestimmter Bereich zu stark beansprucht wird.

Das Training: Hier haben wir ein paar Hinweise, wie Sie Ihr Crosstraining am besten gestalten können.

• **Oben und unten.** Wenn Sie eine Sportart betreiben, bei der vor allem die Beine beansprucht werden, wie zum Beispiel Laufen oder Rad fahren, dann sollte die andere Aktivität besser auf die obere Körperhälfte ausgerichtet sein, wie zum Beispiel Rudern, Schwimmen oder Tennis.

• **Hart und weich.** Wenn Sie häufig joggen oder Raquetball spielen, dann sollten Sie zum Ausgleich eine Sportart wählen, bei der die Gelenke nicht so stark beansprucht werden, wie zum Beispiel Rad fahren oder Schwimmen.

• **Schnell und langsam.** Ein weniger anstrengendes Training auf dem Standfahrrad kann beispielsweise mit einer intensiveren Übung, wie Seilspringen, kombiniert werden.

• **Geräte-Mix.** Sie können Ihr Workout auch zum Crosstraining machen, indem Sie an unterschiedlichen Geräten im Fitness-Studio trainieren.

Zuerst trainieren Sie zum Beispiel auf dem Laufband, danach gehen Sie zum Standfahrrad über und danach schwitzen Sie noch eine Runde auf dem Ellipsentrainer.

Und noch eine Möglichkeit: Wenn es das Wetter erlaubt, dann können Sie Benzingeld sparen, indem Sie zur Schwimmhalle joggen, ein paar Bahnen schwimmen und danach wieder nach Hause joggen.

MOUNTAIN BIKING

Abgesehen davon, dass schon manch einer bei recht abenteuerlichen Manövern äußerst unelegant über den Lenker gesegelt ist, hat diese Sportart viel zu bieten.

Der Tritt in die Pedalen sorgt für ein gutes Workout von Oberschenkeln, Hüften und Gesäß, und durch die Lenk- und Bremsbewegung werden auch die Ober- und Unterarme richtig beansprucht. Mountain Biking fördert zudem Ihre Balance und Beweglichkeit, und ganz nebenbei können Sie auch noch die Natur genießen.

Das Training: Hier sind ein paar Tipps, wie Sie vom Mountain Biking einen durchtrainierten Body (und weniger blaue Flecken) bekommen.

• **Helmpflicht.** Tragen Sie einen Helm, mit dem auch die untere Nackenpartie geschützt ist, rät der Top-Biker Ned Overend in seinem Buch *Mountain Bike Like a Champion*.

Achten Sie darauf dass der Helm gut sitzt und der Riemen festgezogen ist, damit er Ihnen bei einem Sturz nicht vom Kopf rutscht.

• **Nicht übermütig werden.** Sie sollten Ihre Grenzen kennen. Wenn Sie auf ein Hindernis stoßen, mit dem Sie es noch nicht aufnehmen können, dann steigen Sie besser ab und schieben Sie. Das gleiche gilt auch für Strecken, auf denen Sie noch keine Erfahrung haben.

• **Abstand halten.** Lassen Sie immer genügend Abstand zu Ihrem Vordermann.

• **Locker bleiben.** Ellbogen und Knie sollten stets gebeugt und nicht durchgedrückt sein.

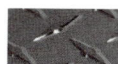

BERGAB FAHREN

Damit Sie nicht den Boden küssen müssen, wenn Sie einen steilen Abhang hinunterfahren, sollten Sie das Gesäß nach hinten schieben und sich über den Sattel lehnen.

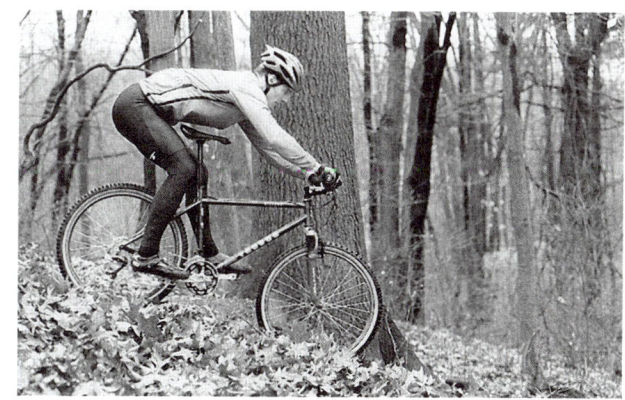

BUNNY HOP

Wenn Sie sich einem Hindernis nähern, sollten Sie Schwung nehmen und sich in Angriffstellung begeben. **[A]** Sobald sich das Vorderrad 3 cm vor dem Hindernis befindet, lassen Sie sich rollen und drücken sich auf dem Lenker und den Pedalen nach unten, als ob Sie zum Sprung ansetzen. **[B]** Ziehen Sie das Vorderrad mit den Armen nach oben. **[C]** Sobald sich das Vorderrad über dem Hindernis befindet, drücken Sie es nach vorn, ziehen die Beine nach oben und heben auch das Hinterrad darüber.

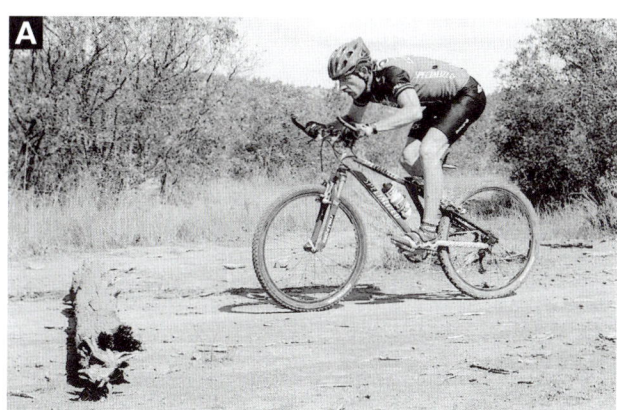

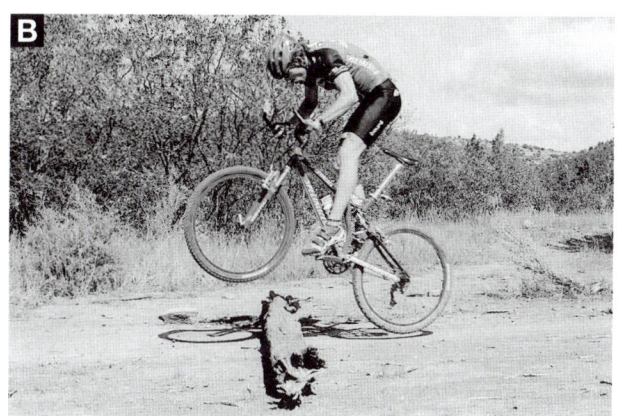

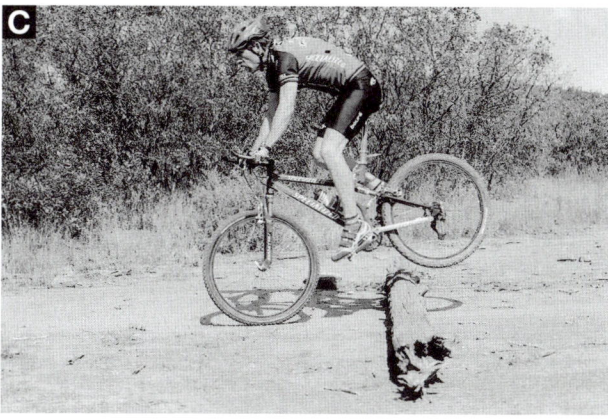

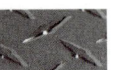

JUMP

[A] Halten Sie die Pedalkurbeln in horizontaler Stellung. Stehen Sie vom Sitz auf und verlagern Sie Ihr Gewicht etwas nach hinten. [B] Um das Hindernis zu überwinden, ziehen Sie das Bike nach oben und hinten. [C] Versuchen Sie zuerst mit dem Hinterrad oder mit beiden Rädern gleichzeitig aufzukommen und richten Sie dabei das Vorderrad geradeaus. Halten Sie das Gewicht nach hinten, bleiben Sie locker und halten Sie die Knie und Ellbogen gebeugt, um den Aufprall besser abzufangen.

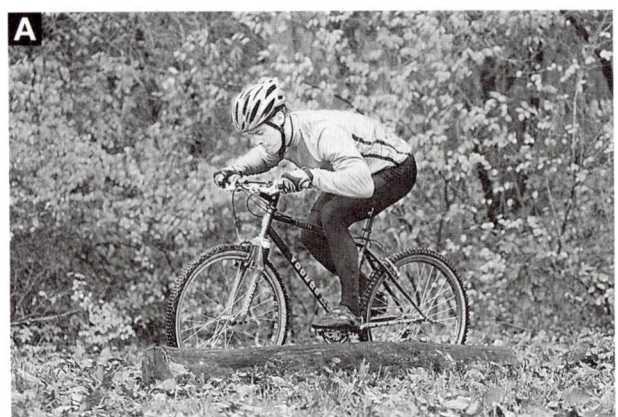

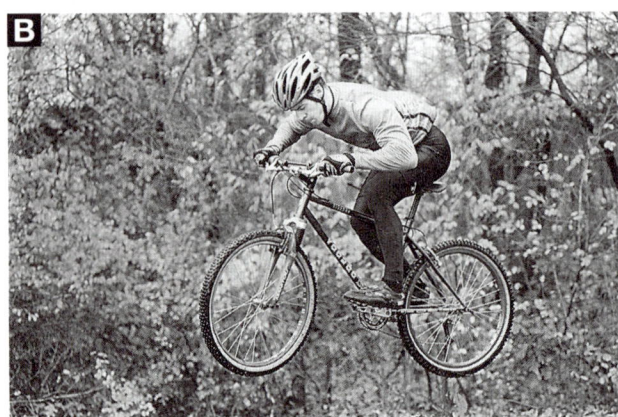

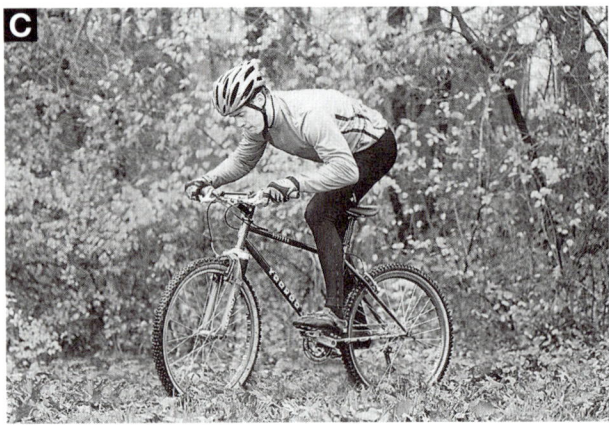

RUDERN

Die harten Männer zur Wikingerzeit bekamen durchs Rudern viel Ausdauer. Natürlich hatten sie es dabei nicht auf Fitness abgesehen, sondern wollten nur so schnell wie möglich mit ihren Booten ans Ufer gelangen, um feindliche Dörfer zu plündern.

Heute gilt Rudern als ausgezeichnete Sportart, bei der die Muskeln gekräftigt und Herz und Kreislauf in Schwung gebracht werden. Hey, Olaf, behalte deine Schlachtschreie besser für dich, sonst fällst Du nur unangenehm auf. (Und nicht vergessen: Wer plündert, wird mit 5 bis 10 Jahren Knast bestraft.)

Wenn Sie keine Möglichkeit haben auf dem Wasser zu rudern, dann ist das gar kein Problem, denn eine Rudermaschine im Fitness-Studio sorgt sogar noch für ein intensiveres Workout, sagt James Stratton, Trainer an der John Hopkins University.

Dieses Gerät sieht aus wie eine lange Schiene, auf der ein Sitz entlanggleitet. Setzen Sie sich darauf, mit dem Gesicht in Richtung Schwungrad, und umfassen Sie den Griff. Drücken Sie die Füße

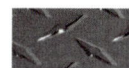

gegen die beiden Fußplatten und ziehen Sie sich an dem Kabel zurück, das am Schwungrad befestigt ist.

Die Maschine ist natürlich viel stabiler als ein Ruderboot, so Stratton. Das heißt, dass Sie sich voll und ganz auf Ihr Workout konzentrieren können ohne ständig darauf achten zu müssen, dass Sie auf dem Wasser im Gleichgewicht bleiben.

Mit der Kraft Ihrer Oberschenkel- und Rückenmuskulatur brauchen Sie einfach nur dem imaginären Flusslauf zu folgen, und trainieren gleichzeitig Ihre Schultern und Unterarme, so Stratton.

Das Training: Hier haben wir ein paar Hinweise für die richtige Technik auf der Rudermaschine – damit Sie die anderen im Fitness-Studio für ein richtiges Naturtalent halten.

1. Schritt: Beginnen Sie mit der „Finish"-Position. Ihre Beine sind gestreckt, aber nicht durchgedrückt, der Sitz ist so weit wie möglich nach hinten gedrückt, und der Rudergriff befindet sich vor dem Bauch.

2. Schritt: Gleiten Sie nach vorn. Strecken Sie zuerst die Arme, lehnen Sie sich danach nach vorn, und beugen Sie anschließend die Knie, so dass Sie mit dem Sitz zu den Fersen gleiten. Beim Vorbeugen sollten Sie den Rücken gerade halten. Sobald sich Ihr Körper so nah am Schwungrad befindet, dass Ihre Schienbeine fast senkrecht stehen, können Sie wieder nach hinten gleiten.

3. Schritt: Drücken Sie sich mit den Beinen nach hinten zurück. Der Rücken ist dabei immer noch gerade, Sie sind nach vorn gebeugt und die Arme sind gestreckt. An diesem Punkt bewegen Sie sich nur mit Ihrer Beinkraft.

4. Schritt: Kurz bevor Ihre Beine gestreckt sind, lehnen Sie sich zurück und verstärken die Bewegung mit der unteren Rückenpartie. *Erst* wenn die Beine gestreckt und Sie leicht nach hinten gelehnt sind, ziehen Sie den Rudergriff zum Körper. Die Arme sind nämlich das vergleichsweise schwächste Körperteil der Ruderbewegung und werden deshalb erst zum Schluss eingesetzt.

5. Schritt: Beginnen Sie wieder mit dem 1. Schritt.

Das Vorwärtsgleiten (wenn Sie die Ruder nach vorn führen) sollte langsam erfolgen – etwa dreimal so lang wie das Zurückgleiten (wenn Sie die Ruder hinten ins Wasser tauchen und an den Körper ziehen), so Stratton.

INLINE SKATING

Wie sieht es aus, wenn ein Typ, der absolut keine Ahnung hat, wie man die Sache richtig angeht, beim Inline Skating eine schlechte Erfahrung macht?

Er trägt weder einen Helm noch irgendeine andere Schutzausrüstung. Er kurvt mitten in der Stadt herum, rollert zögerlich die Straßen hinunter, fährt über Bordsteine und holprige Fußwege entlang. Er ist nicht trainiert, hat nur wenig Übung und fällt ständig hin.

Wenn er oben auf einem Abhang steht, nimmt er auf wackeligen Beinen Anlauf (das mit dem Bremsen hat er auch nicht kapiert) und schwups, schon überschlägt er sich, knallt mit dem Kopf aufs Pflaster und schlägt sich die Knie und Ellbogen auf. Zum Glück hat er sich nicht ernsthaft verletzt. Daraufhin bringt er seine Inline-Skates in einen Second-Hand-Laden und schwört, sich nie wieder im Leben auf solche Dinger zu stellen.

Also, so sollte man es *nicht* machen. Wenn Sie die Sache richtig angehen, dann werden Sie – wie bereits Millionen Menschen vor Ihnen – feststellen, dass Inline Skating ein ausgezeichneter Ausdauersport ist, der außerdem für eine Kräftigung der Fußgelenke, Waden, Knie, inneren Oberschenkel und Hüften sorgt.

Das Training: Bevor Sie sich die Skates anschnallen und loslegen, sollten Sie ein paar Dinge beachten.

• **Der richtige Körperschutz.** Studien haben ergeben, das beim Skating die Handgelenke und Unterarme am häufigsten verletzt werden. Tragen Sie deshalb Handgelenkschützer. Hard Body hin oder her – Sie werden Ihre Angebetete ganz bestimmt nicht dadurch beeindrucken, wenn Sie Ihnen das Steak in mundgerechte Stücke schneiden muss.

Natürlich sollten Sie auch an einen Helm sowie an Ellbogen- und Knieschützer denken. Für diesen Tipp werden Sie uns eines Tages ganz bestimmt dankbar sein.

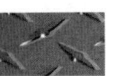

• **Erst ausleihen.** Um herauszufinden, ob Inline Skating wirklich der richtige Freizeitsport für Sie ist, sollten Sie sich zunächst erst einmal eine Skating-Ausrüstung ausleihen, bevor Sie sich ein eigenes Paar zulegen. Achten Sie beim Kauf darauf, dass die Skates gut sitzen, aber nicht unangenehm drücken. Um sicher zu gehen, sollten Sie erst ein wenig im Laden herumfahren.

Gehen Sie davon aus, dass Sie für ein Paar Inline-Skates mindestens 200 Mark hinblättern müssen. In manchen Geschäften werden sogar Skates für 500 Mark und mehr angeboten.

• **Das richtige Gelände.** Zu Beginn sollten Sie sich ein Gelände mit glattem und ebenem Untergrunde aussuchen, auf dem Sie keinen Autos, wütenden Hunden oder anderen Hindernissen begegnen können. Ein Parkplatz eignet sich dazu ausgezeichnet.

• **Bremsen lernen.** Wissen sie noch, wie Ihnen der Fahrlehrer damals gleich zu Beginn der ersten Fahrstunde erklärt hat, wie wichtig das Pedal ist, das sich rechts neben der Kupplung befindet? Beim Inline Skating ist es auch nicht anders als beim Auto fahren. Lesen Sie sich die technische Beschreibung Ihrer Skates aufmerksam durch und üben Sie unbedingt das Bremsen.

• **Laufen lernen.** Stellen Sie sich so hin, dass Ihre Knie gebeugt sind und die Füße parallel zueinander stehen. Lehnen Sie sich leicht nach vorn. Drehen Sie den rechten Fuß in einen 45°-Winkel und drücken Sie ihn nach außen zur Seite, um sich abzustoßen. Verlagern Sie dabei Ihr Gewicht auf den linken Fuß und lehnen Sie sich in Laufrichtung. Nachdem Sie sich abgestoßen haben, bringen Sie den rechten Fuß wieder parallel neben den linken und wiederholen die gleiche Bewegung mit der anderen Seite.

• **Kurse belegen.** Erkundigen Sie sich in Ihrem Sportfachgeschäft nach Inline-Skating-Kursen und Trainingsstunden in Ihrer Nähe. Sie sollten sich einen Trainer suchen, der vom Internationalen Inline-Skating-Verband zugelassen wurde.

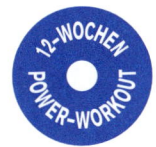

KRAFTTRAINING FÜR 32 SPORTARTEN
GEZIELTES TRAINING

Wenn Sie nach dem 12-Wochen-Power-Workout trainieren, werden Sie feststellen, dass Sie dank unseres Trainingsprogramms auch bei anderen Sportarten mehr Leistung erbringen. In diesem Kapitel nennen wir Ihnen Übungen für eine spezifische Kräftigung der Muskelgruppen, die bei den aufgeführten 32 Sportarten am meisten beansprucht werden. Wer nicht an Maschinen trainieren möchte, kann die entsprechenden Übungen auch mit freien Gewichten oder ohne Gewicht durchführen.

Warum gerade 32? Na ja, diese Nummer haben auch große Sportler, wie Jim Brown, Sandy Koufax und Magic Johnson, getragen. Aber eigentlich ist uns auch nicht mehr eingefallen.

ARMDRÜCKEN

Damit Sie das Handgelenk des Gegners auf die Tischplatte drücken können, brauchen Sie vor allem einen kräftigen Bizeps, starke Unterarme und eine gut entwickelte Brust- und Schultermuskulatur.

Geeignete Übungen aus dem 12-Wochen-Power-Workout:
- **Bankdrücken** zur Kräftigung der Brustmuskulatur

- **Barrenstütz mit Hantelscheibe** für den Trizeps
- **Langhantel-Curls** für den Bizeps
- **Unterarm-Curls** für kräftige Handgelenke und Unterarme

Sie sollten vor dem Spiegel auch ein paar Furcht einflößende Grimassen einüben, mit denen Sie Ihren Gegner ablenken und einschüchtern können.

BADMINTON

Selbst ein friedliches Vorgartenspiel wie dieses erfordert eine kräftige Unterarm- und Beinmuskulatur.

Geeignete Übungen aus dem 12-Wochen-Power-Workout:
- **Fliegende auf der Flachbank** für die Brustmuskulatur
- **Unterarm-Curls** zur Kräftigung der Unterarme und Handgelenke
- **Bein-Curls** für die hintere Oberschenkelmuskulatur
- **Beinstrecken** für die vordere Oberschenkelmuskulatur
- **Rumpfdrehen mit Stange** für kräftige Bauchmuskeln

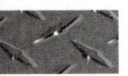

BASKETBALL

Kräftige Beinmuskeln zum Laufen und Springen sowie starke Arme zum Werfen sind auch hier unerlässlich.

Geeignete Übungen aus dem 12-Wochen-Power-Workout:
- **Kniebeugen** für Beine und Hüften
- **Bein-Curls mit Gewichtsmanschetten** zur Kräftigung der hinteren Oberschenkel
- **Bankdrücken**, eng gefasst, für eine kräftige Brust und mehr Power im Oberkörper
- **Rumänisches Kreuzheben** zur Streckung der Rückenpartie
- **Trizepsstrecken im Liegen** für einen kräftigen Trizeps

BOGENSCHIESSEN

Um den Bogen zu spannen und ruhig zu halten, braucht man Kraft in den Armen, den Schultern und in der oberen Rückenpartie.

Geeignete Übungen aus dem 12-Wochen-Power-Workout:
- **Abwechselnde Kurzhantel-Curls** und **Trizepsdrücken am Kabelzug** für kräftige Oberarme
- **Handgelenkrollen** für kräftige Handgelenke
- **Seitheben im Liegen** zur Kräftigung des oberen Rückens und der Schultermuskulatur

BOWLING

Eine Kräftigung des gesamten Körpers kann Ihr Können deutlich verbessern. Starke Arme und Schultern sind dabei jedoch besonders wichtig.

Geeignete Übungen aus dem 12-Wochen-Power-Workout:
- **Abwechselnde Kurzhantel-Curls** und **Handgelenkrollen** für mehr Power in den Armen
- **Nackendrücken mit Kurzhanteln** für kräftige Schultern
- **Latziehen** zur Kräftigung der oberen Rückenpartie

BOXEN

Für einen kräftigen Boxhieb brauchen Sie eine gut entwickelte Brust-, Schulter- und Trizepsmuskulatur, und starke Waden sorgen dafür, dass Sie sich Runde um Runde auf den Beinen halten können.

Geeignete Übungen aus dem 12-Wochen-Power-Workout:
- **Langhantel-Curls** für den Bizeps
- **Barrenstütz am Tisch** für den Trizeps
- **Bankdrücken** für eine kräftige Brustmuskulatur
- **Seitheben im Liegen** für die Schultern
- **Fersenheben im Sitzen** zur Kräftigung der Waden

FECHTEN

Zum Fechten brauchen Sie vor allem kräftige Beine. Sie haben sicher gedacht, dass wir Arme sagen wollten, stimmt's? Na klar, sind die Arme auch wichtig. Aber ohne Beine könnten Sie ja gar nicht stehen.

Geeignete Übungen aus dem 12-Wochen-Power-Workout:
- **Barrenstütz mit Hantelscheibe** für den Trizeps
- **Schrägbankdrücken** für kräftige Brustmuskeln und Schultern
- **Bein-Curls** für die hintere Oberschenkelmuskulatur
- **Kniebeugen** für die vorderen und hinteren Oberschenkel

FOOTBALL

Die Beanspruchung bestimmter Muskelpartien hängt zwar auch in gewissem Maße von der Position ab, aber grundsätzlich erfordert Football viel Kraft im ganzen Körper und vor allem in den Beinen, im Rücken und den Muskeln, die man zum Pushen braucht.

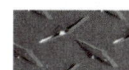

Geeignete Übungen aus dem 12-Wochen-Power-Workout:
- **Beinstrecken** für die vordere Oberschenkelmuskulatur
- **Bein-Curls** für die hintere Oberschenkelmuskulatur
- **Zehendrücken** für kräftige Waden
- **Überzüge mit Kurzhantel** für eine Kräftigung der Brustmuskulatur
- **Barrenstütz mit Hantelscheibe** für den Trizeps
- **Kreuzheben** für einen kräftigen Rücken

FUSSBALL

Wenn Sie beim Fußball Leistung erbringen wollen, brauchen Sie natürlich sehr viel Kraft in den Beinen, aber beim Torschießen spielt auch der Oberkörper eine Rolle.

Geeignete Übungen aus dem 12-Wochen-Power-Workout:
- **Kniebeugen** für Power in den Beinen und Hüften
- **Bein-Curl mit Gewichtsmanschetten** zur Kräftigung der hinteren Oberschenkelmuskulatur, um Verletzungen zu vermeiden
- **Rumänisches Kreuzheben** zur Rückenstreckung
- **Nackendrücken mit Kurzhanteln** für mehr Kraft im oberen Rückenbereich
- **Trizepsstrecken im Sitzen** für einen kräftigen Trizeps

GOLF

Kräftige Beine und Schultern sorgen für den richtigen Schwung, gut trainierte schräge Bauchmuskeln für eine verbesserte Drehbewegung und mehr Halt im Rücken, und kräftige Unterarme und Handgelenke für einen präziseren Abschlag.

Geeignete Übungen aus dem 12-Wochen-Power-Workout:
- **Ausfallschritt mit Kurzhanteln** für mehr Kraft in den Hüften und Beinen

- **Rumpfdrehen zur Seite** für eine bessere Beweglichkeit des Rumpfes
- **Stehend Rudern** sorgt für mehr Schlagkraft
- **Crunch** (verschiedene Übungsformen) für eine kräftige Bauchmuskulatur
- **Unterarm-Curls** für eine Kräftigung der Unterarme
- **Handgelenk-Rollen** für kräftige Handgelenke

HOCKEY

Eine gut entwickelte Bein-, Bauch- und Schultermuskulatur ist für diese Sportart unentbehrlich.

Geeignete Übungen aus dem 12-Wochen-Power-Workout:
- **Ausfallschritt mit Kurzhanteln** für Power in den Hüften und Beinen
- **Curl-up** für kräftige Bauchmuskeln und ein besseres Gleichgewicht
- **Rumpfdrehen zur Seite** für die Bauchmuskulatur
- **Schulternheben** für die Schultern, damit Sie dem Puck einen kräftigen Schlag verpassen können

INLINE SKATING

Kräftige Bauchmuskeln und Beine sorgen dafür, dass Sie mehr Zeit auf den Füßen als auf dem Gesäß verbringen.

Geeignete Übungen aus dem 12-Wochen-Power-Workout:
- **Curl-up** für die Bauchmuskulatur
- **Rumpfdrehen mit Stange** zur Kräftigung der schrägen Bauchmuskeln
- **Rumpfdrehen zur Seite** für die schrägen Bauchmuskeln
- **Beinstrecken** für die vordere Oberschenkelmuskulatur
- **Kniebeugen** zur Kräftigung der Gesäßmuskulatur sowie der vorderen und hinteren Oberschenkelmuskeln

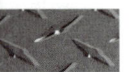

JUDO

Bei dieser Sportart brauchen Sie starke Beine und die nötige Kraft zum Greifen und Ziehen.

Geeignete Übungen aus dem 12-Wochen-Power-Workout:
- **Überzüge mit Kurzhantel** für die untere Bauchmuskulatur und den Rücken
- **Barrenstütz mit Hantelscheibe** für einen kräftigen Trizeps
- **Langhantel-Curls** für den Bizeps
- **Beinstrecken** zur Kräftigung der vorderen Oberschenkelmuskeln

KANU- UND KAJAKFAHREN

Mit einem kräftigen Rücken sowie starken Schultern und Armen können Sie der Strömung folgen.

PLAYER-TIPPS

Die Golflegende Gary Player ist davon überzeugt, dass man mit Krafttraining besser Golf spielen kann. In seinem Buch *Fit for Golf* erzählt er, dass er bereits zu Beginn seiner Karriere die staubigen Berge in seinem Heimat Südafrika hinauf- und hinunter rannte, um seine Beine zu trainieren.

Danach begann er mit der Kräftigung seiner Arme und Finger, indem er auf den Tag verteilt 70 Liegestütze auf den Fingerspitzen machte. Und schließlich trainierte er unter Aufsicht eines Profi-Bodybuilders mit Gewichten.

„Durch das Training der richtigen Muskeln verbessert sich die Kraft und Koordination, die man für einen kräftigen Golfschlag braucht," erklärt Player in seinem Buch.

Geeignete Übungen aus dem 12-Wochen-Power-Workout:
- **Überzüge mit Kurzhanteln** für eine Kräftigung der unteren Bauchmuskeln und des großen Rückenmuskels
- **Nackendrücken mit Kurzhanteln** für die Schultern
- **Trizepsstrecken im Liegen** kräftigt den Trizeps und verleiht Ihnen zusammen mit den anderen Übungen mehr Power beim Paddeln
- **Curl-up** für die Bauchmuskulatur

KARATE

Diese Kampfsportart erfordert sowohl Kraft im Oberkörper als auch im Unterkörper. Dabei ist die Schubkraft im Oberkörper ganz besonders wichtig.

Geeignete Übungen aus dem 12-Wochen-Power-Workout:
- **Beinstrecken** für die vorderen Oberschenkelmuskeln
- **Beinheben** zur Kräftigung der Bauchmuskulatur
- **Barrenstütz mit Hantelscheibe** für den Trizeps
- **Langhantel-Curls** für einen kräftigen Bizeps

KLETTERN

Dieser Sport erfordert ein ausgewogenes Ganzkörper-Workout. Sie müssen in der Lage sein, sich nach oben zu drücken und zu ziehen, sich zu drehen, sich mit den Füßen abzustützen und das Gleichgewicht zu halten.

Geeignete Übungen aus dem 12-Wochen-Power-Workout:
- **Barrenstütz mit Hantelscheibe** für einen starken Trizeps
- **Langhantel-Curls** für den Bizeps
- **Rudern im Sitzen** zur Kräftigung des Rückens
- **Beinstrecken** für die vordere Oberschenkelmuskulatur

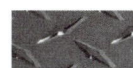

- **Bein-Curls** für die hintere Oberschenkelmuskulatur und eine allgemeine Kräftigung
- **Kurzhantel-Rumpfdrehen** kräftigt die schrägen Bauchmuskeln und erleichtert dadurch die Drehbewegungen

LAUFEN

Beim Langstreckenlauf brauche Sie viel Kraft und Ausdauer in den Beinen. Auch die Arme, die Schultern und die obere Rückenpartie dürfen nicht vorzeitig ermüden oder verkrampfen.

Geeignete Übungen aus dem 12-Wochen-Power-Workout:
- **Latziehen** zur Kräftigung der oberen Rückenpartie
- **Kreuzheben** für den Unterrücken
- **Bankdrücken** für die Brustmuskulatur und den Trizeps
- **Langhantel-Curls** für den Bizeps
- **Curl-up** für kräftige Bauchmuskeln

RACQUETBALL UND SQUASH

Für diese beiden Sportarten brauchen Sie kräftige Beine für die Stop-and-Go-Bewegungen sowie eine gut entwickelte Oberkörpermuskulatur und viel Kraft in den Handgelenken.

Geeignete Übungen aus dem 12-Wochen-Power-Workout:
- **Kniebeugen** zur Kräftigung der Gesäßmuskulatur sowie der vorderen und hinteren Oberschenkelmuskeln
- **Ausfallschritt mit Kurzhanteln** für Oberschenkel und Gesäß
- **Beinstrecken** für das Gesäß sowie die vorderen und hinteren Oberschenkel
- **Fersenheben im Sitzen** für kräftige Waden
- **Handgelenkrollen** zur Stärkung der Handgelenke
- **Rumpfdrehen mit Stange** für die schrägen Bauchmuskeln
- **Langhantel-Curls** für den Bizeps

RAD FAHREN

Natürlich brauchen Sie zum Radeln viel Kraft in den Beinen. Damit Sie sich gut auf dem Sattel halten können, ist aber auch ein kräftiger Oberkörper wichtig.

Geeignete Übungen aus dem 12-Wochen-Power-Workout:
- **Fersenheben im Sitzen** und **Bein-Curls** zur Kräftigung der Waden und hinteren Oberschenkel
- **Kreuzheben** gegen Schmerzen im unteren Rückenbereich

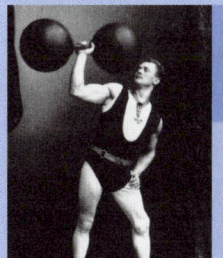

FAKTEN

Langstreckenläufer aufgepasst: Durch ein Training mit niedrigerem Gewicht und einer hohen Wiederholungszahl werden vor allem die schnellen Muskelfasern beansprucht. Dadurch bekommen Sie fürs Laufen viel Kraft und Ausdauer. Gewichttraining ist vor allem während des vorbereitenden Lauftrainings in der Vorsaison empfehlenswert. Es sollte dabei jedoch nur zur Ergänzung und keinesfalls als Ersatz Ihres normalen Lauftrainingsprogramms dienen. Achten Sie jedoch darauf, dass Sie sich beim Workout mit Gewichten nicht zu viel Muskelmasse antrainieren, da Sie sonst beim Laufen unnötige Masse mit sich herumschleppen müssen.

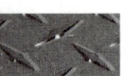

- **Handgelenkheben** sorgt für die nötige Kraft im Oberkörper, damit Sie so fest im Sattel sitzen wie ein Cowboy.

RUGBY

Für diesen turbulenten Sport sind kräftige Beine, ein starker Rücken und viel Push-Power unerlässlich.

Geeignete Übungen aus dem 12-Wochen-Power-Workout:
- **Beinstrecken** für die vorderen Oberschenkelmuskeln
- **Bein-Curls** für die hinteren Oberschenkelmuskeln
- **Rudern im Sitzen** zur Kräftigung des Rückens, vor allem der oberen Partie des Mittelrückens
- **Abwechselnde Kurzhantel-Curls** und **Hammer-Curls** für den Bizeps
- **Trizepsstrecken im Sitzen** für einen kräftigen Trizeps

SCHWIMMEN

Willst du wie ein Fischlein schwimmen, musst du deine Flossen trimmen. Abgesehen von der richtigen Technik brauchen Sie eine gute Ganzkörperkraft, um beim Schwimmen Leistung zu erbringen.

Geeignete Übungen aus dem 12-Wochen-Power-Workout:
- **Schrägbankdrücken** für die Brustmuskulatur
- **Stehend Rudern** zur Kräftigung der Schultern
- **Crunch** (verschiedene Übungsformen) für die Bauchmuskeln
- **Fersenheben im Sitzen** für kräftige Waden

SCUBA-TAUCHEN

Zum Unterwasser-Schwimmen brauchen Sie starke Beine und viel Zugkraft.

Geeignete Übungen aus dem 12-Wochen-Power-Workout:
- **Überzüge mit Kurzhantel** für die untere Brustmuskulatur und den großen Rückenmuskel
- **Barrenstütz mit Hantelscheibe** für einen kräftigen Trizeps
- **Beinstrecken** für die vordere Oberschenkelmuskulatur
- **Bein-Curls** für die hintere Oberschenkelmuskulatur
- **Fersenheben im Sitzen** zur Kräftigung der Waden

SEX

Wenn Sie bei dieser beliebten Schlafzimmer-Aktivität in Hochform kommen wollen, dann brauchen Sie eine kräftige Brust-, Arm- und Bauchmuskulatur.

Geeignete Übungen aus dem 12-Wochen-Power-Workout:
- **Bankdrücken** für eine kräftige Brustmuskulatur, damit Sie sich in der Missionarsstellung besser mit den Armen abstützen können
- **Liegestütz** aus dem selben Grund wie beim Bankdrücken
- **Crunch** (verschiedene Übungsformen) zur Kräftigung der Bauchmuskulatur

SKI FAHREN

Damit Sie den Winterurlaub nicht mit gebrochenem Bein im Bett verbringen müssen, sondern unversehrt die Loipen entlanggleiten und Abhänge hinunterfahren können, brauchen Sie kräftige Schultern, Bauchmuskeln, und Oberschenkel sowie eine starke untere Rückenpartie.

Geeignete Übungen aus dem 12-Wochen-Power-Workout:
- **Schulternheben** für kräftige Schultern
- **Stehend Rudern** für die Schultern

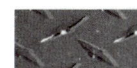

- **Ausfallschritt mit Kurzhanteln** zur Kräftigung der vorderen und hinteren Oberschenkelmuskulatur
- **Bein-Curl** für die vorderen und hinteren Oberschenkel
- **Fersenheben im Sitzen** für eine kräftige Wadenmuskulatur, die vor allem beim Skilanglauf wichtig ist
- **Curl-up** für feste Bauchmuskeln
- **Rudern am Kabelzug** zur Kräftigung der unteren Rückenpartie

SOFTBALL UND BASEBALL

Hier kommt es auf kräftige Beine, Unterarme und Schultern an.

Geeignete Übungen aus dem 12-Wochen-Power-Workout:
- **Seitheben im Stehen** oder **im Liegen** für kräftige Schultern
- **Unterarm-Curls** zur Kräftigung der Unterarme
- **Fersenheben im Sitzen** für die Wadenmuskulatur

TAUCHEN

Auch hier ist ein gutes Ganzkörper-Workout angebracht, aber kräftige Schultern, Bauchmuskeln und Waden sind ganz besonders wichtig.

Geeignete Übungen aus dem 12-Wochen-Power-Workout:
- **Fersenheben im Sitzen** für die Waden
- **Crunch** (verschiedene Übungsformen) für die Bauchmuskulatur
- **Rumpfdrehen mit Stange** für die schrägen Bauchmuskeln an den Seiten
- **Seitheben** für kräftige Deltamuskeln

TENNIS

Wer auf dem Tennisplatz eine gute Figur abgeben will, braucht für die ständigen Stop-and-Go-Bewegungen eine kräftige Beinmuskulatur. Der Oberkörper, vor allem die Schultern und Unterarme, dürfen natürlich auch nicht vergessen werden.

Geeignete Übungen aus dem 12-Wochen-Power-Workout:
- **Kniebeugen, Ausfallschritt, Beinstrecken** und **Bein-Curls** zur Kräftigung der Gesäßmuskulatur sowie der vorderen und hinteren Oberschenkelmuskeln
- **Langhantel-Curls** für den Bizeps
- **Unterarm-Curls** für kräftige Handgelenke und Unterarme
- **Seitheben** und **Seitheben, vorgebeugt,** zum Aufbau der Deltamuskeln

VOLLEYBALL

Zum Volleyball spielen braucht man Beinkraft und einen gut trainierten Oberkörper.

Geeignete Übungen aus dem 12-Wochen-Power-Workout:
- **Überzüge mit Kurzhantel** für die Brustmuskulatur
- **Trizepsdrücken am Kabelzug** für einen kräftigen Trizeps
- **Crunch** (verschiedene Übungsformen) für die Bauchmuskeln
- **Bein-Curls** zur Kräftigung der hinteren Oberschenkelmuskulatur
- **Vertikale Beinpressen** für die hinteren und vorderen Oberschenkel
- **Fersenheben im Sitzen** zum Training der Wadenmuskulatur

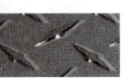

WANDERN

Wenn Sie einen Rucksack tragen, dann werden die Beine und die obere Rückenpartie am meisten beansprucht.

Geeignete Übungen aus dem 12-Wochen-Power-Workout:
- **Rudern, weit gefasst**, zur Kräftigung des Rückens, der hinteren Deltamuskeln, der Gesäßmuskulatur und der hinteren Oberschenkelmuskeln
- **Beinstrecken** für die vordere Oberschenkelmuskulatur
- **Bein-Curl** für die hintere Oberschenkelmuskulatur

WASSERSKI

Damit Sie sich aufrecht halten können, muss Ihre Oberschenkel- und Oberkörpermuskulatur gut trainiert sein.

Geeignete Übungen aus dem 12-Wochen-Power-Workout:
- **Vertikale Beinpressen** für die vorderen und hinteren Oberschenkel

- **Rudern im Sitzen** für eine kräftige Rücken- und Schultermuskulatur
- **Unterarm-Curls** zur Stärkung der Handgelenke und Unterarme

WRESTLING

Beim Wrestling muss der ganze Körper gut trainiert sein. Es kommt dabei vor allem auf die Muskeln an, die Sie zum Greifen, Drücken und Ziehen brauchen.

Geeignete Übungen aus dem 12-Wochen-Power-Workout:
- **Barrenstütz mit Hantelscheibe** für den Trizeps
- **Überzüge mit Kurzhantel** für eine kräftige Brust- und Rückenmuskulatur
- **Langhantel-Curls** für den Bizeps
- **Kniebeugen** zur Kräftigung der Gesäßmuskulatur sowie der vorderen und hinteren Oberschenkel
- **Rumpfdrehen im Sitzen** für die Bauchmuskeln
- **Handgelenkrollen** für Kraft in den Handgelenken

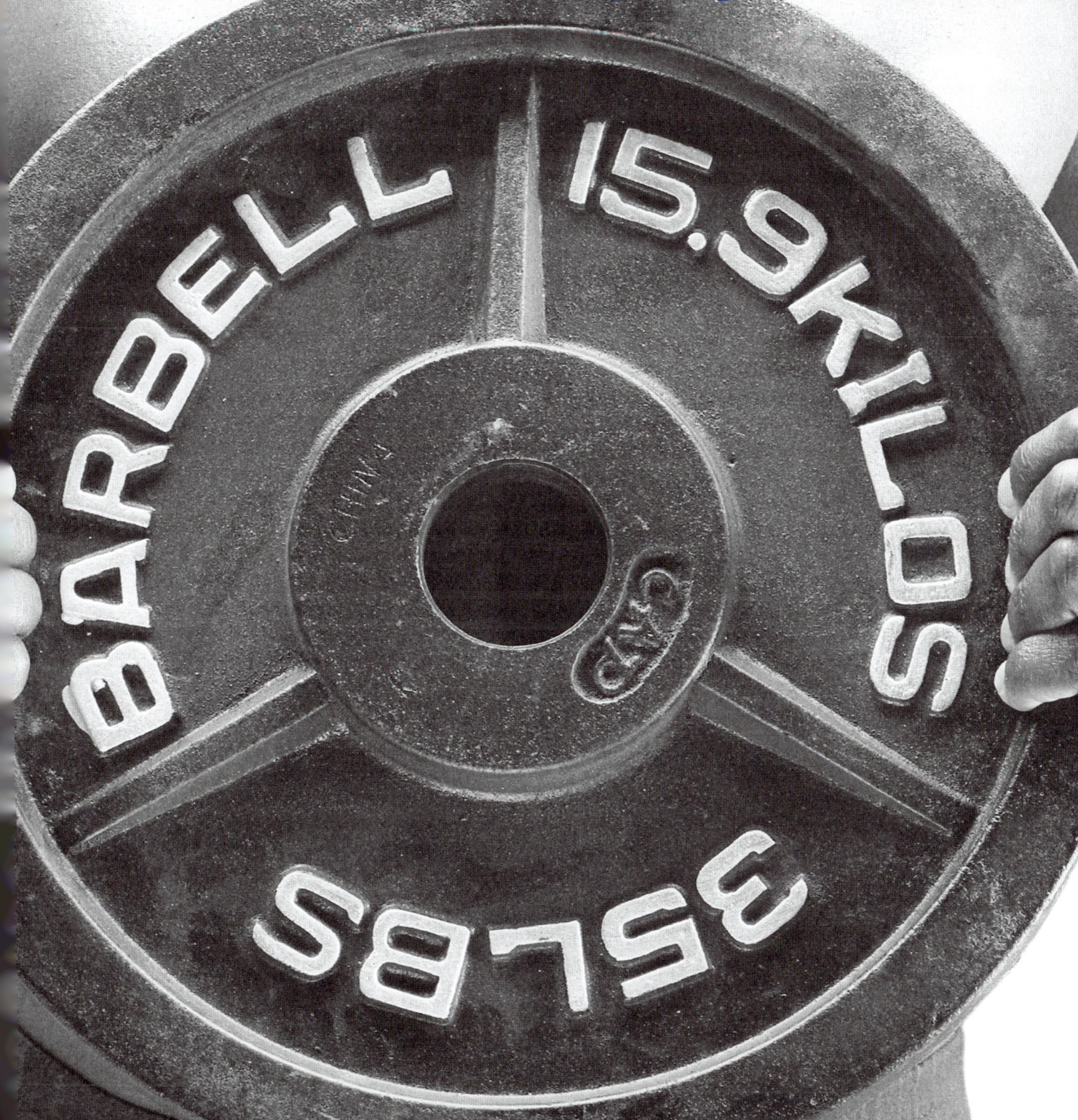

TEIL 3
DIE RICHTIGE ERNÄHRUNG

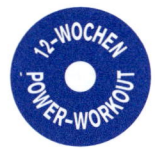

HIER IST DER PLAN
DIE ERNÄHRUNGS-STRATEGIE

DAS TRAINING SORGT FÜR KRÄFTIGERE UND SOMIT GRÖSSERE MUSKELN.

DURCH DIE RICHTIGE ERNÄHRUNG WIRD DIESER PROZESS BESCHLEUNIGT.

IHRE KOST SOLLTE FETTARM UND REICH AN KOHLENHYDRATEN SEIN.

ESSEN SIE REICHLICH, REGELMÄSSIG UND HÄUFIG.

Wer Fett verlieren und Muskelmasse aufbauen will, muss auf die richtige Ernährung achten. Die aufgenommene Nahrung sorgt zwar nicht für mehr Muskelmasse, aber liefert den nötigen Treibstoff für das Muskeltraining und beschleunigt den Regenerationsprozess.

„Das, was Sie sich in den Mund stecken bestimmt, ob Sie Tag für Tag zu muskelförderndem Training in der Lage sind", so Dr. Gail Butterfield, Experte für Sporternährung und eingetragener Diätassistent.

Mit der richtigen Ernährung lässt sich auch das Aussehen verbessern – damit Sie den echten Hard-Body-Look bekommen. Und der setzt voraus, dass die hart antrainierten Muskeln nicht unter einer Fettschicht versteckt sind. Deshalb zielt unser Ernährungsprogramm darauf ab, das Körperfett zu reduzieren und niedrig zu halten, erklärt Dr. Thomas Incledon, unser Hard-Body-Ernährungsexperte.

Das soll jedoch auf gar keinen Fall heißen, dass Sie sich auf ungesunde 3 bis 4 Prozent Körperfett herunterhungern sollen, so wie das manche Extrem-Bodybuilder machen. Mit dem 12-Wochen-Power-Workout verlieren Sie überschüssiges Fett und betonen die Muskeln, indem Sie fettarm essen und mehr Kalorien verbrennen als Sie zu sich nehmen.

Sie brauchen einen cleveren Ernährungsplan, mit dem es sich gut leben lässt und den Sie überall einhalten können.

Unser Plan funktioniert garantiert. Er funktioniert, egal ob Sie den Schneebesen und die Knoblauchpresse mit dem selben Geschick einsetzen wie ein Fernsehkoch. Er funktioniert, egal ob Ihre Idealvorstellung vom Kochen eher darin besteht, sich zum Frühstück eine Dose Ravioli aufzuwärmen und an besonderen Tagen ein paar Scheiben Wurst und Käse auf ein Stück Weißbrot zu klatschen. Das was Sie gerade in den Händen halten, ist der ultimative, von Ernährungsexperten empfohlene Plan von Männern für Männer. Wirklich! Wir sagen Ih-

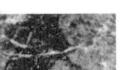

EIN GANZ NORMALER TAG IM LEBEN EINES HARD-BODY-MAN

6.45 Uhr: Der Hard-Body-Man leert seine Blase und schaltet die Kaffemaschine an. Er trinkt ein Glas Wasser.

7.08 Uhr: Beim Rasieren schlürft er gemütlich eine Tasse Kaffee.

7.22 Uhr: Bevor er das Haus verlässt, verdrückt der Hard-Body-Man eine Banane, einen Becher fettarmen Joghurt und ein Brötchen mit Erdnussbutter – eine wirksame Kombination aus Proteinen, Kohlenhydraten und Fett. Meistens isst er ungefähr das Gleiche zum Frühstück. Gestern hat er anstatt des Brötchens allerdings eine Schüssel Cornflakes gegessen.

7. 46 Uhr: Er hält an der Tankstelle und kauft sich gleich noch eine Flasche Orangensaft für unterwegs.

9.03 Uhr: Im Büro angekommen, geht er in den Pausenraum und holt sich noch eine Tasse Kaffee und ein großes Glas Wasser.

10.30 Uhr: Kleiner Imbiss am Morgen. Da er mittags ein Training einlegt, nimmt er jetzt ein kleinen Snack vor dem Workout zu sich: Er isst einen Apfel und drei Cracker und trinkt ein Glas fettarme Milch. Das ist leicht verdaulich und versorgt ihn mit vielen Kohlenhydraten.

11.06 Uhr: Er gießt sich einen halben Liter Wasser ein, den er im Laufe der nächsten Stunde austrinkt.

12.07 Uhr: Im Fitness-Studio angekommen, zieht er sein 45-minütiges Workout-Programm durch. Zwischen den einzelnen Übungssätzen trinkt er ab und zu einen Schluck Wasser – noch bevor er richtig Durst bekommt.

13.01 Uhr: Auf dem Weg zurück ins Büro nimmt er einen Energie-Riegel zu sich und trinkt einen halben Liter eines isotonischen Sportgetränks, um den Flüssigkeits- und Energieverlust wieder auszugleichen.

13.15 Uhr: Der Hard-Body-Man geht in die Firmenkantine und bestellt sich einen kleinen gemischten Salat, einen Teller Spaghetti mit Fleischsauce und ein Brötchen. Er isst an seinem Schreibtisch und spült das Ganze mit einem halben Liter Wasser hinunter.

13.30 Uhr: Er füllt sein Wasserglas für den Nachmittag und achtet darauf, dass er immer etwas zum Trinken auf dem Schreibtisch stehen hat. Am liebsten trinkt er Wasser, weil es keine Kalorien hat, aber mit Saft, Limonade und koffeinfreien Softdrinks kann man seinen Bedarf an Flüssigkeit genauso gut decken.

14.30 Uhr: Er bekämpft die langsam aufkommende Nachmittags-Müdigkeit, indem er schnell an die frische Luft geht und einen straffen 5-Minuten-Spaziergang – keine Rauchpause – einlegt.

15.30 Uhr: Er ist hellwach und hat ein wenig Hunger. Er knabbert einen Apfel, ein paar Kekse und ein kleines Stück Käse.

18.33 Uhr: Wieder zu Hause, legt sich der Hard-Body-Man zwei Spieße mit frischem Gemüse und ein Stück marinierte Hähnchenbrust auf den Grill im Vorgarten. Er würzt das Ganze mit frischen Kräutern und etwas Olivenöl und gönnt sich ein Glas Rotwein. In der Küche brutzelt unterdessen eine Ofenkartoffel in der Mikrowelle.

18.58 Uhr: Nach einem kleinen Salat mit leichtem Dressing verdrückt er die gegrillte Hähnchenbrust und die Ofenkartoffel mit würziger Salsa und fettfreiem Sauerrahm. Dazu nimmt er einen kräftigen Schluck aus dem Limonadenkrug. Gestern hat er auch schon gekocht. Da gab es nämlich Pizza. Er hatte sich einfach eine blanke Pizza bestellt und sie mit fettfreiem Mozzarella-Käse und frischem Gemüse belegt. Zum Nachtisch gab es Obst. Beim Abendessen folgt er immer einer einfachen Regel: viel Gemüse, Kartoffeln, Brot und Reis, aber dafür weniger Fleisch und Dressing. Dazu trinkt er höchstens zwei Gläser Bier oder Wein.

20.30 Uhr: Er schüttet ein halbes Glas Apfelsaft hinunter, und während er eine Zeitschrift liest, nippt er an seinem Wasserglas.

22.00 Uhr: Er setzt sich vor den Fernseher und schaut sich seine Lieblingstalkshow an. Dabei knabbert er eine Schüssel Popcorn. Manchmal isst er auch fettarme Chips.

23.06 Uhr: Er kippt ein letztes Glas Wasser hinunter und haut sich aufs Ohr.

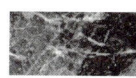

nen, wie Sie am Imbiss-Stand um die Ecke oder bei MacDonald's das Richtige essen. Wir sagen Ihnen, wie sich ein Hard-Body-Man im wirklichen Leben ernährt.

Und das hat ganz und gar nichts mit Verzicht zur tun. Nein, Sie werden nicht hungern müssen. Das ist keine dieser Cindy-Crawford-Diäten mit einem halben Salatblatt und einem winzigen Klecks Joghurt. Sie bekommen richtiges Essen – und davon genug. „Sie werden hart trainieren, und deshalb müssen Sie auch für den richtigen Kraftstoff sorgen", so Dr. Jackie Berning, Experte für Sporternährung aus Colorado Springs in Colorado.

Sie schneiden sich den Ernährungsplan auf Ihre Körpergröße, Ihr Gewicht und Ihre Trainingsziele zu. Keine Sorge, das ist nicht schwer. Wir werden Ihnen genau erklären, wie das geht. Vielleicht wollen Sie Gewicht verlieren. Vielleicht wollen Sie Gewicht zulegen. Unser Ernährungskonzept verdeutlichen wir Ihnen am Beispiel eines 1,78 m großen und 79,5 kg schweren Mannes mittlerer Statur. Sie werden sich zwar das eine oder andere zurechtbiegen müssen, aber die Grundlagen sind für alle Männer gleich.

Sie dürfen sich nicht übermäßig den Bauch voll schlagen, aber müssen auch nicht hungern. Essen Sie kleine Mahlzeiten, aber dafür häufig. Auf diese Weise sorgen Sie für eine gleichmäßige Energie- und Kalorienzufuhr. Sie bekommen genau die Menge an Kalorien, die Sie benötigen und nicht zu viel. Dadurch wird der Körper angeregt, die zugeführten Kalorien als Treibstoff für die Muskelbildung einzusetzen, anstatt Sie als Fett einzulagern.

Das 12-Wochen-Power-Workout sieht sechs bis sieben Mahlzeiten pro Tag vor. Das sind allerdings keine Fressorgien, bei denen Sie jedes Mal ein ganzes Hähnchen verdrücken. Eigentlich handelt es sich dabei eher um eine Mischung aus richtigen Mahlzeiten und herzhaften Snacks. Mit sechs bis sieben Mahlzeiten pro Tag wird es Ihnen an nichts mangeln, so Incledon.

Durch das häufige Essen nehmen Sie auch weniger zu sich – genug, um den Hunger zu stillen, aber zu wenig, um sich fett und vollgestopft zu fühlen. Genauso ernährt man sich richtig. Essen Sie – aber essen Sie häufiger.

Hören Sie auf Ihren Körper. Ja, auf Ihren *Körper* – und nicht auf Ihre Gelüste nach Sahnetorte, fettigen Pommes oder anderen Süßigkeiten und Fast-Food-Sünden. Sie werden merken, dass Ihnen Ihr Körper immer genau signalisiert, wenn er wieder etwas zu Futtern braucht. Und Sie werden auch feststellen, dass Ihr Körper niemals ruft „Oooh, ja, stopf mich voll, lass mich wehtun und mich träge fühlen." Hören Sie auf Ihren Körper, denn der weiß am besten Bescheid.

Durch kleinere und häufigere Mahlzeiten verteilt sich die Kalorienzufuhr auf den ganzen Tag – d.h., auf die Zeit, in der Sie aktiv sind und mehr Kalorien verbrennen. Sehen Sie, das ist doch ganz anders, als wenn Sie Ihre größte Mahlzeit am Ende des Tages verschlingen – nämlich dann, wenn Sie es sich auf dem Sofa bequem gemacht haben und durch die Fernsehkanäle zappen.

Ein aktiver Mann, der regelmäßig trainiert und sich bewusst ernährt, wird wahrscheinlich die Kalorien in gleichem Maße verbrennen wie er sie aufgenommen hat. Und dass ist *gut* so. Dadurch wird nämlich verhindert, dass sich die Kalorien in lästiges Fett verwandeln.

Eine häufige Nahrungsaufnahme sorgt auch für einen gleichbleibenden Insulinspiegel. Insulin regelt die Nährstoff- und Kalorienaufnahme in den Muskeln. Bei einem konstanten Insulinspiegel werden die Kalorien leichter in den „Muskeltreibstoff" Glykogen umgewandelt.

Stellen Sie sich die Kalorien als Energieeinheiten oder als Kraftstoff vor. Zu viel davon belastet das Fahrzeug, und wenn Sie zu wenig hineinschütten, dann holpert und tuckert das Auto so lange vor sich hin, bis es stehen bleibt, weil der Tank leer ist.

Alle Lebensmittel enthalten Kalorien. Damit Sie sich besser an die Hard-Body-Ernährung gewöhnen, sollten Sie sich anfänglich die Nährwertangaben auf den Lebensmittelpackungen zu Gemüte führen.

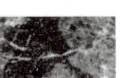

Kohlenhydrate sind wichtiger als Eiweiß (Protein). Sie brauchen keine größere Menge an Eiweiß, denn die für das Training notwendige Energie bekommen Sie von den Kohlenhydraten.

Für das richtige Kraftstoffgemisch gibt es eine Formel, die sich ganz einfach umsetzen lässt, sobald Sie die Lebensmittel einer bestimmten Kategorie zuordnen können. Um die Sache noch einfacher zu gestalten, haben wir am Ende des Buches Dutzende Gerichte für Sie zusammengestellt. Die Formel lautet: *Jeden Tag – egal was Sie essen – sollten Sie ungefähr 15 bis 20 Prozent Eiweiß, 20 bis 25 Prozent Fett und den Rest an Kohlenhydraten zu sich nehmen, so Incledon. Das bedeutet, dass mehr als die Hälfte Ihrer Kost sehr reich an Kohlenhydraten ist.*

„Und was ist mit Eiweiß?" werden Sie fragen. „Die Muskelpakete im Fitness-Studio, die immer so ein verkrampftes Gesicht machen und deren Venen im Unterarm so dick wie Wasserschläuche sind, reden doch ständig von ‚Protein, Protein, Protein.'"

Und wissen Sie, was wir dazu sagen? „Unsinn." Unsinn. Wollen Sie es nochmal hören? Es stimmt, dass Protein für den Regenerationsprozess und das Muskelwachstum sehr wichtig ist. Aber man kann davon ausgehen, dass Sie sowieso schon *zu viel* davon zu sich nehmen. Sie brauchen nicht mehr. Kaufen Sie keines dieser Eiweiß-Pulver und fangen Sie bloß nicht damit an, sich zum Frühstück nur von Leber, Steak und Eiern zu ernähren.

„Wenn Sie mehr Protein aufnehmen als der Körper braucht, dann scheidet er den Stoff entweder ungenutzt wieder aus oder setzt ihn als Kraftstoff ein. Es hat überhaupt keinen Sinn, wenn Sie mehr davon zu sich nehmen", so Dr. Berning. „Eigentlich bringen Sie damit nur Ihren Energiehaushalt durcheinander."

Vom Essen oder bestimmten Nährstoffen wachsen Ihnen noch keine Muskeln. Die kommen einzig und allein von hartem Training.

Sie sollten sich so ernähren, dass Ihr Organismus mit genügend Kraftstoff für ein intensives Gewicht-

training versorgt wird und Sie jeden Tag trainieren können. Kohlenhydrate sind dafür am besten geeignet, weil sie vom Körper besser in Energie umgewandelt werden können als Eiweiß, erklärt Incledon. Wenn der Körper genügend Kohlenhydrate als Energielieferanten nutzen kann, dann muss er nicht auf seinen Proteinvorrat zurückgreifen, der somit für seinen eigentlichen Zweck, nämlich die Regeneration von Muskelgewebe und Förderung des Muskelwachstums, voll und ganz zur Verfügung steht.

Man könnte meinen, dass Fette (und ihre flüssigen Verwandten, die Öle) hervorragende Energielieferanten seien, weil sie höhere Energiewerte besitzen als Kohlenhydrate oder Proteine. Wer aber möchte denn schon so viel Fett zu sich nehmen? Fette werden nämlich schnell in Körperfett umgewandelt – und das ist ja der Effekt, den wir unbedingt vermeiden wollen.

Trotzdem sind Fette gar nicht mal so schlecht, denn Sie sorgen für die Bildung von Hormonen, die für das Muskelwachstum zuständig sind. Außerdem sind sie für wichtige Stoffwechselprozesse unerlässlich. Abgesehen davon, verleihen Sie dem Essen die nötige „Würze". Sie dürfen nur nicht *zu viel* davon essen. Wenn Sie abnehmen wollen, sollten Sie bei Ihrer Ernährung auf einen 20-prozentigen Fettanteil achten. Ansonsten sind 25 Prozent Fett für eine ausgewogene Hard-Body-Ernährung optimal, so Incledon.

Eine der sechs bis sieben Mahlzeiten pro Tag wird halbiert. Die erste Hälfte essen Sie vor dem Workout, damit Ihr Körper auf die Anstrengung vorbereitet wird, und die zweite Hälfte danach, um den Energieverlust wieder auszugleichen.

Etwa 60 bis 90 Minuten vor dem Training sollten Sie einen kleinen Imbiss zu sich nehmen, der viel Kohlenhydrate und etwas Eiweiß enthält. Dadurch wird der Körper mit Glukose versorgt und der normale Verletzungsprozess der Muskelfasern beim Workout gemindert. Sie können sich entweder nur eine halbe Portion eines unserer Gerichte aus dem Hard-Body-Ernährungsplan zubereiten oder statt-

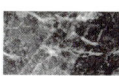

ESSEN GEHEN

Beim Essen gehen besteht die größte Gefahr, dass die Regeln der Hard-Body-Ernährung nicht eingehalten werden. Das kann zum Beispiel daran liegen, dass Sie sich ein Gericht bestellen, bei dem Sie nicht wissen, wie es zubereitet wird oder wie viel Fett es enthält.

Damit Sie wissen, ob Sie das Richtige essen, haben wir hier ein paar wichtige Tipps für Sie: Vermeiden Sie alles, was auf der Speisekarte mit „frittiert", „knusprig", „paniert", „in Sahnesauce" etc. bezeichnet wird, denn da ist garantiert viel Fett drin.

Halten Sie sich besser an Speisen mit folgender Beschreibung: „gedünstet", „gegrillt", „vom Holzkohlegrill", „mariniert", „mit Tomatensauce", „im eigenen Saft zubereitet" etc.

---

dessen einen Energieriegel essen, der unseren Nährstoffanforderungen entspricht.

Etwa 15 bis 60 Minuten *nach* dem Training sollten Sie einen weiteren kohlenhydratreichen Imbiss zu sich nehmen. Achten Sie jedoch darauf, dass es sich dabei um Kohlenhydrate mit einem hohen Glykogengehalt handelt, damit Ihre Muskeln wieder schnell mit Energie versorgt werden und sich die Muskelfasern besser regenerieren können. Im Kapitel „Glykogen-Power" werden wir Ihnen mehr dazu erzählen.

Das Essen vor und nach dem Workout ist ein wichtiger Bestandteil des 12-Wochen-Power-Workouts. Mehr über das richtige Timing erfahren Sie im nächsten Kapitel. Der Kaloriengehalt dieser beiden Snacks vor und nach dem Training sollte insgesamt etwa genauso hoch sein wie bei den anderen Mahlzeiten.

Achten Sie jeden Tag auf eine gesunde Mischung aus Obst, Gemüse, Fleisch und Getreide, um den Körper mit den nötigen Mineralstoffen, Vitaminen sowie Nähr- und Ballaststoffen zu versorgen.

Sorgen Sie dafür, dass immer etwas Grünes auf den Teller kommt, und achten Sie auf die richtige Zusammensetzung Ihrer Kost, so Dr. Berning. Es gibt mehr als 40 Nährstoffe, die für die Gesundheit und das Muskelwachstum nötig sind. Durch eine ausgewogene Ernährung versorgen Sie den Körper mit genügend Vitaminen, Mineral- und Ballaststoffen.

Es kommt auf eine ausgewogene Mischung an und nicht darauf, aus wie viel Prozent an Kohlenhydraten, Eiweiß und Fett sich die Kost zusammensetzt. Die einzige Ausnahme ist hierbei der Snack, den Sie nach dem Workout zu sich nehmen. Der sollte nämlich reich an Kohlenhydraten mit einem hohen Glykogen-Gehalt sein.

Ob Sie Ihren Proteinbedarf mit einem Putensandwich oder mit Rührei zum Frühstück decken oder mit einem Stück Hähnchenbrust zum Abendessen, bleibt ganz Ihnen überlassen. Sie können völlig frei entscheiden. Um Ihnen die Sache jedoch einfacher zu machen, stellen wir Ihnen im vierten Teil dieses Buches für jede Mahlzeit des Tages ausgewogene Gerichte vor. Dadurch können Sie den Ernährungsplan besser einhalten. Das gilt jedoch nur als Richtlinie – Sie müssen sich nicht akribisch daran halten.

Abgesehen von den Snacks vor und nach dem Workout, verbraucht der Körper nicht den Kraftstoff, den Sie gerade getankt haben, sondern greift stattdessen auf seinen Reservetank zurück. Der Hard-Body-Ernährungsplan ist deshalb darauf ausgerichtet, den Reservetank ständig gefüllt zu halten.

„Der Körper besitzt bestimmte Nährstoffreserven, auf die er bei Bedarf zurückgreift. Durch die Nahrungsaufnahme sollten diese Reserven aufrecht erhalten werden", so Dr. Berning.

In den folgenden Kapiteln werden wir auf jeden wichtigen Aspekt des Ernährungsplans eingehen und Ihnen erklären, wie die einzelnen Bestandteile zusammenwirken und Ihr Hard-Body-Training unterstützen.

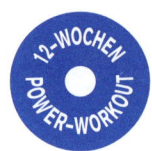

Wann Sie essen ist wichtiger als was Sie essen.

Das richtige Timing

Für den Muskelaufbau müssen dem Körper ständig Nährstoffe und Kalorien zugeführt werden. Deshalb sollten Sie wenig, aber häufig essen. Richten Sie Ihre Mahlzeiten nach den Workouts aus und sorgen Sie für eine gesunde Mischung aus Kohlenhydraten und Proteinen, um die hormonellen und chemischen Prozesse zur Muskelbildung in Schwung zu halten.

Kennen Sie das? Sie haben zwar um 7.00 Uhr viel zum Frühstück gegessen, aber um 10.00 Uhr halten Sie in der Kantine schon wieder nach einem Donut und einer Tasse Kaffe Ausschau. Zur Mittagszeit haben Sie richtig Hunger – einen Bärenhunger. Sie kaufen sich am Imbiss-Stand ein Paar Wiener, holen sich im Supermarkt ein paar Scheiben Brot und schlingen das Ganze mit einer Flasche Limo dazu hinunter. Gegen 15.00 Uhr holen Sie sich am Automaten eine Dose Cola und eine Packung gesalzene Erdnüsse. Das Abendessen lassen Sie aus, damit Sie im Fitness-Studio trainieren können. Um 19.30 Uhr knurrt Ihnen wieder der Magen, und Sie verdrücken in den nächsten Stunden zwei belegte Brote und eine Pizza und trinken ein paar Bier dazu.

Das ist doch völlig in Ordnung. Stimmt's? Schließlich braucht Ihr Körper die Kalorien, und außerdem haben Sie heute trainiert.

Falsch, mein Junge. Alles falsch. Sie essen nicht nur das Falsche, sondern auch noch zur falschen Zeit. Drei große Mahlzeiten am Tag, und dazwischen ständig etwas zum Knabbern für den kleinen Hunger – das hat nichts mit den biologischen Bedürfnissen Ihres Körpers zu tun. Das ist einfach nicht natürlich.

Wir richtigen Männer, wir Jäger und Sammler, sind zum Grasen bestimmt. Leider ist das Grasen in der modernen Welt nicht gerade eine praktische Art der Nahrungsaufnahme. Deshalb haben wir das 12-Wochen-Power-Workout geschaffen. Der sieht nämlich vor, dass Sie etwa alle 2½ Stunden am Tag etwas zu Essen bekommen und dass diese Mahlzeiten auf Ihr Training und die Bedürfnisse des Körpers abgestimmt sind.

Sie werden nicht nur besser essen, sondern auch die hormonellen und chemischen Prozesse in Ihrem Körper vorantreiben, die für den Muskelaufbau und die Speicherung von Glykogen verantwortlich

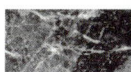

sind. Auf diese Weise halten Sie Ihren Körper im muskelbildenden Stadium.

Das richtige Timing ist bei der Sporternährung besonders wichtig. Studien haben ergeben, dass sich der Verzehr von Kohlenhydraten und Proteinen vor und unmittelbar nach dem Training erstaunlich auf das Muskelwachstum auswirken kann, sagt Dr. Susan Kleiner. Die Expertin für Sporternährung aus Mercer Island, Washington, hat bereits zwei Bücher zu diesem Thema geschrieben (*High-Performance Nutrition* und *Power Eating*)

„Diesen Effekt haben wir bereits seit längerem vermutet, aber wir verfügen erst jetzt über die nötigen Beweise dafür", so Kleiner. „Die häufigere Einnahme kleinerer Mahlzeiten zur richtigen Zeit kann sich entscheidend auf das Muskelwachstum auswirken."

Durch eine häufige Nahrungsaufnahme wird der Körper ständig mit Energie und den benötigten Nährstoffen versorgt und in einem muskelbildenden Zustand gehalten.

Der Körper kann die Nährstoffe besser aufnehmen, wenn Sie etwa aller 2½ Stunden etwas essen, anstatt aller 5 bis 6 Stunden, wie es der typische 3-Mahlzeiten-Plan von Otto Normalverbraucher vorsieht, erklärt Thomas Incledon, unser Hard-Body-Ernährungsexperte.

Durch eine häufige Nahrungsaufnahme bekommt der Körper genau die benötigte Nahrungsmenge und wird nicht überlastet, so Ann Grandjean, Ernährungsexpertin aus Omaha, Nebraska.

Wenn Sie sich am Büfett den Bauch voll schlagen, kann Ihr Körper die ganzen Kalorien und Nährstoffe gar nicht alle aufnehmen und lagert die nicht benötigten Kalorien als Fett ein. Da der Verdauungstrakt nur eine bestimmte Menge an Nährstoffen aufnehmen kann, wird der Rest ungenutzt wieder ausgeschieden.

Der Hard-Body-Ernährungsplan ist effektiv. Er funktioniert genau wie ein Logistik-Konzept zur Einsparung von Lagerkosten, bei dem die benötigten Teile der Zulieferbetriebe genau dann an die Fabrik geliefert werden, wenn sie im Fertigungs-

prozess benötigt werden. Mit dem Körper ist das nicht anders. Durch die Nahrungsaufnahme liefern Sie die nötigen Rohstoffe genau dann, wenn Ihre Muskeln die Aminosäuren und Kohlenhydrate zur Regeneration des Muskelgewebes benötigen und Ihre Energiedepots wieder mit Glykogen aufgefüllt werden müssen. Damit Ihnen nie die Rohstoffe ausgehen, sollte die Zulieferung häufig erfolgen. Warten Sie nicht erst, bis sich der Hunger einstellt, so Dr. Kleiner. Hunger ist nämlich ein Zeichen dafür, dass der Körper bereits auf der Suche nach Rohstoffen ist. Wenn die Lkws mit der Lieferung dann nicht sofort eintreffen, beginnt der Körper innerlich herumzustöbern und sich am Gewebe zu vergreifen. Diesen Effekt nennt man Katabolismus (Abbaustoffwechsel).

Sie wollen doch bestimmt nicht, dass Gewebe abgebaut sondern aufgebaut und erhalten wird (Aufbaustoffwechsel), so Dr. Kleiner.

Durch eine häufige Nahrungsaufnahme kommt auch der Stoffwechsel in Schwung, weil der Körper zur Verdauung Kalorien verbrennen muss. Das ist natürlich ausgezeichnet. „Wenn Sie Fett verlieren wollen, müssen Sie Ihren Stoffwechsel auf Hochtouren halten", erklärt Claudia Wilson, Expertin für Sporternährung aus Salt Lake City.

Dieser Effekt wird noch verstärkt, wenn Sie mehrmals am Tag essen und dabei vor allem auf eine fettarme Kost mit vielen Kohlenhydraten achten. Die Aufnahme und Einspeicherung von Kohlenhydraten erfordert nämlich mehr Energie als eine Fettaufnahme.

Zur Bildung von Muskelmasse müssen die meisten Männer mehr Kalorien zu sich nehmen. Dies lässt sich am besten durch eine häufige Nahrungsaufnahme – etwa aller 3 Stunden – erreichen.

Kalorien sind wichtige Energiespender. Wer mehr Muskelmasse bekommen möchte, braucht auch mehr Energie. Es mag zwar recht paradox klingen, aber mit dem richtigen Ernährungszeitplan können Sie nicht nur den Muskelaufbau fördern, sondern auch Fett verlieren.

(weiter auf Seite 272)

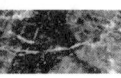

DAS RICHTIGE TIMING

Ihr Ernährungsplan hängt in erster Linie davon ab, wann Sie trainieren. Wenn Sie zum Beispiel mittags die Hanteln stemmen, dann sollten Sie den Tag mit einem guten Frühstück beginnen. Um 9.00 Uhr gibt es dann eine leichte Mahlzeit und um 11.00 Uhr einen Imbiss vor dem Workout. Unmittelbar nach dem Training nehmen Sie wieder einen leichten Snack zu sich oder gehen vom Fitness-Studio gleich zum Mittagessen. Um 15.00 Uhr ist es dann wieder Zeit für einen Imbiss. Abendessen gibt es um 18.00 Uhr, und vor dem Zubettgehen noch eine Kleinigkeit.

Workout am Morgen	Workout am Vormittag	Workout am Mittag
05.00 — 5.00 Imbiss vor dem Workout	05.00	05.00
06.00 — 6.00 – 7.00 Workout	06.00	06.00
07.00 — 7.15 Imbiss nach dem Workout oder Frühstück	07.00 — 7.00 Frühstück	07.00 — 7.00 Frühstück
08.00	08.00	08.00
09.00 — 9.30 Imbiss	09.00 — 9.30 Imbiss vor dem Workout	09.00 — 9.00 Imbiss
10.00	10.00 — 10.30 – 11.30 Workout	10.00
11.00	11.00	11.00 Imbiss vor dem Workout
12.00 — 12.00 Mittagessen	12.00	12.00 — 12.00 bis 13.00 Workout
13.00	13.00 — 13.00 Imbiss nach dem Workout oder Mittagessen	13.00 — 13.15 Imbiss nach dem Workout oder Mittagessen
14.00	14.00	14.00
15.00 — 15.00 Imbiss	15.00	15.00 — 15.00 Imbiss
16.00	16.00 — 16.00 Imbiss	16.00
17.00	17.00	17.00
18.00 — 18.00 Abendessen	18.00 — 18.00 Abendessen	18.00 — 18.00 Abendessen
19.00	19.00	19.00
20.00	20.00	20.00
21.00 — 21.00 Imbiss	21.00 — 21.00 Imbiss	21.00 — 21.00 Imbiss
22.00	22.00	22.00
23.00	23.00	23.00

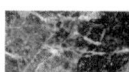

Wenn Sie jedoch am frühen Abend trainieren wollen, dann müssen Sie Ihren Ernährungsplan so umstellen, dass Sie vor und nach dem Workout einen Imbiss zu sich nehmen. Das kann entweder ein Sportgetränk sein oder etwas zu Essen, erklärt Claudia Wilson, Expertin für Sporternährung aus Salt Lake City.
Schauen Sie sich unsere Zeitpläne in Ruhe an, damit Sie sehen, wie die Mahlzeiten am besten auf das Training abgestimmt werden.

Workout am Nachmittag

05.00

06.00

07.00 **7.00 Frühstück**

08.00

09.00 **9.30 Imbiss**

10.00

11.00

12.00 **12.00 Mittagessen**

13.00

14.00 **14.00 Imbiss vor dem Workout**

15.00 **15.00–16.00 Workout**

16.00 **16.15 Imbiss nach dem Workout**

17.00

18.00 **18.00 Abendessen**

19.00

20.00

21.00 **21.00 Imbiss**

22.00

23.00

Workout nach der Arbeit

05.00

06.00

07.00 **7.00 Frühstück**

08.00

09.00 **9.30 Imbiss**

10.00

11.00

12.00 **12.00 Mittagessen**

13.00

14.00

15.00 **15.00 Imbiss**

16.00

17.00 **17.00 Imbiss vor dem Workout**

18.00 **18.00–19.00 Workout**

19.00 **19.15 Imbiss nach dem Workout**

20.00 **20.00 Abendessen**

21.00 **21.00 Imbiss**

22.00

23.00

Workout am Abend

05.00

06.00

07.00 **7.00 Frühstück**

08.00

09.00 **9.30 Imbiss**

10.00

11.00

12.00 **12.00 Mittagessen**

13.00

14.00

15.00 **15.00 Imbiss**

16.00

17.00

18.00 **18.00 Abendessen**

19.00 **19.45 Imbiss vor dem Workout**

20.00

20.30–21.30 Workout

21.00

21.45 Imbiss nach dem Workout

22.00

23.00

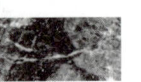

Wenn Sie erst mit dem Muskeltraining beginnen, dann haben Sie sicherlich einen höheren Kalorienbedarf als sie gegenwärtig decken. Für den Muskelaufbau brauchen Sie viel Kalorien. Der Körper benötigt etwa 2700 Kalorien an Energie, um 1 Pfund Muskelmasse zu bilden. Der Aufbau einer solchen Masse dauert bei einem Gewichtheber etwa eine Woche. Während dieser Zeit muss er ständig die erforderliche Menge an Kalorien aufnehmen und verbrennen. Diese Versorgung kann nur durch eine häufige Nahrungsaufnahme gewährleistet werden.

Wenn Sie bisher nur drei Mahlzeiten pro Tag gehabt haben, dann wird es Ihnen nicht schwer fallen, sich an den Hard-Body-Ernährungsplan zu gewöhnen. Sie brauchen lediglich ein paar leckere Snacks dazwischenzuschieben, so Dr. Grandjean. Zum Beispiel: Cracker mit Erdnussbutter, ein Apfel und Studentenfutter oder Trockenfrüchte mit ein paar Scheiben Käse. Wenn Sie dabei gleichzeitig Ihre Eiweißzufuhr erhöhen wollen, können Sie Ihren Imbiss auch mit einer Dose Lachs, Thunfisch oder mit Hühnerfleisch ergänzen.

„Sie müssen sich nicht bei jeder Mahlzeit den Bauch richtig voll schlagen – viel wichtiger ist, dass Sie häufig essen," erklärt Dr. Grandjean. „Auch wenn Sie pro Tag nur 100 Kalorien mehr als normal zu sich nehmen, werden Sie letzten Endes an Gewicht zulegen."

Wenn Sie jedoch regelmäßig trainieren, ist das kein Grund zur Besorgnis, denn das zugelegte Gewicht besteht dann nur aus reiner Muskelmasse.

Sie sollten davon ausgehen, dass Sie pro Woche etwa ein halbes bis ein Pfund an Muskelmasse zunehmen werden. Behalten Sie Ihre Gewichtszunahme stets im Auge, und achten Sie darauf, dass sich nicht das eine oder andere Pfund Fett darunter gemogelt hat. Das lässt sich sehr gut mit Hilfe von Körperfett-Waagen feststellen, die inzwischen zu recht erschwinglichen Preisen angeboten werden. Eine solche Anschaffung würde sich durchaus auch für einen Hard-Body-Man lohnen.

Vor dem Training sollten Sie einen leicht verdaulichen Snack mit viel Kohlenhydraten und wenig Eiweiß zu sich nehmen.

Dadurch versorgen Sie den Körper mit zusätzlichem Glykogen für mehr Energie und mindern gleichzeitig die durch das Gewichttraining entstehende Beschädigung des Muskelgewebes.

Forschungen haben ergeben, dass die Aufnahme von Kohlenhydraten und Eiweiß (Protein) vor einem intensiven Training, die Verletzung des Muskelgewebes mindert.

Laut Dr. Kleiner sind sich die Wissenschaftler jedoch noch nicht ganz sicher, warum das so ist. Wahrscheinlich hat dieses Nährstoffgemisch eine abschwächende Wirkung auf die chemischen Reaktionen, die durch die winzigen Risse in den Muskelfasern entstehen. Diese Risse sind ganz natürlich und entstehen durch die Beanspruchung des Muskelgewebes beim Gewichttraining. Wenn man diese chemischen Reaktionen durch eine gezielte Nährstoffaufnahme mindert, dann kann man auch die Aufbau- und Regenerationphase der Muskelfasern nach dem Training verkürzen, so Dr. Kleiner. Fazit: größere Muskeln in kürzerer Zeit. Und genau das macht sich das 12-Wochen-Power-Workout zunutze.

„Wir halten das für äußerst wichtig, denn Sie werden nach dem Workout weniger Muskelkater verspüren, und Ihre Muskeln erholen sich schneller", erklärt sie.

Wenn Protein im richtigen Verhältnis mit Kohlenhydraten gemischt wird, dann hat es eine sehr wichtige Wirkung. Es sorgt nämlich für eine Verlangsamung des Verdauungsprozesses und für die Umwandlung von Kohlenhydraten in Glykogen. Ohne Proteine gelangen die Kohlenhydrate schnell in den Blutkreislauf und treiben den Insulinspiegel nach oben. Und das Insulin beschleunigt wiederum die Umwandlung von Glykose in Glykogen. Nach dem Workout, wenn Sie Ihr Glykogen-Depot wieder aufzufüllen versuchen, ist es nämlich genau das, was Sie brauchen. Diesen Extra-Kick sollten Sie sich jedoch nur vor und nach dem Workout gönnen, denn es ist besser mehr Glukose im Blut zu haben als verfügbare Energie.

„Sie wollen doch nicht, dass der Körper alles, was Sie gerade gegessen haben, gleich einlagert",

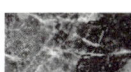

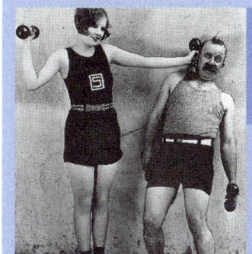

KEINE DUMMHEITEN

Wer morgens vor dem Frühstück trainiert, hat noch nicht genügend Energie, erklärt Dr. Dan Benardot, Experte für Sporternährung und Forscher aus Atlanta. Da Sie über Nacht keine Nahrung aufnehmen, befindet sich der Glykogenspiegel in der Leber und der Glukosegehalt im Blut nach 8-stündigem Aufenthalt im Land der Träume auf dem Tiefpunkt. Dadurch kann der Körper am Morgen für ein Gewichttraining nur wenig Energie aufbringen und ist schon nach kurzer Trainingszeit gezwungen, sich zur Energiegewinnung an den Muskeln zu vergreifen, so Dr. Benardot.

„Viele Frühaufsteher machen den Fehler, vor dem Training nichts zu essen", erklärt er. „Bevor Sie ins Fitness-Studio gehen, sollten Sie jedoch mindestens ein paar hundert Kalorien zu sich nehmen." Dazu eignen sich am besten leicht verdauliche Kohlenhydrate, zum Beispiel in Form von Obst, Joghurt, einer Scheibe Toastbrot oder einem Sportgetränk mit hohem Gehalt an Kohlenhydraten.

so Dr. Kleiner. „Auf diese Weise kann der Körper nämlich zuerst die Glukose im Blut in Anspruch nehmen und erst später auf seine Glykogen-Reserven zurückgreifen."

Für den Imbiss vor und nach dem Workout empfiehlt Incledon ein Nährstoffgemisch, dass sich aus 2 Teilen Kohlenhydraten und 1 Teil Protein zusammensetzt. Das lässt sich in Form eines Energieriegels oder Sportgetränks recht einfach bewältigen, da die meisten dieser Produkte ein solches Nährstoffverhältnis aufweisen. Incledon betont jedoch, dass die Forschung auf diesem Gebiet noch nicht abgeschlossen ist und das 2:1 Verhältnis von Kohlenhydraten und Proteinen noch nicht eindeutig feststeht. Seiner Meinung nach wäre auch eine Zusammensetzung im Verhältnis 2:1 bis 4:1 völlig in Ordnung. Wenn Sie als Snack vor dem Workout am liebsten Energieriegel essen, dann sollten Sie sich vorher auf der Packung über das Nährstoffverhältnis informieren. Bei einigen Produkten liegt die Zusammensetzung nämlich weit von unseren empfohlenen Werten entfernt. Wir haben sogar einen Riegel mit einem Eiweiß-Kohlenhydrat-Verhältnis von 10:1 entdeckt.

Natürlich liefern auch echte Nahrungsmittel genügend Kohlenhydrate und Eiweiß. Darüber werden wir in den nächsten Kapiteln berichten.

Insgesamt sollten Sie etwa 60 bis 90 Minuten vor dem Workout zwischen 100 und 200 Kalorien zu sich nehmen, so Kleiner.

Sie können zum Beispiel einen der leckeren Snacks, die wir Ihnen im vierten Teil dieses Buches vorstellen, in zwei Hälften aufteilen. Eine Hälfte essen Sie etwa 60 bis 90 Minuten vor dem Workout und die andere ungefähr 15 bis 60 Minuten danach. Stattdessen können Sie aber auch jeweils einen Energieriegel essen. Oder Sie holen sich einen dieser Müsli-Riegel und trinken eine halbe Tasse fettarme Milch dazu (die liefert das nötige Eiweiß).

Zu Beginn sollten Sie sich auch die Nährwertangaben auf den Lebensmittelpackungen durchlesen, damit Sie sich ans Kalorienzählen gewöhnen und später nicht ständig herumrätseln müssen, wie viel Sie von bestimmten Dingen essen können. Dr. Kleiner hat noch einen Tipp für Sie:

15 bis 60 Minuten nach Beendigung des Workouts sollten Sie einen Snack essen und danach innerhalb von 2 Stunden eine reguläre Mahlzeit einnehmen. Es ist sehr wichtig, dass der Imbiss nach dem Training aus hoch glykämischen Kohlenhydraten (und nicht aus Einfachzucker)

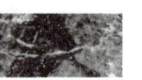

GLYKOGEN-POWER

Achten Sie darauf, dass der Snack, den Sie nach dem Workout zu sich nehmen, Kohlenhydrate mit einem hohen glykämischen Index enthält. Der glykämische Index zeigt an, wie schnell der Blutzuckerspiegel durch die Aufnahme des Nahrungsmittels ansteigt. Ein hoher glykämischer Index bedeutet, dass der Körper das Nahrungsmittel schnell in Zucker verwandelt. Durch einen erhöhten Blutzuckerspiegel können die Muskeln Glukose schneller in Glykogen umwandeln. Reiner Zucker besitzt zwar auch einen hohen glykämischen Index, aber bewirkt, dass der Insulinspiegel schnell ansteigt und danach ebenso schnell wieder sinkt.

Für den Imbiss nach dem Workout empfiehlt Dr. Benardot zum Beispiel die folgenden Lebensmittel: Weizenbrot, Bananen, Cornflakes, Instant-Reis, Cracker, Wassermelone, Fruchtsäfte und Kartoffeln.

Sie sollten nach dem Training auch etwas Eiweiß zu sich nehmen, damit Ihre Glykogen-Depots schneller wieder aufgefüllt werden, rät Thomas Incledon, unser Hard-Body-Ernährungsexperte.

besteht. Dadurch wird nämlich der Regenerationsprozess des Muskelgewebes richtig in Schwung gebracht.

Nahrungsmittel mit einem hohen glykämischen Index sind ausgezeichnete Energielieferanten, weil sie vom Körper schnell in Zucker umgewandelt werden können. Zu diesen Nahrungsmitteln gehören natürlich keine klebrigen Süßigkeiten, sondern Nudeln, bestimmte Obstsorten, Säfte, Getreide und Brot.

Eine Banane eignet sich auch sehr gut. Sie können aber auch einen fett- und ballaststoffarmen Müsli Riegel essen und eine halbe Tasse entrahmte Milch dazu trinken. Ein Bagel wäre aber auch nicht schlecht. Da diese Lebensmittel vom Körper schnell verdaut und aufgenommen werden können, sorgen Sie für einen beschleunigten Anstieg des Insulinspiegels. Wenn dieser Prozess zur richtigen Zeit eingeleitet wird, dann wird auch die Nährstoffaufnahme der Muskeln vorangetrieben.

Das richtige Timing ist für die Regeneration des Muskelgewebes nach dem Workout von großer Bedeutung.

Bei periodischen, anaeroben Aktivitäten, wie Gewichttraining, wird fast ausschließlich Muskel-Glykogen als Kraftstoff eingesetzt. Nach einer Stunde intensiven Gewichttrainings sind die Glykogen-Reserven der Muskeln stark geschrumpft, und die Enzyme, die für eine Umwandlung von Kohlenhydraten in Glykogen zuständig sind, befinden sich in höchst erregtem Zustand und wollen die aufgebrauchten Glykogen-Reserven wieder auffüllen. Auch die Muskeln sind voller Blut gepumpt und der Stoffwechsel wartet schon ganz ungeduldig auf die nächste Lieferung.

„Alle Beteiligten sind bereit und können es kaum noch erwarten", sagt Wilson. „Wenn Sie die Enzyme unmittelbar nach dem Workout ,füttern', wird die Glykogen-Synthese beschleunigt."

Normalerweise braucht der Körper bis zu 48 Stunden, um seinen Glykogen-Vorrat wieder vollständig aufzufüllen. Durch einen kleinen Imbiss nach dem Workout können Sie diese Zeit um die Hälfte verkürzen. Außerdem ist es wichtig, dass Sie innerhalb von 60 bis 90 Minuten nach diesem Imbiss eine reguläre Mahlzeit einnehmen. Dadurch wir dieser Prozess nämlich in Schwung gehalten, so Incledon.

Bei Ihrem Snack nach dem Workout dürfen Sie jedoch auch das Protein nicht vergessen, denn es sorgt für eine schnellere Wiederherstellung der Glykogen-Reserven und fördert die muskelbildende Wirkung der Wachstumshormone, die beim Training freigesetzt werden.

Die Proteinzufuhr nach dem Workout ist auch deshalb wichtig, weil der Körper für den Regenerationsprozess der Muskelfasern mehr Protein benötigt, erklärt Wilson.

„Auf diese Weise sorgen Sie dafür, dass der Körper immer über genügend Aminosäuren verfügt, um neues Muskelprotein zu erzeugen." so Wilson.

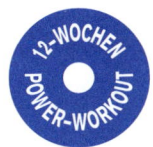

ENERGIESPENDER
KOHLENHYDRATE

VON DEN DREI GRUNDNÄHRSTOFFEN – EIWEISS, FETT UND KOHLENHYDRATE – KANN DER KÖRPER DIE KOHLENHYDRATE AM EINFACHSTEN IN DEN MUSKELTREIBSTOFF GLYKOGEN UMWANDELN. KOHLENHYDRATE LIEFERN ENERGIE, ZUSÄTZLICHE KALORIEN FÜR DAS MUSKELWACHSTUM UND SORGEN DAFÜR, DASS DER KÖRPER GENÜGEND EIWEISS (PROTEIN) FÜR DIE MUSKELREGENERATION UND MUSKELBILDUNG ZUR VERFÜGUNG HAT. SIE SPIELEN IM HARD-BODY-ERNÄHRUNGSPLAN EINE ENTSCHEIDENDE ROLLE.

Wenn sie das Wort *Kohlenhydrate* hören, stellen sich die meisten Gewichtheber einen dürren Läufer vor, der eine Riesenportion Spaghetti verschlingt, um sich auf einen bevorstehenden Marathon vorzubereiten.

Es ist recht unwahrscheinlich, dass sie Kohlenhydrate mit intensivem Gewichttraining, größerem Muskelwachstum und beschleunigter Regenerationsphase in Verbindung bringen.

Das sollten sie aber. Kohlenhydrate sind nämlich die besten Energielieferanten – ganz egal, ob Sie nun Berge hinaufsprinten oder vor einem Spiegel Hammer-Curls machen, erklärt Dr. Dan Benardot, Experte für Sporternährung und Forscher aus Atlanta.

Kohlenhydrate sind richtige Hard-Body-Nährstoffe. Sie wollen mehr Muskeln? Essen Sie Kohlenhydrate.

„Da sich die Forschung auf dem Gebiet Kohlen-

WARUM IST DAS SO WICHTIG

Wer einen gestählten Körper haben will, darf nur so viel Nahrung aufnehmen, wie er benötigt. Mit einer Ernährung, die reich an Kohlenhydraten ist, versorgen Sie Ihre Muskeln mit genügend Kraftstoff, der bei Bedarf in Energie umgewandelt wird.

Kohlenhydrate werden in den Muskeln schnell und völlig rückstandslos verbrannt. Werden Ihre Muskeln mit allem versorgt, was sie brauchen, müssen sie sich nicht erst mühsam Nährstoffe beschaffen und haben mehr Zeit, um genau das tun, was sie sollen: größer werden.

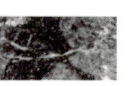

hydrate und Energie anfänglich auf das Beispiel von Langstreckenläufern gestützt hat, vertreten viele Trainer die irrige Auffassung, dass Kohlenhydrate nur etwas für Ausdauersportler seien, und dass Bodybuilder unbedingt Protein brauchen, weil die Muskeln ja schließlich aus Protein bestehen", erklärt er.

Denken Sie doch nur an die herrlichen Muskeln eines Rennpferds. Pferde fressen kein Fleisch. Ein Rennpferd bekommt seine kräftigen Muskeln einzig und allein vom Training und vom Hafer und Heu. Heu enthält nämlich viele Kohlenhydrate, und genau das brauchen die Muskeln. Aber keine Sorge, wir werden Ihnen den Teller nicht voller Heu laden, und Sie brauchen auch nicht an Ihrem Rasen herumzuknabbern oder zu wiehern anfangen.

Laut Dr. Benardot sollte ein Mann, der regelmäßig Gewichttraining betreibt, mindestens 60 Prozent seines täglichen Kalorienbedarfs mit Nahrungsmitteln decken, die reich an Kohlenhydraten sind, wie zum Beispiel Getreide, Teigwaren, Obst, Gemüse, Reis oder Sportgetränke.

Kohlenhydrate sind der wichtigste Trainingskraftstoff, weil sie sofort in Muskel-Glykogen umgewandelt werden. Sie versorgen den Körper mit Energie für das Workout und mit den zur Muskelbildung benötigten Kalorien. „Wer viel Energie verbraucht, muss auch wieder viel Energie zuführen", so Dr. Benardot. Behalten Sie die einfache Formel immer im Hinterkopf: Kohlenhydrate = Energie. Und jetzt erklären wir Ihnen auch warum.

Der Körper spaltet Kohlenhydrate in Glukose und Glykogen auf, die ihn mit Energie versorgen. Das Hormon Insulin sorgt dafür, dass die Muskelzellen Glukose in Glykogen umwandeln und speichern.

Kohlenhydrate sind schnelle Energielieferanten, weil sie leicht verdaut werden können. Kartoffelbrei, Brot oder Schokoriegel – allesamt reich an Kohlenhydraten – werden allein durch den Speichel aufgespalten. Mit einer leichten Abwandlung des alten M&M-Slogans könnte man sagen: Da schmelzen die Kohlenhydrate schon im Mund. Wenn sie dann im Magen angelangen, sind sie eigentlich schon auf dem besten Wege dazu, Ihnen genug Power für das nächste Workout zu liefern.

„Kohlenhydrate gelangen sehr schnell ins Blut. Eine Banane, ein Keks oder fettarme Milch brauchen sich gar nicht erst lange im Magen aufzuhalten, bis sie in Glukose und Glykogen aufgespalten werden," erklärt Leslie Bonci, eingetragener Diätassistent und Ernährungsberater für die Pittsburgh Steelers und der anderen Sportmannschaften der University of Pittsburgh.

Das Hormon Insulin ist für die Einlagerung von Glykogen verantwortlich. Bei jeder Nahrungsaufnahme steigt der Insulinspiegel im Blut. Das Insulin „überredet" die Rezeptoren in den Muskelzellen dazu, sich zu öffnen und die Glukose hereinzulassen. Wenn sich die Glukose erst einmal in den Zellen befindet, dann wird sie entweder als schneller Energiespender genutzt oder aber durch spezielle Enzyme in Glykogen umgewandelt.

„Wenn Sie etwa eine Stunde vor dem Workout Kohlenhydrate zu sich nehmen, dann erhöht sich der Glukose-Gehalt im Blut." so Bonce. „Deshalb kann ein kleiner kohlenhydratreicher Imbiss vor dem Training für einen zusätzlichen Energie-Schub sorgen."

Wenn Sie die Kohlenhydrate bei jeder Mahlzeit zum Hauptbestandteil des Essens machen, bekommen Sie mehr Energie und Durchhaltevermögen und können intensiver trainieren. Führen Sie dem Körper den ganzen Tag hindurch Kohlenhydrate zu, so dass Ihre Glykogen-Depots immer gefüllt sind.

Ein Basketballspieler, der aus dem Stand zu einem Sprint ansetzt oder ein Gewichtheber, der auf der Hantelbank Gewichte drückt, bekommt seine Energie hauptsächlich aus seinem Glykogen-Vorrat.

Solche kurzzeitigen, anaeroben Aktivitäten, die keine Ausdauer verlangen, werden durch chemische Reaktionen angetrieben, bei denen *kein* Sauerstoff vorhanden ist. Aerobes Training funktioniert genau umgekehrt: Hier handelt es sich vor allem um längere, weniger intensive Aktivitäten,

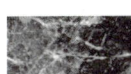

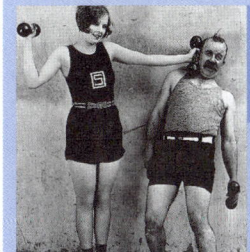

KEINE DUMMHEITEN

Sie haben doch bestimmt schon davon gehört, dass Kohlenhydrate dick machen sollen. Dieses Thema, das vor Jahren heftige Diskussionen ausgelöst hat, wollen wir hier ein wenig genauer unter die Lupe nehmen.

Klar, Kohlenhydrate können dick machen – genauso wie Eiweiß und Fett, wenn Sie genügend davon essen. Um Gewicht zuzulegen, müssen Sie einfach mehr Kalorien zu sich nehmen als Sie verbrauchen. Wenn Sie einer dieser Typen sind, die kiloweise Spaghetti und Pizza in sich hineinstopfen und den Rest des Tages auf dem Sofa herumliegen und sich im Kabelfernsehen einen Spielfilm nach dem anderen reinziehen, dann werden Sie mit größter Wahrscheinlichkeit von Kohlenhydraten zunehmen. Wenn Sie aber ein richtiger Hard-Body-Man sind, dann brauchen Sie sich absolut keine Gedanken zu machen. Sie essen kleine, aber häufige Mahlzeiten, gehen 3- bis 4-mal pro Woche zum Training, machen etwas Ausdauersport und Ihre Kalorienverbrennung läuft auf Hochtouren – und dass nicht nur beim Training, sondern auch an Ihren Erholungstagen, wenn der Körper Muskeln bildet. Sie nehmen zu – allerdings an Muskelmasse und nicht an Fett.

wie Joggen oder Schwimmen, bei denen Sauerstoff *in* die Muskeln gelangt. Durch den Sauerstoff in den Muskeln können Langstreckenläufer sowohl Fett als auch Glykogen in Energie umwandeln. Das ist auch der Grund, warum Läufer so schlank sind.

Wer jedoch nur Krafttraining betreibt, verbrennt fast kein Fett, weil die Bewegungen meist nur eine Minute lang dauern und keine Ausdauer erfordern. Deshalb sind die Glykogen-Vorräte für einen Hard-Body-Man so wichtig.

Ein körperlich aktiver, 79,5 kg schwerer Mann kann ungefähr 2100 Kalorien an Glykogen im Körper speichern, von denen mehr als die Hälfte, d. h. etwa 1600, in den Muskeln lagert. Das übrige Glykogen befindet sich in Form von Glukose in der Leber und im Blut.

Wenn diese Vorräte aufgebraucht sind, dann kann der Körper zum Weitermachen einfach nicht genügend Fett mobilisieren, und es kommt somit zur Erschöpfung.

„Der Glykogen-Vorrat ist relativ klein. Nach etwa einer Stunde Gewichttraining ist er aufgebraucht und muss danach wieder aufgefüllt werden", so Bonci.

Wie bereits mehrmals betont, sind Kohlenhydrate in so einem Fall die besten Energielieferanten, weil Sie vom Körper besser genutzt werden können als Proteine oder Fett. Wenn Sie jeden Tag oder jeden zweiten Tag hart trainieren, dann läuft Ihr Körper auf Hochtouren, so dass die Kohlenhydrate in Form von Glykogen direkt in die Muskeln transportiert werden.

„Durch regelmäßiges Training werden die Muskeln ständig in einem Zustand gehalten, in dem sie Glukose verbrauchen. Sie haben einen ständigen Kraftstoffbedarf", erklärt Bonci.

Durch das Training ist der Körper in der Lage, immer mehr Glykogen zu speichern. Ein trainierter Muskel enthält mehr Glykogen als ein untrainierter. Mit zunehmender Kraft und Muskelmasse müssen Sie auch mehr Kohlenhydrate und Kalorien zu sich nehmen, um die Muskeln mit Glykogen vollzupumpen.

Nach dem Training brauchen die Muskeln genügend Zeit, um die verbrauchten Glykogen-Reserven wieder aufzufüllen. Wenn Sie unmittelbar nach dem Workout einen Snack mit vielen Kohlenhydraten essen, wird dieser Prozess beschleunigt, so Bonci.

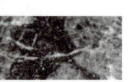

Die Muskeln benötigen mindestens 24 und maximal 48 Stunden, um ihren Glykogen-Vorrat wieder aufzufüllen. Sie brauchen auch Energie und genug Erholungszeit, um die Aminosäuren (im Eiweiß) zu mobilisieren und die trainingsbedingten winzigen Risse im Muskelgewebe zu reparieren.

Innerhalb von 15 bis 60 Minuten nach dem Workout sollten Sie etwa 200 Kalorien an Kohlenhydraten zu sich nehmen. Je früher, desto besser. Bananen, Pizza, Pasta, ein Müsli-Riegel mit etwas fettarmer Milch oder ein Sportgetränk eignen sich als Snack nach dem Workout ausgezeichnet. Ein bis zwei Stunden nach diesem kleinen Imbiss können Sie dann direkt zu einer regulären Hard-Body-Mahlzeit übergehen.

Laden Sie Ihren Akku ständig auf, indem Sie bei jeder Haupt- und Zwischenmahlzeit immer genügend Kohlenhydrate zu sich nehmen. Halten Sie das Level immer ganz oben, rät Bonci.

Sie dürfen keinen Mangel an Kohlenhydraten aufkommen lassen, sonst werden sich Ihre Energielevels allmählich verringern. Dadurch könnten Sie dann nur noch mit weniger Gewicht trainieren und würden auch weniger Übungssätze schaffen. Sie wären sogar gezwungen, das eine oder andere Workout auszulassen, weil Ihr Körper einfach mehr Zeit zur Erholung braucht.

Damit der Körper mehr Muskelmasse bilden kann, braucht er mehr Kalorien. Sie sollten deshalb vor allem mehr Kohlenhydrate essen, weil Sie den Körper mit zusätzlichen Kalorien versorgen.

Viele körperlich aktive Männer nehmen nicht genügend Kalorien auf, um die bereits bestehende Muskelmasse zu erhalten oder gar das Wachstum anzuregen, sagt Dr. Benardot. Wie kommt es, dass Sie trainieren und trainieren, aber die Muskeln einfach nicht größer werden wollen? Ganz einfach: Sie versorgen den Körper mit zu wenig Kohlenhydraten.

Wenn Sie dem Körper nicht genügend Kalorien und Kohlenhydrate zuführen, dann passiert Folgendes: Da der Körper nicht genügend Kraftstoff bekommt, muss er für die nötige Energie auf das Protein (Aminosäuren) im Blut zurückgreifen. Es kann sogar so weit kommen, dass er sich am Muskelgewebe zu schaffen macht, um an Proteine heranzukommen. Und das wäre ja wirklich das Schlimmste. Sie gehen eifrig ins Fitness-Studio und trainieren wie verrückt, aber Ihr Körper muss die Muskeln wieder abbauen, um genügend Energie für das Training aufzubringen. Der Effekt wäre dann gleich null.

Die Lösung? Sie haben richtig geraten: Versorgen Sie Ihren Körper mit der erforderlichen Energie aus Kohlenhydraten, damit die durch das Essen aufgenommenen Proteine (Eiweiß) in erster Linie für den Muskelaufbau zur Verfügung stehen, so Dr. Benardot.

Sie sollten jetzt aber nicht gleich losrennen und den Kühlschrank plündern. Unser Aufruf „mehr Kohlenhydrate, mehr Kohlenhydrate" bedeutet nicht, dass Sie insgesamt mehr essen sollen. Es bedeutet auch nicht, dass Sie sich mit lauter zuckerhaltigem Zeug, wie Eiscreme, Torten und Süßigkeiten, voll stopfen sollen.

Wenn Sie zu viel Fett mit sich herumschleppen, dann wäre es natürlich ratsam, die Kalorienzufuhr zu drosseln. Sie sollten aber auch hier darauf achten, dass Sie nicht an den Kohlenhydraten sparen, sondern stattdessen weniger Fett und Eiweiß essen.

Der Großteil der aufgenommenen Kohlenhydrate sollte aus komplexen Kohlenhydraten (Mehrfachzucker) bestehen, die in Naturreis, Vollkornbrot, Vollkornnudeln und Gemüse enthalten sind. Abgesehen von einigen Ausnahmen, lassen sich komplexe Kohlenhydrate langsamer spalten und sorgen somit für eine ständige Energiezufuhr. Einfache Kohlenhydrate und Zucker sollten nur in kleinen Mengen verzehrt werden.

Es gibt zwei Arten von Kohlenhydraten: komplexe und einfache. Einfache Kohlenhydrate (Einfachzucker) findet man in Weißzucker, Honig, Fruchtzucker und raffiniertem Weißmehl. Sie enthalten viele Kalorien, aber nur wenig Nährstoffe. Ernäh-

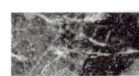

IHR PERSÖNLICHER BEDARF AN KOHLENHYDRATEN

Ein richtiger Hard-Body-Man muss jeden Tag viele Kohlenhydrate zu sich nehmen, weil 95 Prozent der beim Training benötigten Energie aus den Glykogen-Depots der Muskeln gewonnen wird. Bei Glykogen handelt es sich nämlich um nichts anderes als um eingelagerte Kohlenhydrate.

Der tägliche Bedarf an Kohlenhydraten wird auf der Grundlage der erforderlichen Kalorienzufuhr pro Tag bestimmt. Ein Hard-Body-Man sollte demnach 60 bis 65 Prozent der Kalorien in Form von Kohlenhydraten aufnehmen.

Wenn Sie wissen, wie viele Kalorien Sie täglich zu sich nehmen, können Sie Ihren Bedarf an Kohlenhydraten mit Hilfe der folgenden Formel errechnen. In unserem Beispiel gehen wir von einem Mann mit 79,5 kg Körpergewicht aus, der täglich etwa 3300 Kalorien aufnimmt, um mehr Muskelmasse zu bekommen. Die Formel lautet:

Kalorien/Tag × empfohlener Kohlenhydrat-Anteil (60 Prozent) = Kalorien aus Kohlenhydraten/Tag

Rechenbeispiel:

3300 Kalorien × 0,60 = 1980 Kalorien aus Kohlenhydraten

Um Ihren täglichen Bedarf an Kohlenhydraten in Gramm zu bestimmen, müssen Sie die Anzahl der Kalorien aus Kohlenhydraten durch 4 teilen, weil 1 Gramm Kohlenhydrate 4 Kalorien enthält. Hier unser Rechenbeispiel:

1980 ÷ 4 = 495 Gramm/Tag

rungsexperten raten deshalb vom Verzehr dieser Art der Kohlenhydrate ab. Sie sorgen nämlich für einen schnellen Anstieg des Blutzuckerspiegels und fördern die Insulinbildung. Der Blutzuckerspiegel schnellt zwar nach oben, aber fällt nach ungewöhnlich kurzer Zeit wieder ab und sinkt dabei sogar noch unter sein Ausgangsniveau.

Das ist, als ob Sie kräftig aufs Gas treten, um bei zähfließendem Verkehr auf der Autobahn schnell in eine Lücke vor Ihnen zu springen. Dadurch haben Sie sich in der Autokolonne zwar ein wenig weiter nach vorn katapultiert, aber kommen auf Dauer trotzdem nicht schneller voran. Mit komplexen Kohlenhydraten, die auch als Stärke bezeichnet werden, wären Sie viel besser dran.

Komplexe Kohlenhydrate (Mehrfachzucker) enthalten viele Kalorien, Vitamine, Mineralstoffe, Nährstoffe und Ballaststoffe. Im Gegensatz zu einfachen Kohlenhydraten werden Sie nur allmählich abgebaut und versorgen den Blutzuckerspiegel über längere Zeit konstant mit Zucker. Durch die Aufnahme von komplexen Kohlenhydraten sorgen Sie für eine ständige Energiezufuhr und nicht nur für kurzzeitige Energieschübe.

Komplexe Kohlenhydrate, die man vor allem in Vollkornprodukten (Naturreis, Teigwaren, Hülsenfrüchte, Kartoffeln, Getreide) findet, enthalten nicht so viele Kalorien wie die gleiche Menge an Fett und können deshalb zur Unterstützung der Muskelbildung über den ganzen Tag verteilt aufgenommen werden. Sie brauchen sich also keine Sorgen zu machen, dass Sie das 12-Wochen-Power-Workout verhungern lässt. Bei uns bekommen Sie gutes und reichliches Essen. Sie müssen Ihre Ernährung eigentlich nur auf den Verzehr von Lebensmitteln ausrichten, die reich an komplexen Kohlenhydraten sind.

Um den Bedarf des Körpers zu decken, sollten Sie bei jeder Mahlzeit auf eine ausreichende Kohlenhydrat-Zufuhr achten, so Bonci. Essen Sie Müsli zum Frühstück, Obst und Cracker als Imbiss zwischendurch, Reis, Nudeln oder Kartoffeln zum

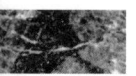

KOHLENHYDRATREICHE NAHRUNGSMITTEL

100 g	Kohlenhydrate (g)	Kalorien	Eiweiß (g)	Fett (g)
Apfel	11,4	54	0,3	0,6
Banane	21,4	94	1,1	0,2
Bohnen, weiß	40	262	22	1,6
Chips	40,5	539	5,5	40,5
Eier-Teigwaren	70	347	13	3
Erbsen, grün	10,6	70	5,8	0,5
Grünkern, Dinkel	62,4	320	11,6	2,7
Haferflocken	58,1	354	12,3	8
Kartoffeln, gekocht	14,8	70	2,0	0,1
Linsen	52	315	23,5	1,4
Müsli-Mischung	67	394	9	10
Obstkuchen	32,2	176	3,9	3,5
Reis, poliert, roh	78,5	344	6,5	0,5
Roggen-Backschrot	59	293	10,8	1,5
Rosinen, Sultaninen	64,7	266	1,8	0
Weintrauben	15,2	68	0,7	0,3
Weizen Vollkornmehl	59,7	302	11,2	2

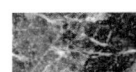

Abendessen und immer viel Gemüse dazu. Mit Gemüse gehen Sie auf Nummer sicher, da alle vegetarischen Nahrungsmittel Kohlenhydrate enthalten.

Achten Sie auch darauf, dass Sie täglich viele verschiedene kohlenhydrathaltige Lebensmittel verzehren. Die wirken nämlich auch auf unterschiedliche Weise mit dem Blutzucker zusammen. Dieses Zusammenspiel wird als glykämischer Index bezeichnet, der sich oftmals gar nicht so einfach bestimmen lässt. Eine Folienkartoffel hat einen hohen glykämischen Index, d. h. sie lässt den Glukose-Gehalt im Blut nach oben schnellen. Ein Apfel hat hingegen einen niedrigen glykämischen Index. Verschiedene Nahrungsmittel haben somit also eine unterschiedliche Wirkung auf den Blutzuckerspiegel.

Für den kleinen Imbiss nach dem Workout sind Nahrungsmittel mit einem hohen glykämischen Index sehr gut geeignet. Da einfache Kohlenhydrate oftmals einen sehr hohen glykämischen Index besitzen, ist etwas Zuckerhaltiges hier völlig in Ordnung. Damit meinen wir aber keine Süßigkeiten, sondern vielmehr einen leckeren Müsli-Riegel, der zusammen mit einer halben Tasse fettarmer Milch auch noch für das nötige Eiweiß sorgt. Um Ihren Blutzuckerspiegel konstant zu halten, sollten Sie Ihren Bedarf an Kohlenhydraten bei allen anderen Mahlzeiten durch den Verzehr von Nahrungsmitteln mit unterschiedlichem glykämischen Index decken und auch für etwas Eiweiß zur Verlangsamung des Verdauungsprozesses sorgen.

Wenn Sie zu den Männern gehören, die viel Wert auf Genauigkeit legen und sich immer die Nährwertangaben auf den Lebensmittelverpackungen durchlesen, dann sollten Sie laut Bonci versuchen, täglich 3 Gramm Kohlenhydrate pro Pfund Körpergewicht zu sich zu nehmen. Das wären bei einem 79,5 kg schweren Mann ungefähr 525 Gramm Kohlenhydrate pro Tag.

Den Leuten, die keine Lust zum Kalorienzählen haben, empfiehlt Bonci zumindest darauf zu achten, dass mindestens zwei Drittel einer Mahlzeit aus Nahrungsmitteln bestehen, die reich an komplexen Kohlenhydraten sind. Das lässt sich sicherlich ganz problemlos realisieren. Sie können Ihre Haupt- und Zwischenmahlzeiten aber auch so gestalten, dass nicht Fleisch, sondern ein kohlenhydrathaltiges Nahrungsmittel den Hauptbestandteil der Gerichte ausmacht.

„Sie können aber auch eine ganz einfache Strategie verfolgen, indem Sie zum Beispiel ihre Snacks oder Mahlzeiten immer mit Brot ergänzen", so Bonci. „Pizza erfüllt diesen Zweck genauso gut. Tortillas, Pita-Brot und Cracker sind auch geeignet."

Wie alle menschlichen Wesen, haben Sie doch bestimmt auch hin und wieder mal Appetit auf einen leckeren Schokoriegel, oder? Hey, das ist völlig in Ordnung – solange Sie unter *hin und wieder* nicht „täglich" verstehen. Zucker, Marmelade, Säfte und Fruchtsirup sollten durchaus einen kleinen (aber wirklich nur KLEINEN) Teil der aufgenommenen Kohlenhydraten ausmachen. Wir wissen zwar alle, dass wir mehrmals am Tag Obst essen sollten, aber während des Trainings ist das einfach nicht in diesem Maße möglich. Im vierten Teil dieses Buches erfahren Sie mehr darüber.

Unsere Rezeptvorschläge ersparen Ihnen das ganze Herumrätseln, was und wie viel Sie essen können. Folgen Sie einfach unseren Vorschlägen, und Sie bekommen die Kohlenhydrate, die Ihr Körper braucht.

Ganz egal, ob Sie lieber Kalorien zählen, sich nach unseren Rezepten richten oder einfach nur Ihren gesunden Menschenverstand gebrauchen – vergessen Sie nicht, dass ein richtiger Hard-Body-Man (oder einer, der es werden will) immer auf eine nährstoffreiche und fettarme Ernährung achten muss.

Ein Hard-Body-Mann ernährt sich wie ein Rennpferd und wie einer dieser drahtigen Langstreckenläufer, aber sieht natürlich besser aus. Viel besser.

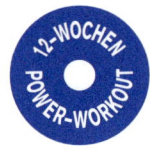

MUSKELDÜNGER
EIWEISS

DER KÖRPER BENÖTIGT EIWEISS (PROTEIN) ZUR MUSKELREGENERATION UND ZUM MUSKELWACHSTUM. EIWEISS IST ZWAR DER WICHTIGSTE MUSKELBILDENDE NÄHRSTOFF, ABER EINE ÜBERTRIEBENE EIWEISSAUF-NAHME BRINGT MEHR SCHADEN ALS NUTZEN. DIE MEISTEN MÄNNER BRAUCHEN KEINE BESONDERS EIWEISSHALTIGE KOST ODER SPEZIELLE PROTEINPRODUKTE ZUR NAHRUNGSERGÄNZUNG. EINE GANZ NORMALE ERNÄHRUNG MIT VERSCHIEDENEN PFLANZLICHEN UND TIERISCHEN EIWEISSEN IST VÖLLIG AUSREICHEND.

Ab dem 6. Jh. n. Chr. nahmen die Olympia-Athleten für ihre Wettkampfvorbereitung die Unterstützung von Trainern in Anspruch, die ihnen erklärten, wie man richtig trainiert und sich richtig ernährt.

Der Wrestling-Champion, Milon von Kroton aus Süditalien hielt sich an eine reine Fleischdiät, die von den damaligen Ernährungsexperten empfohlen wurde. Milo soll angeblich zu einer Mahlzeit 30 Pfund Rindfleisch mit Brot verschlungen und das Ganze mit etwa 7½ Litern Wein hinuntergespült haben. Sein spektakuläres Training bestand darin, eine Kuh durch das ganze Olympiastadion zu tragen.

Seine Art der Ernährung und des Trainings enthält eine unmissverständliche Botschaft: Fleisch verleiht starken Männern viel Kraft.

Heutzutage hört man, wie Muskelmänner die Wirkung von Hähnchenbrust ohne Haut, oder So-

WARUM IST DAS SO WICHTIG

Durch regelmäßiges Krafttraining entstehen winzige Risse in den Muskelfasern, die der Körper mit Hilfe von Eiweiß wieder repariert und somit die Muskeln größer und kräftiger macht. Sie sollten Ihren Körper jedoch nicht mit Eiweiß überladen, so wie ein Maurer, der massenweise Mörtel zwischen die Ziegelsteine schmiert. Das wäre absolute Verschwendung, weil das ungenutzte Eiweiß entweder wieder ausgeschieden oder unnötig eingelagert werden würde. Führen Sie Ihrem Körper deshalb nur die benötigte Menge an tierischem und pflanzlichem Eiweiß zu, das zum Beispiel in magerer Hähnchenbrust und fettarmer Milch, Tofu oder Bohnen enthalten ist.

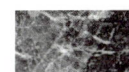

jaburgern und Zusatzpräparaten aus Aminosäuren rühmen.

Die Botschaft ist aber immer noch dieselbe. Egal ob Steak oder Lende– starke Männer brauchen viel Eiweiß.

Ist das tatsächlich so?

Eiweiß ist zur Muskelbildung unbedingt erforderlich. Es ist der Nährstoff, der unmittelbar für die Regeneration und das Wachstum von Muskelfasern verantwortlich ist. Männer, die Gewichttraining betreiben, brauchen mehr Eiweiß als all die Möchtegern-Muskelhelden, die den lieben langen Tag auf dem Sofa herumlungern und durch die Fernsehkanäle zappen.

Das bedeutet aber nicht, dass Sie dieses Zeug gleich tonnenweise in sich hineinstopfen sollen. Laut Hard-Body-Ernährungsplan sollten etwa 15 Prozent der täglich aufgenommenen Kalorien durch eiweißreiche Nahrungsmittel, wie Fisch, Geflügel, rotes Fleisch, Tofu, Bohnen und Milchprodukte, gedeckt werden.

Ein 79,5 kg schwerer und 1,78 m großer Mann braucht pro Tag etwa 143 Gramm Protein (Eiweiß). Das entspricht ungefähr zwei Stücken Hähnchenbrust, 200 g Hüttenkäse und 100 g dunkle Bohnen – und lässt sich garantiert einfacher hinunterwürgen als Milos 30 Pfund Steak-Sandwiches.

Auf den ersten Blick scheint das gar nicht so viel Eiweiß zu sein. Die Menge ist jedoch völlig ausreichend, wenn jedes Gramm Eiweiß zur Muskelbildung eingesetzt wird, so Thomas Incledon, unser Hard-Body-Ernährungsexperte.

„Der Proteinbedarf hängt davon ab, wie viel Sie trainieren. Um mehr Muskel zu bilden, brauchen Sie genügend Eiweiß", erklärt Incledon. „Der Körper kann jedoch nur eine begrenzte Menge an Protein verbrauchen. Zu viel davon bringt keinerlei Nutzen."

Wenn Sie zu den Männern gehören, die sich gern an der Fast-Food-Theke bedienen, dann nehmen Sie wahrscheinlich sowieso schon mehr als genug Eiweiß zu sich. Es wäre ratsam, wenn Sie die Eiweißzufuhr etwas drosseln oder zumindest Ihre Essgewohnheiten ein wenig ändern würden, so dass das aufgenommene Eiweiß nicht mit Fett und Cholesterin vollgeladen ist.

Ja, ja, wir wissen es schon: Eiweißdiäten sind gerade groß im Rennen. Sie sorgen nämlich für einen optimalen Insulinspiegel. Das 12-Wochen-Power-Workout schafft das aber auch ganz ohne unnötige Nahrungskürzung und langweilige Gerichte. Ganz ehrlich gesagt sind unsere Hard-Body-Gerichte viel schmackhafter. Klar gibt es auch eine dieser Eiweißdiäten, bei der Sie so viele Hamburger essen können wie Sie wollen. Aber das Brötchen müssen Sie sich verkneifen. Und den Senf auch. Und die eingelegten Gurken auch. Sagen Sie mal ehrlich: Wollen Sie tatsächlich tagelang massenweise Hamburger essen?

Nur vom Eiweiß allein wird das Muskelwachstum nicht angeregt. Sie können nicht einfach zum Frühstück ein Steak mit Eiern essen und auf dem Heimweg von der Arbeit noch eine Pizza mit extra viel Käse verdrücken, und dann darauf warten, dass Ihnen davon ein herrlicher Trizeps wächst. Dafür bedarf es einer ganzen Menge intensiven Krafttrainings und wahrscheinlich weniger Eiweiß als Sie gegenwärtig zu sich nehmen.

Beim Muskelwachstum handelt es sich um einen ständig wiederkehrenden Prozess aus Zerstörung und Wiederaufbau, Zerstörung und Wiederaufbau. Durch das Training werden die Muskelfasern beansprucht, und es entstehen winzige Risse im Gewebe. Das ist der Grund für den Muskelkater am Tag nach dem Training. Der Körper benötigt das Protein, um die Muskelfasern wieder aufzubauen und die Muskeln als eine Art Schutzmaßnahme zum Wachstum anzuregen. Das Eiweiß ist demnach für die Reparatur und den Aufbau des Gewebes zuständig.

Der biochemische Wirkungsprozess des Proteins im Körper ist sehr kompliziert. Hier haben wir eine vereinfachte Version für Sie: Eiweiß besteht aus verschiedenen Aminosäuren, die sich wiederum aus Sauerstoff-, Kohlenstoff-, Wasserstoff- und Stickstoff-Atomen in verschiedenartiger Kombination zusammensetzen.

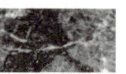
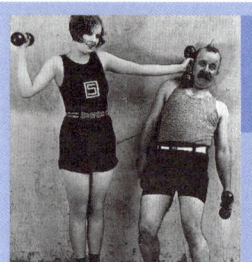

KEINE DUMMHEITEN

Ein amerikanischer Footballspieler der Denver Broncos soll angeblich jeden Tag 45 Stück Hähnchenbrust gegessen haben. Das ist ein Fall von übertriebener Eiweiß-Zufuhr, die, wie wir jetzt wissen, mehr Schaden als Nutzen bringt.

„Können Sie sich etwa vorstellen, 45 Stück Hähnchenbrust zu essen?" fragt Dr. Jackie Berning, die Ernährungsberaterin der Denver Broncos.

Dieser Footballspieler war ein großer, kräftiger Kerl. Aber als er sich hilfesuchend an Dr. Berning wandte, war er im Grunde nur noch ein 280 Pfund schwerer Schwächling, der kaum noch sein Training schaffte.

Dr. Berning erklärte ihm, dass er zu viel Hähnchenfleisch isst – viel zu viel. „Er bekam nicht genügend Kohlenhydrate und war bis zum Ersticken mit Eiweiß vollgepumpt. Sein Körper hatte deshalb keine andere Wahl, als seine Energie aus Protein zu gewinnen", erklärt sie.

Und was lernen wir daraus? Protein ist ein schlechter Energielieferant.

Der Körper spaltet das durch die Nahrung aufgenommene Eiweiß in die einzelnen Aminosäuren auf und setzt sie in unterschiedlichen Kombinationen wieder zusammen, um neue Proteine zur Gewebeerhaltung zu schaffen. Neben der Muskelbildung unterstützt Protein auch das Haarwachstum, die Bildung von Hormonen und roten Blutkörperchen, den Nährstofftransport sowie das Immunsystem.

Ein Hard-Body-Man sollte etwa doppelt so viel Eiweiß am Tag zu sich nehmen als der empfohlene Richtwert verlangt. Aber Vorsicht: Eine übertriebene Eiweißzufuhr wirkt sich *hemmend* auf das Muskelwachstum aus, weil sich die Energiedepots verringern.

Sie sollten nicht so viel Fleisch kaufen, dass sich Ihr Metzger um die Ecke einen Cadillac davon leisten kann – auch wenn einige Amateur-Ernährungsexperten im Kraftraum das Gegenteil behaupten. Vergessen Sie nicht, dass viele Leute die Zusammenwirkung von Eiweiß und Muskelbildung falsch verstanden haben.

Wenn Ihre Muskeln das für Regeneration und Wachstum benötigte Protein aufgenommen haben, verteilt der Körper die überschüssige Menge auf andere Weise. Das Protein wird entweder als Energiespender genutzt, in Kohlenhydrate umgewandelt, als Fett eingelagert oder einfach mit dem Urin wieder ausgeschieden. Da keine dieser zusätzlichen Verwendungsarten zur Muskelbildung beiträgt, ist jeder Überschuss an Protein absolut unnütz, erklärt Incledon.

Der Kalorienzufuhr kommt im Grunde weitaus mehr Bedeutung zu als der Eiweißzufuhr. Um harte Muskeln zu bekommen, müssen Sie intensiv und regelmäßig trainieren. Dafür benötigen Sie jedoch viel Energie – und die besten Energielieferanten sind die Kohlenhydrate, und nicht die Proteine, so Incledon.

Protein ist kein sonderlich effizienter Energielieferant. Bevor der Nährstoff als Energie genutzt werden kann, muss er in den Muskeln nämlich erst in Kohlenhydrate und danach in Glykogen (Muskeltreibstoff) umgewandelt werden. Es ist auch möglich, dass der Körper das Protein in Fett umwandelt und als Vorrat einlagert. Haben Sie das gehört? *In Fett umwandelt!* Und das ist ganz bestimmt nicht unser Ziel.

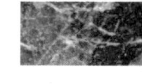

Wenn Sie dem Körper genügend Kohlenhydrate zuführen, muss er zur Energiegewinnung nicht auf seine Proteinreseven zurückgreifen. Das Protein steht somit voll und ganz für das Muskelwachstum und die Regeneration von Muskelgewebe zur Verfügung.

Nach einem harten Training brauchen Ihre Muskeln fast zwei Tage, um ihren Glykogen-Vorrat wieder aufzufüllen. Und das geschieht nur, wenn Sie ihnen absolute Ruhe und Erholung gönnen und dem Körper viel Kohlenhydrate zuführen. Wenn Sie jedoch täglich intensiv trainieren und sich von viel Eiweiß und wenig Kohlenhydraten ernähren, dann werden Ihre Glykogen-Depots allmählich kleiner – wie bei einer alten Batterie, die sich nach und nach entleert, so Dr. Jackie Berning, Expertin für Sporternährung aus Colorado Springs, Colorado.

Dadurch haben Sie immer weniger Energie zum Gewichtedrücken und ermüden beim Training viel schneller. Sie schaffen nicht mehr so viele Wiederholungen, können nur noch mit leichteren Gewichten trainieren und benötigen längere Erholungspausen. Das hat schließlich ein verringertes Muskelwachstum zur Folge.

Außerdem besteht die Gefahr, dass Sie sich Verletzungen zuziehen. Eine erhöhte Eiweißzufuhr über einen längeren Zeitraum kann sich nämlich negativ auf die Nierentätigkeit auswirken. Die Nieren müssen nämlich das überschüssige Eiweiß verarbeiten und können zu viele Eiweißreste nicht vollständig loswerden, erklärt die Expertin für Sporternährung, Dr. Susan Kleiner, in ihrem Buch *Power Eating*.

Der Körper kann die Nährstoffe – zu denen auch Eiweiß gehört – besser durch Lebensmittel aufnehmen als durch spezielle Präparate zur Nahrungsergänzung.

BESTIMMEN *SIE* IHREN EIWEISSBEDARF

Wie viel Eiweiß sollten Sie täglich zu sich nehmen?

Der empfohlene Richtwert beträgt 0,8 g pro Kilogramm Körpergewicht. Das trifft aber nur auf den normalen Sportmuffel auf dem Sofa zu. Ein Hard-Body-Man braucht auf jeden Fall mehr davon.

Trainer, Ernährungsexperten und Sportler sind sich nicht darüber einig, wie viel Eiweiß der Körper täglich für das Krafttraining benötigt. Einer Studie zufolge, liegt der Wert etwa zwischen 1,4 und 1,8 g pro Kilogramm Körpergewicht. Diese viel zitierte Studie wurde 1995 von unserem Hard-Body-Trainingsexperten, Dr. Peter Lemon an der Kent State University in Ohio durchgeführt.

Mit Hilfe der folgenden Formel können Sie Ihren persönlichen Eiweißbedarf bestimmen: Multiplizieren Sie Ihr Körpergewicht (in kg) mit der empfohlenen Eiweißmenge (in g)

Rechenbeispiel anhand unseres 79,5 kg schweren Mustermanns:

Untergrenze des Eiweißbedarfs: 79,5 kg × 1,4 g/kg = 111,3 g
Obergrenze des Eiweißbedarfs: 79,5 kg × 1,8 g/kg = 143,1 g

Um Ihnen die Rechnerei zu ersparen, haben wir alle notwendigen Werte auf Seite 326 in einer Tabelle zusammengefasst.

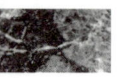

Sie haben sich vielleicht gerade eine 4-Liter-Dose Eiweißpulver für einen „Bizeps in 10 Tagen" gekauft, die in einer Anzeige Ihres Muskelmagazins angeboten wurde. Nein, Sie brauchen das Zeug nicht gleich im Klo hinunterzuspülen, sondern können es durchaus verwenden.

Spezielle Präparate zur Nahrungsergänzung erleichtern es Ihnen, dem Körper täglich genügend Eiweiß zuzuführen. Sie sollten diese Präparate vor allem dann einnehmen, wenn Sie nichts anderes zu Knabbern im Hause haben als Kaninchenfutter und es viel zu weit bis zum nächsten Steakhouse ist (oder wenn Sie Vegetarier sind, und sowieso nichts anderes als Kaninchenfutter essen).

Normalerweise können Sie Ihren Proteinbedarf durch die Nahrung decken. Wenn Sie dem 12-Wochen-Power-Workout folgen, gelingt Ihnen das garantiert. Wir essen nämlich gern und gehen davon aus, dass Sie das auch gern tun. Deshalb versorgen wir Sie mit richtigem Essen und nicht mit diesen widerlich staubigen Pulverpräparaten. Trinken Sie Milch, grasen Sie die Gemüsetheke ab, grillen Sie sich ein Hähnchen oder gelegentlich ein Steak im Vorgarten. Darin liegt das ganze Hard-Body-Geheimnis für eine ausreichende Eiweißzufuhr.

Forschungen haben ergeben, dass der Körper Eiweiß am besten aufnehmen kann, wenn es mit der Nahrung aufgenommen wird, anstatt durch spezielle Zusatzpräparate. Es scheint, dass Nahrungsmittel bestimmte Substanzen enthalten, die dem Körper die Aufnahme von Nährstoffen erleichtern. Bei Eiweißpulvern oder anderen künstlich hergestellten Nährstoffpräparaten ist das nämlich nicht unbedingt der Fall.

Obwohl viele Hersteller von Proteinpulvern und Zusatzpräparaten mit Aminosäuren beteuern, dass Ihre Produkte schneller vom Körper aufgenommen werden als das Eiweiß in der normalen Nahrung, kann diese Behauptung von der Forschung nicht bestätigt werden. Es gibt auch keinerlei Beweise dafür, dass sich eine beschleunigte Aufnahme von Protein und Aminosäuren auf das Muskelwachstum auswirkt, erklärt Dr. Berning.

Viele Gewichtheber trinken unmittelbar nach dem Workout spezielle Protein-Shakes. Lassen Sie besser die Finger davon. Trinken Sie lieber ein Sportgetränk mit einem Kohlenhydrat-Eiweiß-Ver-

hältnis zwischen 2:1 und 4:1, so Incledon. Das bewirkt nämlich, dass sich Ihr Körper schneller erholen und Muskeln bilden kann. Ab Seite 295 erzählen wir Ihnen mehr über „Durststiller".

Der Körper benötigt nach dem Training mehrere Stunden zur Bildung von Muskelproteinen. Wenn Sie jeden Tag genügend Eiweiß zu sich nehmen, dann hat Ihr Körper eine ausreichende Menge an Aminosäuren für die Regeneration des Muskelgewebes nach dem Workout zur Verfügung, erklärt Dr. Berning. Folgen Sie dem 12-Wochen-Power-Workout, und Sie werden immer mit der optimalen Eiweißmenge für das Training und die Erholungspausen versorgt.

Eiweißpulver und Präparate mit Aminosäuren sind nicht nur unnötig, sondern meist auch ziemlich teuer. Wenn Sie stattdessen eine Dose Thunfisch essen, sind Sie nicht nur besser dran, sondern auch noch um ein paar Mark reicher.

Denken Sie daran: Für einen Muskelaufbau, brauchen Sie gutes Essen und hartes Training – und keines dieser Proteinpräparate, Aminosäure-Pillen oder Wunderpulver. Hören Sie nicht darauf, was Ihnen die anderen Jungs im Kraftraum erzählen. Wenn die einen muskulösen Körper haben, dann verbringen sie garantiert viel Zeit mit Gewichtedrücken. Und genau *davon* haben die auch ihre starken Muskeln bekommen.

Durch die Aufnahme von tierischem Eiweiß versorgen Sie Ihren Körper mit den für ein Muskelwachstum erforderlichen Aminosäuren. Wenn Sie sich jedoch streng vegetarisch ernähren, müssen Sie auf eine Mischung verschiedener Nahrungsmittel achten oder ein spezielles Eiweißpräparat einnehmen.

Da Ihr Körper die benötigten Aminosäuren nicht selbst bilden kann, müssen sie mit der Nahrung zugeführt werden. Es gibt zwei Arten von Eiweiß: tierisches und pflanzliches.

Tierisches Eiweiß enthält alle wichtigen Aminosäuren in ausreichender Menge. Hier haben Sie alles in einem. Durch den Verzehr von Eiern,

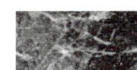

EIWEISSREICHE NAHRUNGSMITTEL

100 g	Kohlenhydrate (g)	Kalorien	Eiweiß (g)	Fett (g)
Ei (58 g)	6,7	84	6,2	0,3
Camembert (45 %)	21	280	21,8	0
Forelle	19,5	102	2,7	0
Gouda-Käse (40 %)	24,7	300	22,3	0
Huhn, Hähnchen	19,9	166	9,6	0
Kalbsschnitzel	20,7	99	1,8	0
Kochschinken	19,5	193	12,8	0
Krabben	18,6	87	1,4	0
Lachs	19,9	202	13,6	0
Magermilch	3,5	35	0,1	4,9
Magerquark	13,5	73	0,3	4
Parmesankäse (32 %)	38,5	368	25,8	0
Rinderhack	22,5	216	14	0
Rotbarsch	23,8	145	5,5	0
Schweineschnitzel	22,2	106	1,9	0
Sojabohnen	33,7	323	18,1	6,3
Sonnenblumenkerne, geschält	22,5	580	49	12,3

Fleisch, Käse, Fisch, Milch oder anderen Molkereiprodukten können Sie Ihren Eiweißbedarf problemlos decken.

Pflanzliches Eiweiß, das zum Beispiel in Bohnen, Teigwaren, Linsen und Nüssen vorkommt, ist dagegen nicht vollständig ausgestattet. Ein einzelnes Lebensmittel dieser Gruppe enthält nur eine unzureichende Menge der für den Stoffwechsel und die Muskelbildung benötigten Aminosäuren.

Wenn Sie zu den Vegetariern gehören, d. h. keinerlei tierische Produkte, einschließlich Milch und Eier zu sich nehmen, dann müssen Sie auf die richtige Kombination aus pflanzlichen Nahrungsmitteln achten, um den Körper mit genü-

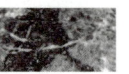

gend Aminosäuren zu versorgen. Wenn Sie sich hingegen vegetarisch ernähren, d. h. lediglich auf Fleisch verzichten, dann können Sie durch den Verzehr von Ei, Fisch, Käse und anderen Molkereiprodukten in Verbindung mit Ihren pflanzlichen Proteinen alles bekommen, was Ihr Körper braucht. Mehr dazu finden Sie in unserem Kapitel „Fleischlose Ernährung" ab Seite 317.

Durch den Verzehr von fettarmen Milchprodukten, magerem Fleisch und viel pflanzlichem Eiweiß versorgen Sie den Körper mit dem benötigten Protein und drosseln dabei gleichzeitig die Fett- und Cholesterinzufuhr. Genau das ist unser Ziel.

Eine aus viel tierischem Eiweiß bestehende Kost ist meist sehr fett- und cholesterinhaltig. Das ist nicht gut. Wahrscheinlich mangelt es ihr auch noch an den Ballaststoffen, die der Körper für die Verdauung braucht.

Das soll nicht heißen, dass Fleisch grundsätzlich schlecht für Sie ist. Sie sollten lediglich darauf achten, welches Fleisch Sie essen und wie es zubereitet ist. Mageres Rindfleisch, Lamm- und Schweinefleisch enthält viel Eiweiß und nur wenig Fett. Und Hähnchenbrust ohne Haut ist bei Bodybuildern am beliebtesten.

Durch die richtige Zubereitung können Sie auch viel Fett einsparen. Wenn Sie das Fleisch grillen, geht nämlich ein Teil des darin enthaltenen Fetts verloren, so Incledon.

Die Nachteile von tierischem Eiweiß lassen sich auch ausgleichen, indem Sie einfach mehr fleischlose Gerichte essen. Wer gern Milchprodukte isst, kann seinen Bedarf an hochwertigem Protein auch mit fettreduziertem Käse, Magerjoghurt und fettarmer Milch decken, erklärt Incledon. Eier sind auch sehr proteinhaltig, aber sollten in Maßen verzehrt werden. Tofu, Bohnen, Erbsen, Linsen und Gemüse sind ebenfalls gute Eiweißlieferanten. Wenn Sie mehr pflanzliches Eiweiß essen, wirkt sich das natürlich auch positiv auf Ihre Brieftasche aus.

„Egal ob Vegetarier oder Fleischesser – Sie sollten stets auf eine Vielfalt an Nahrungsmitteln achten", so Incledon. „Das fördert nicht nur die Muskelbildung, sondern sorgt auch für eine ausgewogene Nährstoffzufuhr."

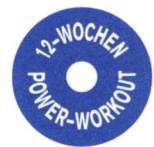

Es geht nicht ohne
FETT

SIE SOLLEN SICH ZWAR FETTARM ERNÄHREN, ABER MÜSSEN NICHT GLEICH EINE FETT-PHOBIE BEKOMMEN. BETRACHTEN SIE FETT GENAUSO WIE ALLE ANDEREN WICHTIGEN NÄHRSTOFFE. IN MASSEN VERZEHRT, VERSORGT FETT DEN KÖRPER MIT KALORIEN, UNTERSTÜTZT IHN BEI DER VITAMIN-AUFNAHME UND BEIM MUSKELAUFBAU. DIE MEISTEN DER AUFGENOMME-NEN FETTE SIND PFLANZLICHER UND NICHT TIERISCHER NATUR.

Wenn Sie vor 400 Jahren als Hard-Body-Man in Nebraska gelebt hätten, dann hätte es sicherlich zu Ihren Aufgaben gehört, einen zwanzig Zentner schweren Büffel in eine Mahlzeit zu verwandeln. Da die Tiere in dieser Hinsicht nicht gerade koope-rativ waren, mussten Sie sich schon etwas einfal-len lassen, um nicht mit leeren Händen zu ihrem Stamm zurückzukehren.

Damit Sie Ihre Familie eine zeitlang ernähren konnten, mussten Sie also eine vereinsamte Büffel-herde ausfindig machen, die auf einer schmalen, von Felsen umgebenen Bergweide graste, welche sich möglichst vor einer steilen Klippe befand. Zu-sammen mit den anderen Kriegern rannten Sie dann brüllend von hinten auf die Tiere zu und trieben sie über den Abhang, so dass sie hinabstürzten und sich ihre reglosen Körper am Fuß der Klippe wie lauter Steaks im Gefrierschrank übereinander stapelten.

Danach wurde tagelang geschlachtet, jeder schlug

WARUM IST DAS SO WICHTIG

Als Hard-Body-Man sollten Sie das Fett bei Ih-rer Ernährung wie einen guten alten Kumpel be-handeln, der Ihnen immer schnell Ärger berei-tet. Sie sind zwar mit ihm befreundet, aber achten darauf, dass Sie nicht allzu viel Zeit mit ihm verbringen und bestimmte Situationen ver-meiden.

Es stimmt zwar, dass sich zu viel Fett schnell in Form von Rettungsringen bemerkbar machen kann, aber wenn Sie für genügend Bewegung sorgen und auf eine ausgewogene Ernährung mit einem moderaten Fettgehalt achten, dann brau-chen Sie keinen Wabbelbauch zu befürchten. Fett unterstützt die lebenswichtigen Funktionen des Körpers und sorgt durch die Zufuhr von Kalorien für Energie.

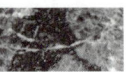

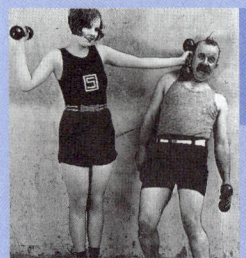

KEINE DUMMHEITEN

Sie haben bestimmt schon von diesen Fettdiäten und nahrungsergänzenden Fettpräparaten gehört, die angeblich bewirken sollen, dass der Körper Fett besser in Energie umwandeln kann. Für Läufer mag da zwar ein Fünkchen Wahrheit drinstecken, aber für Kraftsportler bringt eine solche Art der Ernährung mehr Schaden als Nutzen. Lassen Sie am besten die Finger von solchen Diäten. Wenn Sie nämlich viel Fett zu sich nehmen, bekommt der Körper nicht genügend Kohlenhydrate, und die Glykogen-Reserven in den Muskeln verringern sich. Durch den Mangel an Glykogen muss der Körper Fett in Energie umwandeln. Fett ist als Treibstoff jedoch weniger geeignet, weil er nicht genügend Energie für eine intensive Aktivität wie Gewichttraining liefern kann.

Studien haben bewiesen, dass Leuten, die auf der Grundlage einer fettreichen Ernährung hart trainieren, schnell die Kraft ausgeht. Sie können einfach nicht genügend Fett zur Energiegewinnung mobilisieren, wenn ihre Glykogen-Vorräte aufgebraucht sind.

sich von dem frischen Fleisch und dem ganzen Fett ordentlich den Bauch voll, und die Reste wurden zu Pemmikan, einem Dauerproviant aus getrocknetem Fleisch und Fett verarbeitet. Im Winter, wenn kaum noch Büffel zu finden waren, ernährten Sie sich von Pemmikan und zehrten von Ihrem eigenen Körperfett, dass Sie sich während des Sommers angefuttert hatten.

Das Fett diente sozusagen als ihr Energielieferant. Für einen Indianer des 17. Jahrhunderts in der Prärie Nordamerikas war Fett absolut lebensnotwendig.

Inzwischen haben sich viele Dinge geändert. Ein Leben mit einem ständigen Wechsel aus Überfluss und Hungersnot kennt heute kaum jemand mehr. Büffelfleisch aus Zuchtbeständen wird nur in einigen Supermärkten angeboten, und diejenigen, die heute auf eine steile Klippe zurennen, tun das zum reinen Zeitvertreib und sind natürlich immer gut mit einem Seil gesichert. Heutzutage gilt Fett als das Schreckgespenst der Ernährung.

„Essen Sie kein Fett. Ernähren Sie sich fettarm. Kaufen Sie kein Fett. Fett macht fett." Wenn man ständig solche hysterischen Warnhinweise zu hören bekommt, dann ist es nicht verwunderlich, dass die Leute glauben, Fett wäre eher ein Gift als einer unserer wichtigsten Nahrungsbestandteile.

Fett ist für den Stoffwechsel, den Muskelaufbau,

und die Bildung von Enzymen und Hormonen unerlässlich. Ohne Fett können Sie keinen gesunden und muskulösen Körper bekommen. Wichtig ist nur, dass die Fettzufuhr dem Bedarf des Körpers entspricht.

Die Indianer des 17. Jahrhunderts haben es richtig gemacht. Sie sind Hunderte von Meilen im Jahr umhergewandert, haben draußen an der frischen Luft gelebt und Tiere zur Strecke gebracht, die so groß waren wie Ihr Pick-up-Truck. Für ihren Lebensstil benötigten die Indianer eine enorme Menge an Kalorien. Und Fett war dafür wie geschaffen.

„Fett kann aber immer noch Ihr guter Freund sein. Sie brauchen es nicht als den Feind Ihrer Ernährung zu betrachten", so Ann Grandejean, Leiterin eines Ernährungszentrums in Omaha, Nebraska. „Wer regelmäßig Sport treibt und sehr aktiv ist, hat vom Fett nichts zu befürchten."

Es gibt nur dann ein Problem, wenn Sie für Herzkrankheiten genetisch vorbelastet sind, erklärt Dr. Grandejean. Wenn Sie einen hohen Cholesterinspiegel haben, Ihr Vater im Alter von 42 Jahren bereits einen Herzinfarkt hatte und sich die Hälfte Ihrer Tanten und Onkel bereits einer Bypass-Operation unterziehen mussten, sollten Sie Ihren Fettkonsum gut im Auge behalten, egal wie viel Sie trainieren.

Alle anderen, die viel Sport treiben und auf ihre

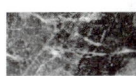

Ernährung achten, brauchen sich über die Fettzufuhr keine Sorgen zu machen, so Dr. Grandejean. Es ist sogar gut möglich, dass Sie es mit dem Fettverzicht zu ernst nehmen und dem Körper nicht genügend Fett zuführen.

„Sie sollten das Fett genauso wie alle anderen Nährstoffe betrachten. Zu wenig davon ist nicht gut, und zu viel davon auch nicht", erklärt sie.

Wenn man dem Körper weniger als 20 Prozent des täglichen Kalorienbedarfs an Fett zuführt, kann sich das negativ auf die Muskelbildung auswirken.

Fett ist im ganzen Körper zu finden. Es füllt die äußere Membran der Zellen aus. Es ist für die Auflösung, den Transport und die Aufnahme der Vitamine D, K, E und A zuständig. Es versorgt den Körper mit essentiellen Fettsäuren, die er für die Regeneration und das Wachstum von Gewebe, einschließlich Muskelgewebe, benötigt. Fett polstert die inneren Organe und fungiert als Energiespeicher.

Fett wird sowohl aus pflanzlichen als auch tierischen Quellen gewonnen. Gesättigte Fette, die sich bei Raumtemperatur in festem Zustand befinden, stammen aus tierischen Produkten, wie Fleisch, Butter, Käse, Eigelb, sowie aus pflanzlichen Quellen, wie Kokosöl und Palmöl. Ungesättigte Fette, die bei Raumtemperatur in flüssiger Form vorliegen, sind in Pflanzenölen und einigen Pflanzen, sowie in Nüssen und Samen zu finden.

Die American Heart Association empfiehlt einen Fettkonsum in Höhe von 30 Prozent des täglichen Kalorienbedarfs, der hauptsächlich aus zwei Arten, den mehrfach und den einfach ungesättigten Fettsäuren, bestehen sollte. Diese Empfehlung gilt für den Durchschnittsmann. Aber wie wir bereits erwähnt haben, gehört ein Hard-Body-Man nicht zum Durchschnitt.

Sie sollten ungefähr 20 bis 25 Prozent Ihres täglichen Kalorienbedarfs durch Fett decken. Wenn Sie ein paar überflüssige Pfunde loswerden wollen, dann halten Sie sich besser an die 20 Prozent, aber gehen Sie auf keinen Fall weiter nach unten.

Eine extrem fettarme Ernährung liefert dem Körper nicht genügend Kalorien, enthält wenig Nähr-

stoffe, kann sich hemmend auf Ihr Training auswirken und sogar das Immunsystem schädigen. Eine solche Art der Ernährung kann nur schwerlich aufrecht erhalten werden, so Dr. Grandjean.

Wenn Sie nicht gerade ein Bodybuilder sind, der nur darauf aus ist, dass ihm die Leute auf seine hervorstehenden Venen und Muskelfasern starren, dann gibt es keinen Grund, völlig auf Fett zu verzichten. Sie brauchen sich nur an unsere Empfehlungen zu halten, und Sie bekommen herrlich definierte und eindrucksvolle Muskeln, um die Sie im nächsten Sommer am Strand alle beneiden werden.

Mit einem 20- bis 25-prozentigen Fettkonsum können Sie immer noch eine ausreichende Menge an Kohlenhydraten zu sich nehmen, die für Trainingsenergie und Muskelwachstum erforderlich sind, so Wilson. Fett kann zwar auch zur Energiegewinnung genutzt werden, aber beim Gewichttraining schneidet es im Vergleich mit Kohlenhydraten als Energielieferant weitaus schlechter ab.

Kraftsportler verbrennen während des Trainings fast ihren gesamten Vorrat an Muskel-Glykogen. Wer Fett verbrennen will, muss entweder eine Diät machen oder eine weniger intensive Sportart betreiben, wie Joggen oder Walking. Das ist auch der Grund, warum sich Fett für unseren Prärie-Indianer als guter Energielieferant erwies. Aber für Sie, einen Mann der jeden Tag mit dem Auto zur Arbeit fährt und viermal pro Woche Gewichte umherschleudert, ist es nicht geeignet.

Abgesehen von den Snacks vor und nach dem Workout, sollte jede Mahlzeit etwas Fett enthalten. Fett verleiht dem Essen Geschmack und verlangsamt die Verdauung. Dadurch haben Sie ein längeres Sättigungsgefühl und müssen zu den Zwischenmahlzeiten nicht zu viel essen.

Es klingt zwar etwas seltsam, aber Fett kann Ihnen im Grunde dabei helfen, weniger zu essen und schlanker zu werden.

Im Gegensatz zu Kohlenhydraten, verlässt Fett den Verdauungstrakt nur langsam. Wenn eine Mahlzeit etwas Fett enthält, dann haben Sie ein längeres Sättigungsgefühl.

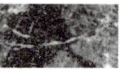

Wissen Sie noch, wie Sie bei Ihrer Karibik-Kreuzfahrt zwei Hummer mit zerlassener Butter gegessen haben? (Es waren zwei, weil Ihre Freundin sich einbildete, dass ihr Hummer viel zu lebendig aussah.) Danach haben Sie sich zurückgelehnt und sich wie eine Mastgans gefühlt. Und dieses Völlegefühl hielt noch stundenlang an.

Es lag nicht am Volumen des Essens, sondern an der zerlassenen Butter. Sie waren einfach übersättigt.

Nehmen wir mal an, Sie essen jetzt jeden Morgen einen einfachen Bagel ohne Belag (300 kcal) zum Frühstück (im 12-Wochen-Power-Workout sind übrigens 400 Kalorien vorgesehen). Es dauert nur zwei Stunden, bis der Bagel, der fast ausschließlich aus Kohlenhydraten besteht, verdaut wird und in den Blutkreislauf gelangt. Deshalb ist ein Bagel ein großartiger Energielieferant. Das Problem ist nur, dass Sie schon wieder Hunger bekommen, nachdem Sie gerade erst im Büro eingetroffen sind.

Als Alternative könnten Sie auch nur einen halben Bagel essen, aber diesmal mit etwas Streichkäse darauf. Durch das im Käse enthaltene Fett verlangsamt sich der Verdauungsprozess, Sie bekommen erst nach 3 bis 4 Stunden wieder Hunger. „Mit etwas Fett in der Mahlzeit essen Sie weniger, aber nehmen trotzdem nur 300 Kalorien auf", erklärt Wilson.

Fett hat auch eine psychologische Wirkung, weil es für Konsistenz sorgt und dem Essen seinen Geschmack verleiht. Sie haben doch bestimmt auch schon festgestellt, dass diese fettfreien Chips oder Plätzchen so schmecken, als ob Sie auf einem Stück Sperrholz herumkauen würden. Vielleicht haben Sie den Mangel an Geschmack zu kompensieren versucht, indem Sie um so mehr davon gegessen haben, weil Sie der Meinung waren, dass das keinesfalls schaden kann, denn die Dinger sind ja immerhin fettfrei.

Aber passen Sie auf, warnt Wilson. Viele Hersteller versuchen den Mangel an Geschmack durch die reichliche Zugabe von Zucker auszugleichen. Das würde demnach bedeuteten, dass fettfreie Lebensmittel nicht automatisch weniger Kalorien enthalten. „In einem solchen Fall sollten Sie lieber zwei Plätzchen mit normalem Fettgehalt essen, anstatt sechs oder sieben Stück ohne Fett", erklärt sie. „Sie haben danach ein stärkeres Sättigungsgefühl und insgesamt weniger Kalorien aufgenommen."

Wenn Sie sich extrem fettarm ernähren (d. h. der Fettanteil macht weniger als 20 Prozent Ihres täglichen Kalorienbedarfs aus) und keine Muskelmasse zulegen, dann sollten Sie Ihren Fett-

WIE MAN DEN FETTBEDARF BERECHNET

Wenn Sie es gern genau nehmen und nichts gegen Kalorienzählen einzuwenden haben, können Sie mit Hilfe einer Formel aus dem Buch *Power Eating* von Dr. Susan Kleiner Ihren täglichen Fettbedarf errechnen. Zuerst müssen Sie bestimmen, wie viele Kalorien Sie täglich zu sich nehmen. Um einen genauen Wert zu erhalten, sollten Sie Ihren Kalorienkonsum über mehrere Tage hintereinander dokumentieren und die Summe durch die Anzahl der Tage dividieren, so dass Sie Ihren durchschnittlichen Kalorienwert pro Tag erhalten.

Wenn Sie im Durchschnitt 3300 Kalorien pro Tag aufnehmen und errechnen möchten, wie viele Kalorien davon dem empfohlenen Fettanteil von 20 Prozent entsprechen, brauchen Sie nur die folgenden Formeln anzuwenden:

Kalorien/Tag × empfohlener Fettkonsum (20 Prozent) = Fettkalorien/Tag

$$3300 \times 0{,}20 = 660$$

Fettkalorien/Tag ÷ Kaloriengehalt in einem Gramm Fett = Fettmenge in Gramm/Tag

$$660 \div 9 = \text{ca. } 73\,\text{g Fett/Tag}$$

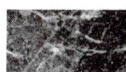

konsum erhöhen, damit der Körper mit genügend Kalorien für die Muskelbildung versorgt wird.

Die meisten Leute meiden Fett, weil Sie es für einen Dickmacher halten. Fett besitzt tatsächlich die höchste Kaloriendichte, und ein Gramm davon liefert mit 9 Kalorien doppelt so viel Energie wie Kohlenhydrate (4 Kalorien/g). Für einen dürren Kerl, der etwas zulegen will, oder für einen Footballspieler, der gern ein Wandschrank-Format hätte, wäre ein erhöhter Fettkonsum durchaus angebracht, so Dr. Grandjean.

„Einige Ernährungsexperten sagen, dass das mit der Nahrung aufgenommene Fett zu schnell als Körperfett eingelagert wird. Für eine übergewichtige Person, die keinen Sport treibt und zu viele Kalorien zu sich nimmt, ist das auch zutreffend", so Dr. Grandjean. „Das gilt aber nicht für Leute, die viel in Bewegung sind und regelmäßig trainieren. Die könnten oftmals sogar noch mehr Fettkalorien gebrauchen." Sie glauben vielleicht, dass Sie gar nicht genügend Kohlenhydrate und Eiweiß essen können, um das Muskelwachstum zu unterstützen. Sie haben vielleicht monatelang mühsam trainiert und trotzdem nicht mehr Muskel bekommen. In so einem Fall könnte ein wenig Fett die Lösung Ihrer Probleme sein.

Das soll allerdings nicht bedeuten, dass Sie jetzt gleich haufenweise Eiscreme und Fast Food verdrücken sollen, sagt Wilson.

Gesättigte Fette in tierischen Produkten enthalten viel Cholesterin und können zu Ablagerungen in den Arterien und infolgedessen zu Herzerkrankungen führen. Verzehren Sie tierische Fette daher nur in geringen Mengen und bevorzugen Sie stattdessen ungesättigte Fette pflanzlicher Herkunft, wie Olivenöl und Erdnussbutter. Auch hydrogenisierten (gehärteten) Fetten sollten Sie am besten aus dem Weg gehen.

Selbst wenn Sie sich ein paar zusätzliche Fettkalorien leisten können, sollten Sie genau darauf achten, welche Art von Fett Sie zu sich nehmen, erklärt Wilson. Als Faustregel gilt, dass der Großteil der aufgenommenen Fettkalorien aus einfach und mehrfach ungesättigten Fettsäuren bestehen sollte.

Wer gern Fleisch ist, braucht sich sein Steak nicht zu verkneifen. In Maßen gegessen, ist Fleisch ein guter Muskelstoff. Suchen Sie sich jedoch nur magere Stücke aus, schneiden Sie das sichtbare Fett weg und bereiten Sie es auf dem Grill zu, so dass etwas von dem versteckten Fett in Ihrem Steak davonschmelzen kann.

Eine fettarme Art der Zubereitung, wie Grillen, Backen und Dünsten, ist auch für andere Nahrungsmittel geeignet. Braten ist allerdings genau das fetttriefende Gegenteil. Versuchen Sie so wenig wie möglich zu braten, und wenn Sie doch einmal nicht umhinkommen, dann sollten Sie zumindest Olivenöl oder Rapsöl verwenden. Diese beiden Pflanzenöle sind nämlich reich an einfach ungesättigten Fettsäuren.

Ernähren Sie sich nur von Lebensmitteln, die höchstens 3 Gramm Fett pro 100 Kalorien enthalten, und achten Sie genau auf den Gehalt an hydrogenisierten (gehärteten) Ölen. Viele Hersteller setzen die Fette in ihren Produkten einem Hydrogenisierungsprozess (Fetthärtung) aus, um dem Essen eine cremigere Konsistenz zu verleihen. Eine Hydrogenisierung kann sich jedoch sehr negativ auf das Lebensmittel auswirken. Zum einen wird das Fett von einem mehrfach ungesättigten Zustand (gut) in einen stärker gesättigten Zustand (schlecht) umgewandelt, und zum anderen kommt es zur Bildung von so genannten Transfettsäuren, die einen Anstieg des schädlichen LDL-Cholesterins und eine Senkung des gesunden HDL-Cholesterins im Blut bewirken. Sie sollten deshalb darauf achten, den Konsum von behandelten Nahrungsmitteln mit gehärteten Ölen so gering wie möglich zu halten.

Wenn Sie zu den Kochkünstlern unter den Männern gehören, können Sie bereits bei der Zubereitung versuchen, den Fettgehalt der Speisen möglichst niedrig zu halten. Verwenden Sie besser Margarine anstatt Butter, Magerjoghurt anstatt Creme fraiche und von den Eiern nur das Weiße.

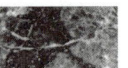

FETTREICHE NAHRUNGSMITTEL

Nahrungsmittel (100 g)	Fett (g)	Kalorien	Eiweiß (g)	Kohlenhydrate (g)
Avocado	23,5	221	1,9	0,4
Bratwurst (Schwein)	28,8	298	9,8	0
Butter	83,2	754	0,7	0,7
Creme fraiche	40	378	2	2,5
Haselnüsse	61	647	1,3	11,4
Kokosfett	99	894	0,8	0
Mandeln	54	577	19	3,7
Mayonnaise	52	490	0,5	5
Speck, durchwachsen	65	621	9,1	0
Walnüsse	62	666	15	12,1

Beim Kauf von Margarine sollten Sie möglichst ein Produkt wählen, dass hauptsächlich aus flüssigen Pflanzenölen, wie Olivenöl, Rapsöl oder Distelöl, besteht und höchstens 2 Gramm an gesättigten Fetten pro Esslöffel enthält.

Den meisten Männern fällt es besonders beim Käse schwer, auf Fett zu verzichten. Der Verzehr von fettarmem Käse bedeutet für viele ein Verzicht auf die Gaumenfreude, so Wilson. Als Sie von Vollmilch auf Magermilch umgesattelt sind, dachten Sie anfangs doch auch, dass Sie sich nie an das geschmacklose und wässerige Zeug gewöhnen würden. Aber jetzt kommt Ihnen Magermilch genau wie ganz normale Milch vor.

„Damit Sie sich besser mit fettarmem Käse anfreunden können, sollten Sie am besten sehr geschmacksintensive Sorten wählen, wie zum Beispiel kräftigen Cheddar, Parmesan oder Feta", so Wilson. „Der Fettmangel lässt sich hier gut durch das Eigenaroma des Käses ausgleichen."

Vegetarischer Käse auf Sojabasis ist traditionellen Käsesorten in Geschmack und Konsistenz sehr ähnlich, bemerkt Thomas Incledon, unser Hard-Body-Ernährungsexperte.

Für manche ist der geschmackliche Unterschied jedoch einfach unerträglich. Wenn es für Sie unvorstellbar ist, einen Bagel ohne Butter zu essen, dann können Sie ruhig einen Klecks darauf streichen, aber sollten dafür auf die Sahne im Kaffee verzichten und stattdessen Magermilch verwenden. Und wer fettarmes Salatdressing widerlich findet, kann durchaus das „echte" nehmen, aber sollte als Ausgleich das dazugehörige Brötchen ohne Belag essen.

„Essen soll Freude machen. Manchmal will man einfach nur sein Essen genießen und sich keine Gedanken über jedes winzige Gramm Fett machen müssen", so Wilson. „Diese Freude bleibt Ihnen natürlich nicht versagt, wenn Sie normal fetthaltige Speisen durch den Verzicht auf Fett an anderer Stelle kompensieren. Solange Sie für den richtigen Ausgleich sorgen, ist das völlig in Ordnung."

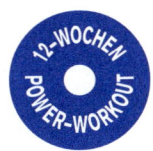

WASSER, SPORTGETRÄNKE UND ANDERE ERFRISCHENDE FLÜSSIGKEITEN

DURSTSTILLER

EINE AUSREICHENDE FLÜSSIGKEITSZUFUHR IST LEBENSNOTWENDIG. UM RICHTIG TRAINIEREN ZU KÖNNEN, MUSS EIN HARD-BODY-MAN SEINEN KÖRPER UND VOR ALLEM SEINE MUSKELN MIT VIEL FLÜSSIGKEIT VERSORGEN. TRINKEN SIE JEDEN TAG VIEL WASSER ODER ANDERE GEEIGNETE GETRÄNKE. VOR UND NACH DEM WORKOUT SIND VOR ALLEM SPORTGETRÄNKE EMPFEHLENSWERT, WEIL SIE DEN FLÜSSIGKEITS-VERLUST BESSER AUSGLEICHEN, DAS BLUT MIT VIEL KOHLENHYDRATEN VERSORGEN UND DIE REGENERATION DES KÖRPERS BESCHLEUNIGEN. WENN SIE JEDOCH ÜBERFLÜSSIGE PFUNDE LOSWERDEN WOLLEN, DANN BLEIBEN SIE BESSER BEI WASSER.

Vielleicht haben Sie die folgende kleine Geschichte in ähnlicher Form schon einmal selbst erlebt:

Wir haben das Jahr 1973, es ist Ende August, und Sie rennen schon seit einer Stunde bei brütender Hitze mit den anderen Jungs der Schulmannschaft auf dem Sportplatz im Trainingslager herum. Bucky, der Trainer treibt Sie unermüdlich voran und brüllt „Los, los, Bewegung, Jungs". Er kennt kein Erbarmen, und alles, was er über Flüssigkeitszufuhr weiß, stammt noch aus seiner Militärzeit, die schon viele Jahre zurückliegt: Wenn ein

Mann bei großer Hitze erst mal zu trinken anfängt, dann kann er nicht wieder aufhören. Durst macht die Soldaten härter.

Ihr Trainer will auch aus seinen Jungs harte Burschen machen. Deshalb hat der das Wasserfass außer Reichweite gestellt. Tja, und da steht es nun am Spielfeldrand, das Wasser perlt innen am Plastikdeckel entlang, und an einem Strick baumelt der leere Trinkbecher.

Jimmy DeAngelo, einer der Jungs aus Ihrer Mannschaft, starrt schon seit einer Weile auf das Fass. Auf einmal rennt er los, runter vom Spielfeld

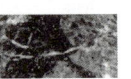

und trinkt und trinkt und trinkt – aber nicht aus dem Wasserfass, sondern aus einer der fast ausgetrockneten Schlammpfützen direkt vor der Tribüne. „Halt, Junge!" brüllt der Trainer. „Was fällt *dir* denn ein, verdammt nochmal?"

Schon gut, schon gut. So hat sich die Geschichte natürlich nicht zugetragen. Aber das wäre doch ein richtig guter Filmstoff, oder? Und außerdem bringt es uns genau auf den Punkt: Ganz egal was man Ihnen an verstaubten Theorien eingehämmert hat – wer trainiert, muss viel trinken! Ohne eine ausreichende Flüssigkeitszufuhr können Sie beim Training nicht die volle Leistung erbringen. Flüssigkeit ist unbedingt notwendig:

- zur Speicherung des Muskeltreibstoffs Glykogen
- zur Umwandlung von Eiweiß in Muskelmasse und
- zur Kühlung des Körpers beim Training

Sowohl an Trainingstagen als auch an Erholungstagen sollte ein Hard-Body-Man den ganzen Tag über für eine ausreichende Flüssigkeitszufuhr sorgen.

Ein Muskel besteht zu einem Dreiviertel aus Wasser. Ein Flüssigkeitsverlust kann die sportliche Leistungsfähigkeit deutlich verringern. Wenn Sie nicht genügend trinken, dann können Sie nur mit niedrigerem Gewicht trainieren, ermüden schneller und brauchen mehr Zeit zur Erholung.

Wenn man bedenkt, dass Wasser 65 Prozent des menschlichen Körpergewichts ausmacht, dann ist es nicht verwunderlich, dass Wasser unser Hauptnahrungsbestandteil ist.

Wasser erhöht das Blutvolumen und transportiert Nährstoffe und Sauerstoff. Es füllt die Räume zwischen den Zellen aus und fungiert als Medium für biochemische Reaktionen. Es enthält Elektrolyten, aufgelöste Chemikalien, die die elektrischen Botschaften zwischen Nerven und Muskeln weiterleiten. Es schmiert die Gelenke.

Wird der Muskel nicht ausreichend mit Flüssig-keit versorgt, dann schrumpft er wie ein getrockneter Schwamm. Die Nervensignale geraten durcheinander, die Nährstoffe gelangen viel langsamer an Ihren Zielort, die Muskelkontraktion wird schwächer und es kommt zu einem drastischen Leistungsabfall, erklärt Julie Burns, Ernährungsexpertin aus Western Springs, Illinois, die u.a. als Beraterin für die Chicago Bears, die Chicago Blackhawks und die Chicago Bulls tätig ist. Eine ausreichende Flüssigkeitszufuhr kann die Leistungsfähigkeit beim Training entscheidend beeinflussen, so Burns. Einigen Studien zufolge, kann sich bereits eine 1- bis 2-prozentige Verringerung des Körpergewichts durch Flüssigkeitsverlust sehr negativ auf die sportliche Leistungsfähigkeit auswirken.

„Nicht Energiemangel, sondern Flüssigkeitsmangel ist der Hauptgrund für eine schnelle Ermüdung", so Burns. „Um die Muskeln auf Trab zu halten, müssen Sie nur einfach genügend trinken."

Wasser spielt auch eine entscheidende Rolle bei der Glykogenspeicherung. Für den Verbrauch einer bestimmten Menge an Glykogen benötigt der Muskel die drei- bis vierfache Menge an Wasser, erklärt Dr. Susan Kleiner.

„Der Körper kann sich nur dann schnell vom Training erholen, wenn er mit genügend Flüssigkeit versorgt wird." so Kleiner.

Viele Leute nehmen nicht genügend Flüssigkeit zur Deckung ihres täglichen Bedarfs zu sich. Der Flüssigkeitsbedarf eines Hard-Body-Man ist sogar noch höher als der eines weniger aktiven und weniger muskulösen Mannes.

Der Flüssigkeitsbedarf hängt vom Stoffwechsel ab und nimmt proportional zur Temperatur, dem Maß der körperlichen Aktivität und der Höhenlage zu.

Ein Durchschnittsmann, der viel sitzt, täglich 2500 Kalorien zu sich nimmt, auf Meereshöhe lebt und den Tag bei mäßiger Temperatur und geringer Luftfeuchtigkeit zurückgelehnt in seinem Haus mit Klimaanlage verbringt, *benötigt* ungefähr 3 Li-

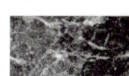

KEINE DUMMHEITEN

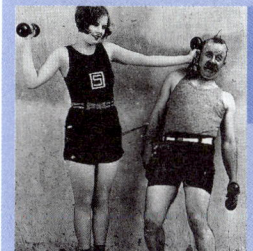

Bereits 1947 konnten die Gefahren einer unzureichenden Flüssigkeitszufuhr bei Männern, die vor allem bei hohen Temperaturen körperlich anstrengende Tätigkeiten verrichten, wissenschaftlich nachgewiesen werden.

Aber erst in den siebziger Jahren wurden diese Erkenntnisse in die Lehrbücher aufgenommen und in die Praxis umgesetzt

In der Zwischenzeit waren jedoch Dutzende von Sportlern und Soldaten an einem durch Flüssigkeitsmangel begünstigten Hitzeschlag gestorben.

ter Flüssigkeit pro Tag – und mehr davon würde auch nicht schaden, so Dr. Kleiner.

Ein Hard-Body-Man gehört aber *nicht* zum Durchschnitt. Er isst nämlich mehr, trainiert härter, baut an den Erholungstagen Muskelmasse auf und führt ein aktives Leben. Sein Flüssigkeitsbedarf ist deshalb weitaus größer – ungefähr knapp 4 Liter pro Tag, und an Trainingstagen, wenn er viel schwitzt, noch mehr.

„Manche Männer sagen, dass sie durch das viele Trinken ständig zur Toilette rennen müssen. Na ja, da haben sie ja auch recht. Und das ist auch völlig o.k. Es ist gut, wenn man häufig seine Blase entleert, weil man sich dadurch der ganzen Giftstoffe entledigt, die von den Nieren herausgefiltert wurden", sagt Dr. Kleiner.

Urin ist ein Zeichen für einen guten Feuchtigkeitshaushalt, so Dr. Kleiner. Wenn Sie nicht gerade eine ganze Ladung an Vitaminen der B-Gruppe zu sich genommen haben, die nämlich schnell und sehr farbenprächtig wieder „herausgepinkelt" werden, dann sollte Ihr Urin fast farblos und geruchlos sein. Hat er jedoch eine dunkle Farbe und einen sehr unangenehmen Geruch, dann steckt er voller übler Stoffe, die auf Grund von Flüssigkeitsmangel nicht aus den Nieren herausgespült werden konnten.

Mangelnde Feuchtigkeit macht sich aber auch in Form von trockenen Augen und einem trockenen Mund sowie Müdigkeit und Kopfschmerzen bemerkbar.

Die Hälfte Ihrer täglichen Flüssigkeitszufuhr sollte durch Wasser gedeckt werden, so Dr. Kleiner. Damit Sie im Laufe des Tages auch wirklich genügend trinken, sollten Sie sich einen „Trinkplan" aufstellen.

Warten Sie mit dem Trinken nicht erst, bis Sie durstig sind. Denn dann hat sich bereits ein leichter Flüssigkeitsmangel eingestellt. Um das zu verhindern, sollten Sie sich einen Plan aufstellen oder irgendeinen gut sichtbaren „Knoten im Taschentuch" zu Hilfe nehmen, damit Sie immer ans Trinken erinnert werden. (Sie können das Ganze auch „Trinkplan" nennen, aber Vorsicht, das hat nichts mit der Kneipentour am Samstagabend zu tun.)

Dr. Kleiner hat ein paar Tipps, wie ein Hard-Body-Man sein Leben flüssiger machen kann:

• Trinken Sie nach dem Aufstehen und vor dem Zubettgehen ein paar Gläser Wasser, auch wenn Sie befürchten müssen, dass Sie nachts aufwachen, weil Ihnen die Blase drückt.

• Trinken Sie Wasser zu jeder Haupt- und Zwischenmahlzeit.

• Halten Sie im Kühlschrank immer einen Krug mit Wasser bereit, den Sie jeden Tag austrinken. Sorgen Sie dafür, dass immer eine Flasche Stilles Wasser auf Ihrem Schreibtisch steht, damit Sie nicht nur auf Tee, Limo und Kaffee zurückgreifen.

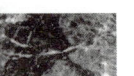

- Nehmen Sie auch ins Fitness-Studio eine Flasche Wasser mit.

Wem Leitungswasser nicht schmeckt, der kann entweder ein paar Spritzer Zitronen- oder Limettensaft, einen Schuss Fruchtsaft oder etwas Selterswasser dazugeben. Der Geschmack von Leitungswasser verbessert sich auch, wenn Sie zu Hause einen Wasserfilter verwenden. Sie können Ihr Wasser natürlich auch in Flaschen kaufen.

Wasser ist aber nicht das einzige, womit Sie ihren Flüssigkeitsbedarf decken können. Wenn Sie nicht trainieren, können Sie dem Körper auch durch Magermilch, Saftschorlen, Kräutertees, Suppen, Sportgetränke und sogar durch sehr saftiges und wasserhaltiges Obst oder Gemüse Flüssigkeit zuführen.

Ihren Kaffee- und Alkoholkonsum müssen Sie aber leider zurückschrauben. Diese Getränke schaden nämlich dem Flüssigkeitshaushalt.

Alle Getränke, die Koffein oder Alkohol enthalten – dazu gehören u.a. Kaffee, Schwarztee, Bier, Wein und alkoholische Mixgetränke – sind harntreibend, d.h. sie regen den Harnfluss an.

Wir wissen doch alle, wie das funktioniert. Sie kippen an der Theke ein Bier und nach gerade mal 20 Minuten spülen Sie das meiste davon die Toilette hinunter. Nach 15 bis 20 Minuten wiederholt sich der Vorgang. Wenn Sie den ganzen Abend Bier getrunken haben, dann sind Ihre Kopfschmerzen am nächsten Morgen zu einem Großteil durch den Flüssigkeitsmangel in Ihrem Körper bedingt.

Bei Kaffee, Schwarztee oder koffeinhaltigen Softdrinks sieht die Sache auch nicht viel anders aus. „Koffeinhaltige Getränke würde ich gar nicht als richtige Getränke bezeichnen. Nach einer Tasse Kaffee oder einer Dose Cola, schulden Sie dem Körper die gleiche Menge an Wasser", so Burns.

Entkoffeinierter Schwarztee oder Kaffee sind allerdings eine Ausnahme. Davon können Sie so viel trinken wie Sie wollen und zur Deckung Ihres Flüssigkeitsbedarf dazurechnen.

Sportgetränke sind nichts für den täglichen Durst, sondern eignen sich vor allem für das Training. Wählen Sie ein Sportgetränk das lecker schmeckt, das angemessene Menge an Kohlenhydraten enthält und die durch das Workout verlorenen Elektrolyten ersetzt, so Burns.

Für bewegungsarme Tätigkeiten reicht Wasser oder ein anderes Getränk völlig aus. Beim Training sollten Sie aber auf ein Sportgetränk zurückgreifen. Wer jedoch überflüssige Pfunde loswerden will, sollte besser bei Wasser bleiben. Sportgetränke sind vor, während und nach dem Workout besonders geeignet, weil sie den Körper mit viel Flüssigkeit und Kohlenhydraten versorgen und die beim Schwitzen verlorenen Elektrolyten ersetzen.

Im Handel wird ein riesiges Sortiment an Sportgetränken angeboten. Aber Achtung: Die Produkte sind nicht alle gleichermaßen geeignet, so Burns. Sie sollten nur Produkte kaufen, die nicht mit Kohlensäure versetzt sind, und darauf achten, dass die folgenden Nährstoffe enthalten sind (je 250 ml):

- 14 bis 17 g Kohlenhydrate
- etwa 100 mg Natrium und
- mindestens 30 mg Kalium

Sportgetränke sollten natürlich auch eine Wohltat für Ihre Geschmacksnerven sein. Diesbezüglich gibt es viele Unterschiede. Studien haben ergeben, dass die Leute nach dem Training lieber gesüßte und aromatisierte Getränke anstatt reines Wasser zu sich nehmen.

Viele Hersteller preisen vor allem den Vitamingehalt ihrer Produkte an. Vitamine können zwar nie schaden, aber in einem Sportgetränk sind sie nicht unbedingt notwendig, sagt Burns. Sie brauchen nicht mehr Geld für besonders vitaminhaltige Getränke auszugeben, denn mit unserem Hard-Body-Ernährungsplan werden Sie sowieso schon mit genügend Vitaminen versorgt.

Von kohlensäurehaltigen Sportgetränken lassen Sie aber besser die Finger, so Burns, denn Kohlensäure verlangsamt die Verdauung und belastet den Magen.

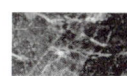

Vorsicht ist auch vor Sportgetränken mit Koffein geboten. Manche „Energy Drinks" sind nämlich mit Koffein nur so vollgepumpt. Wählen Sie stattdessen ein Getränk, dass extra viele Kohlenhydrate und etwas Eiweiß enthält, rät Dr. Kleiner. Wer vor dem Training nicht so gern etwas isst, kann seine kleine Mahlzeit vor dem Workout nämlich auch in Form eines Sportgetränks zu sich nehmen. Der Kaloriengehalt der Getränke spielt natürlich auch eine wichtige Rolle, sagt Thomas Incledon, unser Hard-Body-Ernährungsexperte. Achten Sie darauf, dass Sie mit dem Konsum Ihres Sportgetränks nicht gleich Ihre empfohlene Tagesmenge an Kalorien übersteigen (Ihren Tageswert können Sie übrigens der Tabelle auf Seite 326 entnehmen).

Nicht vergessen: Wenn Sie Fett verbrennen wollen, sind Sie auf die zusätzlichen Kalorien eines Sportgetränks nicht angewiesen und sollten daher besser bei Wasser oder anderen kalorienarmen Getränken bleiben, so Incledon.

Sportgetränke sorgen nicht nur für eine gute Flüssigkeitszufuhr, sondern lassen auch den Glukose-Gehalt im Blut ansteigen und liefern zusätzliche Energie für das Workout, erklärt Dr. Kleiner.

Vor dem Training sollten Sie dem Körper unbedingt Flüssigkeit zuführen. Nehmen Sie 2 Stunden vor dem Workout etwa einen halben Liter Flüssigkeit zu sich, empfiehlt Dr. Kleiner. Dadurch haben die Muskeln genügend Zeit, die Flüssigkeit vollständig aufzunehmen. Unmittelbar vor dem Training sollten Sie noch einmal 100 bis 250 ml trinken.

Das ist genau der Punkt, an dem kohlenhydratreiche Getränke besser geeignet sind als Wasser. Durch den Gehalt an Einfachzucker steigt nämlich der Insulinspiegel und das Blut wird mit Glukose vollgepumpt. Der Körper kann die Glukose zur Energiegewinnung nutzen, und muss dadurch nicht so viel Muskel-Glykogen verbrennen. Auf diese Weise hat er nämlich noch genügend Glykogen zur Verfügung, um Sie für den Verlauf des gesamten Workous mit ausreichend Energie zu versorgen.

Das American College of Sports Medicine empfiehlt Leuten, die länger als eine Stunde trainieren oder durch intensive Beanspruchung oder Hitze starke schwitzen, in regelmäßigen Abständen etwas zu trinken – alle 15 bis 20 Minuten 100 bis 250 ml.

In den ersten 30 bis 60 Minuten während eines Trainings mit durchschnittlicher Intensität (schnelles Gehen, gemäßigtes Herz-Kreislauf-Training) ist Wasser als Flüssigkeitsspender gut geeignet. Wenn Sie jedoch länger oder intensiver trainieren (z.B. bei einem Fußballspiel) braucht der Körper die schnelle Wirkung, die zusätzlichen Kohlenhydrate und Kalorien eines Sportgetränks.

WASSERVERLUST AUF DER WAAGSCHALE

Wer hart trainiert verliert beim Schwitzen und Atmen viel Flüssigkeit. Um festzustellen, ob Sie dem Körper genügend Flüssigkeit zuführen, brauchen Sie sich vor und nach dem Training einfach nur auf die Waage zu stellen. Jedes Pfund Körpergewicht, dass Sie durch das Workout verloren haben, sollte mit 500 bis 700 ml Flüssigkeit wieder ausgeglichen werden, sagt Julie Burns, Expertin für Sporternährung aus Western Springs, Illinois. Viele Leute sind überrascht, wie viel Gewicht sie während des Trainings verloren haben, sagt sie. Als Julie Burns als Ernährungsberaterin bei den Chicago Blackhawks anfing, stellte Sie fest, dass einige der Hockeyspieler im Verlauf eines einzigen Spiels 8 bis 10 Pfund Körpergewicht verloren haben.

„Der Ausgleich des Flüssigkeitsverlusts darf beim Training nie vergessen werden", so Burns. Durch das Wiegen werden Sie immer an das Trinken erinnert und können erkennen, wie schnell der Körper Flüssigkeit verliert.

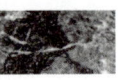

Für alle, die sich mit dem ständigen Trinken während des Workouts einfach nicht anfreunden wollen, weil sie sich dadurch so aufgedunsen fühlen, hat Dr. Kleiner einen Tipp: Fangen Sie zunächst mit wenig Flüssigkeit an und erhöhen Sie die Menge allmählich im Verlauf mehrerer Wochen. Das ist vor allem sehr wichtig, wenn es in Ihrem Fitness-Studio sehr warm und stickig ist.

Nach dem Training ist ein Sportgetränk dem Wasser weit überlegen. Es gleicht den Verlust an Elektrolyten aus, bringt den Wasserhaushalt wieder schnell ins Gleichgewicht und sorgt dafür, dass die Glykogen-Depots in den Muskeln schneller wieder aufgefüllt werden.

Die perfekte Kombination für den Imbiss nach dem Workout besteht aus einem Sportgetränk und Nahrungsmitteln mit einem hohen glykämischen Index, wie Brot, Teigwaren, Reis oder ein Müsli-Riegel. Sie brauchen aber auch etwas Eiweiß, so Incledon. Durch diese Zusammensetzung wird das Blut mit vielen Kohlenhydraten versorgt, der Insulinspiegel zum Steigen gebracht und die Glykogen-

aufnahme in den Muskeln gefördert. (Lesen Sie sich die Nährwertangaben auf den Sportgetränken immer aufmerksam durch. Bei einigen Produkten stammt der Großteil des Kohlenhydrat-Gehalts nämlich aus Fruchtzucker, so Incledon. Solche Getränke haben keinerlei Nutzen für Sie.)

Sportgetränke sorgen auch für eine besseren Ausgleich des Flüssigkeitsverlustes als Wasser. Natrium und Glukose fördern die Aufnahme der Flüssigkeit, indem sie mehr Wassermoleküle in die Zellen schleusen. Natrium (Salz) verursacht natürlich ein stärkeres Durstgefühl und veranlasst Sie zum Trinken. Das macht sich vor allem dann bezahlt, wenn Sie Ihren Flüssigkeitsverlust ausgleichen müssen, sagt Dr. Kleiner.

Sportgetränke ersetzen auch die beim Training verlorenen Elektrolyten, die an all den schrecklichen Muskelkrämpfen schuld sind, die Sie damals während Ihrer ersten Woche im Football-Trainingslager ertragen mussten.

Wenn Bucky, Ihr Trainer, damals über die Vorteile regelmäßiger und ausreichender Flüssigkeitszufuhr Bescheid gewusst hätte, dann wäre das für Sie und die Jungs aus Ihrer Mannschaft besser gewesen – und auch für Jimmy DeAngelo, der noch heute bei jedem Klassentreffen seine Schlammpfützen-Geschichte zu hören bekommt.

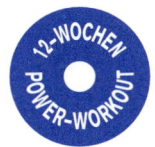

MUNDGERECHTE ENERGIE
POWER-RIEGEL

EINIGE DIESER HANDLICHEN RIEGEL LIEFERN SCHNELLE ENERGIE FÜR DAS WORKOUT UND SORGEN FÜR DIE WICHTIGE NÄHRSTOFFZUFUHR DANACH. MANCHE SCHMECKEN SOGAR RICHTIG GUT.

Zur Fettverbrennung und zum Muskelaufbau ist viel Energie und intensives Training vonnöten.

Nährstoffriegel versprechen einen hohen Energiegehalt – und einige davon halten ihr Versprechen sogar. Sie versorgen den Körper mit den benötigten Kalorien, Kohlenhydraten und Proteinen in kompakter und mundgerechter Form. Und sie hinterlassen kein Völlegefühl im Magen.

Manche Energieriegel sind jedoch reines Junk-Food, und andere sind wiederum überteuert und unnötigerweise mit Vitaminen und Kräutern vollgestopft. Es werden sogar Riegel angeboten, die dem im 12-Wochen-Power-Workout empfohlenen Verhältnis von Kohlenhydraten, Eiweiß und Fett nicht einmal annähernd entsprechen.

Durch den Verzehr eines qualitativ hochwertigen Riegels können Sie dem Körper die für das Workout benötigte Menge an Kalorien zuführen, sagt Laura Spanbauer, Ernährungsexpertin aus Albany, New York.

In einer perfekten Welt gäbe es auch einen perfekten Energieriegel, der etwa 200 Kalorien enthält und 2- bis 4-mal mehr Kohlenhydrate als Eiweiß. Er wäre nicht zu sehr mit Vitaminen, Mineralstoffen und Kräutern überladen, und würde nicht zu viel Einfachzucker, wie Saccharose, Fructose und stark fructosehaltiges Getreidesirup enthalten.

In einer perfekten Welt gäbe es nämlich sogar zwei verschiedene Riegel, die diese Anforderungen erfüllen: einen Riegel vor dem Workout mit einem niedrigen glykämischen Index, der den Motor am Laufen hält, und einen Riegel mit einem hohen glykämischen Index, der die Regeneration des Körpers nach dem Workout fördert.

„Damit der Körper seinen Glykogen-Vorrat wieder auffüllen kann, braucht er nach dem Training einen Snack mit einem höheren glykämischen Index", erklärt Alan R. Stockard, medizinischer Direktor am Osteopathic Medical Center of Texas in Fort Worth.

In einer perfekten Welt würde ein Energieriegel außerdem so lecker wie ein Schokoriegel oder Omas Plätzchen schmecken.

Träumen Sie ruhig weiter.

Die Welt ist nun mal nicht perfekt, und die Energieriegel sind es auch nicht. Einige kommen der Sache jedoch schon ziemlich nahe.

Damit Sie das Angebot in Ihrem Supermarkt, Drogeriemarkt und Reformhaus besser überblicken können, haben wir ein paar Tipps für Sie.

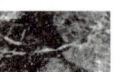

WAS SAGT DER NAME AUS ?

Machen Sie sich nicht allzu viele Gedanken darüber, wie der Riegel eingeordnet ist. Vielleicht nennt man ihn „Energieriegel", „Power-Bar" oder „Sportriegel". Vielleicht nennt man ihn aber auch „Nährstoffriegel", „Fitnessriegel" oder einfach nur „Müsli-Riegel". Völlig egal. Es gibt eine riesige Auswahl. Bei unserer letzten Stippvisite im Supermarkt haben wir 38 verschiedene Sorten entdeckt.

„Das Konzept der meisten Riegel besteht darin, den Körper mit schnell freiwerdender Energie für sportliche Aktivitäten zu versorgen", so Dr. Stockard.

„Sie sollten am besten verschiedene Produkte probieren, um herauszufinden, welche Riegel gut schmecken und welche für Sie am bekömmlichsten sind", sagt Gunnar Brolinson, praktizierender Arzt für Sport- und Allgemeinmedizin aus Toledo, Ohio.

„Achten Sie jedoch darauf, dass der Riegel mehr Kohlenhydrate als Eiweiß enthält und nicht umgekehrt, so wie es bei manchen Produkten der Fall ist", warnt Dr. Richard B. Kreider von der University of Memphis. „Der Riegel sollte mindestens 8 bis 10 g Eiweiß enthalten, aber das Gesamtverhältnis von Kohlenhydraten und Eiweiß sollte zwischen 4:1 und 5:1 liegen."

Thomas Incledon, unser Hard-Body-Ernährungsexperte, ist hingegen der Ansicht, dass Gewichtheber kein so hohes Kohlenhydrat-Eiweiß-Verhältnis benötigen und dass ein Energieriegel mit einem Verhältnis von 2:1 vor und nach dem Training als Snack völlig ausreichend ist.

Wenn Ihr Energieriegel diesen Richtwerten entspricht, dann ist die Frage, welche Menge an Johannisbrotmehl, Hafer oder „Spinat" er enthalten sollte, absolut zweitrangig. Wir interessieren uns nämlich in erster Linie für den glykämischen Index des Riegels, denn diese Informationen finden Sie nicht auf der Verpackung. Der glykämische Index lässt sich nur schwer feststellen, es sei den Sie verfügen über ein mobiles Labor oder nehmen einen speziell dafür ausgebildeten Ernährungsexperten zum Einkauf mit. Deshalb haben wir nämlich ein paar Richtlinien für Sie vorbereitet.

Wenn es sich bei den erstgenannten Zutaten bzw. Inhaltsstoffen um erkennbare Nahrungsmittel, wie zum Beispiel Getreide, handelt, dann brauchen Sie nicht zu befürchten, dass dieser Riegel nichts weiter als einen Zuckerschock bei Ihnen bewirkt (Das wollen wir nämlich unbedingt vermeiden.). Lassen Sie die Finger von Produkten, bei denen Einfachzucker ganz oben auf der Liste stehen. Wie bereits erklärt, haben diese Stoffe nämlich einen zu hohen glykämischen Index.

Der glykämische Index lässt sich aber auch anhand der aufgeführten Ballaststoffmenge erkennen. Ein sehr ballaststoffreicher Riegel deutet auf einen niedrigen glykämischen Index hin und wäre deshalb als Snack nach dem Workout weniger empfehlenswert – aber für den Verzehr nach dem Workout wie geschaffen.

Einer der ganz normalen Müsli-Riegel mit Fruchtfüllung eignet sich gut als Snack vor dem Workout, so Incledon, vorausgesetzt, Sie trinken Magermilch dazu, um etwas Eiweiß beizusteuern.

REINE GESCHMACKSSACHE

Nur weil ein Riegel den geeigneten glykämischen Index aufweist und die richtige Menge an Kohlenhydraten und Eiweiß enthält, heißt das noch lange nicht, dass er auch gut schmeckt. Es bringt nichts, wenn Sie ihn widerwillig hinunterwürgen müssen. Damit Ihnen das erspart bleibt, haben wir eine Menge verschiedener Produkte von einer Gruppe ganz normaler Leute auf ihren Geschmack testen lassen. Unsere Testpersonen sind wirklich ganz normale Leute, wie Sie sie von Ihrer Arbeit oder aus Ihrem Bekanntenkreis kennen. Unter ihnen ist keiner, der regelmäßig rohe Eier schlürft oder sich irgendwelche Proteindrinks mixt. Wir haben nämlich nachgefragt.

„Bei Energieriegeln spielt Ihr persönlicher Geschmack eine große Rolle", so Spanbauer. „Wenn Sie einen schmackhaften Riegel gefunden haben, an dem nichts auszusetzen ist, dann ist das eine vernünftige Wahl."

Wir haben versucht, bei unserem Test so objektiv wie möglich zu sein und deshalb von allen Produkten nur eine Geschmacksrichtung gewählt. Da sind wir so richtig wissenschaftlich vorgegangen:

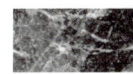

„Eene, meene muuh … tja, und da hat es eben die Geschmacksrichtung *Schokolade* erwischt.

Leider müssen wir Ihnen mitteilen, dass alle der getesteten Riegel irgendwie nach Schokolade geschmeckt haben.

Es lohnt sich allerdings nicht, hier die Produktnamen aufzulisten, weil die Hersteller häufig einzelne Geschmacksrichtungen aus dem Programm nehmen und aus den verschiedensten Gründen ständig die Rezeptur ändern.

Wonach die Dinger schmecken? Na ja, die meisten Riegel sind richtig lecker. Okay? Wollen Sie Beweise?

Hier haben wir die Kommentare von einigen unserer Geschmackstester:

• „Der Riegel ist nicht nur zu weich, sondern auch viel zu stückig, und sein Geschmack erinnert irgendwie an ein altes Glas Erdnussbutter, dass mit warmer Milch wieder cremig gerührt wurde.“

• „Der Riegel mit dem Cookie-Geschmack ist weich mit einem ganz leichten Knuspergefühl, und der mit dem Schoko-Erdnuss-Geschmack hat eine dicke, nougatartige Konsistenz.

• „Der Riegel hat anfangs zwar etwas nach „Chemie“ geschmeckt, dann aber schnell an einen weichen Brownie erinnert.“

• „Der Geschmack ist nicht schlecht, aber sehr schwach und etwas bitterlich.“ Einer unserer Tester fand, dass der Riegel so schmeckt, „als ob er gefroren war und danach wieder aufgetaut wurde.“

• „Die Konsistenz ist schön karamellig und auch der Geschmack erinnert an Karamellbonbons.“ Eine der Testpersonen fand, dass der Riegel zwar lecker schmeckt aber 20 Minuten später schwer im Magen lag.

Na also, das ist doch eine gute Basis. Und jetzt können Sie Ihren eigenen Geschmackstest veranstalten.

DIE MISCHUNG MACHT'S

Wir haben herausgefunden, dass viele der Riegel innerhalb des empfohlenen Kohlenhydrat-Eiweiß-Verhältnisses von 2: 1 bis 4:1 liegen. Einige sind jedoch meilenweit davon entfernt.

Viele der getesteten Riegel kamen auch sehr nah an die benötigten 200 Kalorien heran.

Wenn Sie jedoch keinen Riegel finden, der all Ihren Anforderungen entspricht, dann können Sie sich auch Ihre eigene „Riegelmischung“ zusammenstellen. Wenn Sie zwei schmackhafte Riegel gefunden haben, von denen der eine aber zu wenig Kohlenhydrate und der andere zu wenig Eiweiß enthält, dann könnten Sie unheimlich erfinderisch sein und von jedem nur die Hälfte essen.

Solange der Kaloriengehalt und das Kohlenhydrat-Eiweiß-Verhältnis den Richtwerten des 12-Wochen-Power-Workouts entspricht, ist das völlig in Ordnung.

Spanbauer hat noch eine Idee: Kombinieren Sie den Riegel doch einfach mit einem kohlenhydratreichen Energie-Gel. Diese Gele werden vor allem bei Läufern und Radfahrern immer beliebter. Sie sind aber auch für Kraftsportler geeignet. Dem sind keinerlei Grenzen gesetzt.

„Energieriegel versorgen den Körper zwar mit Kohlenhydraten zur Energiegewinnung und zum Wiederauffüllen der Glykogen-Depots, aber Sie enthalten kein H_2O“, betont Spanbauer. „Energie-Gele – und in diesem Fall auch Power-Drinks – liefern sowohl Flüssigkeit als auch Kohlenhydrate.“

Die Gele enthalten normalerweise kein Eiweiß, haben meist einen geringen Zuckergehalt und nur halb so viele Kalorien wie die meisten Energieriegel. Wenn also Ihr Lieblingsriegel als Snack vor dem Workout zu wenig Kohlenhydrate und zu viel Zucker enthält, essen Sie nur die Hälfte davon und trinken Sie dazu die halbe Menge Energie-Gel, um Ihre Kalorien- und Kohlenhydrat-Zufuhr zu vervollständigen.

Sie können natürlich auch andere Kombinationsmöglichkeiten ausprobieren. Nehmen Sie dazu einfach die Riegel, die Sie gerade griffbereit haben – und Ihrem Kombinationstalent sind keine Grenzen gesetzt.

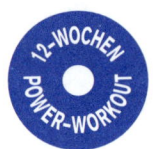

VITAMINE, MINERALSTOFFE, UND HEILPFLANZEN ZUR FÖRDERUNG DES MUSKELWACHSTUMS

VITAMINE

WIR ALLE BRAUCHEN VITAMINE UND MINERALSTOFFE. ABER EIN HARD-BODY-MAN, DER SICH RICHTIG ERNÄHRT, IST ZUR UNTERSTÜTZUNG SEINER WICHTIGSTEN KÖRPERFUNKTIONEN NICHT AUF IRGENDWELCHE PILLEN ANGEWIESEN. EIN MULITVITAMINPRÄPARAT IST ALLES, WAS SIE BENÖTIGEN.

Wenn Sie zu den Leuten gehören, die in der Küche ein ganzes Regal voll mit Vitaminfläschchen oder Mineraltabletten haben, so dass auf der Stelle ein eigenes kleines Reformhaus eröffnet werden könnte, dann hören Sie gut zu:

Es ist Zeit für einen ausgiebigen Frühjahrsputz.

Unser ausgewogener Hard-Body-Ernährungsplan versorgt Sie nämlich mit der richtigen Dosis an Vitaminen und Mineralstoffen. Thomas Incledon, unser Ernährungsexperte, hat wirklich an alles gedacht.

Wenn Sie eine ausgewogene Mischung an Nahrungsmitteln zu sich nehmen, brauchen Sie keine Pillen oder Kapseln mehr zu schlucken, um den Grundbedarf des Körpers an Nährstoffen zu decken.

Sie sollten aber wissen, dass viele Leute – darunter eine überraschend große Zahl an Ärzten – Vitamine und Mineralstoffe nicht nur als notwendige Nährstoffe zum Schutz vor Krankheiten betrachten, sondern auch als medizinische Heilmittel an sich. Warum? Forscher haben herausgefunden, dass durch die richtig dosierte Einnahme von Zusatzpräparaten mit den Vitaminen C und E sowie Mineralstoffen, wie zum Beispiel Selen, nicht nur ein unterstützender Effekt, sondern sogar eine Heilwirkung auf den Organismus erzielt werden kann. In so einem Fall spricht man von so genannten *Nutraceuticals*, bei denen natürliche Inhaltsstoffe für Heilzwecke genutzt werden.

Für einen Hard-Body-Man sind Ergänzungspräparate sozusagen eine Art Krankenversicherung, weil die darin enthaltenen Nährstoffe ihn dabei unterstützen, seinen Körper in Form zu halten. Damit Sie sich im Vitamin- und Mineralstoff-Dschungel besser zurechtfinden haben wir hier ein paar wichtige Informationen für Sie zusammengestellt.

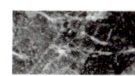

DIE TÄGLICHE DOSIS AN VITAMINEN UND MINERAL-STOFFEN

In der Welt der Vitamine und Mineralstoffe gibt es nur wenige Dinge, die so viele Diskussionen ausgelöst haben wie der Ausdruck: empfohlene Tagesmenge.

Einige Experten sind der Ansicht, dass die offiziell empfohlene Tagesdosis ausreicht, um den Mindestbedarf an Vitaminen und Mineralstoffen zum Schutz der Gesundheit zu decken, und andere sind wiederum von der Notwendigkeit überzeugt, diesen Wert zu verdoppeln (oder gar zu verdreifachen). „Die Festlegung der empfohlenen Tagesmenge erfolgte nie auf der Grundlage eines optimalen Ernährungsstandards. Diese Werte wurden stark kritisiert, weil nachgewiesen werden konnte, dass der Körper von einigen Nährstoffen höhere Dosen benötigt", so Incledon.

Vitamine und Mineralstoffe spielen auch bei der Muskelbildung eine wichtige Rolle. Und diese Bedeutung wollen wir Ihnen jetzt anhand der einzelnen Vitamine und Mineralstoffe nahe bringen.

VITAMINE

Der Körper benötigt 13 Vitamine, um seinen Stoffwechsel im Gleichgewicht zu halten, chemische Reaktionen auszulösen, sich vor Infektionen zu schützen und viele andere Funktionen aufrecht zu erhalten. Zur Erhaltung der Gesundheit kommt es auf jedes einzelne Vitamin an. Wenn Sie dem Hard-Body-Ernährungsplan folgen, werden Sie mit der ganzen Vitaminpalette versorgt.

Die folgenden Vitamine haben direkten Einfluss auf das Hard-Body-Training:

Folsäure: 400 µg (Mikrogramm) Tagesdosis. Dieser Stoff unterstützt den Eiweißstoffwechsel und dient zur Umwandlung vieler Aminosäuren für das Zellwachstum.

Wenn Sie ein Folsäure-Präparat einnehmen, dann sollten Sie dem Körper auch Vitamin B_{12} zuführen, weil Folsäure die Symptome eines Vitamin-B_{12}-Mangels verdeckt, erklärt Laura Spanbauer, Expertin für Sporternährung aus New York State.

Niacin: 20 mg Tagesdosis. Dieses Vitamin ist am Abbau der aufgenommenen Kohlenhydrate, Fette und Proteine beteiligt.

Niacin ist ein sehr wirkungsvoller Stoff, der zur Behandlung von erhöhten Cholesterinwerten eingesetzt wird. Eine therapeutische Anwendung kann jedoch zu Nebenwirkungen, wie Hautrötungen, Juckreiz, Schwindelgefühl und Krämpfen, führen. In sehr hohen Dosen kann Niacin auch Leberschäden hervorrufen.

Das in den meisten Multivitaminpräparaten enthaltene Niacinamid besitzt im Gegensatz zum Niacin keine Heilwirkung.

Pantothensäure: 10 mg Tagesdosis. Dieses Vitamin unterstützt die Umwandlung von Kohlenhydraten, Fetten und Protein in Energie.

Pantothensäure ist praktisch ungefährlich. Selbst bei sehr hohen Tagesdosen von 10 bis 20 g wurden außer gelegentlichen Fällen von Durchfall und Wasseransammlung keine Nebenwirkungen festgestellt. Halten Sie sich jedoch an die empfohlene Tagesmenge, es sei denn, Sie wollen, dass Ihr Urin richtig teuer wird.

Riboflavin (Vitamin B_2): 1,7 mg Tagesdosis. Dieses ungefährliche Vitamin unterstützt die Umwandlung von Glukose und Fett in Energie. Es ist wasserlöslich und überschüssige Mengen werden vom Körper schnell wieder ausgeschieden.

Vitamin B_6: 2 mg Tagesdosis. Es ist an der Umwandlung von Protein und Aminosäuren beteiligt.

„Die Behauptung, dass Vitamin B_6 die Energiefreisetzung bei körperlichen Aktivitäten erhöht, konnte durch die meisten Studien nicht bestätigt werden", so Spanbauer.

Dosen über 100 mg dürfen nur unter ärztlicher Aufsicht eingenommen werden. Eine Überdosierung kann nämlich zu Schmerzen, Taubheitsgefühl und Schwäche in den Gliedmaßen führen.

Vitamin C: 60 mg Tagesdosis. Vitamin C ist für die Bildung von Knochen, Zähnen, Knorpeln und Haut unerlässlich. Es dient als Radikalfänger und unterstützt den Körper u.a. bei der Verwertung anderer Vitamine und Mineralstoffe.

Vitamin C wird häufig in hohen Dosen von 5000 mg pro Tag verabreicht. Durch eine Überdo-

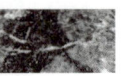

sierung kann es zu Durchfall kommen. Dieses Problem lässt sich jedoch schnell beheben, indem die Dosis verringert oder auf den ganzen Tag verteilt in Teilmengen zu den Mahlzeiten eingenommen wird.

MINERALSTOFFE

Zur Erhaltung der Zellfunktion und zum Zellaufbau benötigt der Körper 15 verschiedene Mineralstoffe. Hier haben wir einige der Stoffe aufgeführt, auf die ein Hard-Body-Man besonders achten sollte:

Kalzium: 1000 mg Tagesdosis.

„Wenn ich einen Mineralstoff nennen müsste, von dem die meisten Leute eine Portion mehr vertragen können, dann würde ich wahrscheinlich *Kalzium* sagen", so Spanbauer. „Kräftige Knochen sind für die Gesundheit unerlässlich."

Teenager und Erwachsene über 50 benötigen täglich 1200 bis 1300 mg Kalzium.

Raucher und Leute mit einem hohen Koffeinkonsum sollten auf eine erhöhte Kalziumzufuhr achten, erklärt Spanbauer.

Dabei dürfen Sie aber auch nicht Ihre tägliche Dosis Vitamin D (400 I.E., internationale Einheiten) vergessen, denn die braucht der Körper, um das Kalzium aufnehmen zu können.

Chrom: 120 µg Tagesdosis.

Chrom ist an der Umwandlung von Fett und Kohlenhydraten in Energie beteiligt. Es konnte jedoch nicht nachgewiesen werden, dass die Einnahme von chromhaltigen Präparaten das Muskelwachstum und den Fettabbau fördert.

Zahlreichen Studien zufolge sind auch bei einer Tagesdosis von 200 µg keine Nebenwirkungen zu erwarten.

Magnesium: 400 mg Tagesdosis. Dieser Mineralstoff unterstützt den Körper bei der Spaltung von Glukose, Fettsäuren und Aminosäuren, bei der Umwandlung von Kohlenhydraten und Eiweiß sowie bei der Weiterleitung von Impulsen durch die Nerven und Muskeln.

Mangan: 2 mg Tagesdosis. Mangan wird zur Bildung von Cholesterin und zur Kräftigung der Knochen benötigt.

„Mangan fördert auch die Umwandlung von Glukose, der wichtigsten Energiequelle unseres Körpers", so Spanbauer.

Eine Tagesdosis in Höhe von 10 mg ist zwar weitgehend ungefährlich, aber nicht notwendig.

Phosphor: 1000 mg Tagesdosis. Genauso wie Kalzium und Mangan spielt auch dieser Stoff eine wichtige Rolle beim Knochenaufbau. Phosphor unterstützt den Körper außerdem bei der Umwandlung von Kohlenhydraten, Fetten und Proteinen.

Da dieser Stoff in vielen verschiedenen Nahrungsmitteln enthalten ist, erweist sich die Einnahme eines Phosphorpräparats in den meisten Fällen als unnötig.

PFLANZENPOWER

Wäre es nicht toll, wenn es ein Kraut gäbe, dass die Fettverbrennung anregt, das Muskelwachstum fördert und unendliche Energie verleiht? Das versprechen zumindest einige der Präparate, die in Reformhäusern und Fitness-Magazinen angeboten werden – und auf die manche Männer im Fitness-Studio schwören.

Wir haben diese Produkte einmal genauer unter die Lupe genommen. Wir haben David Winston, einen der führendsten Heilkräuterexperten zu Rate gezogen. Wir haben uns wissenschaftliche Studien angeschaut. Wir haben gesucht und gesucht, aber keine Wunderpflanzen gefunden. Wir haben ein paar Kräuter entdeckt, die vielleicht etwas bewirken können. Und wir haben viele Missverständnisse über Heilpflanzen aufgedeckt.

Na, dann wollen wir mal die Missverständnisse aus dem Weg räumen.

• Man hat Ihnen immer eingeredet, dass es sich bei Kräutern stets um harmlose und gesundheitsfördernde Substanzen handelt, weil sie ja schließlich von Pflanzen stammen und nicht wie die bösen, bösen Medikamente von Ärzten und Pharmazeuten zusammengebraut wurden. Wollen Sie unsere Meinung dazu hören? Alles Unsinn. Wenn Heilkräuter nicht mit der nötigen Sachkenntnis und Vorsicht eingesetzt werden, können auch sie Schaden anrichten.

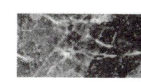

Laut David Winston hängt alles von der jeweiligen Pflanze ab. Genauso wie die Cherokee-Indianer, ist auch er davon überzeugt, dass Kräuter in drei Kategorien eingeteilt werden können: Küchenkräuter, Heilkräuter und Giftkräuter.

Küchenkräuter haben eine leichte Nährwirkung und werden von den meisten Menschen auf Dauer gut vertragen. Dazu gehören u.a. Knoblauch, Gelbwurz, Flachssamenöl, Ginseng, Cayennepfeffer und Kardamom.

Heilkräuter üben eine stärkere Wirkung auf den Organismus aus und werden genauso wie normale Medikamente über einen bestimmten Zeitraum zu Behandlungszwecken eingesetzt. Sie haben eine genau definierte pharmakologische Wirkung. Dazu gehören u.a. Teufelskralle, Kava-Kava, *Tribulus terrestris*, Ephedra und Weidenrindenextrakt.

Und dann gibt es noch die Giftkräuter. Bei falscher Anwendung sind diese Pflanzen für den Organismus giftig und sollten daher nicht zur Selbstbehandlung sondern nur von Experten verwendet werden. Zu den Giftkräutern zählen u.a. Eisenhut und Arnika.(Das gilt jedoch nicht unbedingt, wenn diese Kräuter für homöopathische Zwecke oder lokale Anwendungen eingesetzt werden.)

Viele Medikamente werden aus Pflanzen gewonnen. Während die aktiven Inhaltsstoffe normaler Arzneimittel bekannt sind, weiß man bei Kräuterpräparaten oftmals nicht genau über deren Zusammensetzung Bescheid. Die Wirksamkeit der meisten Kräuter ist in gewissem Maße durch organische Bestandteile bedingt.

• Sie sollten auch wissen, dass der menschliche Körper nicht auf Kräuter angewiesen ist. Um richtig funktionieren zu können, braucht er nur Vitamine und Mineralstoffe.

• Kräuter werden zwar schon seit langem zu Heilzwecken eingesetzt, aber im Gegensatz zu Medikamenten, gibt es einige Kräuter, die noch nicht ausreichend erforscht und getestet worden sind.

• Viele Kräuter sind mit Vorsicht zu genießen. „Die Leute glauben, dass ein rezeptfrei erhältliches Pflanzenprodukt harmlos sein muss", sagt der Sportmediziner Alan R. Stockard aus Fort Worth, Texas. „Das ist absolut falsch." Einige Kräuter haben nämlich eine stark physiologische Wirkung und andere Präparate können durch Überdosierung oder Langzeiteinnahme sogar gesundheitsschädigend sein. Außerdem gibt es für Pflanzenpräparate keinerlei Qualitätsmaßstäbe. „Das bedeutet, dass Sie sich der Qualität und Reinheit der Pflanzen nicht sicher sein können", so Dr. Stockard. Wenn Sie auf Nummer sicher gehen wol-

ZU VIEL DES GUTEN

Einige Vitamine können giftig werden. Vorsicht ist besonders bei den drei fettlöslichen Vitaminen A, D und K geboten. Fettlöslich bedeutet nämlich, dass die Vitamine im Fettgewebe des Körpers eingelagert und verarbeitet werden.

Sie haben mittlerweile doch bestimmt herausgefunden, wie schwer es ist, Körperfett loszuwerden. Fettlösliche Vitamine lösen sich nämlich auch nicht so einfach in Luft auf.

Wasserlösliche Vitamine werden hingegen mit dem Urin wieder ausgeschieden. Trotzdem dürfen auch diese nicht in Unmengen konsumiert werden, weil sonst das Filtrationssystem des Körpers stark belastet wird.

Die Einnahme einer extrem hohen Dosis der fettlöslichen Vitamine A, D und K über einen längeren Zeitraum hinweg kann zu Vergiftungen führen. Vitamin E ist zwar auch fettlöslich, aber hier ist die Giftgefahr weitaus geringer.

Der menschliche Körper reagiert besonders anfällig auf die toxische Wirkung der Vitamine A und D, und eine extreme Überdosis an Vitamin K verstärkt in hohem Maße die Blutgerinnung.

Die empfohlene Mindestdosis pro Tag beträgt 5000 I. E. (1000 µg) Vitamin A, 400 I. E. (10 µg) Vitamin D, 30 I. E. (20 µg) Vitamin E und 80 µg Vitamin K.

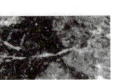

len, sollten Sie nur Produkte von zuverlässigen und anerkannten Herstellern kaufen.

Sie sollten sich auch bewusst sein, dass manche Pflanzen negative Wechselwirkungen mit Medikamenten hervorrufen können. Zur Sicherheit sollten Sie Ihren Arzt um Rat fragen.

• Da es in vielen Ländern keine einheitlichen Richtlinien für die geeignete Tagesdosis an pflanzlichen Substanzen gibt, sollten Sie zur Bestimmung der richtigen Menge im Zweifelsfall unbedingt einen Heilpflanzenexperten, Homöopathen, Arzt oder Ernährungsberater konsultieren oder ein zuverlässiges Nachschlagewerk zu Rate ziehen.

Uns interessieren hier natürlich besonders die Kräuter, die für das Gewichttraining relevant sind. Die wichtigsten von ihnen gehören zur Gruppe der Adaptogene und Thermogene.

ADAPTOGENE IN AKTION

Pflanzliche Adaptogene unterstützen den Körper bei der Anpassung an physische Stress-Situationen, die zum Beispiel durch intensives Training hervorgerufen werden. Zu den bekanntesten und am weitesten verbreiteten Anti-Stress-Pflanzen gehören die drei Arten der Ginsengwurzel.

Zwei von ihnen, der Amerikanische und der Asiatische Ginseng (der auch als Chinesischer, Koreanischer oder Thai-Ginseng bekannt ist), sind nur entfernt miteinander verwandt. Und der Dritte im Bunde, der Sibirische Ginseng, hat wiederum nichts mit den anderen beiden Arten tun.

Für die meisten Leute ist der Sibirische Ginseng wahrscheinlich am besten geeignet.

„Sibirischer Ginseng ist das richtige Heilmittel für den Durchschnittsmann, der zu Hause oder im Fitness-Studio trainiert", erklärt der Heilpflanzenexperte David Winston. „Die tägliche Einnahme eines Tonikums aus der sibirischen Ginsengwurzel ist für den durchschnittlichen überarbeiteten Normalverbraucher empfehlenswert, der sich in relativ gutem gesundheitlichen Zustand befindet und sein Immunsystem stärken möchte."

Asiatischer Ginseng hat dagegen eine stark stimulierende Wirkung und ist vor allem für Leute mit einem geschwächten Immunsystem geeignet, so Winston. Er kann zum Beispiel zur Behandlung von Fibromyalgie, chronischer Müdigkeit und anderen Mangelerkrankungen eingesetzt werden, erklärt er. Präparate der Asiatischen Ginsengwurzel sind jedoch nicht für Personen unter 40 und Leute mit hohem Blutdruck oder Infekten zu empfehlen.

Der Amerikanische Ginseng ist zwar schwächer als sein asiatischer Verwandter, aber besitzt ebenfalls eine stärkende Wirkung auf das Immunsystem, das Nervensystem und die Drüsenfunktion. Ebenso wie der Asiatische Ginseng wird auch der Amerikanische zur Behandlung von Mangelerkrankungen eingesetzt, aber eignet sich besser für jüngere Menschen zwischen 20 und 40 Jahren.

Alle drei Ginseng-Arten sind als Kapseln oder in anderen Formen erhältlich. Die in einer Kapsel enthaltene Ginsengmenge ist von Hersteller zu Hersteller verschieden und liegt meist zwischen 250 mg bis 500 mg.

Der Amerikanische oder Asiatische Ginseng sollte über einen Zeitraum von bis zu 3 Monaten mit einer Tagesdosis von 500 mg bis 1 g (zwei Kapseln pro Tag) eingenommen werden.

Für den Sibirischen Ginseng werden üblicherweise 1 bis 3 Kapseln pro Tag mit jeweils 250 mg bis 500 mg Inhalt empfohlen.

David Winston ist überzeugt, dass der Sibirischen Ginseng auch für eine Langzeiteinnahme geeignet ist. Da der wilde Amerikanische Ginseng zu den bedrohten Pflanzenarten gehört, empfiehlt er stattdessen speziell für diese Zwecke angebauten Ginseng zu kaufen.

THERMOGENE THERAPIE

Thermogene Verbindungen regen den Stoffwechsel an und fördern dadurch die Kalorienverbrennung. Solche Substanzen sind jedoch gar nicht so unproblematisch, sagt Winston,

„Die meisten Thermogene, die wirklich etwas bewirken, sind nämlich illegal", erklärt Winston und bezieht sich dabei u. a. auf rezeptpflichtige Amphetamine. „Und die wirksamen Substanzen, die man auch ohne Rezept bekommt, werden aus der Ephedra-Pflanze gewonnen und können bei Überdosierung Bluthochdruck und Herz-Kreis-

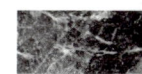

lauf-Probleme sowie andere unangenehme Nebenwirkungen hervorrufen."

Die u.a. auch als Meerträubchen bezeichnete Ephedra-Pflanze enthält das Alkaloid Ephedrin, dessen chemische Zusammensetzung der von Amphetaminen sehr ähnlich ist. Ephedrin ist in Form von Pseudoephedrin und Norephedrin als Inhaltsstoff in rezeptpflichtigen sowie rezeptfreien Erkältungsmedikamenten (Hustensaft, Nasenspray) und Antiallergika weit verbreitet.

Wie das bei vielen Fatburnern und Energy-Produkten der Fall ist, kann die Wirkung von Ephedrin durch die Zugabe von Koffein und Aspirin sowie anderen Stoffen verstärkt werden, so Winston. Diese Kombination fördert zwar die thermogene Wirkung, aber erhöht auch die Gefahr von schädlichen Begleiterscheinungen. In thermogenen Substanzen wird Ephedrin oftmals in viel höherer und potentiell gefährlicherer Konzentration eingesetzt als in pflanzlichen Erkältungsmitteln und Antiallergika.

„Die Leute sollten am besten die Finger von Ephedrin lassen, weil es das Herz-Kreislauf-System und Nervensystem stark beeinträchtigen kann", warnt Dr. Stockard.

Alle, die nur durch die Einnahme eines solchen Präparates Gewicht verloren haben, werden nach Absetzung des Präparats sofort wieder zunehmen, so Incledon.

Andere pflanzliche Verbindungen, die ebenfalls als Thermogene gelten, besitzen jedoch keine so deutliche Wirkung, erklärt Winston.

„Die einzigen thermogenen Verbindungen, die auch ohne Ephedrin zu wirken scheinen, enthalten Synephrin, eine Substanz, die angeblich die positiven aber nicht die negativen Eigenschaften von Ephedrin besitzen soll," so Winston. „Wenn dieser Stoff tatsächlich eine ähnliche thermogene Wirkung wie Ephedrin besitzt, dann lässt sich vermuten, dass durch genauere Untersuchungen auch ähnliche Nebenwirkungen zutage gefördert werden."

Incledon ist hingegen der Meinung, dass Synephrin keinerlei thermogene Wirkung besitzt, sondern dass der Stoff nur den Blutkreislauf anregt und dadurch ein thermogener Prozess lediglich imitiert wird.

KRÄUTERMIX

Hier haben wir noch ein paar Kräuter für den Hard-Body-Man.

Teufelskrallenwurzel (Harpagophytum procumbens): Einige Leute halten diese Pflanze für einen indirekten „Dickmacher", weil sie eine appetitanregende Wirkung besitzt.

Die Teufelskralle ist jedoch in erster Linie wegen Ihrer entzündungshemmenden Wirkung empfehlenswert. Sie kann eine Verringerung der Muskelbelastung während des Trainings bewirken und dadurch die Muskelschmerzen mindern.

Dosierung: Nehmen Sie zunächst 9 Wochen lang zweimal täglich 1g mit etwas Wasser zu den Mahlzeiten ein. Nach einer 2- bis 3-wöchigen Pause beginnen Sie die Behandlung erneut. Wie bei allen Kräuterpräparaten und Arzneimitteln sollten Sie sich stets an die Anleitungen und Warnhinweise auf der Packungsbeilage halten. Wenn Sie unter einem Magen- oder Zwölffingerdarmgeschwür leiden oder Gallensteine haben, dann sollten Sie vor der Einnahme zunächst Ihren Arzt konsultieren.

Flachssamenöl (Linum usitatissimum): Durch die Verwendung von Flachssamenöl können Sie Ihrem Körper ein paar zusätzliche Gramm Fett zuführen und gleichzeitig etwas für Ihre Gesundheit tun.

„Flachssamenöl enthält Fettsäuren der Sorte Omega-3 und Omega-4, die entzündungshemmend auf den gesamten Organismus, einschließlich das Herz-Kreislauf-System und das Bindegewebe wirken", erklärt Winston.

Nehmen Sie am besten morgens 1-2 Esslöffel des Öls zu sich.

Ingwer (Zingiber officinale): Ingwer besitzt nicht nur eine entzündungshemmende und verdauungsfördernde Wirkung, sondern regt auch die Blutzirkulation in den Muskeln und Gliedmaßen an.

Ingwer wird häufig in Kapselform mit jeweils 500 mg Inhalt angeboten. Nehmen Sie beispielsweise viermal täglich zwei Kapseln zum Essen mit etwas Wasser ein. Wer unter Gallensteinen leidet, sollte jedoch gänzlich auf die Einnahme von Ingwer-Präparaten verzichten.

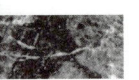

Kava-Kava (Piper methysticum): Kava-Kava verbessert zwar nicht Ihre sportliche Leistungsfähigkeit, aber sorgt für mehr Entspannung und kann sogar Ihren Muskelkater nach dem Workout mildern, so Winston.

Er ist überzeugt, dass Kava-Kava in kleinen Mengen keinen Schaden anrichten kann und empfiehlt eine Dosis von 60 bis 120 mg an Kavapyron (auch Kavalacton). Lesen Sie sich dazu die Dosierungsanleitung auf der Packungsbeilage aufmerksam durch. Kava-Kava sollte ohne ärztliche Anordnung nicht länger 3 Monate eingenommen werden und darf nicht mit Alkohol und Barbituraten gemischt werden. Da Kava-Kava eine muskelentspannende Wirkung besitzt, sollten Sie auch im Straßenverkehr und bei der Arbeit an Maschinen Vorsicht walten lassen.

Tribulus terrestris: Einige Hersteller behaupten, dass diese Ayurveda-Pflanze durch eine Förderung der Testosteron-Bildung im Körper den Muskelaufbau begünstigt. Diese Behauptung stützt sich jedoch auf unbestätigte Fallstudien und nicht auf zuverlässige und ernstzunehmende Forschung, so Winston und Incledon.

„*Tribulus terrestris* wird in der indischen Ayurveda-Medizin als harntreibendes und aphrodisierendes Mittel eingesetzt", bemerkt Winston. „Zahlreiche Tierversuche haben ergeben, dass diese Pflanzen bestimmte Stoffe enthalten, die die Spermaproduktion und den Geschlechtstrieb anregen und die Fruchtbarkeit fördern. Es gab jedoch kaum wissenschaftlichen Studien, die diese Wirkung auch beim Menschen bestätigen konnten." Winston bezweifelt, dass die Pflanze beim Menschen tatsächlich eine verstärkte Muskelbildung oder einen Anstieg des Testosteronspiegels bewirken kann. *Tribulus terrestris* sollte auf alle Fälle nur unter Aufsicht eines qualifizierten Arztes oder Heilpraktikers angewandt werden.

DIE RICHTIGE WÜRZE

In Ihrem Gewürzregal können Sie auch ein paar wirksame Kräuter finden.

Cayennepfeffer (Capsicum annuum; C. frutescens): Capsaicin, ein Inhaltsstoff des Cayennepfeffers und anderer scharfer Paprikafrüchte regt die Blutzirkulation in den Muskeln an und stimuliert den Stoffwechsel.

„Der regelmäßige Verzehr scharfer Gewürze kann zu einer Stoffwechselerhöhung führen", so Winston. „Die Einnahme von Capsaicin-Präparaten oder die Verwendung von scharfen Gewürzsaucen beim Essen wirkt sich allerdings nicht maßgeblich auf die Muskelbildung aus."

Capsaicin-Kapseln (450 mg) werden dreimal täglich zu den Mahlzeiten eingenommen. Eine Einnahme auf leeren Magen kann zur einer Reizung des Magen-Darm-Trakts führen.

Gelbwurz (Curcuma domestica): Dieses Gewürz hat eine stark entzündungshemmende Wirkung und kann zum Beispiel bei Muskel- und Gelenkschmerzen oder Arthritis eingesetzt werden, so Winston. Sie können Gelbwurz als Speisewürze verwenden oder als Extrakt im Reformhaus kaufen. Üblicherweise sollten dreimal täglich ein bis zwei Kapseln (je 400 mg) eingenommen werden. Richten Sie sich nach der Dosierungsanleitung auf dem Beipackzettel. Gelbwurz-Kapseln sollten jedoch nicht bei erhöhter Magensäure, Magengeschwüren, Gallensteinen oder Gallengangverschluss angewandt werden.

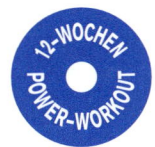

DAS NEUSTE ÜBER CREATIN, DHEA & CO.

ZUSATZPRÄPARATE

EINIGE SUBSTANZEN WIRKEN, ABER DIE MEISTEN WIRKEN NICHT.

ALLE HABEN NEBENWIRKUNGEN, UND EINIGE SIND SOGAR GEFÄHRLICH.

AMINOSÄUREN SCHEINEN VON ALLEN AM HARMLOSESTEN ZU SEIN.

Wir geben es zwar nicht gerne zu, aber einige von uns träumen immer noch von einer Wunderpille oder einem Zaubertrank, der uns ohne viel Aufwand schnell in einen Hard-Body-Man verwandelt.

Sie gehören selbstverständlich nicht zu denen.

Sie werden kaum glauben, aber es gibt tatsächlich Leute, die zu ihren fettigen Hamburgern Diät-Cola trinken und fettfreie Chips essen. Leute, die sich eine Trainingsausrüstung zulegen und sich Fitness-Videos ansehen, die in nur 5 Minuten einen flachen Bauch versprechen. Leute, die sich teure Fläschchen kaufen, auf denen „Fatburner", „Energy-Booster" und „Mega-Muskel-Pulver" steht.

Die Fitness-Industrie ist sich dessen genau bewusst. Warum würden die Regale denn sonst mit allen nur vorstellbaren Muskel-Präparaten vollgestopft sein? Einige Hersteller preisen ihre Produkte als wahre Wundermittel an, die das Training revolutionieren sollen.

Das ist natürlich der blanke Schwindel. Ein Wundermittel gibt es nicht.

Es gibt zwar tatsächlich ein paar wirksame Präparate, aber die meisten Produkte halten nicht im entferntesten was sie versprechen und lösen bestenfalls einen Placebo-Effekt aus.

Wenn Sie ein wahrer Hard-Body-Man sein wollen, dann müssen Sie Ihr Herz, Ihren Geist und Ihren Körper ganz dem 12-Wochen-Power-Workout verschreiben. Wir wollen Ihnen ganz bestimmt nicht weismachen, dass es den Hard-Body-Man auch in der Dose zu kaufen gibt. Das ist einfach nicht der Fall.

„In den USA neigen die Leute dazu, die meisten Probleme mit Hilfe von Medikamenten und leistungssteigernden oder physiologischen Präparaten zu lösen, anstatt mehr Wert auf eine gesunde Ernährung und viel Bewegung zu legen", so Dr. Gunnar Brolinson, Sportmediziner aus Toledo, Ohio.

Das soll jedoch nicht heißen, dass all diese Präparate völlig nutzlos sind. Viele Produkte können

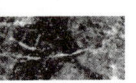

tatsächlich mehr, als nur die Konten der Herstellerfirmen zu füllen.

Wenn die Präparate keinerlei nachweisbare Wirkung hätten, dann würden sie von den Ärzten nicht als *leistungssteigernd* oder *physiologisch* (d. h. mit einer physischen und psychischen Wirkung), bezeichnet werden. Aber nur weil ein Hersteller seinem Produkt eine physiologische oder leistungssteigernde Wirkung bescheinigt, muss dieser Effekt noch lange nicht garantiert sein. Die meisten Präparate, die diese Bezeichnungen tragen, halten nämlich nicht, was sie versprechen.

Wir werden Ihnen genau erklären, welche Präparate tatsächlich erfolgversprechend sind. Darüber dürfen Sie jedoch nicht vergessen, dass es für ein Muskelwachstum in allererster Linie auf die richtige Ernährung und das richtige Training ankommt. Ergänzungspräparate können lediglich bewirken, dass sich Ihr Workout besser bezahlt macht. Außerdem sei noch erwähnt, dass nach Meinung von Experten, die Einnahme solcher Präparate nur unter ärztlicher Aufsicht erfolgen sollte.

„Leider lassen sich viele Leute zu dem Trugschluss verleiten, dass ein Präparat, das in geringer Menge eine gute Wirkung zeigt, in großer Menge automatisch eine bessere Wirkung haben muss", klagt Mark S. Juhn, Experte für Sportmedizin an der medizinischen Fakultät der University of Washington. „Auch die leistungssteigernde Wirkung der Produkte wird von vielen überschätzt. Leute, die diesen beiden Irrtümern erlegen sind, neigen dazu, die Präparate in extrem hohen Mengen zu konsumieren."

AMINOSÄUREN

Aminosäuren sind die Bausteine des Proteins. Protein wiederum ist ein wichtiger Bestandteil der Muskeln.

„Wenn ich die Leute über Fitness und Ergänzungspräparate berate, dann betone ich immer, dass eine gute Ernährung nach wie vor das Wichtigste ist", sagt Laura Spanbauer, Diätassistentin und Beraterin für Sporternährung aus Albany, New York. „Ich sage den Leuten: ‚Wenn Sie die auf dem Markt angebotenen Aminosäuren trotzdem

ausprobieren wollen, dann können Sie das ruhig tun. Sie werden möglicherweise sogar ein paar Erfolge sehen." Man sollte sich jedoch auch der Nebenwirkungen bewusst sein, warnt sie. Nur weil es ein natürliches Präparat ist, muss es nicht automatisch harmlos sein.

„Einige Aminosäuren führen nämlich zu Aufschwemmung und Krämpfen", so Spanbauer. „Deshalb versuche ich die Leute immer davon zu überzeugen, die benötigten Nährstoffe besser durch das Essen aufzunehmen anstatt durch nahrungsergänzende Präparate. Für einen schönen, gesunden Körper und viel Ausdauer kommt es auf eine gute Ernährung und das richtige Training an." Normale Lebensmittel haben außerdem den Vorteil, dass sie Nährstoffe enthalten, die bisher von der Wissenschaft noch nicht einmal entdeckt oder erforscht worden sind, sagt Thomas Incledon, unser Hard-Body-Ernährungsexperte. „Diese Stoffe können von den Herstellern nicht angeboten werden, weil sie gar nicht wissen, dass es sie gibt."

Hier haben wir ein paar Aminosäuren aufgeführt, die tatsächlich etwas bewirken.

KREATIN

Viele Aminosäuren sind als nahrungsergänzende Präparate erhältlich. Wenn Sie einen Blick in die Regale der Geschäfte werfen, dann werden Sie feststellen, dass Kreatin unter den Produkten am meisten vertreten ist.

„Bei keiner anderen Aminosäure konnte ein so großer Einfluss auf die Muskelbildung und Kraftentwicklung nachgewiesen werden", so Alan R. Stockard.

Anhand zahlreicher Studien ließen sich bei Sportlern folgende Vorteile durch die Einnahme von Kreatin feststellen:

• Nach 12-wöchigem Ausdauertraining konnte ein 6,3-prozentiges Muskelwachstum unter Kreatineinwirkung verzeichnet werden, wohingegen die Teilnehmer mit einem Placebo-Präparat nur einen Massezuwachs von 3,1 Prozent erlangten. Außerdem konnte bei den mit einem Kreatin-Präparat ausgestatteten Sportlern beim Bankdrücken eine Leistungssteigerung von 24 Prozent festge-

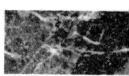

stellt werden und bei den anderen Teilnehmern nur eine 16-prozentige Steigerung. Diese Ergebnisse stammen aus einer Studie an 19 Sportlern, die im Alter von etwa 25 Jahren waren, und an der Pennsylvania State University untersucht wurden.

• Bei einer Studie an der Université Libre de Bruxelles in Belgien wurde bei den 25 gesunden Testpersonen (Alter: 20 Jahre) nach einem 42-tägigen Krafttraining und einem 21-tägigen Detraining (Nichttraining) eine 2-prozentige Zunahme der Körpermasse festgestellt.

• Bei einer Studie der University of Memphis konnte bei den 25 getesteten NCAA-Footballspielern nach einem intensiven Widerstands- und Geschicklichkeitstraining eine Zunahme der reinen Muskelmasse und der Sprintleistung sowie ein Leistungsanstieg beim Gewichtheben nachgewiesen werden.

Es konnte auch festgestellt werden, dass sich Kreatin unterstützend auf den Erholungsprozess des Körpers auswirkt und möglicherweise sogar zur Behandlung von Herzerkrankungen, Muskel-

DIE RICHTIGE DOSIS KREATIN

Kreatin-Präparate sollten in den ersten 5 bis 7 Tagen zunächst mit einer Tagesdosis von 15 bis 25 g eingenommen werden, so Dr. Richard B. Kreider von der University of Memphis. Dadurch werden die Muskeln mit Kreatin „aufgefüllt" und der Aminosäurespiegel wird somit maximiert (Auf Seite 322 erfahren Sie mehr über die genaue Kreatin-Dosis).

Danach können sportliche Menschen diesen erhöhten Aminosäurespiegel erhalten, indem sie dem Körper täglich nur 2 bis 5 g zuführen. Zur Berechnung dieser richtigen Dosis müssen Sie Ihr Körpergewicht in Kilogramm mit 0,03 (g) multiplizieren. Bei 100 kg Körpergewicht wären das zum Beispiel 3 g Kreatin pro Tag.

Die Forschung hat ergeben, dass eine Tagesdosis von 15 bis 75 g Kreatin über einen Zeitraum von 28 Tagen ungefährlich ist, so Thomas Incledon, unser Hard-Body-Ernährungsexperte. Aber bereits mit der täglichen Einnahme von nur 2 bis 3 g lassen sich Erfolge erzielen, erklärt er. Um die Wirkung zu maximieren, sollten Sie Kreatin in Verbindung mit Kohlenhydraten (33 bis 93 g Einfachzucker) einnehmen. Auf der Grundlage von Tests an Ratten empfehlen einige Wissenschaftler die Einnahme von Kreatin in dreimonatigen Intervallen und anschließend einen Monat Pause. „Solange keine besseren Forschungsergebnisse vorliegen, scheint das ein vernünftiger Dosierungsvorschlag zu sein", so Incledon.

Kreatin wird in vielen verschiedenen Formen angeboten, z. B. als Pulver, Kapseln, Kautabletten und Brausetabletten.

„Die verschiedenen Darreichungsformen sind reine Spielerei", findet Alan R. Stockard. „Es ist nicht gerade aufregend, sich aus einem übel schmeckenden Pulver einen körnigen Shake zu mixen. Wer es lieber sprudelnd mag, der kann sich ja auch die Brausetabletten kaufen."

Es macht wirklich keinen Unterschied, in welcher Form Sie das Kreatin zu sich nehmen. Tabletten oder Kapseln sind sehr angenehm, weil man die einfach nur schlucken muss. Die Darreichungsform hat keinerlei Einfluss auf die Geschwindigkeit, mit der das Kreatin in die Muskeln gelangt, erklärt Incledon. „In Form von Brausetabletten gelangt das Kreatin zwar rasch ins Blut, aber wird deswegen auch nicht schneller von den Muskelzellen aufgenommen."

Wenn Sie ein Kreatin-Präparat zu sich nehmen wollen, dann sollten Sie sich am besten für Kreatin- Monohydrat entscheiden, bei dem es sich um die am besten erforschte und wirkungsvollste Form von Kreatin handelt, rät Laura Spanbauer, Ernährungsexpertin aus Albany, New York.

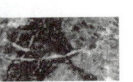

erkrankungen und der Parkinson-Krankheit eingesetzt werden kann, so Dr. Richard B. Kreider von der University of Memphis.

„Für einen Arzt ist es jedoch nicht leicht, den meisten Leuten ein solches Präparat rückhaltlos zu empfehlen – denn dann will jeder gleich Unmengen von dem Zeug einnehmen", so Dr. Stockard. Die Leute glauben nämlich: „Wenn ein wenig davon gut tut, dann wird eine Menge davon noch viel besser sein".

Zu den bisher bekannten kurzzeitigen Nebenwirkungen von Kreatin gehören Muskelkrämpfe, Muskelreißen und Austrocknung. Bei jüngeren Studien wurde in einigen Fällen jedoch eine gegenteilige Wirkung festgestellt.

Die Frage der Langzeitverträglichkeit hat viele Diskussionen ausgelöst. Viele Gesundheits- und Fitnessexperten befürchten, dass eine Einnahme von Kreatin über mehrere Jahre gesundheitsschädigend sein kann. Im Gehirn, im Herzen, in den Hoden, in der Gebärmutter und in der Netzhaut gibt es ein natürliches Kreatinvorkommen – aber die Kreatin-Forschung hat bisher keinerlei Aussagen dazu gemacht, welche Auswirkung eine zusätzliche Kreatin-Einnahme auf diese Organe und Gewebe haben kann, so Dr. Juhn. Es konnte ein Anstieg des natürlichen Kreatingehalts im Gehirn durch einen zusätzlichen Kreatinkonsum nachgewiesen werden. Es ist nicht bekannt, ob die Langzeiteinnahme von Kreatin-Präparaten Gesundheitsschäden hervorrufen kann – und diese Unwissenheit ist besorgniserregend, so Dr. Juhn.

Solche Bedenken sind genauso übertrieben wie der Irrglauben, dass man durch die Einnahme von Kreatin zum Superman wird, findet Dr. Kreider, der maßgeblich an der Erforschung von Kreatin beteiligt war. Bei mehreren Kreatin-Studien wurden die Testpersonen 5 Jahre lang beobachtet und es ließen sich keinerlei negative Auswirkungen feststellen, betont er.

„Viele Studien, bei denen bekannte Vitamine und Mineralstoffe auf ihre Langzeitverträglichkeit untersucht werden, dauern meist auch nicht viel länger als 5 Jahre", so Kreider. „Die meisten Studien zur Untersuchung von leistungssteigernden Substanzen werden sogar höchstens 3 Monate lang durchgeführt. Die längste Studie zur Erforschung von Kohlenhydraten als Nahrungsergänzung dauerte zum Beispiel gerade einmal 42 Tage." Dr. Kreider zufolge, zweifeln nur wenige Wissenschaftler an der Langzeitverträglichkeit von Kreatin.

Keiner sollte sich von der Einnahme eines Kreatin-Präparates übermäßige Trainingserfolge versprechen.

Bei allen aussagekräftigen Studien konnte laut Dr. Kreider eine durchschnittliche Leistungssteigerung von 10 bis 15 Prozent verzeichnet werden.

Und noch etwas: Durch die Einnahme eines Kreatin-Präparats kann die eigene Kreatinproduktion des Körpers unterdrückt werden. Dieser Zustand normalisiert sich jedoch nachdem Sie das Kreatin-Präparat abgesetzt haben.

Es ist übrigens nicht möglich, eine wirksame Kreatindosis durch die Nahrungsaufnahme zu erhalten, denn im Durchschnitt liefert die Nahrung dem Körper nur 1 g Kreatin pro Tag.

GLUTAMIN

Durch das Training sinkt der Glutaminvorrat des Körpers. Ein Mangel an Glutamin kann den Erholungs- und Regenerationsprozess hemmen und die Trainingserfolge mindern. Jüngste Forschungen haben ergeben, dass es durch die Einnahme eines Glutamin-Präparats nach dem Training zu einem Anstieg des Glutaminspiegels kommt und die Glykogendepots der Muskeln schneller wiederaufgefüllt werden.

Das Wichtigste ist jedoch, dass Glutamin die Ausschüttung von Wachstumshormonen begünstigt.

Wachstumshormone treiben die Muskelbildung voran. Durch die Einnahme bestimmter Aminosäuren kann die Hormonbildung und/oder -freisetzung noch verstärkt werden.

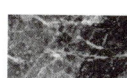

Bei einer Studie, die 1995 an der Medizinischen Fakultät der Louisiana State University durchgeführt wurde, konnte festgestellt werden, dass sich der Hormonspiegel (Wachstumshormone) der Testpersonen durch die Einnahme von 2 g Glutamin vervierfachte. Da jedoch keine Daten zu eventuellen Leistungsveränderungen oder Angaben zum Körperbau vorliegen, lässt sich die Wirkung des Glutamins auf die Testpersonen nicht erkennen, so Incledon. Eigentlich konnte bei keiner der durchgeführten Studien nachgewiesen werden, dass die Einnahme eines Glutamin-Präparats zu körperlichen Veränderungen oder einem Leistungsanstieg führt.

Glutamin ist eine der am reichlichsten vorhandenen Aminosäuren des Körpers, so Dr. Ronald Klatz, Vorsitzender der American Academy of Anti-Aging Medicine in Chicago. Wenn der Körper jedoch stark belastet wird, wie z. B. beim Training, ist er möglicherweise nicht in der Lage, so viel Glutamin zu produzieren wie er in dieser Stress-Situation benötigt, erklärt Dr. Klatz. Er empfiehlt daher die Einnahme von 2 g Glutamin pro Tag vor dem Schlafengehen, um die Hirnanhangdrüse zu einer verstärkten Bildung und Ausschüttung von Wachstumshormonen anzuregen.

ANDERE AMINOSÄUREN

Die Ausschüttung von Wachstumshormonen wird auch durch andere Aminosäuren, wie Arginin, Lysin und Ornithin, stimuliert.

Obwohl alle diese Aminosäuren die Bildung von Wachstumshormonen anregen, wäre es für optimale Ergebnisse empfehlenswert, Lysin mit Glutamin, Arginin und/oder Ornithin zu kombinieren, so Dr. Klatz.

Sie sollten beim Arzt Ihr Blut untersuchen lassen, um festzustellen, ob bei Ihnen ein Mangel an diesen Aminosäuren vorliegt. Wenn das der Fall ist, dann können Sie Ihre Werte mit den folgenden Dosen wieder in die Höhe treiben, rät Dr. Klatz.

• Arginin: 2 bis 5 g vor dem Training und vor dem Schlafengehen.

• Lysin: 1 g etwa 1 Stunde vor dem Training und vor dem Schlafengehen.

• Ornithin: 2 bis 5 g vor dem Schlafengehen.

Da sich der Stoffwechsel ständig verändert, sollten Sie 4-mal im Jahr Ihre Blutwerte untersuchen lassen, um sicherzugehen, dass Sie die richtige Menge davon einnehmen, so Dr. Klatz.

In hohen Dosen eingenommen, können alle drei Aminosäuren Durchfall verursachen, und Arginin kann bei Personen mit dem Herpes-Virus die Entstehung von Genitalherpes fördern.

Kreatin und andere Aminosäuren sind nicht die einzigen Wunderpulver, die in den Regalen zu finden sind. Es werden auch verschiedene Eiweiß-Präparate angeboten. Ob die für einen Hard-Body-Man tatsächlich vonnöten sind, wollen wir jetzt klären.

PROTEIN-PRÄPARATE

Wie Sie bereits wissen, brauchen Sie täglich nur 1,4 bis 1,8 g Eiweiß pro Kilogramm Körpergewicht. Eine höhere Proteindosis ist nicht gerade vorteilhaft", betont Dr. Brolinson. „Das überschüssige Eiweiß wird nämlich über die Nieren und die Leber wieder ausgeschieden", so Dr. Stockard. Dadurch wird der Körper unnötig belastet.

Es gibt nur wenige Menschen, die dem Körper zusätzlich Eiweiß zuführen müssen, um Ihren Bedarf zu decken. Eigentlich nehmen die meisten von uns schon mehr als genug Eiweiß zu sich.

Sportler haben einen etwas höheren Proteinbedarf als andere Menschen, der jedoch im Normalfall durch einen erhöhten Kalorienverzehr gedeckt wird.

Eiweißdiäten liegen zur Zeit zwar absolut im Trend, aber sind nach Meinung unserer Experten auf Dauer nicht empfehlenswert und können sogar Nierenschäden hervorrufen. Wenn Sie sich an das 12-Wochen-Power-Workout halten, dann bekommen Sie so viel Eiweiß wie Sie brauchen und gehen kein Risiko ein.

HORMONE

Als die Wissenschaft entdeckte, welchen ungeheuren Nutzen eine Östrogen-Behandlung für Frauen

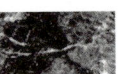

in den Wechseljahren mit sich bringt, kamen Hormonpräparate groß ins Rennen.

Später begannen die Forscher mit Hormonpräparate für Männer mittleren und höheren Alters zu experimentieren und konnten vielversprechende Ergebnisse erzielen.

Und heute wollen ein paar ganz clevere Burschen Hormone einnehmen, um Mutter Natur ein wenig ins Handwerk zu pfuschen.

Zu den derzeit bekanntesten Fitness-Hormonen gehören DHEA und Androstendion. Wir raten Ihnen von einer Einnahme dieser Hormone ab – es sei denn, sie werden Ihnen vom Arzt zur Ausgleichung eines niedrigen Hormonspiegels verschrieben.

DHEA

DHEA steht als Abkürzung für den Zungenbrecher Dehydroepiandrosteron, eine Hormonverbindung, die als wahrhafter Jungbrunnen gilt.

Tierversuche haben ergeben, dass DHEA, den Alterungsprozess verlangsamt, das Immunsystem stärkt, den Blutzucker stabilisiert, vor Krebs- und Herzerkrankungen schützt sowie die Fettverbrennung anregt und dabei gleichzeitig die Muskelbildung fördert. Anhand der wenigen Studien, die auch am Menschen durchgeführt wurden, ließ sich ein Anstieg des Testosteronspiegels sowie anderer Geschlechtshormone feststellen.

„Durch die zusätzliche Einnahme von DHEA soll der Hormonhaushalt ‚aufgeladen‘ werden", erklärt Dr. Brolinson skeptisch.

DHEA spielt eine große Rolle bei der Bildung der Geschlechtshormone Testosteron, Östrogen, Progesteron und Corticosteron.

Doch selbst DHEA-Befürworter müssen einräumen, dass eine Einnahme von DHEA-Präparaten zuweilen die Fähigkeit des Körpers zur Eigenproduktion von DHEA lähmen kann.

Auch die Nebenwirkungen sind nicht zu verachten. Dazu gehören zum Beispiel Akne, Herzrhythmusstörungen, Störungen der Leberfunktion, Vergrößerung der männlichen Brust, begünstigtes Wachstum von Tumoren, Haarausfall und ein erhöhtes Risiko von Prostata-Krebs.

Ist eine Einnahme von DHEA in Anbetracht des Verhältnisses seiner Vor- und Nachteile wirklich lohnenswert?

Wahrscheinlich nicht, sagt Dr. Brolinson.

ANDROSTENDION

Andro, wie es seine Freunde nennen, ist als vorläufiges Hormon an der Testosteronbildung beteiligt. Vor ein paar Jahren erregte es öffentliches Aufsehen, als man herausfand, dass einige Sportler auf seine Hilfe vertrauten.

Andro-Befürworter sagen, dass bereits 100 mg dieses Hormons einen 300-prozentigen Anstieg des Testosteronspiegels bewirken und die Sportler dadurch härter trainieren und sich schneller erholen können.

Andro-Gegner erklären jedoch, dass das Hormon zu viel Ähnlichkeit mit einem anabolen Steroid besitzt und ähnliche Gesundheitsrisiken birgt – wie z. B. Leber- und Herzschäden, Brustwachstum, Persönlichkeitsstörungen und Akne.

Jüngste Forschungen an der Iowa State University haben sogar ergeben, dass eine Zufuhr von Androstendion keinen nennenswerten Anstieg des Testosteronspiegels sowie keinerlei Muskelwachstum bewirkt.

„Eine Einzeldosis Androstendion hat einen kurzzeitigen Anstieg des Testosteronspiegels zur Folge", so Dr. Brolinson. „Aber nach nur 90 Minuten sinkt der Wert wieder um die Hälfte. Es ist sehr unwahrscheinlich, dass ein so geringer und kurzzeitiger Anstieg für einen Sportler von Nutzen ist."

Genauso wie bei DHEA kann auch eine Langzeiteinnahme von Androstendion dazu führen, dass der Körper nicht mehr in der Lage ist, das Hormon selbst zu bilden. Glücklicherweise erlangt der Körper diese Fähigkeit zurück, wenn die Hormonzufuhr von außen unterbrochen wird.

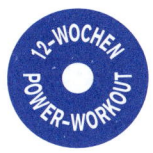

DIE RICHTIGE HARD-BODY-KOST FÜR VEGETARIER

FLEISCHLOSE ERNÄHRUNG

EINE AUSGEWOGENE VEGETARISCHE ERNÄHRUNG IST GESUND UND LÄSST SICH RELATIV EINFACH VERWIRKLICHEN. DECKEN SIE IHREN BEDARF AN EIWEISS, KALORIEN SOWIE WICHTIGEN VITAMINEN UND MINERAL-STOFFEN, DIE HAUPTSÄCHLICH IN FLEISCH VORKOMMEN, UND SIE BE-KOMMEN ALLES, WAS EIN HARD-BODY-MAN BRAUCHT.

Es gibt richtige Männer, die gern Tofu essen. Sie essen auch Nüsse, Samen, Tempeh und Dutzende andere pflanzliche Lebensmittel. Diese Männer heben Gewichte. Sie verlieren Fett, bauen Muskeln auf und trainieren sich einen gestählten Körper an.

Sie essen aber kein Fleisch – und in einigen Fällen auch keinen Fisch. Manche Männer, so genannte Veganer, verzichten auch auf Eier, Milchprodukte und alle anderen tierischen Produkte. Vegetarische Bodybuilder bekommen Ihre Muskeln von Broccoli, Bohnen und anderen Nahrungsmitteln, die aus dem Boden wachsen.

Der viermalige Mr. Universum, Bill Pearl, ernährt sich schon seit vielen Jahren vegetarisch. Er reduzierte seinen Fleischkonsum aus gesundheitlichen Gründen allmählich bis auf Null und büßte nichts von seinem muskulösen Körper ein.

In diesem Buch haben wie die Vorteile einer stärker pflanzlichen und weniger fleischorientierten Ernährung mehrfach betont. In Maßen verzehrt, bringt Fleisch viel Nutzen für die Muskelbildung. Sie können aber genauso gut auch ohne Fleisch auskommen.

Obwohl sich Vegetarier besser ernähren als der Durchschnitt der Nichtvegetarier, heißt das noch lange nicht, dass eine vegetarische Ernährung auch stets gesünder sein muss. Die Nährstoffe, die normalerweise in Fleisch und anderen tierischen Produkten enthalten sind, müssen dem Körper anderweitig zugeführt werden, sonst kann von einer ausgewogenen und gesunden Ernährung keine Rede sein. Wer Fleisch, Fisch und Geflügel von seinem Speiseplan streicht, muss die verloren gegangenen Nährstoffe durch getrocknete Bohnen, Nüsse und Samen wieder ersetzen.

Auch für Vegetarier und Veganer ist eine gute Ernährung, die Energie für das Training liefert, den Erholungs- und Regenerationsprozess beschleunigt und das Muskelwachstum anregt, unerlässlich. Dabei müssen Sie stets auf die Einzelheiten Acht geben.

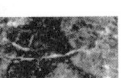

„Sportler, die sich vegetarisch ernähren, können nicht einfach drauflos trainieren und hoffen, dass alles seinen Gang geht", so Dr. Richard B. Kreider, Leiter eines Nahrungsmittellabors in Memphis.

Gewichtheber, die sich vegetarisch ernähren, haben einen etwas höheren Proteinbedarf, als die Nichtvegetarier unter ihnen. Durch den Verzehr verschiedener Arten von pflanzlichem Eiweiß kann auch ein Vegetarier seinen Bedarf an allen wichtigen Aminosäuren decken.

Eiweiß ist das „Sorgenkind" der vegetarischen Sporternährung. Bekommen Kraftsportler, die sich vegetarisch ernähren, wirklich genügen Eiweiß? Die Antwort lautet *ja*, aber es bedarf ein wenig mehr Anstrengung.

Vegetarier haben nämlich einen etwas höheren Eiweißbedarf als Fleischesser, weil pflanzliches Eiweiß etwas schwerer verdaulich ist.

Unterwegs scheint etwas Eiweiß verloren zu gehen, sagt Virginia Messina, Autorin des Buches *The Vegetarian Way*.

Normalerweise benötigt ein Kraftsportler zwischen 1,4 und 1,8 g Protein pro Kilogramm Körpergewicht. Ein Vegetarier braucht mehr davon, so Messina.

VERSCHIEDENE ARTEN VON VEGETARIERN

Sie gehen mit dieser wahnsinnig gut gebauten Frau, die Sie in der Geschichtsabteilung der Buchhandlung kennen gelernt haben zum Mittagessen. Bei einem Glas Rotwein erzählt sie von ihrer Leidenschaft für die Arbeitergeschichte des 20. Jahrhunderts, ihrem neuen VW-Beetle und für *Gewicht*training. Und als der Kellner gerade Ihre Bestellung aufnimmt, fügt sie hinzu: „Ach ja ... und ich bin Vegetarierin."

„Das ist ja toll, wirklich toll", sagen Sie und überlegen sich, dass Sie sich am besten die Spaghetti mit Tofu bestellen sollten. Aber dann bestellt sie sich die Lachscremesuppe, und Sie sagen irgendwas wie, „Äääh ... ist das nicht Fisch ... fleisch?"

(Nur zur Information: Fisch ist auch zwar auch ein Tier, aber einige Vegetarier betrachten Fisch anders als Schweinefleisch oder Rind. Wahrscheinlich deshalb, weil Fische schwimmen. Andere Vegetarier betrachten wiederum Geflügel als Ausnahme. Wahrscheinlich deshalb, weil Geflügel fliegen kann.)

„Fisch ist definitiv kein Fleisch", antwortet sie scharf.

Sie würden ihr zwar liebend gern widersprechen, aber warum sollten Sie sich mit diesem geistreichen und äußerst attraktiven Wesen über Essen streiten? Sie würden sowieso den Kürzeren ziehen, und außerdem haben Sie bereits Feuer gefangen. Sie können sich schon bildlich vorstellen, wie sie bei Ihnen zu Hause im T-Shirt am Frühstückstisch sitzt und einen Joghurt löffelt, bevor Sie beide zusammen ins Fitness-Studio fahren.

Nun mal ganz langsam. Sie sollten sich erst mal über die Definitionen klar werden. Es gibt nämlich verschiedene Vegetarier, und diese junge Dame gehört zu den Halbvegetariern.

Wir haben hier eine kleine Liste mit den aktuellsten und politisch korrektesten Bezeichnungen zusammengestellt.

- Halb- oder Teilvegetarier: Isst kein rotes Fleisch, aber wahrscheinlich Geflügel, Fisch und Meeresfrüchte.
- Ovolactovegetarier: Isst generell kein Fleisch, aber Milchprodukte und Eier.
- Lactovegetarier: Isst Milchprodukte, aber keine Eier und kein Fleisch.
- Veganer: Isst keinerlei tierische Produkte.
- Makrobiotiker: Isst Vollkornprodukte, Gemüse, Suppen, Bohnen und Meeresgemüse (Algen).

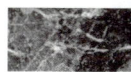

„Ich würde unbedingt empfehlen, sich an die Obergrenze zu halten. Zwei Gramm pro Kilogramm Körpergewicht sind nicht zu viel", erklärt sie. Wenn Sie sich sehr eiweißreich ernähren, dann sollten Sie besser pflanzliches als tierisches Eiweiß zu sich nehmen, weil es den Cholesterinspiegel und somit die Gefahr von Herzerkrankungen senken kann.

Eiweiß in Gemüse, Hülsenfrüchten und Getreide unterscheidet sich deutlich von Eiweiß tierischer Herkunft, weil es einen anderen Gehalt an Aminosäuren besitzt. Das in Fleisch, Eiern, Milchprodukten und allen anderen tierischen Produkten enthaltene Eiweiß, das auch als vollständiges Eiweiß bezeichnet wird, enthält alle neun wichtigen Aminosäuren, die der Körper braucht. Während die benötigten nichtessentiellen Aminosäuren in der Leber produziert werden, bekommt der Körper die essentiellen Aminosäuren entweder durch die aufgenommene Nahrung oder durch den Abbau von Muskelgewebe. Letzteres wollen wir natürlich auf jeden Fall vermeiden.

In jedem der verschiedenen pflanzlichen Eiweiße sind alle essentiellen Aminosäuren enthalten. Der Gehalt an den verschiedenen Aminosäuren kann jedoch unterschiedlich hoch sein. Deshalb muss ein Vegetarier eine Vielzahl verschiedener pflanzlicher Eiweiße zu sich nehmen, um den Mangel bzw. Überschuss an einzelnen Aminosäuren auszugleichen. Durch den Verzehr von Bohnen und Reis, zum Beispiel, wird aus zwei unvollständigen Proteinen ein vollständiges. Bei Fleischessern hat nämlich das Tier diese Arbeit bereits erledigt. Wenn Sie sein Fleisch essen, seine Milch trinken oder seine Eier verzehren, bekommt Ihr Körper alles, was er braucht im richtigen Verhältnis.

Wer kein Fleisch isst, sollte bei jeder Haupt- und Zwischenmahlzeit verschiedene pflanzliche Proteine zu sich nehmen und vor allem auf eine reichliche Zufuhr an hochwertigem Protein, wie z. B. Soja, achten. Durch die ständige Abwechslung sorgen Sie dafür, dass der Körper die für eine Muskelregeneration benötigten Aminosäuren bekommt.

Wie schwierig es sich gestaltet, alle essentiellen Aminosäuren zusammenzutragen, hängt in erster Linie von der Art der vegetarischen Ernährung ab.

Wer einige tierische Produkte auf seinem Speiseplan zulässt, braucht sich über Eiweiß keine Gedanken zu machen. Solange Sie täglich genügend Kalorien und viele verschiedene Arten von eiweißreichen pflanzlichen Nahrungsmitteln zu sich nehmen, bekommen Sie keine Probleme.

Bei Veganern ist die Sache schon schwieriger, aber nicht unmöglich. Sie sollten vor allem mehr Hülsenfrüchte, wie Bohnen, Linsen, Nüsse, Tofu, Tempeh und Sojakerne essen, empfiehlt Virginia Messina.

Alles, was mit Soja zu tun hat, ist gut, weil Soja fast an die vollständige Eiweißqualität von Milchprodukten heranreicht. Das Eiweiß von Nüssen, Hülsenfrüchten und Getreide ist davon jedoch noch ein Stück entfernt.

„Soja ist ein wunderbares und vielseitiges Nahrungsmittel", so Messina. „Man kann wirklich eine Menge damit machen."

Das aus Sojamehl hergestellte Sojafleisch ist bei Vegetariern sehr beliebt. Es ist wie Hackfleisch beschaffen und kann für Spaghettisaucen, Chili und andere Gerichte verwendet werden. Es lassen sich sogar Buletten daraus formen.

Wie viel Sie von diesen pflanzlichen Eiweißen benötigen hängt in erster Linie von Ihrem Körpergewicht ab. Sie sollten jedoch pro Tag mindestens sechs Portionen mit jeweils ca. 120 g davon zu sich nehmen, erklärt Messina.

Viele Jahre lang wurde Vegetarien empfohlen, bei jeder Mahlzeit verschiedene pflanzliche Proteine zu kombinieren. Diese Ernährungsstrategie sorgte dafür, dass unvollständige Eiweiße gleichzeitig aufgenommen wurden. Deshalb haben strenge Vegetarier immer genau auf ihre Ernährung geachtet und Hülsenfrüchte stets mit einer Getreidesorte kombiniert.

In den letzten Jahren wurde jedoch nicht mehr so viel Wert auf Genauigkeit gelegt. Für die meisten Menschen ist das wahrscheinlich auch gar nicht notwendig. Solange ein Vegetarier über den Tag verteilt genügend Kalorien und viele verschiedene Arten eiweißreicher Nahrungsmittel zu sich

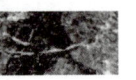

nimmt, kann sein Bedarf an Aminosäuren ohne weiteres gedeckt werden.

Vegetarier, die viel Krafttraining betreiben, sollten sich jedoch an die traditionelle Empfehlung halten und Hülsenfrüchte immer mit Getreide kombinieren, so Dr. Kreider. Wie bereits zuvor erwähnt, sollten Vegetarier außerdem zu jeder Haupt- und Zwischenmahlzeit Eiweiß zu sich nehmen und nicht nur ein- oder zweimal am Tag.

„Damit der Körper immer genügend Aminosäuren für seinen Erholungs- und Regenerationsprozess zur Verfügung hat, sollten Sie den Vorrat an Aminosäuren immer gefüllt halten", sagt Kreider. „Wenn die Eiweiß- und Kalorienzufuhr zu gering gehalten wird, ist der Körper gezwungen, Muskeln abzubauen. Und das wollen Sie ja auf jeden Fall vermeiden."

Sportler, die sich vegetarisch ernähren, aber nicht genügend Eiweiß aufnehmen, brauchen mehr Erholungszeit zwischen den Workouts und sind anfälliger für Plateauphasen, d. h., sie können trotz regelmäßigem Training keine Erfolge verzeichnen, erklärt er.

Eine ausreichende Kalorienzufuhr kann für Sportler, die nur wenig oder keine tierischen Produkte essen, zum Problem werden. Strenge Vegetarier sollten kalorienreiche pflanzliche Nahrungsmittel zu sich nehmen und eventuell auf Ersatznahrung zurückgreifen.

Durch den Verzehr von kohlenhydratreicher/eiweißreicher Ersatznahrung mehrmals am Tag können sich Vegetarier vieler Probleme entledigen, so Kreider.

Wenn Sie Milchprodukte essen, dann können Sie Eiweißpulver aus Molke nehmen. Sojaprotein ist fast genauso gut geeignet. Sie können sich Ihren eigenen Drink mixen, indem Sie Fruchtsaft, Eis und Früchte mit Joghurt, Sojapulver oder Tofu mischen, so Dr. Enette Larson, Ernährungsberaterin für die Sportmannschaften der University of Alabama in Birmingham.

„Wenn Sie sich die Getränke kaufen, dann wird das auf Dauer ziemlich teuer", sagt sie. „Stattdessen können Sie sich Ihren Drink ganz nach Geschmack auch selbst mixen."

Ersatznahrung ist nicht nur eine gute Kohlenhydrat- und Eiweißquelle, sondern enthält auch viele Kalorien.

Manche Sportler führen ihrem Körper nicht genügend Kalorien zu, weil Sie sich zu sehr auf den Verzehr von Kohlenhydraten konzentrieren und nur kalorienarme Nahrungsmittel zu sich nehmen, so Dr. Larson.

„Sie sollten jedoch mehr kalorienreiche und fetthaltige Nahrungsmittel essen", sagt sie. „Eine gewisse Menge an Fett ist völlig in Ordnung, vor allem, wenn Sie, wie die meisten Sportler, einen hohen Kalorienbedarf haben."

Decken Sie Ihren Kalorien- und Fettbedarf durch den Verzehr von Käse, Eiern und Milchprodukten. Sie können zusätzlich auch Fette aus rein pflanzlichen Quellen, wie Oliven, Avocados, Tofu, Soja und Sojaprodukten, verwenden. Nüsse und Samen haben ebenfalls einen hohen Gehalt an Fettsäuren, Antioxidanzien und Ballaststoffen. Mandeln, Erdnüsse, Sonnenblumenkerne sowie Erdnuss- und Mandelbutter sind dafür jedoch am besten geeignet, so Messina.

„Ich bin ein großer Fan von Nüssen und Samen. Die enthalten nämlich außer Fett eine Menge guter Sachen. Ich finde, dass jeder Vegetarier täglich ein paar Esslöffel davon zu sich nehmen sollte", erklärt sie.

Die Deckung des Kohlenhydrat-Bedarfs ist für Vegetarier erwartungsgemäß kaum ein Problem, so Dr. Larson. Obst, Gemüse, Hülsenfrüchte, Reis, Nudeln, Brot und andere Getreidesorten – die vegetarischen Grundnahrungsmittel – liefern so viele Kohlenhydrate wie ein Hard-Body-Man braucht.

Die Vitamine und Mineralstoffe, die durch eine vegetarische Ernährung nur in geringem Maße oder gar nicht abgedeckt werden, können dem Körper in Form von Multivitamin- und Mineralstoffpräparaten zugeführt werden.

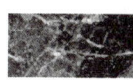

Normalerweise nehmen Vegetarier genügend Vitamine und Mineralstoffe zu sich. Ein gelegentlicher Mangel besteht nur an Eisen, Kalzium, Vitamin B_{12} und Zink. Ob Sie sich deswegen tatsächlich Sorgen machen müssen, hängt in erster Linie von der Art Ihrer vegetarischen Ernährung ab. Normalerweise können Sie allen Problemen aus dem Weg gehen, indem Sie eine bestimmte Ernährungsstrategie verfolgen oder täglich ein Vitamin-Mineralstoff-Präparat einnehmen, so Dr. Larson.

Wenn Sie Milch trinken sowie Joghurt und andere Milchprodukte essen, dann brauchen Sie sich um Kalzium keine Gedanken zu machen. Wer jedoch darauf verzichtet, muss zum Beispiel viel Grünkohl und anderes dunkles Blattgemüse sowie Tofu und mit Kalzium angereicherten Orangensaft zu sich nehmen, um seinen täglichen Kalziumbedarf von 1000 mg decken zu können.

Bei Vegetariern kann es jedoch leicht zu Eisenmangel kommen, weil der Körper das aufgenommene Eisen nicht gut resorbieren kann. Während Eisen in Fleisch und Fisch in Form des leicht resorbierbaren Hämeisens vorliegt, enthalten Vollkorn, Hülsenfrüchte, Gemüse, Trockenfrüchte und Nüsse so genanntes Nicht-Hämeisen. Durch Vitamin C (Ascorbinsäure) kann der Körper Nicht-Hämeisen jedoch besser aufnehmen. Deshalb sollten Sie den Körper bei jeder Mahlzeit mit Vitamin C versorgen, indem Sie viel Obst, vor allem Zitrusfrüchte, und viel Gemüse, wie Paprika, Broccoli und Blumenkohl essen, so Dr. Larson. Tomaten sorgen übrigens gleich für die richtige Kombination, weil sie sowohl Eisen als auch Vitamin C enthalten. Die Eisenaufnahme kann sogar durch die Verwendung von gusseisernem Kochgeschirr verbessert werden.

Da Fleisch den Körper nicht nur mit leicht absorbierbarem Eisen versorgt, sondern auch einen Großteil des Zinkbedarfs abdeckt, lässt sich bei Vegetariern häufig ein Zinkmangel feststellen. Vollkorn, Nüsse, Kürbiskerne, Hülsenfrüchte und Weizenmehl enthalten zwar viel Zink, aber bestimmte Stoffe (Phytate), die in einigen Getreidesorten und Hülsenfrüchten vorkommen, scheinen die Zinkaufnahme des Körpers zu hemmen.

Zinkpräparate sollten jedoch nicht in hohen Dosen eingenommen werden, so Messina. „Ein Mulivitamin-Mineralstoff-Präparat mit einem für den Tagesbedarf empfohlenen Zinkgehalt (15 mg/Tag) ist völlig ausreichend."

DER WEG ZUM VEGETARIER

So, Sie wollen also Vegetarier werden? Na, dann müssen Sie sich erst einmal einiges abgewöhnen, wie zum Beispiel den Hamburger oder die Bratwurst am Imbiss-Stand um die Ecke und die Steaks, die Sie mit Ihren Kumpels immer an gemütlichen Fußball-Abenden verdrücken. Aber das ist alles machbar.

Wer Vegetarier werden will, sollte die Sache schrittweise angehen. Man kann sich nicht einfach von heute auf morgen von einem Fleischesser in einen Vegetarier verwandeln, sagt Dr. Susan Kleiner, Expertin für Sporternährung aus Mercer Island, Washington.

Dr. Kleiner hat folgende Tipps für eine Ernährungsumstellung:

- Essen Sie zunächst mehrmals pro Woche rein vegetarische Speisen.
- Verzichten Sie nicht sofort auf alle Arten von Fleisch, sondern fangen Sie erst mit rotem Fleisch an und reduzieren Sie auf Wunsch danach Ihren Konsum an Schweinefleisch, Geflügel und Fisch.
- Erhöhen Sie allmählich Ihren Konsum an ballaststoffreichen vegetarischen Nahrungsmitteln. Ballaststoffe vergrößern nämlich das Volumen des Stuhls und verlangsamen den Verdauungsprozess. Wenn Sie am Anfang jedoch gleich zu viel davon verzehren, können Sie Bauchschmerzen und Blähungen bekommen.
- Versuchen Sie viele verschiedene vegetarische Nahrungsmittel, und legen Sie sich nicht nur auf einige davon fest, sonst kann das Essen schnell langweilig werden.
- Probieren Sie die Rezepte aus vegetarischen Kochbüchern aus. Essen Sie nicht bloß gekochten oder gebratenen Zucchini, sondern machen Sie sich einen leckeren Auflauf oder eine Suppe davon. Vergessen Sie lasches Essen. Peppen Sie es auf!

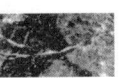

Mit einen Vitaminpräparat sorgen Sie auch für eine ausreichende Zufuhr an Vitamin B_{12}, das für die Bildung von roten Blutkörperchen und Nerven sehr wichtig ist. Da der Körper Vitamin B_{12} nur von tierischen Produkten bekommen kann, sollten Veganer unbedingt ein Vitamin-B_{12}-Präparat einnehmen oder Nahrungsmittel essen, die mit einem Vitamin-B-Komplex angereichert sind. Die empfohlene Tagesdosis ist mit 6 µg relativ niedrig.

Isst ein Bodybuilder weder Fleisch noch Fisch, dann kann sein Körper nicht genügend Kreatin für den Muskelaufbau bilden. Ein synthetisches Kreatin-Präparat wäre hier sinnvoll.

Ein Mangel an Kreatin ist für die meisten Vegetarier kein Grund zur Sorge. Aber Sie, als Gewichtheber, brauchen eine große Menge Kreatin in den Muskeln. Bei Kreatin handelt es sich nämlich um eine natürliche Substanz, die die Muskelkontraktion unterstützt und kurzzeitig Energie liefert.

Kreatin ist hauptsächlich in Fleisch und Fisch enthalten und nur in winzigen Mengen in Gemüse und anderen pflanzlichen Nahrungsmitteln zu finden. In einem Pfund Cranberries ist gerade einmal 0,01 g Kreatin enthalten, wohingegen 1 Pfund Lachs 2 g und 1 Pfund Hering sogar 4,5 g davon besitzt.

Der Körper kann eine bestimmte Menge Kreatin aus drei Aminosäuren selbst produzieren. Da ein Hard-Body-Man, der sich vegetarisch ernährt, kein zusätzliches Kreatin durch den Verzehr von Fleisch aufnimmt, muss er diesen Mangel durch ein Kreatin-Präparat ausgleichen, erklärt Dr. Kreider.

Da es Ihrem Körper wahrscheinlich seit länge-

DIE RICHTIGE LADUNG KREATIN

Während Sie sich bildhaft vorstellen, wie Sie als Hard-Body-Man aussehen werden, dürfen Sie aber eine Kleinigkeit nicht vergessen: Kreatin. Je nachdem, wie streng Sie sich der vegetarischen Lebensweise verschrieben haben, besitzt Ihr Körper für ernsthaftes Gewichttraining nicht genügend Kreatin, erklärt Dr. Richard Kreider, Ernährungsexperte und Koautor des Buches: *Creatine: The Power Supplement.*

Wenn Sie auf Fleisch verzichten, aber regelmäßig Fisch essen, dann werden Sie wahrscheinlich keine Probleme bekommen", so Dr. Kreider. „Anderenfalls sollten Sie Ihren Bedarf mit einem Kreatin-Präparat decken."

Dr. Kreider empfiehlt für die ersten 5 Tage eine tägliche Dosis von 0,3 g Kreatin pro Kilogramm Körpergewicht. Bei dieser relativ hohen Dosis werden die Muskeln mit Kreatin vollgepumpt, so Kreider. Zur Berechnung Ihrer persönlichen Tagesdosis brauchen Sie nur Ihr Körpergewicht (kg) mit 0,3 zu multiplizieren. Wenn Sie zufälligerweise 79,5 kg wiegen, dann haben wir bereits alles für Sie ausgerechnet:

79,5 kg Körpergewicht × 0,3 g Kreatin/Kilogramm Körpergewicht = ca. 24 g Kreatin

Thomas Incledon weist übrigens darauf hin, dass 5 g einem gestrichenen Teelöffel entsprechen.

„Bei einem Vegetarier muss der Muskel mit Kreatin zunächst richtig vollgepumpt werden", so Dr. Kreider. „Danach kann die tägliche Dosis auf etwa 2 g reduziert werden."

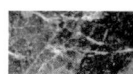

rem am nötigen Kreatin mangelt, wollen Sie Ihre Muskeln bestimmt gleich mit Kreatin vollpumpen, auch wenn das gar nicht nötig ist, so Thomas Incledon, unser Hard-Body-Ernährungsexperte. Mit einer täglichen Dosis von 5 g erreichen Sie nach 30 Tagen das Maximum, erklärt er. Sie können die Anfangsdosis jedoch auch noch höher setzen, so dass Sie bereits nach 5 Tagen das volle Kreatin-Level erreichen. Nach diesen 5 Tagen sollten Sie die hohe Anfangsdosis jedoch unbedingt auf eine Menge reduzieren, mit der Sie dieses Level erhalten können. (Siehe „Die richtige Ladung Kreatin")

Wie Sie jetzt wissen, können Sie mit verschiedenen Ernährungsstrategien den Gipfel zu einem gestählten Body erklimmen. Das gilt sowohl für strikte Vegetarier als auch für ebenso überzeugte Fleischesser und natürlich für alle, die sich bei Ihrer Ernährung zwischen diesen beiden Extremen bewegen.

Sie müssen sich nicht langweiligen Modediäten unterwerfen oder sich mit Unmengen eines einzigen Nahrungsmittels herumquälen. Ihr Körper braucht über den Tag verteilt eine gesunde Mischung aus verschiedenen Speisen und Getränken. Und genau dafür sorgt das 12-Wochen-Power-Workout. Wie bereits erläutert, macht eine vegetarische Ernährung nur geringfügige Änderungen unseres Ernährungplans erforderlich.

Egal ob Sie Vegetarier sind oder nicht – Sie brauchen das 12-Wochen-Power-Workout nur an Ihre persönlichen Ziele, Ihr Anfangsgewicht, Ihre Anforderungen, Vorlieben und Wünsche anzupassen. Wie das funktioniert, erklären wir Ihnen im nächsten Kapitel.

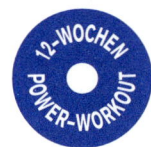

Die perfekte Passform

Ihr ganz persönliches 12-Wochen-Power-Workout

Sind Sie ein gewichtiger Bursche? Oder gehören Sie eher in die Kategorie „dünner Hering"? Vielleicht liegen Sie mit Ihrem Gewicht und Körperbau ja auch irgendwo dazwischen? Völlig egal. Das 12-Wochen-Power-Workout ist für jedermann geeignet – für jeden ganz persönlich.

Es ist erforderlich, dass Sie das 12-Wochen-Power-Workout an Ihr spezifisches Gewicht und Ihre Trainingsziele anpassen.

Im Verlauf des Buches haben wir die verschiedenen Konzepte immer am Beispiel eines 1,78 m großen Mannes mit 79,5 kg Körpergewicht erläutert. Aber wir wissen natürlich, dass wir unsere Leser nicht in eine Hose in Einheitsgröße stecken können. Deshalb bieten wir Ihnen zwei verschiedene Strategien an. Die eine gilt für diejenigen von Ihnen, die mehr Muskeln aufbauen wollen, und die andere für diejenigen, die auf ihrem Weg zum Muskelbody erst einmal ein paar überflüssige Pfunde loswerden müssen.

Sie wissen sicherlich schon sehr genau, zu welcher Kategorie Sie gehören. Wer sich jedoch nicht ganz sicher ist, kann sich durch eine Körperfettbestimmung Klarheit verschaffen, sagt Thomas Incle-

don, unser Hard-Body-Ernährungsexperte. Ihren Körperfettanteil können Sie am besten von einem ausgebildeten Trainingsexperten im Fitness-Studio bestimmen lassen oder von einem Diätassistenten. (Viele Fitness-Trainer sind zwar ernährungs- und trainingstechnisch versiert, aber Sie sollten sich trotzdem nur an Experten wenden, die in diesem Bereich über die richtige Ausbildung verfügen.)

Um festzustellen, wie viel Körperfett Sie mit sich herumtragen, werden die Hautfalten an verschiedenen Stellen des Körpers gemessen. Der ideale Körperfettanteil liegt bei etwa 12 bis 18 Prozent, erklärt Incledon. Wer weniger als 8 Prozent besitzt, sollte aus gesundheitlichen Gründen ein wenig Fett zulegen. Ein Körperfettanteil von über 25 Prozent bedeutet jedoch, dass Sie besser etwas abspecken sollten.

Was trifft auf Sie zu? Gehören Sie in die Kategorie *Gewichtszunahme oder Gewichtsabnahme*? (Wenn Sie nicht zu viel Fett mit sich herumtragen und einfach nur mehr Muskeln bekommen wollen, dann gehören Sie in die Kategorie Gewichtszunahme. Die Zahl derer, auf die eine Gewichtsabnahme zutrifft, ist allerdings größer. Es gibt eben solche und solche. In unserem Programm geht es einzig und allein darum, Verbesserungen zu erzielen, ganz gleich in welcher Ausgangssituation Sie sich befinden.) Wählen Sie die für Sie zutreffende

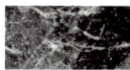

Ernährungsstrategie (Seite 326) und machen Sie sich damit vertraut. Sie werden feststellen, dass die Proteinmengen für beide Kategorien gleich sind. In der Kategorie Gewichtszunahme wird die Kalorienzufuhr durch eine niedrigere Menge an Kohlenhydraten und Fett verringert.

Das ist kein Einheitsplan und auch kein Plan, der nur auf zwei Arten von Männern zutrifft. Wenn Sie am Presslufthammer arbeiten oder eine andere körperlich anstrengende Tätigkeit ausüben, verbrauchen Sie bereits ohne Gewichttraining mehr Energie als ein Mann, der beispielsweise den ganzen Tag am Schreibtisch sitzt. In diesem Fall ist Ihr Kalorienbedarf höher als der in unserer Tabelle angegebene Wert.

Während Sie dem 12-Wochen-Power-Workout folgen, dürfen Sie Ihr Körpergewicht nie aus den Augen verlieren. Wenn Sie pro Woche mehr als 2 Pfund verlieren, sollten Sie Ihre Kalorienzufuhr ein wenig erhöhen. Das geht nämlich etwas zu schnell. Versuchen Sie Ihre tägliche Kalorienmenge um 300 bis 500 Kalorien zu steigern, so dass Ihr Gewichtsverlust ein wenig abgebremst wird. Wenn Sie pro Woche allerdings mehr als 2 Pfund an Gewicht zulegen, ist eine Verringerung der Kalorienzufuhr angebracht. Sie sollten Ihre tägliche Kalorienmenge deshalb um 300 bis 500 Kalorien kürzen. Warum? Da es ziemlich unwahrscheinlich ist, dass Sie in so kurzer Zeit so viel an Muskelmasse zulegen können, liegt die Vermutung nahe, dass sich auch noch ein paar zusätzliche Fettpfunde darunter gemogelt haben, erklärt Incledon.

Vergessen Sie nicht, dass Sie sich nur ein paar Stunden pro Woche im Kraftraum aufhalten, aber Ihnen die Nahrungsmittel *überall* auflauern.

Das endlose Grübeln und Zögern vor dem Kühlschrank, im Restaurant, am Imbiss-Stand oder im Supermarkt spielt für das Maß Ihres Trainingserfolgs eine große Rolle.

Im vierten Teil dieses Buches führen wir Sie durch das Speiseangebot verschiedenster Orte – vom Fast-Food-Restaurant über die Salatbar, bis hin zu Ihrem eigenen Kühlschrank – und klären Sie über den Nährwert der einzelnen Speisen auf.

Bestimmen Sie, welcher Kategorie unserer Tabelle „Tagesmengen" (S. 326) Sie angehören. Suchen Sie sich aus der Tabelle die für Sie zutreffen-den Tagesmengen an Kalorien, Kohlenhydraten, Eiweiß und Fett heraus und dividieren Sie jeden einzelnen dieser Werte durch 6. Auf diese Weise erhalten Sie den jeweiligen Nährstoffgehalt für jede Haupt- und Zwischenmahlzeit. (An Trainingstagen essen Sie eigentlich 7-mal pro Tag, weil eine Zwischenmahlzeit in zwei Teilen, nämlich vor und nach dem Workout, eingenommen wird. Das macht jedoch keinerlei Unterschied, weil beide Teile zusammen nämlich einem ganz normalen Imbiss entsprechen.)

Damit Sie diese Werte immer griffbereit haben, sollten Sie diese auf der Rückseite Ihrer Visitenkarte oder auf einer kleinen Karteikarte notieren und in Ihre Brieftasche stecken.

Auch wenn Sie die folgenden Rezepte durchgehen, sollten Sie stets Ihre persönlichen Werte für die entsprechende Menge an Kalorien, Kohlenhydrate, Eiweiß und Fett zu Hand haben und mit den Nährwertangaben vergleichen, die für jedes einzelne Gericht aufgeführt sind. Wenn Sie Abnehmen müssen, dann sollten Sie von den jeweiligen Gerichten kleinere Portionen essen als angegeben. Wer Zunehmen will, kann sich hingegen ruhig eine größere Portion gönnen. Das können nur Sie selbst entscheiden, und zwar mit Hilfe Ihrer persönlichen Wertetabelle. In den ersten Tagen sollten Sie das Buch ruhig bei sich tragen, damit Sie im Zweifelsfall immer nachlesen können, was Ihnen die einzelnen Nahrungsmittel zu bieten haben. Schon bald werden Sie sich mit den Nahrungsmittelarten und den richtigen Portionen bestens auskennen.

Während Sie dem 12-Wochen-Power-Workout folgen, wird sich Ihr Gewicht ändern, und damit auch Ihre Werte. In diesem Fall müssen Sie Ihren Kalorien-, Kohlenhydrat-, Eiweiß- und Fettbedarf mit Hilfe der Tabelle neu bestimmen.

Wir empfehlen Ihnen, sich immer auf dieselbe Waage zu stellen, und Ihre Werte mindestens alle 2 Wochen neu zu berechnen. Das ist die richtige Hard-Body-Ernährung!

TAGESMENGEN

Körpergewicht	Gewichtsabnahme				Gewichtszunahme			
	Kalorien	Eiweiß	Fett	Kohlen-hydrate	Kalorien	Eiweiß	Fett	Kohlen-hydrate
(kg)		(g)	(g)	(g)		(g)	(g)	(g)
77	2135	139	47	288	3235	139	72	508
79	2213	143	49	299	3313	143	74	519
82	2290	147	51	311	3390	147	75	531
84	2368	151	53	322	3468	151	77	542
86	2445	155	54	334	3545	155	79	554
88	2523	159	56	345	3623	159	81	565
91	2600	163	58	357	3700	163	82	577
93	2678	168	60	368	3778	168	84	588
95	2755	172	61	379	3855	172	86	599
98	2833	176	63	391	3933	176	87	611
100	2910	180	65	402	4010	180	89	622
102	2988	184	66	414	4088	184	91	634
104	3065	188	68	425	4165	188	93	645
107	3143	192	70	436	4243	192	94	656
109	3220	196	72	448	4320	196	96	668
111	3298	200	73	459	4398	200	98	679
113	3375	204	75	471	4475	204	99	691
116	3453	208	77	482	4553	208	101	702
118	3530	212	78	494	4630	212	103	714
120	3608	217	80	505	4708	217	105	725
122	3685	221	82	516	4785	221	106	736
125	3763	225	84	528	4863	225	108	748
127	3840	229	85	539	4940	229	110	759
129	3918	233	87	551	5018	233	112	771
132	3995	237	89	562	5095	237	113	782
134	4073	241	91	573	5173	241	115	793
136	4150	245	92	585	5250	245	117	805

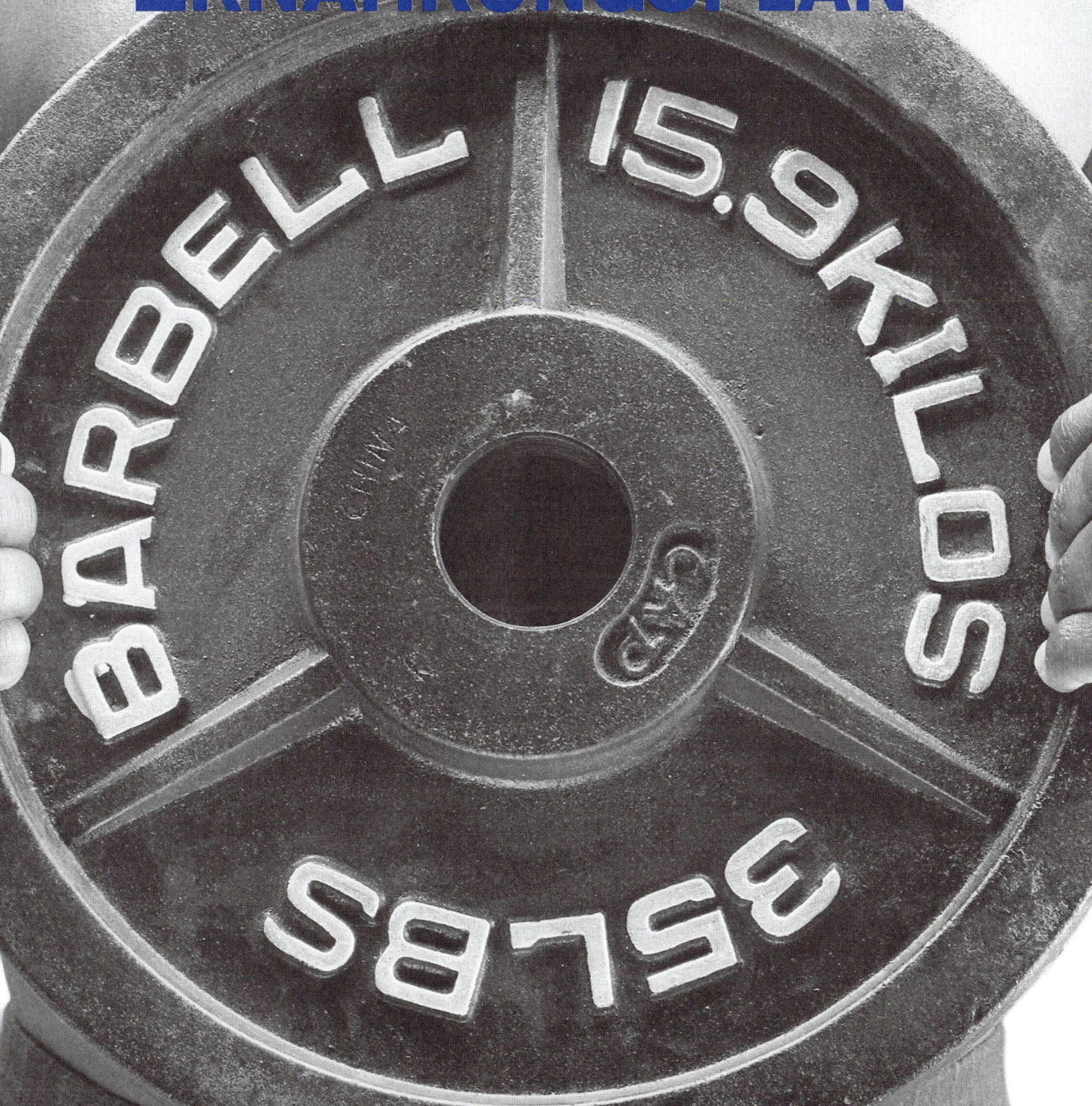

DER HARD-BODY-ERNÄHRUNGSPLAN

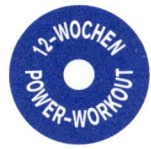

LECKERE MUNTERMACHER
FRÜHSTÜCK

Gehören Sie auch zu denen, die nach dem Weckerklingeln noch bis zur letzten Minute auf die Schlummertaste drücken, so dass Sie Ihre müden Knochen eilig aus dem Bett schwingen, sich schnell in Ihre Klamotten werfen und zur Arbeit rasen müssen?

Dann sollten Sie gut zuhören. Während des Nachtschlafs befindet sich Ihr Blutzuckerspiegel auf dem Tiefpunkt. Wenn Sie das Frühstück auslassen, ist es ziemlich wahrscheinlich, dass Sie den Anforderungen des Tages nicht standhalten können. Sie haben einfach nicht genug Energie, um sich dem erbarmungslosen Konkurrenzkampf zu stellen, geschweige denn, ihn zu gewinnen.

Ein nahrhaftes Frühstück spielt im Hard-Body-Plan eine wichtige Rolle. Und das ist auch rein strategisch von Bedeutung. Da der Körper die aufgenommene Nahrung am Morgen besser verbrennt, werden Sie den Tag mit einem kohlenhydrat- und eiweißreichen Frühstück beginnen, das besonders schnell in Energie umgewandelt wird. Damit meinen wir eben nicht das typische Homer-Simpson-Frühstück mit Donuts, Schinken und Pommes, sondern Müsli, Obst und Magermilch.

Da die Rezeptvorschläge immer auf unseren 79,5 kg schweren und 1,78 großen Herrn Mustermann ausgerichtet sind, müssen Sie die Portionen Ihrem eigenen Gewicht und Trainingsziel (siehe Ihr ganz persönlicher Hard-Body-Plan, Seite 324) etwas anpassen. Wenn die eine oder andere Zutat bei Ihnen nicht erhältlich ist, können Sie natürlich einen geeigneten Ersatz wählen.

GEWICHTSABNAHME

Rührei-Sandwich/Schnell gemacht und im Nu gegessen

1 großes Ei
3 große Eiweiß
2 Scheiben Vollkornbrot
1 Tomate, in Scheiben
125 ml Orangensaft

Verrühren Sie Ei und Eiweiß in einer Schüssel und braten Sie es in einer mit Pflanzenöl ausgeriebenen Pfanne. Streichen Sie das Rührei auf das Vollkornbrot und belegen Sie es mit den Tomatenscheiben. Sie können auch etwas Senf auf das Brot streichen. Wenn Sie in aller Herrgottsfrühe schon wach genug sind oder sich einfach nur selbst beeindrucken wollen, dann können Sie das Rührei auch noch mit grünem Paprika, Zwiebelringen oder anderem Gemüse belegen. Wer es eilig hat, kann ruhig schon ein paar Tomatenscheiben essen, während das Rührei in der Pfanne noch vor sich hinbrutzelt, das Sandwich in eine Serviette packen und es auf dem Weg zur Arbeit im Auto verdrücken. Trinken Sie noch schnell ein Glas Orangensaft, bevor Sie das Haus verlassen.

Nährwerte: 355 Kalorien, 46 g Kohlenhydrate, 24,1 g Eiweiß, 8,4 g Fett

	Ei	Eiweiß	Vollkornbrot	Tomate	Orangensaft
Kalorien	75	46	146	31	57
Kohlenhydrate (g)	0,6	1	25,8	5,7	12,9
Eiweiß (g)	6,3	10,5	5,4	1	0,9
Fett (g)	5,3	0	2,4	0,4	0,3

Ei-Sandwich/Genau das Richtige für den hart gekochten Mann

3 gekochte Eier
2 Scheiben Weizenbrot
175 ml Orangensaft
125 ml Magermilch

Wenn Sie morgens nicht gern am Herd stehen, dann können Sie die Eier schon am Abend zuvor kochen und in den Kühlschrank stellen. Am nächsten Morgen brauchen Sie die Eier nur noch zu schälen und in Scheiben zu schneiden. (Verwenden Sie nur das Eiweiß!) Während Sie das Brot mit dem Ei belegen, können Sie schon an Ihrem Orangensaft nippen. Spülen Sie Ihr Ei-Sandwich mit der Magermilch hinunter.

Nährwerte: 369 Kalorien, 52 g Kohlenhydrate, 23 g Eiweiß, 7,6 g Fett

	Ei	Eiweiß	Weizenbrot	Orangensaft	Milch
Kalorien	75	29	134	84	47
Kohlenhydrate (g)	0,6	0,3	24,8	20,3	6
Eiweiß (g)	6,3	7	4,4	0,8	4,5
Fett (g)	5,3	0	2	0	0,3

Omelette mit Grapefruit /Wie im Restaurant
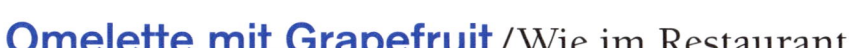

1 großes Ei
3 Eiweiß
1 Scheibe Roggenbrot
1 Grapefruit
1 Tasse Kaffee (koffeinhaltig oder koffein-
   frei)
1 Teelöffel Zucker
250 ml Magermilch

Braten Sie die Eier in einer beschichteten und mit Pflanzenöl ausgeriebenen Pfanne, drehen Sie die Eier um – voilà – und schon haben Sie ein richtig langweiliges Omelette. Damit das Ganze etwas mehr Pepp bekommt, können Sie auch ein paar Paprika und Pilze dazugeben. Essen Sie das Brot und die Grapefruit dazu und trinken Sie Ihre Milch. Wer keine Grapefruit mag, kann stattdessen auch eine Orange essen.

Nährwerte: 361 Kalorien, 49,2 g Kohlenhydrate, 25 g Eiweiß, 6,8 g Fett

	Ei	Eiweiß	Roggenbrot	Grapefruit	Kaffee	Zucker	Milch
Kalorien	75	46	68	103	5	17	47
Kohlenhydrate (g)	0,6	1	12,7	23,8	0,9	4,2	6
Eiweiß (g)	6,3	10,5	2,3	1,2	0,2	0	4,5
Fett (g)	5,3	0	0,9	0,3	0	0	0,3

Bagel-Frühstück zum Mitnehmen /Etwas Schnelles für unterwegs

½ Zimt-Rosinen-Bagel
1 Esslöffel cremige Erdnussbutter
   (ohne Salz)
1 kleine Banane
375 ml Magermilch

Bestreichen Sie den Bagel mit der Erdnussbutter und stecken Sie das Ganze in eine leere Margarinedose oder in irgendeinen anderen Plastikbehälter, damit Ihr Frühstück mit der klebrigen Seite nicht auf dem Beifahrersitz landet.(Wer fettreduzierte Erdnussbutter nimmt, darf sogar 2 Esslöffel davon nehmen.) Stecken Sie die Banane in Ihre Aktentasche oder belegen Sie Ihren Erdnussbutter-Bagel mit ein paar Scheiben davon und verdrücken Sie den Rest. Füllen Sie die Magermilch in eine Wasserflasche und spülen Sie Ihren Bagel während der Fahrt damit hinunter.

Nährwerte: 382 Kalorien, 52 g Kohlenhydrate, 19,8 g Eiweiß, 9,8 g Fett

	Bagel	Erdnussbutter	Banane	Milch
Kalorien	36	102	103	141
Kohlenhydrate (g)	7,2	3,1	23,7	18
Eiweiß (g)	1,3	4	1	13,5
Fett (g)	0,2	8,2	0,5	0,9

Waffeln mit Früchten/Ein wahrer Kirsch-Zauber

1½ Tiefkühl-Vollkornwaffeln
125 ml Tiefkühl-Kirschen
500 ml Magermilch

Nährwerte: 376 Kalorien, 56,7 g Kohlenhydrate, 22,1 g Eiweiß, 5,8 g Fett

Dieses dessertartige Frühstück ist besonders für alle Anti-Kochhelden geeignet. Stecken Sie die Waffeln und Kirschen nur eine Minute lang in die Mikrowelle und schon haben Sie den Kirsch-Zauber vollbracht, der zusammen mit der Milch jetzt nur noch in Ihrem Magen landen muss.

	Waffeln	Kirschen	Milch
Kalorien	129	59	188
Kohlenhydrate (g)	20,2	12,5	24
Eiweiß (g)	3,1	1	18
Fett (g)	4,1	0,5	1,2

Knusperjoghurt/Schnell gerührt und gelöffelt

250 ml Magerjoghurt
30 g fettarmes Müsli
1 Teelöffel Leinsamenöl
  (Ja, etwas Öl ist gut für Sie.)
30 g geröstete Weizenkeime

Sie können beim Joghurt jede beliebige Geschmacksrichtung nehmen – Hauptsache, die 250 g enthalten 90 bis 100 Kalorien. Mischen Sie die Zutaten darunter und löffeln Sie das Ganze unterwegs im Auto.

Nährwerte: 365 Kalorien, 49,7 g Kohlenhydrate, 20,7 g Eiweiß, 9,2 g Fett

	Joghurt	Müsli	Leinsamenöl	Weizen-Keime
Kalorien	92	114	42	117
Kohlenhydrate (g)	13	22,6	0	14,1
Eiweiß (g)	10	2,4	0	8,3
Fett (g)	0	1,5	4,7	3

Müsli-Mix/Eine leckere Mischung

170 g Vollkornmüsli
125 ml Magermilch
1 Teelöffel Leinsamenöl
30 g Rosinen
1 Portion Molkepulver

Vermischen Sie das Vollkornmüsli mit Wasser in einer Schüssel und rühren sie die Milch, das Öl, die Rosinen und das Eiweißpulver darunter. Das Ergebnis: Ein Power-Frühstück bei dem nur eine Schüssel im Aufwaschbecken landet.

Nährwerte: 395 Kalorien, 53,5 g Kohlenhydrate, 27 g Eiweiß, 7,8 g Fett

	Müsli	Milch	Leinsamenöl	Rosinen	Molkepulver
Kalorien	122	47	42	95	89
Kohlenhydrate (g)	22,6	6	0	22,4	2,5
Eiweiß (g)	4,1	4,5	0	0,9	17,5
Fett (g)	1,7	0,3	4,7	0,1	1

Müsli mit Vanille-Molke/Mehr als nur Vanille

170 g Müsli
125 ml Magermilch
1 Teelöffel Leinsamenöl
250 ml ungesüßte, tiefgefrorene
    Brombeeren
1 Portion Molkepulver mit Vanille-
    geschmack

Kein Schoko-Fan? Na, dann versuchen Sie mal diese Vanille-Version. Vermischen Sie das Müsli mit Wasser in einer Schüssel und rühren Sie die Milch, das Leinsamenöl, die gefrorenen Brombeeren und das Molkepulver darunter.

Nährwerte: 364 Kalorien, 50,9 g Kohlenhydrate, 24,9 g Eiweiß, 6,5 g Fett

	Müsli	Milch	Leinsamenöl	Brombeeren	Molkepulver
Kalorien	88	47	42	108	79
Kohlenhydrate (g)	19,2	6	0	23,7	2
Eiweiß (g)	2,6	4,5	0	1,8	16
Fett (g)	0,1	0,3	4,7	0,6	0,8

Müsli mit Pfirsichpower / Wie wär's damit?

225 g Weizenkleie
250 ml Magermilch
1 Teelöffel Leinsamenöl
30 g Vollkorn-Amarant
1 mittelgroßer Pfirsich

Vermischen Sie die Weizenkleie mit ungesalzenem Wasser und stecken Sie das Ganze in die Mikrowelle. Rühren Sie danach die Milch, das Öl, das Amarant und den Pfirsich unter (natürlich ohne Kern). Sie können den Pfirsich aber auch extra essen.

Nährwerte: 358 Kalorien, 55,1 g Kohlenhydrate, 16,1 g Eiweiß, 7,8 g Fett.

	Weizenkleie	Milch	Leinsamenöl	Amarant	Pfirsich
Kalorien	68	93	42	108	47
Kohlenhydrate (g)	13,4	12	0	18,8	10,9
Eiweiß (g)	2,3	9	0	4,1	0,7
Fett (g)	0,6	0,5	4,7	1,9	0,1

Bacon mit Getreide / Die Bacon-Diät? Sie haben's erraten!

6 Scheiben magerer Bacon
55 g reines Weizenschrot
125 ml Magermilch

Nährwerte: 321 Kalorien, 52 g Kohlenhydrate, 28,5 g Eiweiß, 3,3 g Fett

Bereiten Sie den Bacon in der Pfanne zu und servieren Sie Ihn zur Milch und dem Weizenschrot. Ab und zu ist mageres Fleisch keine Sünde – Sie dürfen es nur nicht übertreiben. Der meiste Bacon ist so natriumhaltig, dass er eigentlich im Dunkeln leuchten müsste.

	Bacon	Weizenschrot	Milch
Kalorien	66	208	47
Kohlenhydrate (g)	0	46	6
Eiweiß (g)	18	6	4,5
Fett (g)	3	0	0,3

GEWICHTSZUNAHME

Putenwürstchen mit Haferflocken/Schnell und lecker

55 g Putenwürstchen
175 ml Haferflocken
250 ml Magermilch
1 Teelöffel Leinsamenöl
2 kleine Bananen in Scheiben

Bereiten sie das Würstchen in der Pfanne zu und servieren Sie es zu den Haferflocken die mit der Milch und dem Öl vermischt wurden. Wenn Sie heute mal keinen Appetit auf Bananen haben, können sie stattdessen auch 0,3 l Orangensaft trinken.

Nährwerte: 550 Kalorien, 84,8 g Kohlenhydrate, 23 g Eiweiß, 12,8 g Fett

	Würstchen	Haferflocken	Milch	Leinsamenöl	Banane
Kalorien	90	119	93	42	206
Kohlenhydrate (g)	2,2	23,2	12	0	47,4
Eiweiß (g)	8,1	3,9	9	0	2
Fett (g)	5,4	1,2	0,5	4,7	1

Karottenmuffins und Obst/Nichts einfacher als das

2 fettarme Karottenmuffins, je 14 g
  (oder andere Muffins mit höchstens
  3 g Fett)
2 Teelöffel Margarine
250 ml Magermilch
1 kleine Orange

Wenn Sie es hassen, nach dem Essen die Küche aufzuräumen und abzuwaschen, dann ist dieses Fertig-Frühstück für Sie wie geschaffen, weil Sie dabei nur ein Messer und ein Glas schmutzig machen. Ein Messer, ein Glas? Ach, schmeißen Sie das Zeug doch einfach in den Müll. Die zwei Dinger vermisst sowieso keiner…

Nährwerte: 545 Kalorien, 90,3 g Kohlenhydrate, 24,4 g Eiweiß, 9 g Fett

	Muffins	Margarine	Milch	Orange
Kalorien	313	67	93	72
Kohlenhydrate (g)	62	0	12	16,3
Eiweiß (g)	14	0	9	4
Fett (g)	1	7,4	0,5	1

Erdbeer-Bananen-Shake

2 Tassen tiefgefrorene Erdbeeren
1 große Banane, in Scheiben geschnitten
½ Tasse Orangensaft
½ Becher fettarmer Vanillejoghurt
6 Eiswürfel

Fruchtshakes sind wunderbare Getränke und beispielsweise zu Mittag richtige Aufmunterer.

Dieses Rezept ist für 4 Personen gedacht.

Erdbeeren, Orangensaft, Banane, Vanillejoghurt und Eiswürfel mixen, bis eine cremige und glatte Mischung entstanden ist.

Nährwerte: 803 Kalorien, 127,2 g Kohlenhydrate, 9,6 g Eiweiß, 3,2 g Fett

	Erdbeeren	Banane	Orangensaft	Joghurt
Kalorien	188	310	257	48
Kohlenhydrate (g)	41,4	23,7	60	2,1
Eiweiß (g)	2	1	3	3,6
Fett (g)	0,6	0,5	0,5	1,6

Erdbeer-Shake/Beerig lecker

500 ml Magermilch
450 g tiefgekühlte, ungezuckerte Erdbeeren
2 Teelöffel Leinsamenöl
30 g geröstete Weizenkeime

Schütten Sie die Milch in den Mixer und geben Sie die anderen Zutaten dazu. Durch die tiefgefrorenen Erdbeeren wird der Shake so dick, dass Sie ihn löffeln müssen.

Nährwerte: 568 Kalorien, 79,5 g Kohlenhydrate, 28,3 g Eiweiß, 14,2 g Fett

	Milch	Erdbeeren	Leinsamenöl	Weizenkeime
Kalorien	188	179	84	117
Kohlenhydrate (g)	24	41,4	0	14,1
Eiweiß (g)	18	2	0	8,3
Fett (g)	1,2	0,6	9,4	3

American Diner: Heidelbeer-Pfannkuchen und Eier/
Mach mal blau

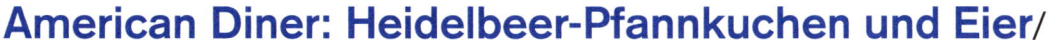

3 Pfannkuchen mit Heidelbeerfüllung, ca. 35 g pro Stück
2 Esslöffel kalorienarmer Sirup
2 Teelöffel Margarine
Omelette (aus 3 Eiern)
schwarzer Kaffee

Bei diesem herzhaften Frühstück, dass in allen typisch amerikanischen Diner-Restaurants zu finden ist, brauchen Sie sich keine Sorgen um Ihre Kleidergröße zu machen.

Nährwerte: 560 Kalorien, 80,4 g Kohlenhydrate, 28,3 g Eiweiß, 13,9 g Fett

	Pfannkuchen	Sirup	Margarine	Omelette
Kalorien	220	121	67	272
Kohlenhydrate (g)	40	30,2	0	1,8
Eiweiß (g)	6	0	0	18,9
Fett (g)	4	0	7,4	21

Frühstücken bei McDonald's/Einen Egg McMuffin, bitte!

1 McDonald's Egg McMuffin
3 Packungen Orangensaft

Nährwerte: 541 Kalorien, 87 g Kohlenhydrate, 20 g Eiweiß, 12,5 g Fett

Unter den Fast-Food-Sünden ist der Egg McMuffin ganz bestimmt nicht der schlimmste Übeltäter. Die Frühstücks-Sandwiches bei Burger King sind weitaus fetthaltiger. Aber auch ein Egg McMuffin darf nur ein gelegentlicher Genuss bleiben.

	Egg McMuffin	Orangensaft
Kalorien	284	257
Kohlenhydrate (g)	27	60
Eiweiß (g)	17	3
Fett (g)	12	0,5

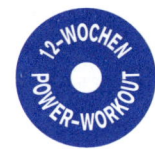

SANDWICHES, SALATE UND SUPPEN
MITTAGESSEN

Selbst wenn Sie in einer lauten Fabrikhalle arbeiten, können Sie fast hören, wie das Läuten der Mittagsglocke in Ihrer Magengrube widerhallt.

Sie haben zwar schon die Hälfte hinter sich, aber trotzdem müssen an diesem Tag noch viele Schlachten geschlagen und Termine eingehalten werden. Um die Herausforderungen annehmen zu können, dürfen Sie nicht mit einem leeren Magen, oder schlimmer, mit einem ungesund gefüllten Magen an die Front zurückkehren. Unsere Hard-Body-Mittagsgerichte versorgen Sie mit viel Energie für die zweite Tageshälfte.

Da die Gerichte auf unseren 79,5 kg schweren und 1,78 m großen Herrn Mustermann zugeschnitten sind, müssen Sie die jeweiligen Portionen Ihrem Körpergewicht und Ihren Zielen (Siehe „Ihr ganz persönlicher Hard-Body-Plan, Seite 324) etwas anpassen. Falls die eine oder andere Zutat bei Ihnen nicht erhältlich ist, können Sie natürlich einen geeigneten Ersatz wählen.

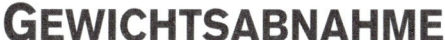

GEWICHTSABNAHME

Thunfisch-Sandwich/Schmeckt wie Hühnchen (aus dem Meer)

1 Bagel mit Haferflocken
70 g weißer Thunfisch in Wasser
(Abtropfgewicht)
1 Teelöffel Mayonnaise
4 Salatblätter
1 mittelgroßer Apfel

Lassen Sie den Thunfisch gut abtropfen und vermischen Sie ihn mit der Mayonnaise. Streichen Sie die Mischung auf den Bagel und belegen Sie das Ganze mit den Salatblättern. Wer kein Bagel-Fan ist, kann auch Vollkornbrot oder -brötchen nehmen. Zum Nachtisch gibt's den Apfel.

Nährwerte: 398 Kalorien, 59,9 g Kohlenhydrate, 25,4 g Eiweiß, 7,3 g Fett

	Bagel	Thunfisch	Mayonnaise	Salat	Apfel
Kalorien	181	86	34	7	90
Kohlenhydrate (g)	37,8	0	0,1	1	21
Eiweiß (g)	7,6	16,7	0,1	0,7	0,3
Fett (g)	0,9	2,1	3,7	0,1	0,5

Rindfleisch-Gemüse-Suppe mit Hacksteak/Für ganze Kerle

250 ml Rindfleisch-Gemüse-Suppe
55 g mageres Rinderhacksteak,
gut durch (abtropfen lassen)
1 mittelgroßes Vollkorn-Weizenbrötchen

Beginnen Sie mit der Suppe und geben Sie die Bulette dazu, damit Sie etwas in den Magen bekommen. Dazu essen Sie das Brötchen.

Nährwerte: 390 Kalorien, 41,7 g Kohlenhydrate, 28,8 g Eiweiß, 12,2 g Fett

	Suppe	Rinderhack	Brötchen
Kalorien	144	145	101
Kohlenhydrate (g)	23,3	0	18,4
Eiweiß (g)	9,5	16,2	3,1
Fett (g)	1,5	9	1,7

Hühnersuppe mit Nudeln/Das mag jeder, außer das Hühnchen

250 ml Hühnersuppe mit Nudeln
30 g gekochte Hähnchenbrust
½ Pitabrot
1 kleine Birne
1 Scheibe fettarmer Käse

Erhitzen Sie die Suppe und geben Sie die Hähnchenbrust dazu – und schon haben Sie eine leckere Mahlzeit. Das Pitabrot, die Birne und der Käse sorgen als Beilagen für die richtige Mischung.

Nährwert: 363 Kalorien, 46 g Kohlenhydrate, 22,1 g Eiweiß, 10,1 g Fett

	Suppe	Hähnchen	Pitabrot	Birne	Käse
Kalorien	75	44	74	91	79
Kohlenhydrate (g)	9,4	0	15,3	21	0,3
Eiweiß (g)	5,7	8,8	2,4	0,5	4,7
Fett (g)	1,6	1,0	0,3	0,6	6,6

Sandwich mit Geflügelsalat/Kaufen, kauen, fertig

1 Sandwich mit Geflügelsalat
  (fertig gekauft)
1 Tomate in Scheiben
250 ml Magermilch

Belegen Sie das Sandwich mit Tomatenscheiben – und rein damit. Trinken Sie die Magermilch dazu.

Nährwerte: 350 Kalorien, 50,7 g Kohlenhydrate, 20 g Eiweiß, 6,9 g Fett

	Sandwich	Tomate	Milch
Kalorien	226	31	93
Kohlenhydrate (g)	33	5,7	12
Eiweiß (g)	10	1	9
Fett (g)	6	0,4	0,5

Chef-Salat/Die Orange nicht vergessen!

1 Chef-Salat
125 ml Magermilch
1 Pitabrot (Vollkorn-Weizen)
1 kleine Orange

Wenn Sie nicht viel Zeit zum Mittagessen haben, können Sie mit dieser Mahlzeit Ihren Magen bis zum nächsten Imbiss ruhig halten.

Nährwerte: 410 Kalorien, 50,7 g Kohlenhydrate, 27,1 g Eiweiß, 10,6 g Fett

	Salat	Milch	Pitabrot	Orange
Kalorien	212	47	79	72
Kohlenhydrate (g)	13	6	15,4	16,3
Eiweiß (g)	18,5	4,5	2,7	1,4
Fett (g)	9,5	0,3	0,7	0,1

Selbst gemachter Geflügelsalat/Fühlen Sie sich wie ein Gourmet

55 g gegrillte Hähnchenbrust
250 ml Römischer Salat
1 Tomate
1 kleine grüne Paprika
1 mittelgroße Karotte
3 Esslöffel italienisches Dressing
** (94% fettfrei)**
1 Esslöffel geriebener Parmesankäse

Nährwerte: 268 Kalorien, 26,5 g Kohlenhydrate, 22,8 g Eiweiß, 7,7 g Fett

Mit diesem Gericht können Sie Ihren Arbeitskollegen Ihre fortgeschrittenen Kochkünste demonstrieren. Grillen Sie die Hähnchenbrust bereits am Vorabend und vermischen Sie das Fleisch mit den anderen Zutaten zu einem Salat. Danach stellen Sie das Ganze über Nacht in den Kühlschrank. Wenn Sie wollen, können Sie sich gleich eine ganze Ladung davon ohne das Dressing machen und die empfohlene Tagesmenge mit zur Arbeit nehmen (Sie dürfen dann bloß das Dressing nicht vergessen.)

	Hähnchen	Salat	Tomate	Paprika	Karotte	Dressing	Käse
Kalorien	89	10	31	23	28	57	30
Kohlenhydrate (g)	0	1,3	5,7	4,8	6,2	7,5	1
Eiweiß (g)	17,6	0,9	1	0,7	0,6	0	2
Fett (g)	2	0,1	0,4	0,1	0,1	3	2

Selbst gemachter Schinkensalat/Eine leichte Variation

250 g Römischer Salat
1 Tomate
1 kleine grüne Paprika
1 mittelgroße Karotte
2 Esslöffel leichtes Salatdressing
85 g Kochschinken
1 mittelgroße Birne

Hier haben wir noch eine leckere Salat-Variante, bei der mageres Fleisch mit viel Gemüse in eine Schüssel kommt. Genauso wie bei unserem selbstgemachten Geflügelsalat, können Sie auch hier Käse dazugeben. Während Sie den Salat zubereiten, können Sie die Birne als Vorspeise essen.

Nährwerte 369 Kalorien, 46,6 g Kohlenhydrate, 19,8 g Eiweiß, 11,4 g Fett

	Salat	Tomate	Paprika	Karotte	Dressing	Kochschinken	Birne
Kalorien	10	31	23	28	69	99	109
Kohlenhydrate (g)	1,3	5,7	4,8	6,2	0,5	3	25,1
Eiweiß (g)	0,9	1	0,7	0,6	1	15	0,6
Fett (g)	0,1	0,4	0,1	0,1	7	3	0,7

Selbst gemachter Thunfischsalat/Noch ein Salat-Zauber

250 g Römischer Salat
1 Tomate
1 kleine grüne Paprika
1 mittelgroße Karotte
90 g weißer Thunfisch in Wasser (Abtropfgewicht)
1 Esslöffel leichtes italienisches Dressing
1 große Orange

Thunfisch ist ein richtiger Allzweckfisch, der sich auch ausgezeichnet zu einem Salat verarbeiten lässt. Vermischen Sie alle Zutaten – halt – aber nicht die Orange. Die essen Sie nämlich zum Nachtisch. Zur Abwechslung können Sie auch Zwiebeln, roten Paprika, Sellerie, Kürbis oder andere Zutaten unter den Salat mischen. Den Kürbis können Sie entweder garen oder einfach roh dazugeben.

Nährwerte 321 Kalorien, 40,6 g Kohlenhydrate, 25 g Eiweiß, 6,4 g Fett

	Salat	Tomate	Paprika	Karotte	Thunfisch	Dressing	Orange
Kalorien	10	31	23	28	103	31	95
Kohlenhydrate (g)	1,3	5,7	4,8	6,2	0	1	21,6
Eiweiß (g)	0,9	1	0,7	0,6	20,1	0	1,7
Fett (g)	0,1	0,4	0,1	0,1	2,5	3	0,2

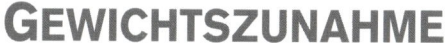

GEWICHTSZUNAHME

Nudelsalat mit Thunfisch/Davon fühlt man sich garantiert nicht wie genudelt

250 g Makkaroni, gekocht
55 g Thunfisch in Wasser (Abtropfgewicht)
2 Esslöffel leichte Mayonnaise
250 g Römischer Salat
1 kleine grüne Paprika
1 Tomate
1 mittelgroße Karotte
2 kleine Orangen

Pasta-Fans aufgepasst: Sie brauchen einfach nur die Nudeln zu kochen, alle anderen Zutaten (außer die Orangen) dazugeben und das Ganze in den Kühlschrank zu stellen. Und da haben Sie den Salat.

Nährwerte: 564 Kalorien, 94,6 g Kohlenhydrate, 26,5 g Eiweiß, 8,7 g Fett

	Makkaroni	Thunfisch	Mayonnaise	Salat	Paprika	Tomate	Karotte	Orangen
Kalorien	194	62	62	10	23	31	28	154
Kohlenhydrate (g)	39,7	0	2	1,3	4,8	5,7	6,2	34,9
Eiweiß (g)	6,7	14,5	0	0,9	0,7	1	0,6	2,1
Fett (g)	0,9	0,5	6	0,1	0,1	0,4	0,1	0,6

Pizza mit Salatbeilage/Die Pizza-Sparversion

2 Schnitten Pepperoni-Pizza
250 mg Römischer Salat
1 Tomate
1 kleine grüne Paprika
1 mittelgroße Karotte
1 Esslöffel italienisches Dressing (6 % Fett)
250 ml Magermilch

Solange Sie sich mit 2 Pizzaschnitten begnügen, können Sie Ihrer Pizza-Leidenschaft sorglos frönen. Bei diesem Gericht bekommen Sie sogar noch einen knackigen Salat dazu.

Nährwerte: 570 Kalorien, 72,3 g Kohlenhydrate, 32,4 g Eiweiß, 16,2 g Fett

	Pizza	Salat	Tomate	Paprika	Karotte	Dressing	Milch
Kalorien	366	10	31	23	28	19	93
Kohlenhydrate (g)	39,8	1,3	5,7	4,8	6,2	2,5	12
Eiweiß (g)	20,2	0,9	1	0,7	0,6	0	9
Fett (g)	14	0,1	0,4	0,1	0,1	1	0,5

Selbst gemachter Pizza-Bagel/Pizza mal anders

1 Bagel (ca. 50 g)
1 Teelöffel Margarine
2 Teelöffel Tomatensauce (fertig gewürzt)
50 g fettarmer Käse
2 Tomatenscheiben
¼ kleine grüne Paprika
2 große Orangen

Wenn Sie sich mal keine Pizza holen können, aber trotzdem so richtigen Heißhunger darauf haben, können Sie sich schnell einen Pizza-Bagel zubereiten. Sie brauchen den Bagel nur mit Margarine zu bestreichen, etwas Tomatensauce dazugeben, das Ganze mit Käse, den Tomatenscheiben und Paprikastücken zu belegen und höchstens 1 Minute in die Mikrowelle oder in den Toaster zu schieben.

Nährwerte: 560 Kalorien, 80,4 g Kohlenhydrate, 28,3 g Eiweiß, 13,9 g Fett

	Bagel	Margarine	Sauce	Käse	Tomate	Paprika	Orangen
Kalorien	153	33	21	152	5	6	190
Kohlenhydrate (g)	30	0	3,1	2	0,9	1,2	43,2
Eiweiß (g)	6	0	0,5	18	0,2	0,2	3,4
Fett (g)	1	3,7	0,7	8	0,1	0	0,4

Cheesesteak-Sandwich/Einfach reinbeißen

1 warmes Sandwich mit Steak und Käse
   (ca. 15 cm langes Vollkorn-Weizen-
   baguette)
250 g Römischer Salat
1 mittelgroße Karotte
1 kleine grüne Paprika
1 Tomate
1 Teelöffel italienisches Dressing,
   kalorienreduziert
1 große Orange

Bei diesem Sandwich geht es wirklich mager zu. Wenn Sie wissen, dass Sie unterwegs zu Mittag essen müssen, dann können Sie sich von zu Hause einen Salat aus Paprika, Tomate, Blattsalat und Karotte mitnehmen (das Dressing extra) und sich irgendwo ein warmes Steak-Sandwich mit Käse bestellen, das zwar ziemlich sündhaft klingt, aber nur wenig Fett enthält.

Nährwerte: 579 Kalorien, 81,6 g Kohlenhydrate, 33,9 g Eiweiß, 12,9 g Fett

	Sandwich	Blattsalat	Karotte	Paprika	Tomate	Dressing	Orange
Kalorien	370	10	28	23	31	22	95
Kohlenhydrate (g)	41	1,3	6,2	4,8	5,7	1	21,6
Eiweiß (g)	29	0,9	0,6	0,7	1	0	1,7
Fett (g)	10	0,1	0,1	0,1	0,4	2	0,2

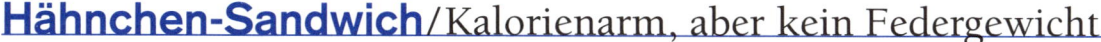

Hähnchen-Sandwich/Kalorienarm, aber kein Federgewicht

1 Chicken Sandwich
1 Nudelsuppe (Old Fashioned Noodle Soup)
1 kleine Portion Pommes frites
1 kleine Orange

Während sich die anderen Leute mit den fetthaltigen Vorspeisen vollstopfen, können Sie genüsslich in Ihr Sandwich beißen, die Suppe löffeln und Ihre Pommes knabbern. Für den Nachtisch können Sie sich von zu Hause eine Orange mitbringen.

Nährwerte: 585 Kalorien, 79 g Kohlenhydrate, 32,5 g Eiweiß, 15,5 g Fett

	Sandwich	Suppe	Pommes	Orange
Kalorien	291	99	123	72
Kohlenhydrate (g)	33	14,8	14,9	16,3
Eiweiß (g)	24	6	1,1	1,4
Fett (g)	7	1,8	6,6	0,1

Chicken Sandwich von Burger King/Finger weg vom Whopper

1 Burger King Chicken-Sandwich ohne Mayonnaise
1 Burger King Garden Salad ohne Dressing
1 Burger King Italian Dressing, fettarm
170 ml Orangensaft
1 großer Apfel

Während sich die anderen Leute einen Doppel-Whopper mit extra Käse in den Magen stopfen, können Sie Ihr Chicken Sandwich und einen leichten Garden-Salad genießen. Für den Nachtisch bringen Sie sich von zu Hause einen Apfel mit.

Nährwerte: 544 Kalorien, 69,1 g Kohlenhydrate, 28,9 g Eiweiß, 16,8 g Fett

	Sandwich	Salat	Dressing	Orangensaft	Apfel
Kalorien	202	101	17	86	138
Kohlenhydrate (g)	7	8	3	18,8	32,3
Eiweiß (g)	21	6	0	1,5	0,4
Fett (g)	10	5	0,5	0,5	0,8

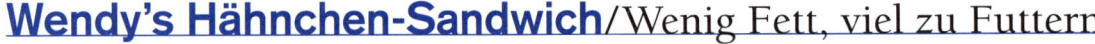

Wendy's Hähnchen-Sandwich/Wenig Fett, viel zu Futtern

1 Wendy's Spicy Chicken Filet
330 ml Cola

Lassen Sie die Finger von fettigen Hamburgern, sondern futtern Sie lieber das leckere Hähnchen-Sandwich und trinken Sie eine Cola dazu.

Nährwerte: 573 Kalorien, 81,5 g Kohlenhydrate, 28 g Eiweiß, 15 g Fett

	Sandwich	Cola
Kalorien	419	154
Kohlenhydrate (g)	43	38,5
Eiweiß (g)	28	0
Fett (g)	15	0

Veggie Lover's Pizza von Pizza Hut/Das Pizza-Geheimnis

**2 mittelgroße Stücken Veggie Lover's Pizza
  von Pizza Hut**
340 ml Cola

Allein der Name Pizza Hut sollte Sie eigentlich veranlassen, auf der Stelle kehrt zu machen und „Vorsicht, Vorsicht!" zu brüllen. Aber dennoch gibt es auf der Speisekarte ein Gericht, dem Sie kalorientechnisch durchaus über den Weg trauen können: der Veggie Lovers Pizza. Der Trick: Sie dürfen nur zwei mittelgroße Stücken davon essen. Den Rest können Sie den anderen überlassen oder mit nach Hause nehmen.

Nährwerte: 546 Kalorien, 78,5 g Kohlenhydrate, 22 g Eiweiß, 16 g Fett

	Pizza	Cola
Kalorien	392	154
Kohlenhydrate (g)	40	38,5
Eiweiß (g)	22	0
Fett (g)	16	0

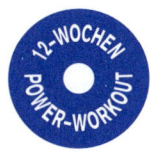

VIELE LECKERE GERICHTE
ABENDESSEN

Wissen Sie noch, wie die menschenfressende Pflanze im Film „Der kleine Horrorladen" unaufhörlich „Füttere mich! Füttere mich! Füttere mich!" gerufen hat. Haben Sie sich auch schon mal so gefühlt, als es Zeit zum Abendessen wurde?

Mit dem Hard-Body-Plan passiert Ihnen das garantiert nicht. Natürlich wird Ihnen aus reiner Vorfreude auf die leckeren Gerichte das Wasser im Mund zusammenlaufen, aber Sie werden bestimmt nicht nach Essen schreien müssen – sofern Sie das Mahlzeiten-Timing unseres Plans einhalten. Lassen Sie keine Mahlzeit aus. Essen Sie nicht allzu spät zu Abend, so wie das heutzutage Mode geworden ist, sonst hängt Ihnen bald so viel Fett am Leib, dass Sie erst recht nicht mehr in die neueste Mode hineinpassen. Je später Sie essen, desto höher ist nämlich die Wahrscheinlichkeit, dass der Körper die aufgenommenen Kalorien als Fett einlagert.

Unsere Gerichte sind nicht solche Stopfbrocken, nach denen Sie verzweifelt den Alka-Seltzer-Gott um eine Erlösung anflehen müssen. Wenn Sie sich an den Plan halten, wird Ihnen der Appetit auf derartige Fressgelage sowieso vergehen. Stattdessen werden Sie zum Abendessen leckere Speisen in reichlichen Portionen genießen können.

Da die Gerichte auf unseren 79,5 kg schweren und 1,78 m großen Herrn Mustermann zugeschnitten sind, sollten Sie die Portionen jeweils an Ihr Körpergewicht und Ihre Ziele anpassen (Siehe „Ihr ganz persönlicher Hard-Body-Plan", Seite 324). Und falls die eine oder andere Zutat bei Ihnen nicht erhältlich ist, können Sie natürlich einen geeigneten Ersatz wählen.

GEWICHTSABNAHME

Fleisch, Kartoffeln und Dessert/Kein Problem

85 g gegrillte Hähnchenbrust
ohne Knochen
125 g Tiefkühlgemüse
(kochen, abtropfen lassen, ohne Salz)
1 Folienkartoffel, ohne Salz
1 Teelöffel ungesalzene Butter
125 g Erdbeeren

Grillen Sie die Hähnchenbrust. Wenn Ihnen die Folien-kartoffel zu langweilig ist, dann können Sie auch eine Süßkartoffel oder Wildreis nehmen.

Nährwerte: 399 Kalorien, 50,6 g Kohlenhydrate, 32,5 g Eiweiß, 7,4 g Fett

	Hähnchen	Gemüse	Kartoffel	Butter	Erdbeeren
Kalorien	133	56	148	35	24
Kohlenhydrate (g)	0	11,9	33,6	0	5,1
Eiweiß (g)	26,4	2,6	3,1	0	0,4
Fett (g)	3	0,1	0,2	3,8	0,3

Weißfisch mit Naturreis/Das Meeresabenteuer

375 mg gemischter Salat ohne Dressing
50 g leichtes Salatdressing
175 g gekochter Naturreis
100 g gegrilltes Weißfischfilet

Nährwerte: 442 Kalorien, 52,6 g Kohlenhydrate, 30,8 g Eiweiß, 12,2 g Fett

Holen Sie sich einen abgepackten Salat im Supermarkt und geben Sie Ihr fettarmes Lieblingsdressing darauf. Kochen Sie den Reis, grillen Sie den Fisch und schon habe Sie ein Meeresgericht, das auch Ernest Hemingway nicht verschmäht hätte.

	Salat	Dressing	Reis	Fisch
Kalorien	38	79	161	164
Kohlenhydrate (g)	6,7	12,3	33,6	0
Eiweiß (g)	2,6	0,1	3,8	24,3
Fett (g)	0,1	3,3	1,3	7,5

Lachs mit Wildreis/Für bärenstarke Kerle

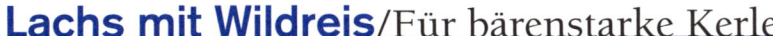

85 g gedünstetes Lachsfilet
250 g gekochter Wildreis
250 g gedünsteter Kürbis oder Zucchini
ohne Salz

Nährwerte: 354 Kalorien, 42,1 g Kohlenhydrate,
29,3 g Eiweiß, 7,6 g Fett

Ist es nicht ein aufregender Anblick, wenn sich ein Bär einen fetten Lachs aus einem reißenden Strom angelt? Während Sie sich den Fisch zubereiten, können Sie sich ja einfach vorstellen, Sie wären der Bär, der ihn gefangen hat – genauso stark, aber nicht annähernd so fett.

	Lachs	Reis	Kürbis
Kalorien	149	171	34
Kohlenhydrate (g)	0	35	7,1
Eiweiß (g)	21,6	6,5	1,2
Fett (g)	6,9	0,6	0,1

Filet Mignon/Eine zarte Versuchung

1 große Süßkartoffel, gebacken, ohne Salz
70 g gegrilltes Filet Mignon
250 g Tiefkühlbrokkoli, gekocht, in Stücken,
ohne Salz
¼ Zitrone

Nährwerte: 417 Kalorien, 54 g Kohlenhydrate,
30,4 g Eiweiß, 8,8 g Fett

Während die Kartoffel im Ofen vor sich hin brutzelt (essen Sie die Kartoffelschalen mit), grillen Sie das Filet und kochen den Brokkoli. Danach brauchen Sie nur noch den Saft der Zitrone über den garen Brokkoli träufeln, und schon haben Sie die gesunde Version eines Gerichts, das schon so manchen Titanen zu Fall gebracht hat.

	Süßkartoffel	Filet	Brokkoli	Zitronensaft
Kalorien	189	162	64	2
Kohlenhydrate (g)	43,7	0	9,8	0,5
Eiweiß (g)	3,1	21,6	5,7	0
Fett (g)	0,2	8,4	0,2	0

Schweinefleisch mit Kartoffelbrei/Viel Schwein und wenig Kalorien

85 g Schweinefleisch, ohne Knochen
250 g Kartoffelbrei, mit ca. 250 ml Mager-
milch und ohne Butter zubereitet
160 g grüne Bohnen

Grillen Sie das Schweinefleisch, bereiten Sie den Kartoffelbrei zu, dünsten Sie die Bohnen und fühlen Sie sich wie ein Meisterkoch.

Nährwerte: 396 Kalorien, 41,9 g Kohlenhydrate, 25,1 g Eiweiß, 14,2 g Fett

	Fleisch	Kartoffelbrei	Bohnen
Kalorien	166	175	55
Kohlenhydrate (g)	0	36,9	5
Eiweiß (g)	19	4,1	2
Fett (g)	10	1,2	3

Rinderhack Teriyaki/Ein Hauch von Orient

160 g Hamburger Helper für Beef Teriyaki
28 g Rinderhackfleisch, gekocht
250 g Römischer Salat
1 Tomate
1 kleine grüne Paprika
1 mittelgroße Karotte
1 Esslöffel italienisches Salatdressing,
6 % Fett
125 ml Magermilch

Bereiten Sie das Rinderhack Teriyaki nach der Anleitung auf der Packung zu, mischen Sie sich einen großen, knackigen Salat und begeben Sie sich auf eine Reise im Orient-Express.

Nährwerte: 396 Kalorien, 51,8 g Kohlenhydrate, 21 g Eiweiß, 11,3 g Fett

	Hamburger Helper	Rinderhack	Salat	Tomate	Paprika	Karotte	Dressing	Milch
Kalorien	126	112	10	31	23	28	19	47
Kohlenhydrate (g)	25,3	0	1,3	5,7	4,8	6,2	2,5	6
Eiweiß (g)	3,3	10	0,9	1	0,7	0,6	0	4,5
Fett (g)	1,3	8	0,1	0,4	0,1	0,1	1	0,3

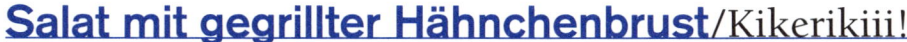

Salat mit gegrillter Hähnchenbrust/Kikerikiii!

55 g gegrillte Hähnchenbrust
250 g Römischer Salat
1 Tomate
1 kleine grüne Paprika
1 mittelgroße Karotte
3 Esslöffel fettarmes italienisches Salat-
dressing
1 Esslöffel geriebener Parmesankäse
250 ml Magermilch

Zwischen all dem Hähnchen, Parmesan und italienischem Dressing hat dieser Salat nichts zu verbergen. Je nach Lust und Laune können Sie auch noch anderes Gemüse dazugeben.

Nährwerte: 319 Kalorien, 34 g Kohlenhydrate, 31,8 g Eiweiß, 5,5 g Fett

	Hähnchen	Salat	Tomate	Paprika	Karotte	Dressing	Käse	Milch
Kalorien	89	10	31	23	28	15	30	93
Kohlenhydrate (g)	0	1,3	5,7	4,8	6,2	3	1	12
Eiweiß (g)	17,6	0,9	1	0,7	0,6	0	2	9
Fett (g)	2	0,1	0,4	0,1	0,1	0,3	2	0,5

Schneller Gemüsesalat/Rein in die Schüssel und runter damit

250 g Römischer Salat
1 Tomate
1 kleine grüne Paprika
1 mittelgroße Karotte
60 g Mais (Dose)
60 g Kidney-Bohnen (Dose)
30 g fettarmer geraspelter Cheddarkäse
2 Esslöffel fettarmes italienisches Dressing
125 ml Magermilch

An manchen Abenden, an denen Sie so fertig aus dem Büro kommen, dass Sie lieber verhungern als sich etwas kochen würden, ist dieser schnelle Salat mit seinen gebrauchsfertigen Zutaten Ihre Rettung.

Nährwerte: 331 Kalorien, 45 g Kohlenhydrate, 21,7 g Eiweiß, 6,5 g Fett

	Salat	Tomate	Paprika	Karotte	Mais	Bohnen	Käse	Dressing	Milch
Kalorien	10	31	23	28	47	54	81	10	47
Kohlenhydrate (g)	1,3	5,7	4,8	6,2	9	10	0	2	6
Eiweiß (g)	0,9	1	0,7	0,6	1,5	3,5	9	0	4,5
Fett (g)	0,1	0,4	0,1	0,1	0,5	0	5	0	0,3

Thunfischsalat leicht gemacht/Auf die schnelle Tour

250 g Römischer Salat
1 Tomate
1 kleine grüne Paprika
1 mittelgroße Karotte
85 g weißer Thunfisch in Wasser
  (Abtropfgewicht)
1 Esslöffel fettarmes italienisches Salat-
  dressing
125 ml Magermilch
1 große Orange

Dieser Salat ist im Nu zubereitet. An der Orange vergreifen Sie sich jedoch erst später – die gibt's nämlich zum Nachtisch.

Nährwerte: 347 Kalorien, 47,6 g Kohlenhydrate, 29,5 g Eiweiß, 3,7 g Fett

	Salat	Tomate	Paprika	Karotte	Thunfisch	Dressing	Milch	Orange
Kalorien	10	31	23	28	103	10	47	95
Kohlenhydrate (g)	1,3	5,7	4,8	6,2	0	2	6	21,6
Eiweiß (g)	0,9	1	0,7	0,6	20,1	0	4,5	1,7
Fett (g)	0,1	0,4	0,1	0,1	2,5	0	0,3	0,2

Spaghetti mit Salatbeilage/Mama mia, fast wie in Italien

50 g mageres Rinderhackfleisch, gebraten
60 ml Tomatensauce (tafelfertig)
250 g Spaghetti, ohne Salz gekocht
250 g Römischer Salat
¼ kleine grüne Paprika
¼ Tomate
½ Karotte

Rühren Sie einfach das gebratene Hackfleisch unter die Tomatensauce, geben Sie das Ganze über die Spaghetti und schnippeln Sie sich den Salat zurecht. Buon appetito!

Nährwerte: 412 Kalorien, 52,8 g Kohlenhydrate, 23,4 g Eiweiß, 11,8 g Fett

	Rinderhack	Sauce	Spaghetti	Salat	Paprika	Tomate	Karotte
Kalorien	140	40	194	10	6	8	14
Kohlenhydrate (g)	0	6,1	39,7	1,3	1,2	1,4	3,1
Eiweiß (g)	14,1	0,9	6,7	0,9	0,2	0,3	0,3
Fett (g)	9,3	1,3	0,9	0,1	0	0,1	0,1

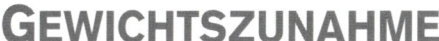

GEWICHTSZUNAHME

Spaghetti mit weißer Muschelsauce/Pasta vom Feinsten

250 g Spaghetti, ohne Salz gekocht
125 ml Progresso Muschelsauce
55 g Thunfisch in Wasser (Abtropfgewicht)
250 g Tiefkühl-Brokkoli in Stücken,
  ohne Salz gekocht
250 g Römischer Salat
1 Tomate
1 kleine grüne Paprika
2 mittelgroße Karotten
1 Teelöffel italienisches Dressing (6 % Fett)

Vermischen Sie die gekochten Spaghetti mit der Muschelsauce, dem Thunfisch und dem Brokkoli – und schon haben Sie ein leckeres Pasta-Gericht, bei dem Ihnen das Wasser im Mund zusammenläuft. Runden Sie die Mahlzeit mit einem Salat ab.

Nährwerte: 517 Kalorien, 77,2 g Kohlenhydrate, 39,7 g Eiweiß, 11,4 g Fett

	Spaghetti	Thunfisch	Sauce	Brokkoli	Salat	Tomate	Paprika	Karotte	Dressing
Kalorien	194	62	112	64	10	10	23	56	19
Kohlenhydrate (g)	39,7	0	1	9,8	1,3	5,7	4,8	12,4	2,5
Eiweiß (g)	6,7	14,5	9	5,7	0,9	1	0,7	1,2	0
Fett (g)	0,9	0,5	8	0,2	0,1	0,4	0,1	0,2	1

Chili con Carne mit Käse/Feuer im Hintern

250 g Chili con Carne (Dose)
30 g fettarmer Cheddarkäse
  (oder eine andere Sorte)
175 g Naturreis, gekocht
1 großer Apfel

Erhitzen Sie das Chili und geben Sie den Käse darüber (oder essen Sie ihn dazu). Dazu gibt es den Reis und zum Nachtisch einen Apfel.

Nährwerte: 576 Kalorien, 99,5 g Kohlenhydrate, 29,1 g Eiweiß, 6,9 g Fett

	Chili	Käse	Reis	Apfel
Kalorien	229	48	161	138
Kohlenhydrate (g)	33,1	0,5	33,6	32,3
Eiweiß (g)	18	6,9	3,8	0,4
Fett (g)	2,8	2	1,3	0,8

Putenbrust mit Schinken und Käse/Alles übereinander

85 g gegrillte Putenbrust, ohne Haut und Knochen
1 Scheibe magerer Räucherschinken
30 g fettarmer Käse, in Scheiben
250 g Römischer Salat
1 Tomate
1 kleine grüne Paprika
1 mittelgroße Karotte
85 g frische Champignons
2 Esslöffel fettarmes italienisches Dressing
1 Ofenkartoffel, ohne Salz
1 Teelöffel Pflanzenmargarine

Grillen Sie die Putenbrust im Herd. Wenn das Fleisch fast durch ist, belegen Sie es mit dem Schinken und dem Käse. Die Ofenkartoffel und der Salat sorgen für die perfekte Ergänzung.

Nährwerte: 519 Kalorien, 58,6 g Kohlenhydrate, 47,2 g Eiweiß, 10,4 g Fett

	Pute	Schinken	Käse	Salat	Tomate	Paprika
Kalorien	108	25	76	10	31	23
Kohlenhydrate (g)	0	0	1	1,3	5,7	4,8
Eiweiß (g)	25,6	4,5	9	0,9	1	0,7
Fett (g)	0,6	0,8	4	0,1	0,4	0,1

	Karotte	Pilze	Dressing	Kartoffel	Margarine
Kalorien	28	27	20	148	33
Kohlenhydrate (g)	6,2	4	4	33,6	0
Eiweiß (g)	0,6	1,8	0	3,1	0
Fett (g)	0,1	0,4	0	0,2	3,7

Burger King Cheeseburger/Aber keine Pommes!

1 Burger King Cheeseburger
170 ml Orangensaft

Wenn Sie der Appetit mal wieder zu Burger King treibt, dann wirft ein Cheeseburger nicht gleich Ihren Hard-Body-Plan durcheinander.

Nährwerte: 461 Kalorien, 46,8 g Kohlenhydrate, 24,5 g Eiweiß, 19,5 g Fett

	Cheeseburger	Orangensaft
Kalorien	375	86
Kohlenhydrate (g)	28	18,8
Eiweiß (g)	23	1,5
Fett (g)	19	0,5

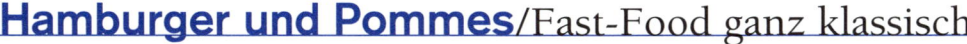

Hamburger und Pommes/Fast-Food ganz klassisch

30 g mageres Rinderhackfleisch
   (als Bulette gebraten)
1 Hamburger-Brötchen
20 Tiefkühl-Pommes
250 g Tiefkühlgemüse (Blumenkohl,
   Brokkoli, Zucchini, Karotten), ohne Salz
2 Salatblätter
1 Tomatenscheibe

Braten Sie die Bulette, backen Sie die Pommes auf dem Backblech, kochen Sie das Gemüse, belegen Sie das Hackfleisch mit den Salatblättern und der Tomatenscheibe und fühlen Sie sich wie John Wayne.

Nährwerte: 569 Kalorien, 59,5 g Kohlenhydrate, 30,5 g Eiweiß, 23,2 g Fett

	Rinderhack	Brötchen	Pommes	Gemüse	Salat	Tomate
Kalorien	211	115	208	26	4	5
Kohlenhydrate (g)	0	21,2	31,6	5,3	0,5	0,9
Eiweiß (g)	21,2	4,3	3,2	1,3	0,3	0,2
Fett (g)	14	1,5	7,6	0	0	0,1

McDonald's Hamburger Royal/Die magere Alternative zum Big Mac

1 McDonald's Hamburger Royal
1 gemischter Salat
½ Portion fettarmes Salatdressing
1 Packung Orangensaft

Wenn Ihnen nach Hamburgern gelüstet, dann gibt es auf jeden Fall Schlimmeres als den Hamburger Royal von McDonald's mit Salat und Orangensaft. Viel Schlimmeres? Denken Sie nur an den Big Mac.

Nährwerte: 577 Kalorien, 71,3 g Kohlenhydrate, 26,5 g Eiweiß, 25,8 g Fett

	Hamburger Royal	Salat	Dressing	Orangensaft
Kalorien	429	27	35	86
Kohlenhydrate (g)	37	4	11,5	18,8
Eiweiß (g)	23	2	0	1,5
Fett (g)	21	0,3	4	0,5

Puten-Sandwich/Reinbeißen und runterschlucken

1 Puten-Sandwich (Light Roast Turkey
   Deluxe)
½ Portion Pommes frites
1 Salatbeilage
1 italienisches Salatdressing, kalorienarm

Wenn Sie abends unterwegs sind, können Sie sich ruhig einen Puten-Sandwich bestellen. Da bleibt sogar noch genug Platz für einen Salat und eine halbe Portion Pommes. Natürlich werden keine halben Portionen Pommes angeboten. Die andere Hälfte müssen Sie nicht essen.

Nährwerte: 440 Kalorien, 55,4 g Kohlenhydrate, 23,1 g Eiweiß, 14 g Fett

	Sandwich	Pommes	Salat	Dressing
Kalorien	266	123	27	24
Kohlenhydrate (g)	33	14,9	4	3,5
Eiweiß (g)	20	1,1	2	0
Fett (g)	6	6,6	0,3	1,1

Denny's Schinken-Sandwich/Für alle Nachtschwärmer

1 Denny's Schinken-Sandwich (Bestellen
   Sie 2 Scheiben Schinken auf 2 Scheiben
   Vollkornbrot mit 1 Teelöffel Senf anstatt
   Mayonnaise)
112 g Kartoffelbrei, ohne Sauce oder Butter
450 ml Sodawasser

Bei Denny's können Sie sich jederzeit in bestem amerikanischen Diner-Flair ein Schinken-Sandwich bestellen. Ist die Kellnerin besonders nett, dann sollten Sie mit dem Trinkgeld ruhig großzügig sein.

Nährwerte: 608 Kaloreien, 81 g Kohlenhydrate, 35 g Eiweiß, 16 g Fett

	Schinken	Vollkornbrot	Senf	Kartoffelbrei	Soda
Kalorien	246	111	3	72	176
Kohlenhydrate (g)	2	19,8	0,2	15	44
Eiweiß (g)	28	4,8	0,2	2	0
Fett (g)	14	1,4	0,2	0,4	0

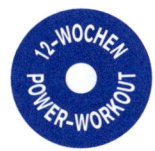

VIELE FEINE HÄPPCHEN FÜR ZWISCHENDURCH
SNACKS

Früher hieß es immer, dass man auf keinen Fall zwischen den Mahlzeiten etwas essen dürfe. Das galt als ebenso unmoralisch wie ein Ehebruch, und man prophezeite den Sündern, dass sie eines Tages in der Hölle landen würden. Nur drei Mahlzeiten am Tag, so lautete die Devise.

Zum Glück ist das heute nicht mehr so. Jetzt ist man davon überzeugt, dass fettarme Knabbereien zwischendurch gut für die schlanke Linie sind.

Im Hard-Body-Plan spielen Snacks und Zwischenmahlzeiten eine entscheidende Rolle, weil sie Ihren Körper immer mit dem nötigen Treibstoff für die Regeneration und Bildung von Muskelgewebe versorgen.

SNACKS FÜR DEN VORMITTAG

Hier haben wir ein paar leckere Zwischenmahlzeiten für unsere beiden Kategorien Gewichtsabnahme und Gewichtszunahme zusammengestellt. Mit unseren speziellen Vormittags-Snacks, kommen Sie locker über die lange „Durststrecke" zwischen Frühstück und Mittagessen.

Da die Gerichte auf unseren 79,5 kg schweren und 1,78 m großen Herrn Mustermann zugeschnitten sind, sollten Sie die Portionen Ihrem Körpergewicht und Ihren Ziele anpassen (Siehe „Ihr ganz persönlicher Hard-Body-Plan", Seite 324). Falls die eine oder andere Zutat bei Ihnen nicht erhältlich ist, können Sie natürlich einen geeigneten Ersatz wählen.

GEWICHTSABNAHME

Hafermehl mit Heidelbeeren/Das blaue Lächeln

175 mg Instant-Hafermehl
250 ml Magermilch
30 g geröstete Weizenkeime
85 g ungezuckerte Tiefkühl-Heidelbeeren

Rühren Sie das Hafermehl mit Wasser an und mischen Sie die Milch, die Weizenkeime und die Heidelbeeren darunter. Wenn ein paar Spritzer davon auf Ihrer Krawatte landen, dann ist das kein Beinbruch. Ihre Arbeitskollegen werden das wahrscheinlich für abstrakte Kunst halten.

Nährwerte: 368 Kalorien, 55,5 g Kohlenhydrate, 22,3 g Eiweiß, 5,8 g Fett

	Hafermehl	Milch	Weizenkeime	Heidelbeeren
Kalorien	110	93	117	48
Kohlenhydrate (g)	19	12	14,1	10,4
Eiweiß (g)	4,6	9	8,3	0,4
Fett (g)	1,8	0,5	3	0,5

Obst-Käse-Platte/Problemlose Häppchen

1 mittelgroßer Apfel
5 Käsewürfel, fettarm, etwa 2,5 cm
30 kernlose Weintrauben

Die Häppchen lassen sich bequem am Schreibtisch essen. Und wenn Ihnen langweilig ist, können Sie die Trauben in die Luft werfen und mit dem Mund auffangen.

Nährwerte: 353 Kalorien, 49,3 g Kohlenhydrate, 22,4 g Eiweiß, 7,5 g Fett

	Apfel	Käse	Trauben
Kalorien	90	145	118
Kohlenhydrate (g)	21	1,7	26,6
Eiweiß (g)	0,3	21,1	1,0
Fett (g)	0,5	6,1	0,9

Roggenbrot mit Thunfisch/Kleiner Gaumenkitzel

2 Scheiben Roggenbrot
85 g Thunfisch in Wasser
1 Teelöffel Mayonnaise, light
1 Selleriestange
2 Salatblätter
330 ml gemischter Gemüsesaft, ohne Salz

Wenn Sie nicht zu den Typen gehören, die anderer Leute Kühlschrank plündern, dann müssen Sie sich diesen Imbiss von zu Hause mitbringen. Sie können das Thunfischbrot beispielsweise auch mit Tomaten, Zwiebeln oder anderem Gemüse belegen.

Nährwerte: 366 Kalorien, 49,2 g Kohlenhydrate, 28,1 g Eiweiß, 6,3 g Fett

	Roggenbrot	Thunfisch	Mayonnaise	Sellerie	Salat	Saft
Kalorien	164	103	16	7	4	72
Kohlenhydrate (g)	30,9	0	0,3	1,5	0,5	16
Eiweiß (g)	5,4	20,1	0	0,3	0,3	2
Fett (g)	2,1	2,5	1,7	0	0	0

Pumpernickel mit Pute/Snackpower am Vormittag

2 Scheiben Pumpernickelbrot
85 g geräucherte Putenbrust (2 % Fett) in Scheiben
30 g Provolone (Käse)
1 Teelöffel Mayonnaise, light
2 Salatblätter
2 Pflaumen

Da Sie mit diesem Snack Ihr Kalorienlimit übersteigen könnten, sollten Sie gegebenenfalls bei der nächsten Mahlzeit mit den Kalorien ein wenig kürzer treten.

Nährwerte: 435 Kalorien, 50,9 g Kohlenhydrate, 25,7 g Eiweiß, 14,3 g Fett

	Pumpernickel	Putenfleisch	Provolone	Mayonnaise	Salat	Pflaumen
Kalorien	155	87	93	16	4	80
Kohlenhydrate (g)	29,4	3	0,5	0,3	0,5	17,2
Eiweiß (g)	5,4	12	7	0	0,3	1
Fett (g)	1,8	3	7	1,7	0	0,8

Roggenbrot mit Schinken/Wenn der Hunger droht, ein Schinkenbrot

2 Scheiben Roggenbrot
85 g (3 Scheiben) magerer Schinken
(ca. 5% Fett)
2 Teelöffel Senf
330 ml gemischter Gemüsesaft

Bereiten Sie das Schinkenbrot zu Hause zu und essen Sie es an Ihrem Schreibtisch. Wenn Sie irgendso ein Besserwisser fragt, ob Sie Senf haben, dann antworten Sie „Ja" und schmieren ihm welchen auf den Anzug.

Nährwerte: 351 Kalorien, 49,7 g Kohlenhydrate 23,9 g Eiweiß, 6,3 g Fett

	Roggenbrot	Schinken	Senf	Saft
Kalorien	164	107	8	72
Kohlenhydrate (g)	30,9	0,8	2	16
Eiweiß (g)	5,4	16,5	0	2
Fett (g)	2,1	4,2	0	0

Roggenbrot mit Hähnchenfleisch/Der gesunde Hähnchensnack

2 Scheiben Roggenbrot
85 g (3 Scheiben) gegrillte Hähnchenbrust
(96% fettfrei)
2 Salatblätter
2 Teelöffel Senf
330 ml gemischter Gemüsesaft

Belegen Sie das Brot zu Hause und essen Sie es im Pausenraum, um Ihre Arbeitskollegen neidisch zu machen. Wenn Ihnen Roggenbrot schon zum Hals heraushängt, können Sie für die Sandwiches natürlich auch andere Sorten Vollkornbrot mit ähnlichem Kaloriengehalt verwenden.

Nährwerte: 347 Kalorien, 52,4 g Kohlenhydrate, 22,7 g Eiweiß, 5,1 g Fett

	Roggenbrot	Hähnchen	Salat	Senf	Saft
Kalorien	164	99	4	8	72
Kohlenhydrate (g)	30,9	3	0,5	2	16
Eiweiß (g)	5,4	15	0,3	0	2
Fett (g)	2,1	3	0	0	0

Eier-Sandwich/Für die ganz Hartgesottenen

2 Scheiben Roggenbrot
1 großes hart gekochtes Ei
2 große hart gekochte Eiweiß
2 Salatblätter
1 Teelöffel Mayonnaise, light
330 ml gemischter Gemüsesaft

Eier sind ein hervorragender Vormittags-Imbiss. Am besten kochen Sie sich einen kleinen Eier-Vorrat, damit Sie für Ihr Sandwich immer alles parat haben.

Nährwerte: 362 Kalorien, 49 g Kohlenhydrate, 21 g Eiweiß, 9,1 g Fett

	Roggenbrot	Ei	Eiweiß	Salat	Mayonnaise	Saft
Kalorien	164	75	31	4	16	72
Kohlenhydrate (g)	30,9	0,6	0,7	0,5	0,3	16
Eiweiß (g)	5,4	6,3	7	0,3	0	2
Fett (g)	2,1	5,3	0	0	1,7	0

Roggenbrot mit Roastbeef/Power-Kauer

2 Scheiben Roggenbrot
55 g (2 Scheiben) Roastbeef
2 Salatblätter
2 Teelöffel Mayonnaise, light
330 ml gemischter Gemüsesaft

Bringen Sie sich das Sandwich von zu Hause mit, essen Sie es im Pausenraum und spannen Sie so ganz beiläufig Ihre Brustmuskeln an, wenn gerade eine attraktive Kollegin vorbeigeht.

Nährwerte: 338 Kalorien, 49,7 g Kohlenhydrate, 21,7 g Eiweiß, 5,8 g Fett

	Roggenbrot	Roastbeef	Salat	Mayonnaise	Saft
Kalorien	164	82	4	16	72
Kohlenhydrate (g)	30,9	2	0,5	0,3	16
Eiweiß (g)	5,4	14	0,3	0	2
Fett (g)	2,1	2	0	1,7	0

Sandwich mit Erdnussbutter und Marmelade/
Klassisch amerikanisch

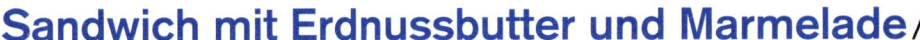

2 Scheiben Weizenbrot
2 Esslöffel cremige Erdnussbutter, fettreduziert
1 Esslöffel Fruchtaufstrich
125 ml Magermilch

Das ist ein klassischer amerikanischer Snack. Trinken Sie die Magermilch dazu, damit Ihnen die Erdnussbutter nicht im Hals stecken bleibt.

Nährwerte: 391 Kalorien, 48,8 g Kohlenhydrate, 20,9 g Eiweiß, 12,3 g Fett

	Weizenbrot	Erdnussbutter	Fruchtaufstrich	Milch
Kalorien	134	162	48	47
Kohlenhydrate (g)	24,8	6	12	6
Eiweiß (g)	4,4	12	0	4,5
Fett (g)	2	10	0	0,3

Erdbeer-Shake/Shake it, shake it, Baby

1 Portion Molkepulver, Erdbeergeschmack
1 Teelöffel Leinsamenöl
125 ml Magermilch
250 ml roter Traubensaft

Wirbeln Sie die Zutaten in einem Mixer durcheinander und geben Sie den Shake in ein Glas. Solange Sie sich an die empfohlenen Nährwerte halten, können Sie auch mit anderen Geschmacksrichtungen, Säften und Obstsorten herumexperimentieren.

Nährwerte: 330 Kalorien, 46,1 g Kohlenhydrate, 22,9 g Eiweiß, 5,7 g Fett

	Molkepulver	Leinsamenöl	Milch	Traubensaft
Kalorien	82	42	47	159
Kohlenhydrate (g)	2,3	0	6	37,8
Eiweiß (g)	17	0	4,5	1,4
Fett (g)	0,5	4,7	0,3	0,2

GEWICHTSZUNAHME

Schoko-Bananen-Shake/Das reicht für eine ganze Bananenrepublik

1 Portion Molkepulver, Schokogeschmack
125 ml Magermilch
2 große Bananen
2 Esslöffel Leinsamen

Nährwerte: 537 Kalorien, 83,7 g Kohlenhydrate, 28,2 g Eiweiß, 9,7 g Fett

Zaubern Sie aus den Zutaten mit dem Mixer einen ordentlichen Shake, den Sie genüsslich vor sich hin löffeln. Beachten Sie, dass bei diesem Rezept kein Leinsamenöl, sondern geschrotete Leinsamen verwendet werden. Leinsamen sind nämlich hervorragende Ballaststofflieferanten.

	Molkepulver	Milch	Bananen	Leinsamen
Kalorien	89	47	310	91
Kohlenhydrate (g)	2,5	6	71,2	4
Eiweiß (g)	17,5	4,5	3,2	3
Fett (g)	1	0,3	1,4	7

Äpfel und Erdnüsse/Ein perfektes Paar

2 mittelgroße Äpfel
30 g ungesalzene, geröstete Erdnüsse
500 ml Magermilch

Äpfel und Erdnüsse sind eine knusprige Mischung, die Ihnen nicht wie ein kandierter Apfel am Gaumen kleben bleibt.

Nährwerte: 545 Kalorien, 72,2 g Kohlenhydrate, 25,4 g Eiweiß, 16,2 g Fett

	Äpfel	Erdnüsse	Milch
Kalorien	179	178	188
Kohlenhydrate (g)	42	6,2	24
Eiweiß (g)	0,6	6,8	18
Fett (g)	1	14	1,2

Bagels mit Margarine/Kleine Pausenknusperei

2 Bagels (je 50 g)
4 Teelöffel fettarme Pflanzenmargarine
250 ml Magermilch

Es muss nicht immer Schmelzkäse sein. Ein getoasteter Bagel schmeckt auch mit Margarine. Und Ihre Kiefermuskulatur bekommt gleichzeitig ein intensives Kautraining. Viel Spaß beim Knuspern.

Nährwerte: 532 Kalorien, 72 g Kohlenhydrate, 21 g Eiweiß, 17,3 g Fett

	Bagels	Margarine	Milch
Kalorien	306	133	93
Kohlenhydrate (g)	60	0	12
Eiweiß (g)	12	0	9
Fett (g)	2	14,8	0,5

Schokoladenpudding mit Banane/Der Naschspaß am Vormittag

250 g Schokoladenpudding, ohne Zucker, ohne Fett
1 Portion Molkepulver mit Schoko- geschmack
60 g Leinsamen
1 große Banane
250 g Trauben

Kochen Sie den Pudding mit Magermilch und mischen Sie das Molkepulver darunter. Vor dem Servieren geben Sie die Bananenstückchen dazu – und schon haben Sie einen Schokotraum, der tausendmal besser ist als eine Packung M&M. Sie können auch Vanillepudding und Vanillemolke nehmen. Wozu die Trauben? Mit denen können Sie alle Leute bewerfen, die von Ihrem Pudding naschen wollen.

Nährwerte: 554 Kalorien, 78,5 g Kohlenhydrate, 24,7 g Eiweiß, 15,7 g Fett

	Pudding	Molkepulver	Leinsamen	Banane	Trauben
Kalorien	128	45	182	139	60
Kohlenhydrate (g)	24	1,3	8	31,9	13,3
Eiweiß (g)	8	8,8	6	1,4	0,5
Fett (g)	0	0,5	14	0,7	0,5

Joghurt-Gelee mit Himbeeren/Ein feines Dessert am Vormittag

500 g Gelee oder Götterspeise mit Himbeergeschmack (nach Vorschrift zubereitet)
285 g Magerjoghurt, natur
250 g frische Himbeeren
2 Teelöffel Leinsamen
45 g Rosinen

Wenn Sie kein Fan von Molkepulver-Getränken sind, dann zaubern Sie sich aus der Götterspeise und den anderen Zutaten ein leckeres Dessert.

Nährwerte: 474 Kalorien, 73,6 g Kohlenhydrate, 25,8 g Eiweiß, 8,4 g Fett

	Gelee	Joghurt	Himbeeren	Leinsamen	Rosinen
Kalorien	16	157	68	91	142
Kohlenhydrate (g)	0	21,8	14,2	4	33,6
Eiweiß (g)	4	16,3	1,1	3	1,4
Fett (g)	0	0,5	0,7	7	0,2

Apfel-Kleie-Muffins mit Margarine/Ein schneller Snack

2 Apfel-Kleie-Muffins
2 Teelöffel fettarme Pflanzenmargarine
500 ml Magermilch

Sie mögen's gern einfach? Bestreichen Sie die Muffins einfach mit Margarine und futtern Sie drauflos. Hauptsache, Sie krümeln sich nicht den ganzen Anzug voll.

Nährwerte: 568 Kalorien, 86 g Kohlenhydrate, 32 g Eiweiß, 9,6 g Fett

	Muffins	Margarine	Milch
Kalorien	313	67	188
Kohlenhydrate (g)	62	0	24
Eiweiß (g)	14	0	18
Fett (g)	1	7,4	1,2

Cracker mit Käse und Tomaten/Der Knuspersnack

18 Cracker (je 14 g), salzarm
55 g Reibekäse, fettfrei
4 Cherry-Tomaten

Belegen Sie die Cracker mit dem Käse und den Tomaten und stellen Sie das Ganze in die Mikrowelle, bis der Käse zerlaufen ist. Eine Minute müsste reichen.

Nährwerte: 469 Kalorien, 65,2 g Kohlenhydrate, 24,6 g Eiweiß, 12,2 g Fett

	Cracker	Käse	Tomaten
Kalorien	372	80	17
Kohlenhydrate (g)	60	2	3,2
Eiweiß (g)	6	18	0,6
Fett (g)	12	0	0,2

Erdbeer-Heidelbeer-Shake/Die lila Leckerei

200 g frische Erdbeeren
200 g frische Heidelbeeren
1 Portion Molkepulver mit Erdbeerge-
schmack
125 ml Magermilch
1 Esslöffel Leinsamenöl
170 g roter Traubensaft

Werfen Sie die Zutaten in den Mixer und genießen Sie das lila Massaker.

Nährwerte: 527 Kalorien, 67,4 g Kohlenhydrate, 25,2 g Eiweiß, 17,1 g Fett

	Erdberen	Heidelbeeren	Molkepulver	Milch	Leinsamenöl	Traubensaft
Kalorien	67	85	82	47	126	120
Kohlenhydrate (g)	13,9	16,8	2,3	6	0	28,4
Eiweiß (g)	1,2	1,4	17	4,5	0	1,1
Fett (g)	0,7	1,4	0,5	0,3	14	0,2

SNACKS FÜR DEN NACHMITTAG

Nachmittags hat sich Ihr Akku wahrscheinlich schon so weit entladen, dass er nicht mal ein Nachtlicht zum glimmen bringen könnte. Jetzt brauchen Sie schnell einen kleinen Imbiss.

Damit Sie wieder Power bekommen, haben wir ein paar Snacks für Sie zusammengestellt, die gut sättigen ohne gleich Ihren ganzen Ernährungsplan durcheinander zu bringen. Unsere Shakes und knusprigen Leckereien sind genau richtig, wenn Ihr Magen schon wie ein Rottweiler knurrt und Sie am Schreibtisch schon fast wegnicken.

Da die Snacks für unseren 79,5 kg schweren und 1,78 m großen Herrn Mustermann zugeschnitten sind, müssen Sie die jeweiligen Portionen Ihrem Körpergewicht und Ihren Ziele anpassen (Siehe „Ihr ganz persönlicher Hard-Body-Plan", Seite 324). Und falls die eine oder andere Zutat bei Ihnen nicht erhältlich ist, können Sie natürlich einen geeigneten Ersatz wählen.

GEWICHTSABNAHME

Hüttenkäse mit Früchten/Für den Schreibtisch

15 g geröstete Sonnenblumenkerne
115 g fettfreier Hüttenkäse
375 g Dosenpfirsiche (Gesamtgewicht)

Garnieren Sie den Hüttenkäse mit einer Mischung aus Pfirsichen und Sonnenblumenkernen. Sie können aber auch andere Früchte verwenden. Und wer keinen Hüttenkäse mag, kann Joghurt nehmen.

Nährwerte: 367 Kalorien, 50,8 g Kohlenhydrate, 23,9 g Eiweiß, 7,6 g Fett

	Sonnenblumenkerne	Hüttenkäse	Pfirsiche
Kalorien	87	91	189
Kohlenhydrate (g)	3	2,1	45,7
Eiweiß (g)	3	19,5	1,4
Fett (g)	7	0,5	0,1

Erdnussbutter mit Sellerie/Probieren Sie's!

**2 Teelöffel fettreduzierte cremige Erdnuss-
butter, ohne Salz
2 Selleriestangen
225 g Magerjoghurt
15 g geröstete Weizenkeime
30 g Rosinen**

Bestreichen Sie den Sellerie mit der Erdnussbutter und essen Sie den Joghurt mit den untergerührten Rosinen und Weizenkeimen dazu.

Nährwerte: 361 Kalorien, 51,9 g Kohlenhydrate, 21,3 g Eiweiß, 7,6 g Fett

	Erdnussbutter	Sellerie	Joghurt	Weizenkeime	Rosinen
Kalorien	68	15	125	58	95
Kohlenhydrate (g)	2,1	3	17,4	7	22,4
Eiweiß (g)	2,7	0,6	13	4,1	0,9
Fett (g)	5,4	0,2	0,4	1,5	0,1

Thunfisch-Sandwich mit Mayonnaise/Noch mehr Genuss

**90 g weißer Thunfisch in Wasser
(Abtropfgewicht)
1 Teelöffel Mayonnaise, light
1 Selleriestange (ca. 20 cm)
2 Salatblätter
2 Scheiben Mehrkornbrot
1 kleine Orange**

Vermischen Sie den Thunfisch mit der Mayonnaise und streichen Sie die Paste auf eine Scheibe Brot. Auf die andere Scheibe kommt der geschnittene Sellerie und der Salat. Vereinigen das Ganze zu einem wohlgeformten Sandwich und lassen Sie es sich schmecken. Die Orange ist der fruchtige Abschluss.

Nährwerte: 385 Kalorien, 54,6 g Kohlenhydrate, 27,1 g Eiweiß, 6,4 g Fett

	Thunfisch	Mayonnaise	Sellerie	Salat	Brot	Orange
Kalorien	103	16	8	4	182	72
Kohlenhydrate (g)	0	0,3	1,5	0,5	36	16,3
Eiweiß (g)	20,1	0	0,3	0,3	5	1,4
Fett (g)	2,5	1,7	0,1	0	2	0,1

Putensandwich mit Käse/Nicht auf den Schreibtisch krümeln

85 g geräucherte Putenbrust (15 % Fett)
1 Teelöffel Mayonnaise, light
2 Scheiben Weizenbrot
2 Salatblätter
30 g (1 Scheibe) Magerkäse
1 kleine Banane

Bestreichen Sie das Brot mit Mayonnaise, legen Sie die Putenbrust, die Salatblätter und den Käse darauf und mampfen Sie munter drauflos. Die Banane gibt's danach.

Nährwerte: 380 Kalorien, 53,3 g Kohlenhydrate, 25,7 g Eiweiß, 7,2 g Fett

	Pute	Mayonnaise	Brot	Salat	Käse	Banane
Kalorien	87	16	134	4	36	103
Kohlenhydrate (g)	3	0,3	24,8	0,5	1	23,7
Eiweiß (g)	12	0	4,4	0,3	8	1
Fett (g)	3	1,7	2	0	0	0,5

Schinken-Käse-Sandwich/Und runter damit!

2 Scheiben Weizenbrot
55 g (1 Scheibe) magerer Schinken
** (ca. 5% Fett)**
30 g (1 Scheibe) Magerkäse
2 Salatblätter
1 Teelöffel Mayonnaise, light
1 kleine Banane

Suchen Sie sich die Zutaten zusammen … und den Rest der Geschichte kennen Sie ja. Lust auf was ganz anderes? Schneiden Sie die Banane und legen Sie die Scheiben noch mit oben drauf.

Nährwerte: 364 Kalorien, 50,9 g Kohlenhydrate, 24,7 g Eiweiß, 7 g Fett

	Brot	Schinken	Käse	Salat	Mayonnaise	Banane
Kalorien	134	71	36	4	16	103
Kohlenhydrate (g)	24,8	0,6	1	0,5	0,3	23,7
Eiweiß (g)	4,4	11	8	0,3	0	1
Fett (g)	2	2,8	0	0	1,7	0,5

Hähnchen-Sandwich/Eine feine Sache

2 Scheiben Weizenbrot
85 g Hähnchenbrust, 4 % Fett
30 g (1 Scheibe) Magerkäse
2 Salatblätter
1 Teelöffel Light-Mayonnaise
1 kleine Banane

Zaubern Sie sich wie gewohnt aus den Zutaten ein leckeres Sandwich und verdrücken Sie zum krönenden Abschluss die Banane.

Nährwerte: 392 Kalorien, 53,3 g Kohlenhydrate, 28,7 g Eiweiß 7,2 g Fett

	Brot	Hähnchen	Käse	Salat	Mayonnaise	Banane
Kalorien	134	99	36	4	16	103
Kohlenhydrate (g)	24,8	3	1	0,5	0,3	23,7
Eiweiß (g)	4,4	15	8	0,3	0	1
Fett (g)	2	3	0	0	1,7	0,5

Eier-Käse-Sandwich/Energie der Güteklasse A

2 Scheiben Weizenbrot
1 großes hart gekochtes Ei, in Scheiben
1 großes hart gekochtes Eiweiß,
 in Scheiben
2 Salatblätter
1 Teelöffel Mayonnaise, light
30 g (1 Scheibe) Magerkäse
1 kleine Banane

Bereiten Sie sich aus den Eiern, dem Salat, der Mayonnaise und dem Käse ein Sandwich zu und essen Sie zur Abwechslung die Banane mal zuerst.

Nährwerte: 383 Kalorien, 51,2 g Kohlenhydrate, 23,5 g Eiweiß, 9,5 g Fett

	Brot	Ei	Eiweiß	Salat	Mayonnaise	Käse	Banane
Kalorien	134	75	15	4	16	36	103
Kohlenhydrate (g)	24,8	0,6	0,3	0,5	0,3	1	23,7
Eiweiß (g)	4,4	6,3	3,5	0,3	0	8	1
Fett (g)	2	5,3	0	0	1,7	0	0,5

Roastbeef-Käse-Sandwich/Mit Power durch den Nachmittag

2 Scheiben Weizenbrot
55 g Roastbeef
2 Salatblätter
1 Teelöffel Mayonnaise, light
30 g (1 Scheibe) Magerkäse
1 große Orange

Verarbeiten Sie das Roastbeef, den Salat, die Mayonnaise und den Käse zu einem Power-Sandwich. Und danach gibt's diesmal eine Orange.

Nährwerte: 367 Kalorien, 50,2 g Kohlenhydrate, 28,4 g Eiweiß, 5,9 g Fett

	Brot	Roastbeef	Salat	Mayonnaise	Käse	Orange
Kalorien	134	82	4	16	36	95
Kohlenhydrate (g)	24,8	2	0,5	0,3	1	21,6
Eiweiß (g)	4,4	14	0,3	0	8	1,7
Fett (g)	2	2	0	1,7	0	0,2

Erdnussbutter-Marmeladen-Bagel/Wenig Aufwand, viel Genuss

1 Bagel mit Haferkleie
2 Esslöffel cremige Erdnussbutter, fettreduziert
2 Teelöffel Fruchtaufstrich (Kirsche)

Bestreichen Sie den Bagel mit der Erdnussbutter und dem Fruchtaufstrich. Mit einem kleineren Bagel oder einer Scheibe Vollkornbrot können Sie Kalorien sparen.

Nährwerte: 375 Kalorien, 51,8 g Kohlenhydrate, 19,6 g Eiweiß, 10,9 g Fett

	Bagel	Erdnussbutter	Fruchtaufstrich
Kalorien	181	162	32
Kohlenhydrate (g)	37,8	6	8
Eiweiß (g)	7,6	12	0
Fett (g)	0,9	10	0

Erdbeer-Shake/Für richtige Schaumschläger

1 Portion Molkepulver mit Erdbeer-
geschmack
250 ml Magermilch
250 ml roter Traubensaft

Mixen Sie das Molkepulver, die Milch und den Trauben-saft zu einem herrlichen Schaumzauber.

Nährwerte: 334 Kalorien, 52,1 g Kohlenhydrate, 27,4 g Eiweiß, 1,2 g Fett

	Molkepulver	Milch	Traubensaft
Kalorien	82	93	159
Kohlenhydrate (g)	2,3	12	37,8
Eiweiß (g)	17	9	1,4
Fett (g)	0,5	0,5	0,2

GEWICHTSZUNAHME

Schoko-Bananen-Shake/Der Nachmittags-Push

1 Portion Molkepulver mit Schoko-
geschmack
500 ml Magermilch
2 große Bananen

Jagen Sie das Zeug durch den Mixer!

Nährwerte: 556 Kalorien, 90,3 g Kohlenhydrate, 38,3 g Eiweiß, 3,6 g Fett

	Molkepulver	Milch	Bananen
Kalorien	89	188	279
Kohlenhydrate (g)	2,5	24	63,8
Eiweiß (g)	17,5	18	2,8
Fett (g)	1	1,2	1,4

Heidelbeer-Vanille-Shake/Schaum-Traum

284 g Vanille-Dessert
500 ml Magermilch
170 g Heidelbeeren, frisch oder tief-
gefroren, ohne Zucker

Vermischen Sie das Dessert, die Milch und die Heidel-beeren im Mixer und machen Sie mal blau.

Nährwerte: 556 Kalorien, 91 g Kohlenhydrate, 29,2 g Eiweiß, 7,4 g Fett

	Dessert	Milch	Heidelbeeren
Kalorien	295	188	73
Kohlenhydrate (g)	52,6	24	14,4
Eiweiß (g)	10	18	1,2
Fett (g)	5	1,2	1,2

Käse-Gemüse-Salat/Schnell geschnippelt

85 g fettarmer Cheddar-Käse
2 Esslöffel italienisches Salatdressing,
fettarm
2 mittelgroße Karotten
1 ½ kleine grüne Paprika
250 g Römischer Salat
1 Tomate
500 ml Orangensaft

Schnippeln Sie das Gemüse zu einem Salat und geben Sie den geriebenen Käse und das Dressing darüber. Trin-ken Sie den Orangensaft dazu.

Nährwerte: 551 Kalorien, 80,2 g Kohlenhydrate, 28,9 g Eiweiß, 12,2 g Fett

	Käse	Dressing	Karotten	Paprika	Salat	Tomate	Orangensaft
Kalorien	147	44	56	34	10	31	229
Kohlenhydrate (g)	1,6	2	12,4	7,2	1,3	5,7	50
Eiweiß (g)	20,7	0,1	1,2	1	0,9	1	4
Fett (g)	6	4	0,2	0,1	0,1	0,4	1,4

Heidelbeer-Kleie-Muffins/Schnell und lecker

2 Heidelbeer-Kleie-Muffins
2 Teelöffel Pflanzenmargarine
500 ml Magermilch

Bestreichen Sie die Muffins mit der Margarine, öffnen Sie den Mund … und rein damit. Damit's besser rutscht, trinken Sie die Milch dazu.

Nährwerte: 568 Kalorien, 86 g Kohlenhydrate, 32 g Eiweiß, 9,6 g Fett

	Muffins	Margarine	Milch
Kalorien	313	67	188
Kohlenhydrate (g)	62	0	24
Eiweiß (g)	14	0	18
Fett (g)	1	7,4	1,2

Chips, Chips und nochmals Chips/Für die kleine Knusperlust

85 g gebackene Kartoffelchips
1 kleine Orange
250 ml Magermilch
125 mg Magerjoghurt

Naschen Sie die Chips am Computer und stellen Sie sich vor es wären Pentium III-Chips. Danach mischen Sie die Orangenstücke unter Ihren Joghurt und löffeln Sie wild drauflos. Die Milch gibt's dazu.

Nährwerte: 559 Kalorien, 106,7 Kohlenhydrate, 23,4 g Eiweiß, 3,8 g Fett

	Chips	Orange	Milch	Joghurt
Kalorien	327	72	93	67
Kohlenhydrate (g)	69	16,3	12	9,4
Eiweiß (g)	6	1,4	9	7
Fett (g)	3	0,1	0,5	0,2

SNACKS FÜR DEN ABEND

Der kleine Imbiss am Abend ist für so manchen potentiellen Hard-Body-Man der Untergang. Sie haben Ihre abendlichen Pflichten erledigt, sind frisch geduscht und rasiert und haben schon Ihren Flanell-Pyjama an. Jetzt wollen Sie eigentlich nur noch eine Stunde lang gemütlich vor dem Fernseher sitzen und entspannen.

Aber sobald Sie es sich bequem gemacht haben, fängt Ihr Magen wie ein wütender General zu knurren an und befiehlt Ihnen, direkt zum Kühlschrank zu marschieren und sich an der restlichen Pizza zu vergreifen.

Ein gefüllter Magen kann Sie müde und träge machen. Kohlenhydrate in Reis, Kartoffeln und Brot enthalten viel Tryptophan, eine Aminosäure, die Ihr Gehirn schnell ins Land der Träume entführt. Während bei Ihrem Körper der Autopilot eingeschaltet ist, wird kalorienreiche Nahrung jedoch schneller als Fett eingelagert. Deshalb haben wir ein paar kohlenhydratreiche und kalorienarme Snacks für Sie zusammengestellt, mit denen Sie Ihren Magen beschäftigen können, ohne der schlanken Linie zu schaden.

Da die Snacks auf unseren 79,5 kg schweren und 1,78 m großen Herrn Mustermann zugeschnitten sind, müssen Sie Portionen Ihrem Körpergewicht und Ihren Zielen anpassen (Siehe „Ihr ganz persönlicher Hard-Body-Plan", Seite 324). Wenn nötig, können Sie die eine oder andere Zutat auch durch ein anderes geeignetes Nahrungsmittel ersetzen.

GEWICHTSABNAHME

Reis und Bohnen/Ein Klassiker

125 g Langkorn-Naturreis, ohne Salz und Butter gekocht
250 g schwarze Bohnen (Dose)
1 Teelöffel Pflanzenmargarine

Geben Sie die Bohnen zu dem gekochten Reis und die Margarine darüber. Wem das zu lasch ist, der kann ruhig einen Spritzer Tabasco darunter mischen.

Nährwerte: 343 Kalorien, 57 g Kohlenhydrate, 16 g Eiweiß, 5,7 g Fett

	Reis	Bohnen	Margarine
Kalorien	100	210	33
Kohlenhydrate (g)	23	34	0
Eiweiß (g)	2	14	0
Fett (g)	0	2	3,7

Eiscreme mit Zuckermelone/Eine klitzekleine Sünde

115 g Zuckermelone
250 ml Magermilch
185 ml Vanilleeis

Jagen Sie die Zutaten durch den Mixer. Das Ganze klingt übrigens nach mehr Sünde als es ist. Aber mit der Portion dürfen Sie es nicht übertreiben!

Nährwerte: 348 Kalorien, 56 g Kohlenhydrate, 14,5 g Eiweiß, 6,8 g Fett

	Zuckermelone	Milch	Eiscreme
Kalorien	45	93	210
Kohlenhydrate (g)	9,5	12	34,5
Eiweiß (g)	1	9	4,6
Fett (g)	0,3	0,5	6

Thunfisch-Sandwich/Bloß keinen Aufwand

85 g weißer Thunfisch in Wasser
   (Abtropfgewicht)
2 Teelöffel Mayonnaise, light
2 Salatblätter
2 Scheiben Weizenbrot
1 mittelgroßer Apfel
1 Selleriestange

Belegen Sie die eine Brotscheibe mit dem Thunfisch und die andere mit Mayonnaise und Salat und machen Sie ein Sandwich draus. Heben Sie sich den Apfel und den Sellerie als knackiges Dessert auf.

Nährwerte: 373 Kalorien, 48,5 g Kohlenhydrate, 25,4 g Eiweiß, 8,4 g Fett

	Thunfisch	Mayonnaise	Salat	Brot	Apfel	Sellerie
Kalorien	103	33	4	135	90	8
Kohlenhydrate (g)	0	0,7	0,5	24,8	21	1,5
Eiweiß (g)	20,1	0	0,3	4,4	0,3	0,3
Fett (g)	2,5	3,3	0	2	0,5	0,1

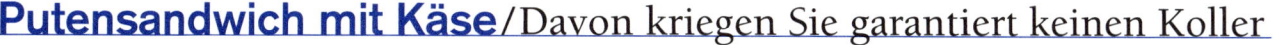

Putensandwich mit Käse/Davon kriegen Sie garantiert keinen Koller

2 Scheiben Mehrkornbrot
85 g geräucherte Putenbrust, 10 % Fett
2 Salatblätter
1 Teelöffel Light-Mayonnaise
30 g (1 Scheibe) Magerkäse
12 kernlose Weintrauben

Belegen Sie eine Scheibe mit der Putenbrust und die andere Scheibe mit der Mayonnaise, dem Salat und dem Käse. Die Trauben können Sie nebenbei naschen.

Nährwerte: 372 Kalorien, 51,5 g Kohlenhydrate, 25,7 g Eiweiß, 7,1 g Fett

	Brot	Pute	Salat	Mayonnaise	Käse	Trauben
Kalorien	182	87	4	16	36	47
Kohlenhydrate (g)	36	3	0,5	0,3	1	10,7
Eiweiß (g)	5	12	0,3	0	8	0,4
Fett (g)	2	3	0	1,7	0	0,4

Schinken-Käse-Sandwich/Ein schneller Abendsnack

2 Scheiben Mehrkornbrot
55 g magerer Schinken (ca. 5% Fett)
30 g (1 Scheibe) Magerkäse
2 Salatblätter
1 Teelöffel Mayonnaise, light
12 kernlose Weintrauben

Basteln Sie sich aus den Zutaten ein leckeres Sandwich und essen Sie die Trauben dazu. Falls noch ein paar Trauben übrig sind, können Sie ja Ihren Waldi damit füttern. (Die meisten Hunde kauen eigentlich nur darauf herum)

Nährwerte: 356 Kalorien, 49,1 g Kohlenhydrate, 24,7 g Eiweiß, 6,9 g Fett

	Brot	Schinken	Käse	Salat	Mayonnaise	Trauben
Kalorien	182	71	36	4	16	47
Kohlenhydrate (g)	36	0,6	1	0,5	0,3	10,7
Eiweiß (g)	5	11	8	0,3	0	0,4
Fett (g)	2	2,8	0	0	1,7	0,4

Geflügel-Käse-Sandwich/Nehmen Sie sich die Hühner zur Brust

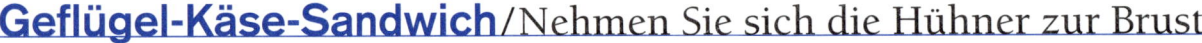

2 Scheiben Mehrkornbrot
85 g gegrillte Hähnchenbrust, 96% fettfrei
30 g (1 Scheibe) Magerkäse
2 Salatblätter
1 Teelöffel Mayonnaise, light
12 kernlose Trauben

Belegen Sie eine Brotscheibe mit der Hähnchenbrust und die andere mit der Mayonnaise, dem Salat und dem Käse. Vereinigen Sie beide Scheiben zu einem kunstvoll geformten Sandwich. Und wenn Ihnen das zu einfach ist, dann testen Sie doch mal, wie viele Trauben Sie auf einem Küchenmesser balancieren können.

Nährwerte: 384 Kalorien, 51,5 g Kohlenhydrate, 28,7 g Eiweiß, 7,1 g Fett

	Brot	Hähnchen	Käse	Salat	Mayonnaise	Trauben
Kalorien	182	99	36	4	16	47
Kohlenhydrate (g)	36	3	1	0,5	0,3	10,7
Eiweiß (g)	5	15	8	0,3	0	0,4
Fett (g)	2	3	0	0	1,7	0,4

Ei-Käse-Sandwich/Nicht zu viel herumeiern!

2 Scheiben Mehrkornbrot
1 großes hart gekochtes Ei
1 großes hart gekochtes Eiweiß
2 Salatblätter
1 Teelöffel Light-Mayonnaise
30 g (1 Scheibe) Magerkäse
10 kernlose Trauben

Schneiden Sie die Eier in Scheiben und legen Sie diese auf eine Scheibe Brot. Die Mayonnaise, der Salat und der Käse kommen auf die andere Scheibe. Fangen Sie am besten mit den Trauben an und heben Sie sich das Sandwich als Nachtisch auf.

Nährwerte: 368 Kalorien, 47,6 g Kohlenhydrate, 23,4 g Eiweiß, 9,3 g Fett

	Brot	Ei	Eiweiß	Salat	Mayonnaise	Käse	Trauben
Kalorien	182	75	15	4	16	36	40
Kohlenhydrate (g)	36	0,6	0,3	0,5	0,3	1	8,9
Eiweiß (g)	5	6,3	3,5	0,3	0	8	0,3
Fett (g)	2	5,3	0	0	1,7	0	0,3

Roastbeef-Käse-Sandwich/Tolle Sache

2 Scheiben Mehrkornbrot
55 g Roastbeef
2 Salatblätter
1 Teelöffel Mayonnaise, light
30 g (1 Scheibe) Magerkäse
10 kernlose Trauben

Auf die eine Brotscheibe kommt das Roastbeef und auf die andere der Rest (außer den Trauben). Zusammen ergibt das ein wunderbares Sandwich. Wenn Sie sich gerade ein Fußballspiel ansehen, können ruhig ein zufriedenes „muuuuh" von sich geben.

Nährwerte: 360 Kalorien, 48,7 g Kohlenhydrate, 27,6 g Eiweiß, 6 g Fett

	Brot	Roastbeef	Salat	Mayonnaise	Käse	Trauben
Kalorien	182	82	4	16	36	40
Kohlenhydrate (g)	36	2	0,5	0,3	1	8,9
Eiweiß (g)	5	14	0,3	0	8	0,3
Fett (g)	2	2	0	1,7	0	0,3

Erdnussbutter-Frucht-Sandwich/Die wahre Versuchung

2 Scheiben Mehrkornbrot
2 Esslöffel cremige Erdnussbutter, fettreduziert
2 Teelöffel Fruchtaufstrich, Heidelbeer (100 % Frucht)
125 ml Magermilch

Bestreichen Sie die eine Brotscheibe mit der Erdnussbutter und die andere mit dem Fruchtaufstrich. Legen Sie beide Scheiben übereinander, trinken Sie die Milch dazu und denken Sie an die kleine Rothaarige, in die Sie in der 6. Klasse so verknallt waren.

Nährwerte: 423 Kalorien, 56 g Kohlenhydrate, 21,5 g Eiweiß, 12,3 g Fett

	Brot	Erdnussbutter	Fruchtaufstrich	Milch
Kalorien	182	162	32	47
Kohlenhydrate (g)	36	6	8	6
Eiweiß (g)	5	12	0	4,5
Fett (g)	2	10	0	0,3

Knusper-Eis/Für die kühle Knusperlust

125 g Speiseeis, fettfrei
30 g geröstete Weizenkeime
15 g geröstete, ungesalzene Sonnen-
blumenkerne
250 ml Magermilch

Geben Sie das Eis in eine Schüssel und streuen Sie die Weizenkeime und Sonnenblumenkerne darüber. Für den Durst danach gibt's die Milch.

Nährwerte: 402 Kalorien, 52,5 g Kohlenhydrate, 23 g Eiweiß, 10,6 g Fett

	Eis	Weizenkeime	Sonnenblumenkerne	Milch
Kalorien	104	117	88	93
Kohlenhydrate (g)	23	14,1	3,4	12
Eiweiß (g)	3	8,3	2,7	9
Fett (g)	0	3	7,1	0,5

GEWICHTSZUNAHME

Eis mit Mandelsplittern/Mann, ist das mandelig

375 g Speiseeis, fettfrei
30 g geröstete, ungesalzene Mandelsplitter
½ Portion Molkepulver mit Vanille-
geschmack

Richten Sie das Eis in einer Schüssel an und streuen Sie die anderen Zutaten darüber. Danach stellen Sie sich lächelnd auf die Badezimmerwaage.

Nährwerte: 559 Kalorien, 79 g Kohlenhydrate, 23 g Eiweiß, 16,6 g Fett

	Eis	Mandeln	Molkepulver
Kalorien	333	185	41
Kohlenhydrate (g)	72	6	1
Eiweiß (g)	9	6	8
Fett (g)	1	15,2	0,4

Kekse mit Milch/Das ist erlaubt

10 Vollkornkekse
250 ml Magermilch
2 Esslöffel Leinsamen
**½ Portion Molkepulver mit Schoko-
geschmack**

Rühren Sie die Leinsamen und das Molkepulver unter die Milch, essen Sie die Kekse dazu und freuen Sie sich über die gesunde Näscherei vor dem Schlafengehen.

Nährwerte: 504 Kalorien, 77,3 g Kohlenhydrate, 27,4 g Eiweiß, 9 g Fett

	Kekse	Milch	Leinsamen	Molkepulver
Kalorien	275	93	91	45
Kohlenhydrate (g)	60	12	4	1,3
Eiweiß (g)	6,6	9	3	8,8
Fett (g)	1	0,5	7	0,5

Chocolate-Chip-Cookies mit Milch/Eine unwiderstehliche Kombination

5 Chocolate-Chip-Cookies, fettreduziert
500 ml Magermilch

Knabbern und schlürfen Sie gemütlich vor sich hin und bedauern Sie alle Leute, die sich diesen Genuss verkneifen müssen.

Nährwerte: 563 Kalorien, 79 g Kohlenhydrate, 23 g Eiweiß, 16,2 g Fett

	Milch	Cookies
Kalorien	188	375
Kohlenhydrate (g)	24	55
Eiweiß (g)	18	5
Fett (g)	1,2	15

Hafer-Kekse und Hüttenkäse/Eine leckere Kombination

7 Hafer-Kekse mit Rosinen
170 g Hüttenkäse (1 %)
20 g Sonnenblumenkerne, ungesalzen,
  geröstet, geschält

Essen Sie die Kekse extra. Wenn Sie wollen, können Sie die Sonnenblumenkerne unter den Hüttenkäse mischen.

Nährwerte: 577 Kalorien, 79,7 g Kohlenhydrate, 28,6 g Eiweiß, 15,9 g Fett

	Kekse	Hüttenkäse	Sonnenblumenkerne
Kalorien	326	118	133
Kohlenhydrate (g)	70	4,6	5,1
Eiweiß (g)	3,5	21	4,1
Fett (g)	3,5	1,7	10,7

Schoko-Kuchen mit Milch/Happy birthday!

500 ml Magermilch
140 g Schokoladenkuchen
  (etwa 1 Packung)

Auch wenn Sie nicht Geburtstag haben, können Sie sich diese Leckerei ganz ohne schlechtes Gewissen gönnen.

Nährwerte: 566 Kalorien, 86 g Kohlenhydrate, 28 g Eiweiß, 11,2 g Fett

	Milch	Kuchen
Kalorien	188	378
Kohlenhydrate (g)	24	62
Eiweiß (g)	18	10
Fett (g)	1,2	10

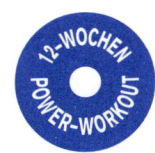

BIER, SÜSSE SPEISEN UND ANDERE KLEINE SÜNDEN

LEBENSMITTELFÜHRER

Wir haben für Sie eine lange Liste von Dingen zusammengestellt, die Männer mögen. Das bedeutet natürlich nicht, dass wir Ihnen damit die klassische Homer-Simpson-Diät aus Bier und Süßigkeiten ans Herz legen wollen.

Wenn Sie zu den Männern gehören, die die nötige Zeit und Mühe aufbringen, um ihre Figur in Form zu bringen, dann werden Sie in den meisten Fällen auch den verführerischen Dickmachern widerstehen können, die Ihnen an jeder Ecke einladend zulächeln.

Aber manchmal können Sie einfach nicht anders und müssen mit Ihren Kumpels ein kühles Blondes kippen oder mit Ihrer Frau ein cremiges Schokoeis löffeln.

Da wir wissen, dass es auch im Leben eines Hard-Body-Man ab und zu einen schwachen Moment gibt, haben wir die Nährwertangaben einiger Produkte für Sie zusammengetragen, denen Sie hin und wieder begegnen können. Falls es die eine oder andere Marke bei Ihnen nicht gibt, dann können Sie natürlich auch ein ähnliches Produkt wählen.

BIER

Da wir nicht alle erdenklichen Biersorten der Welt auflisten können, haben wir eine kleine repräsentative Auswahl getroffen (Siehe S. 384). Falls Ihre Lieblingssorte nicht dabei ist, können Sie sich in der betreffenden Brauerei nach den entsprechenden Nährwerten erkundigen, damit Sie ganz genau wissen, wie sich das eine oder andere Glas Gerstensaft auf Ihren Ernährungsplan auswirkt.

BIERE

	Kalorien	Eiweiß (g)	Kohlenhydrate (g)	Alkohol (g)
Amstel Bier	144	1,2	11,0	5,0
Beck's	148	1,7	10	14,5
Binding Lager	135	1,2	11,2	5,5
Bud Light	110	1,1	6,9	11,1
Budweiser	144	1,2	11,3	13,4
Carlsberg	149	1,2	11,9	13,8
Diebels Alt	180	1,3	13,3	11,5
Dribeck's	94	1	7	8,9
Erdinger Weißbier	175	1,7	14,4	5,4
Gatzweiler	153	1,2	10,5	5,5
Holsten Edel	175	1	12,0	4,9
Jever	156	0,8	11,9	4,8
Krombacher	149	1	11,6	4,9
Kölsch	160	1,5	10,6	4,8
Löwenbräu, dunkel	158	1,4	14,3	13,6
Meister Bräu	141	1	12,8	12,3
Miller Genuine Draft	147	1	13,1	12,9
Miller Genuine Draft Light	98	0,8	3,5	11,5
Miller High Life	147	1	13,1	12,9
Radeberger	158	1,1	13,0	5,2
Veltins	138	1,1	13,1	5,0
Weihenstephan	230	1	10,0	5,8
Wernesgrüner	158	1,2	13,0	5,2

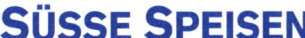

SÜSSE SPEISEN

Besondere Anlässe sind nun mal besondere Anlässe und werden auch auf besondere Art und Weise gefeiert. Solange Sie Süßspeisen wirklich nur als gelegentlichen Genuss ansehen und auch mit der Portion nicht übertreiben, können Sie sich ruhigen Gewissens der Versuchung in all ihren Variationen hingeben, ohne Ihren Hard-Body-Ernährungsplan über den Haufen werfen zu müssen.

MÜSLIS				
100 g	**Kalorien**	**Eiweiß** (g)	**Kohlenhydrate** (g)	**Fett** (g)
Brüggen	381	8,0	80	3
Crunch Bits *Nuss-Nougat*	387	7,8	81	4
Crunch Bits *Erdbeere*	387	7,8	81	4
Hahne *Cornflakes*	380	7,3	82	2
Hahne *Choco flakes*	380	2,2	85	2
Hahne *Maple Sunflakes*	370	6,1	85	1
Hipp *Knusper flakes*	420	6,0	79	9
Kelloggs *Froot*	390	7,2	83	3
Kellogs *Frosties*	373	5,1	87	1
Kellogs *Snacks*	370	7,0	83	1
Schneekoppe *Knusper Müsli*	425	7,0	72	12
Schneekoppe *10 Früchte*	350	11,0	67	4
Schneekoppe *Vollfrucht*	340	8,0	67	3
Schneekoppe *Cranberry*	350	10,0	68	4
Schneekoppe *Joghurt Müsli*	335	12,0	60	6
Schneekoppe *Kakao Müsli*	380	10,0	64	9
Vitalis Knusperkissen	430	9,1	70	13

(Brenn- und Nährwerte je 100 g)

KUCHEN, TORTEN UND PUDDING

100g	Kalorien	Eiweiß (g)	Kohlenhydrate (g)	Fett (g)
Kuchen				
Apfelkuchen	203	2,7	31,2	7,5
Berliner	317	8,7	44,0	11,8
Biskuitkuchen	365	5,0	30,0	25,0
Butterkuchen	366	6,1	47,6	16,8
Ingwerkuchen	335	6,0	31,1	8,0
Käsekuchen	190	3,8	40,0	16,0
Kirsch-Polenta	212	4,5	36,2	17,8
Nusskuchen	436	6,6	36,9	29,1
Obstkuchen	176	3,9	32,2	3,5
Wallnusskuchen	460	7,1	37,0	30,3
Weihnachtsstollen	377	8,0	48,0	17,0
Torten				
Apfeltorte	243	1,9	34,0	11,0
Bananentorte	256	3,4	31,6	12,9
Erdbeertorte	239	2,0	36,9	11,1
Himbeertorte	237	1,8	34,9	10,0
Kokos-Schoko-Torte	339	5,0	34,0	20,5
Linzer Torte	258	2,4	42,9	8,5
Makronentorte	319	4,6	33,9	20,9
Marzipantorte	410	4,0	57,0	18,3
Nusstorte	307	2,1	37,2	16,6
Orangentorte	268	1,9	34,0	10,0
Rum-Mokka-Torte	413	5,8	46,5	20,5
Sachertorte	319	2,6	33,6	19,4
Trüffeltorte	415	4,8	58,0	20,0
Zitronentorte	273	1,5	47,2	8,7
Pudding				
Bananenpudding	144	2,7	24,0	4,0
Schokoladenpudding	150	3,1	25,8	4,5
Vanillepudding	147	2,6	24,7	4,1
Zitronenpudding	142	0,1	28,4	3,4

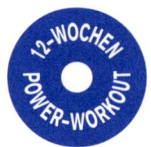

AUF REISEN
DAS RICHTIGE ESSEN FÜR UNTERWEGS

Viele Fernfahrer, die fast ihr ganzes Leben hinter dem Lenkrad Ihres Lkw verbracht und Tausende von einsamen Kilometern auf den Autobahnen und Landstraßen zurückgelegt haben, tragen eine ziemliche Wampe mit sich herum. Für die meisten gilt bei der Ernährung nämlich die alte Devise: Stopf dir den Magen mit Kalorien voll, damit du bis zum nächsten Truck-Stop durchhältst.

Für einen Hard-Body-Man sieht die Sache natürlich etwas anders aus. Für alle, die der Hunger mal wieder an einer dieser Raststätten zum Anhalten zwingt, in denen die Luft vor lauter Öl- und Fettdämpfen aus der Küche so stickig ist, dass Sie sich schon allein durchs Einatmen dicker fühlen, haben wir ein paar Speisevorschläge zusammengestellt, die Sie vor der klassischen Trucker-Figur bewahren sollen.

DIE REGELN DER STRASSE

1. Reste einpacken lassen. Auf diese Weise müssen Sie nicht übermäßige Portionen in sich hineinstopfen, sondern können die Reste des Essens für die nächste Mahlzeit aufheben.

2. Finger weg von süßen Softdrinks. Die enthalten nur unnötige Kalorien. Stillen Sie Ihren Durst besser mit Wasser, Kaffee oder Tee.

3. Versorgen Sie Ihren Körper mit Ballaststoffen. Wenn Ihnen schon mächtig der Magen knurrt, dann können Sie ihn mit einem Apfel oder einer Birne erst einmal ein wenig besänftigen.

4. Haushalten Sie mit Ihren Kalorien. Wenn Sie wissen, dass Sie abends auswärts essen, dann sollten Sie zum Frühstück, Mittagessen oder bei den Zwischenmahlzeiten ein wenig kürzer treten, damit Sie Ihr Tageslimit an Kalorien nicht übersteigen.

5. Essen Sie Salat. Am besten sind gemischte Salate, die 250 bis 375 g Gemüse und zwei Esslöffel Dressing enthalten. Bestellen Sie sich das Salat-Dressing (oder andere Saucen) immer extra, damit Sie selbst entscheiden können, wie viel Sie davon nehmen.

Da die meisten Gerichte in Raststätten und Fast-Food-Restaurants Ihren Kalorienbedarf übersteigen, sollten Sie versuchen, möglichst selten auswärts zu essen. Ist das aber nicht möglich, dann halten Sie sich am besten an die folgende Mischung:

- 85 g mageres Rindfleisch, Fisch oder Hähnchen, gegrillt
- ein Salat mit fettarmem Dressing und ohne Käse
- 250 g gedünstetes Gemüse
- 125 g Reis oder eine kleine Folienkartoffel

Schauen Sie sich die folgenden Speisevorschläge an, und Sie werden im Restaurant nie wieder von der Speisekarte verunsichert werden. Wo auch immer Sie essen gehen – vergessen Sie nie, dass Sie ein Hard-Body-Man sind, der die Regeln kennt.

Fischgericht Nr.1/Hummer gegen den Hunger

1 Salat mit kalorienarmem Dressing
125 ml gedünstetes Gemüse, ohne Butter
115 g Hummer, gedünstet oder gegrillt,
   ohne Butter
125 g Pilaw (Reis)

Ob Sie's glauben oder nicht, dieses Gericht hat nur ca. 60 Kalorien mehr als Ihre normalen Speisen. Achten Sie jedoch darauf, dass Sie den Hummer nicht mit Butter, sondern mit Zitronensaft beträufeln. Bestellen Sie immer kalorienarmes Dressing und gedünstetes Gemüse.

Nährwerte: 393 Kalorien, 59,8 g Kohlenhydrate, 32,8 g Eiweiß, 4,3 g Fett

	Salat	Gemüse	Hummer	Pilaw
Kalorien	37	36	102	218
Kohlenhydrate (g)	6,7	7	1,1	45
Eiweiß (g)	1,6	2	23,2	6
Fett (g)	2,1	0,2	0,5	1,5

Fischgericht Nr.2/Flunder-Wunder

1 Salat mit kalorienarmem Dressing
1 gefüllte Flunder
125 g gedünstetes Gemüse, ohne Butter

Diesen Fisch, der aussieht wie ein Pfannkuchen mit Augen, muss man einfach mögen. Genießen Sie das Essen ganz ohne schlechtes Gewissen.

Nährwerte: 419 Kalorien, 34,7 g Kohlenhydrate, 28,6 g Eiweiß, 20,3 g Fett

	Salat	Flunder	Gemüse
Kalorien	37	346	36
Kohlenhydrate (g)	6,7	21	7
Eiweiß (g)	1,6	25	2
Fett (g)	2,1	18	0,2

Beim Chinesen/Diese Pfanne haut Sie nicht in die Pfanne

1 Eierbrötchen (85 g)
250 ml Wonton-Suppe
250 g Hühnchen-Gemüse-Pfanne
  (ohne Reis)
1 Salat mit kalorienreduziertem Dressing

Sorry, keine Glückskekse. Aber davon brauchen Sie sich Ihr Asia-Feeling nicht verderben zu lassen.

Nährwerte: 486 Kalorien, 48,4 g Kohlenhydrate, 46,7 g Eiweiß, 11,4 g Fett

	Eierbrötchen	Suppe	Pfanne	Salat
Kalorien	156	108	185	37
Kohlenhydrate (g)	24	10	7,7	6,7
Eiweiß (g)	6	8	31,1	1,6
Fett (g)	4	2	3,3	2,1

Beim Mexikaner, Nr. 1/Burrito, amigo!

1 Burrito mit Bohnen und Käse (ca.184 g)
1 Salat mit kalorienarmem Dressing

Ja, Sie können Ihrer Leidenschaft für mexikanisches Essen frönen. Aber nicht vergessen: Ein Burrito ist eine ganze Mahlzeit.

Nährwerte: 423 Kalorien, 61,7 g Kohlenhydrate, 16,7 g Eiweiß, 13,8 g Fett

	Burrito	Salat
Kalorien	386	37
Kohlenhydrate (g)	55	6,7
Eiweiß (g)	15,1	1,6
Fett (g)	11,7	2,1

Beim Mexikaner, Nr. 2/Fajita-Freuden

1 Fajita mit Hähnchenfleisch (ca. 200 g)
1 Salat mit kalorienarmem Dressing

Lust auf Fajita? Wenn Sie sich an die Fajita-Version mit Geflügel halten, brauchen Sie sich Ihren Appetit nicht zu verkneifen.

Nährwerte: 364 Kalorien, 42,7 g Kohlenhydrate, 22,6 g Eiweiß, 13,1 g Fett

	Fajita	Salat
Kalorien	327	37
Kohlenhydrate (g)	36	6,7
Eiweiß (g)	21	1,6
Fett (g)	11	2,1

Fast Food/Heißer Hund gefällig?

1 Hotdog mit Chili
1 Salat mit kalorienarmem Dressing

Wenn Sie dem Würstchen mal wieder nicht aus dem Weg gehen können, dann beißen Sie eben hinein.

Nährwerte: 337 Kalorien, 38 g Kohlenhydrate, 15,1 g Eiweiß, 15,5 g Fett

	Hotdog	Salat
Kalorien	300	37
Kohlenhydrate (g)	31,3	6,7
Eiweiß (g)	13,5	1,6
Fett (g)	13,4	2,1

Mit den Kumpels unterwegs/Nachos naschen

6 bis 8 Nachos mit Käse und Jalapeño
2 Light-Bier (kalorienreduziert)

Ein gelegentlicher Abend bei Nachos und Bier ist völlig okay, aber Sie sollten wissen, dass Ihr Kalorienbedarf für das Abendessen und den Abendsnack damit gedeckt ist.

Nährwerte: 835 Kalorien, 73,5 g Kohlenhydrate, 18,8 g Eiweiß, 34,1 g Fett

	Nachos	Bier
Kalorien	615	220
Kohlenhydrate (g)	60,1	13,4
Eiweiß (g)	16,8	2
Fett (g)	34,1	0

The American Way/Kartoffel mit was drauf

1 Ofenkartoffel mit 2 Esslöffeln Käsesauce, Brokkoli und 1 gestrichenen Teelöffel Schinkenwürfel
1 Salat mit kalorienarmem Dressing

Eine gelegentliche Ofenkartoffel mit leckerem Topping wird Sie nicht gleich aus der Bahn werfen.

Nährwerte: 540 Kalorien, 53,2 g Kohlenhydrate, 16,2 g Eiweiß, 30,8 g Fett

	Ofenkartoffel	Salat
Kalorien	503	37
Kohlenhydrate (g)	46,5	6,7
Eiweiß (g)	14,6	1,6
Fett (g)	28,7	2,1

In der Grillstube/Hähnchen von der Stange

1 Grillhähnchen
1 Salat mit kalorienarmem Dressing

Hören Sie auf uns: Ein Grillhähnchen stattet Ihrem Magen einen netten Besuch ab, aber zwei davon nisten sich gleich in Ihren Arterien ein.

Nährwerte: 524 Kalorien, 26,3 g Kohlenhydrate, 37,3 g Eiweiß, 31,6 g Fett

	Hähnchen	Salat
Kalorien	487	37
Kohlenhydrate (g)	19,6	6,7
Eiweiß (g)	35,7	1,6
Fett (g)	29,5	2,1

Im Steakhaus/Fleischeslust

1 Salat mit kalorienarmem Dressing
1 Filet Mignon (170 g)
1 gebackene Süßkartoffel, nur mit Zimt, ohne Butter

Falls das Filet Mignon 340 g wiegt, schneiden Sie es in der Mitte durch und lassen Sie sich die Hälfte davon einpacken. Das gleiche gilt für eine besonders große Kartoffel. Zu Hause in der Mikrowelle ergibt das Ganze noch einmal eine schöne Mahlzeit.

Nährwerte: 507 Kalorien, 34,4 g Kohlenhydrate, 52,1 g Eiweiß, 19,5 g Fett

	Salat	Steak	Süßkartoffel
Kalorien	37	350	120
Kohlenhydrate (g)	6,7	0	27,7
Eiweiß (g)	1,6	48,5	2
Fett (g)	2,1	17,3	0,1

Beim Italiener/Pasta, pasta, pasta

1 Salat mit kalorienarmem Dressing
250 g Spaghetti mit Fleischsauce
1 Knoblauchbrot

Mama mia, da dürfen Sie zu den Spaghetti auch noch Knobibrot essen und müssen wegen der Kalorien nicht mal stinkig werden.

Nährwerte: 360 Kalorien, 52,1 g Kohlenhydrate, 15 g Eiweiß, 11,8 g Fett

	Salat	Spaghetti	Knobibrot
Kalorien	37	221	102
Kohlenhydrate (g)	6,7	33	12,4
Eiweiß (g)	1,6	11	2,4
Fett (g)	2,1	5	4,7

Etwas Schnelles für unterwegs/Für Genießer hinterm Lenkrad

1 Pitabrot oder Weizentortilla mit Fleisch-
füllung
Ungesüßter Eistee oder Mineralwasser

Drehen Sie das Autoradio auf, beißen Sie genüsslich in den herzhaften Snack und fühlen Sie sich wie King of the Road.

Nährwerte: 517 Kalorien, 52 g Kohlenhydrate, 21 g Eiweiß, 25 g Fett

	Pitabrot mit Fleisch	Getränk
Kalorien	517	0
Kohlenhydrate (g)	52	0
Eiweiß (g)	21	0
Fett (g)	25	0

DIE
HARD-BODY-
GRUNDAUSSTATTUNG

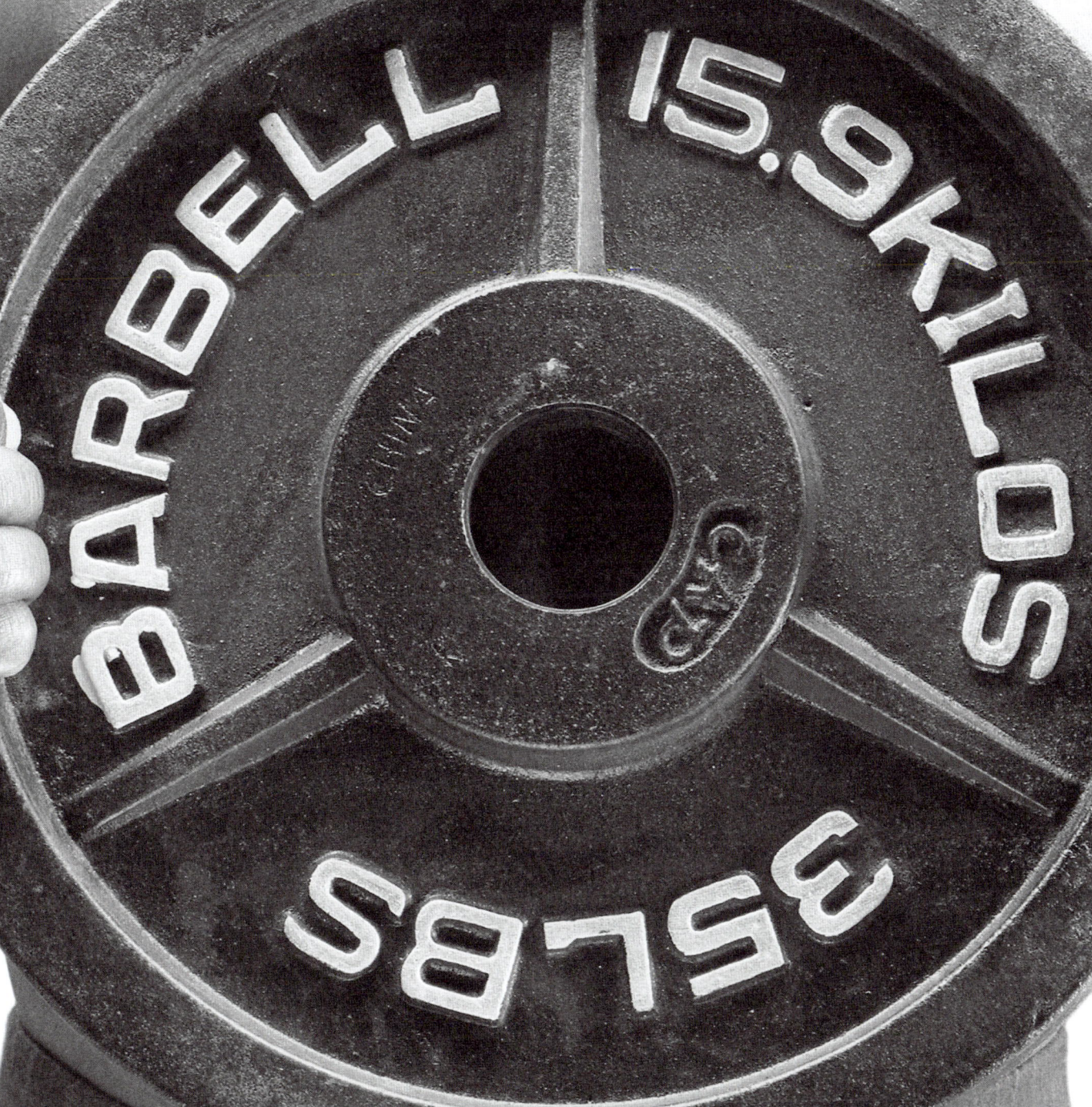

DIE RICHTIGE AUSRÜSTUNG FÜR DAS WORKOUT IN DEN EIGENEN VIER WÄNDEN
DER PERFEKTE HARD-BODY-TRAININGSRAUM

Für alle, die den nötigen Platz und das nötige Geld haben, um sich zu Hause einen Trainingsraum einzurichten, haben wir eine Liste mit der erforderlichen Grundausrüstung und einigen Extras zusammengestellt, die Ihnen das Workout angenehmer machen.

- Ein paar Ganzkörperspiegel an den Wänden
- Musikanlage
- Ihre sechs Lieblings-Aufputsch-Power-CDs
- Ventilator
- Kleiner Kühlschrank mit Sportgetränken oder Säften
- Haken für drei Handtücher – eins zum Schweißabtupfen für Sie; eins, mit dem Sie Ihren Schweiß von den Sitz- und Liegeflächen der Geräte wischen und eins für Ihren Kumpel.
- Stuhl zum Ausruhen
- Auslegeware oder spezieller Gummibelag auf dem Boden. Ein Holz- oder Fliesenfußboden wird zu stark in Mitleidenschaft gezogen – ganz zu schweigen von dem Lärm, den die Nachbarn unter Ihnen sonst ertragen müssen.
- Kein Telefon. Nicht ein einziges!
- Wanduhr mit Extrazeiger, auf dem Sie Ihre Trainingszeit einstellen können.
- Fernseher und Videogerät
- Springseil
- Standfahrrad
- Stepper
- Rudergerät
- Laufband. Lassen Sie das Gerät weg, wenn Sie nicht bereit sind mindestens 2000 DM für ein Laufband auszugeben, dass einen 2,5 PS-Motor mit stufenlos einstellbarer Geschwindigkeit, einen geschweißten Rahmen und eine mindestens 45 cm breite und 127 cm lange Lauffläche besitzt, bei der Sie während des Trainings den Neigungswinkel verstellen können.
- Sitzball
- Klimmzugstange
- Barrenstange
- Hantelständer
- Poster an den Wänden (mit hellen Motiven für dunkle Kellerräume). Unser Herausgeber mag besonders Fotos von Jazz-Musikern. Einige von uns lassen sich lieber von Pamela Anderson-Postern motivieren. Ihrer Frau sind aber bestimmt die Bilder von Jazz-Musikern oder muskulösen Football-Spielern lieber. Entscheiden Sie sich für Motive, die Sie am besten in Schwung bringen und bei denen der Haussegen nicht gleich schief hängt.
- Helle Halogen-Beleuchtung verleiht besonders dunkeln Kellerräumen ein lebhaftes sommerliches Licht.
- Eine Tafel oder ein Whiteboard, auf dem Sie jeden Tag Ihren Trainingsplan vermerken können.
- Luftfilter
- Wassertank für den Durst
- Waage
- Ein paar zusätzliche Pullis oder T-Shirts, die Sie sich überziehen können, wenn Ihnen kühl wird.
- Maßband ... damit Sie zentimetergenau

verfolgen können, wie Ihre Muskelmasse zunimmt.
- Klemmbrett oder Schreibblock (an einen Haken hängen)

- Dusche
- Badehandtücher zum Abtrocknen nach der Dusche

AUSRÜSTUNG FÜR DAS GEWICHTTRAINING

- Hantelstange. Entweder Sie nehmen die Standardstange mit 1,80 m oder eine olympische Wettkampfstange mit einer Länge von 2,10 m.
- Ein Satz Hantelscheiben. Für den Anfang reichen 4 x 5 Pfund, 4 x 10 Pfund, 2 x 25 Pfund, 2 x 35 und 2 x 45 Pfund. Später werden die Gewichte dann aufgestockt.
- Eine Langhantel (20 bis 25 Pfund)
- Zwei Schellen (Sicherheitsschraubverschlüsse)
- 6 Paar Kurzhanteln (10, 15, 20, 25, 30 und 35 Pfund)
- Eine gute Trainingsbank mit verstellbarem Neigungswinkel. Kaufen Sie keine instabilen Billigversionen.
- Kniebeugeständer
- Hyperextensionsmaschine
- Schräge Stufe (für Wadenhebeübungen)

ANMERKUNG: Diese Empfehlungen wurden von unserem Trainingsexperten, Dr. Peter Lemon, überprüft.

DIE RICHTIGE TRAININGSBEKLEIDUNG
DER HARD-BODY-KLEIDER-SCHRANK

Was brauchen Sie und wie viel davon? Mit unseren Empfehlungen können Sie Ihren Kleiderschrank richtig bestücken. Für die Anschaffung einer kompletten Ausrüstung müssen Sie mit etwa 1000 bis 2000 DM rechnen.

Wir gehen davon aus, dass Sie:

- 3-mal pro Woche im Kraftraum trainieren.
- Aerobes Training im Freien betreiben.
- 1-mal pro Woche Ihre Kleidung waschen.
- Jedes Kleidungsstück nach einmaligem Tragen in die Waschmaschine stecken. Ihre Shorts können Sie ruhig ein paar Tage hintereinander anziehen. Das tun die meisten Männer. Unterwäsche, T-Shirts und Socken sollten aber ständig gewechselt werden.

HANDTÜCHER

- Sechs große Badetücher. Daran dürfen Sie nicht sparen. Qualitativ hochwertige Badetücher kosten auch nicht viel mehr als die Billigversionen und sind nach dem Duschen ein wahrer Luxus. Nach jedem Gebrauch waschen.
- Vier Handtücher. Während des Trainings sollten Sie ein Handtuch immer griffbereit haben, damit Sie sich den Schweiß vom Gesicht und von den Geräten wischen können. Nach jedem Gebrauch waschen.

HOSEN

- Zwei Paar Laufshorts aus leichtem, synthetischen Gewebe mit Innenslip
- Drei Paar Baumwoll-Shorts
- Zwei Paar lange Baumwollhosen
- Ein Paar Crosstraining-Hosen aus einem Jersey-Lycra-Material
- Zwei Paar Badeshorts (Die brauchen Sie im Sommer und für den Urlaub.)
- Zwei Paar lange, eng anliegende Laufhosen (wenn's draußen kalt ist)

UNTERWÄSCHE

- Sechs Paar Boxershorts oder Slips aus Baumwolle (Hauptsache bequem)
- Zwei Paar Bike-Unterhosen (Die transportieren nicht nur die Feuchtigkeit wenn's heiß ist, sondern sind auch unglaublich bequem. Sie können ruhig noch ein paar normale Short darüber ziehen, falls Ihnen die Unterhosen allein zu „unanständig" erscheinen.)

SCHUHE

- Ein Paar Running-Schuhe
- Ein Paar Crosstraining-Schuhe (für das Training im Freien)
- Ein Paar Wanderschuhe/Walkingschuhe
- Spezialschuhe für Ihre Lieblingssportart (Baseball, Fußball, Radfahren etc.)

OBERTEILE

- Sechs Kurzarm-Shirts aus Baumwolle oder einem Mischgewebe
- Zwei Langarm-Shirts aus Baumwolle
- Zwei Baumwoll-Sweatshirts, eins davon mit Kapuze
- Ein Langarm-Shirt aus eng anliegendem Thermo-Material
- Eine ungefütterte Regenjacke/Windjacke

SOCKEN

- Sechs Paar weiße Baumwollstrümpfe, wadenlang
- Drei Paar kurze, weiße Baumwollsocken
- Zwei Paar Trekkingsocken aus Polypropylen (zum Wandern und für den Winter)
- Zwei Paar Outdoorsocken aus Wolle (die werden über die Polypropylen-Socken gezogen)

SONSTIGES

- Baseballcap
- Gewichtheberhandschuhe
- Spezialhandschuhe (für Baseball, Golf, Radfahren oder welche Sportart Sie auch immer betreiben)
- Zwei Sonnenbrillen
- Schlüsselhalter (für's Laufen oder Radfahren; die Schlüsselband-Variante um den Hals ist beim Training nämlich sehr störend)
- Baumwolltasche oder -rucksack (Da können Sie Ihre schmutzige Kleidung hineinstopfen.)
- Sporttasche (zusammenfaltbar, aber stabil)
- Kulturtasche (Sollte immer fertig gepackt sein, damit Sie im Fitness-Studio oder auf Reisen immer alles dabeihaben.)

Was jeder Mann auf Lager haben sollte
Die perfekte Hard-Body-Speisekammer

Was sollte ein Mann, der auf seine Ernährung achtet, in seinen Küchenschränken stehen haben? Wir haben eine vollständige Liste für Sie zusammengestellt. Die Dinge, die Sie häufig brauchen (z. B. Müsli, Öl, Spaghetti), sollten Sie möglichst in angenehmer Griffhöhe positionieren. Alles andere, auf das Sie nur gelegentlich zurückgreifen, können Sie weit oben oder ganz unten in die Schränke einräumen.

Natürlich sollten Sie bei den Lebensmitteln auch auf die für Ihren persönlichen Kalorienbedarf empfohlene Menge achten.

Grundausrüstung zum Kochen

- Zwei Öle: Pflanzenöl (z. B. Distelöl) und Olivenöl
- Zwei Essige: Rotweinessig und Apfelessig
- Kräuter: Oregano, Basilikum, Thymian, italienische Kräutermischung, Petersilie, Rosmarin
- Gewürze: Chilipulver, Zimt, Kreuzkümmel, Knoblauchpulver und ein paar Gewürz-mischungen
- Zucker
- Mehl
- Salz
- Pfeffer
- Sojasauce
- Hühnerbrühe (Dose)
- Nudeln (verschiedene Formen, wie Spaghetti, Linguine, Fusilli etc.)
- Wildreis (1 kg)
- Instant-Nudeln, sechs Beutel

Für Getränke

- Limonadenpulver
- Teebeutel: verschiedene Kräutertees, Jasmintee, grüner Tee, Earl Grey oder English Breakfast

Zum Aufwärmen

- Nudelsaucen, fettarm
- Dosensuppen (Minestrone, Linsensuppe etc.) Legen Sie sich einen kleinen Vorrat davon an.
- Beilagen (Reis, Bohnen, Couscous etc.)

Fertigprodukte

- Müsli (3 Packungen), Früchtemüsli, Nüsse, Cornflakes, Weizenkeime etc.
- Haferkleie
- Müsli-Riegel (zum Frühstück oder als Snack)
- Rosinen
- Cracker, Kekse (aus verschiedenen Getreide-sorten)

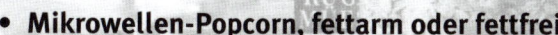

- Mikrowellen-Popcorn, fettarm oder fettfrei
- Tortilla-Chips
- Nüsse, Sonnenblumenkerne etc. (gehackt, ungesalzen). Die sind sehr gesund und eignen sich gut zum Verfeinern von Salaten

DOSEN (JEWEILS 2)

- Ananas in Stücken
- Birnen
- Bambussprossen
- Bohnen, Erbsen (Legen Sie sich einen Vorrat verschiedener Sorten an.)
- Tomaten
- Tomatensauce
- Tomatenpaste

ERWEITERTE KOCH-ZUTATEN

- Nüsse, drei 500 g-Beutel (Erdnüsse, Walnüsse, Cashew-Nüsse, Pistazien)
- Besondere Zutaten (z. B. Artischockenherzen, Kapern)
- Sesamöl
- Dessertsaucen (verschiedene Sorten) zum Verfeinern von Eiscreme, Keksen etc.
- Tofu. Kaufen Sie nur luftdicht abgepackte Produkte. Die können Sie bei Raumtemperatur bis zu einem Jahr lang aufbewahren.

ZUM BACKEN (AUCH FÜR DEN BROTBACKAUTOMAT)

- Backpulver
- Weizenmehl
- Brotmehl
- Natron
- Stärkemehl
- Honig
- Hefe

FÜR DEN KÜHLSCHRANK

- Ketchup
- Senf
- Fruchtaufstrich
- Erdnussbutter (fettreduziert)
- Salsa

FRISCHE LEBENSMITTEL

- Zwiebeln (1 kg)
- Kartoffeln
- Knoblauch
- Bananen
- Tropische Früchte (z. B. Ananas, Mango, Kiwi, oder Papaya). Das Schälen ist zwar die Hölle, aber der Genuss ist himmlisch.

SONSTIGE VORRÄTE

- Molkepulver (wenn's mal schnell gehen soll)
- Flohsamen, pflanzliche Ballaststoffe (z. B. Metamucil)

Diese Empfehlung wurde von Thomas Incledon überprüft.

WAS EIN HARD-BODY-MAN GERN KÜHL HÄLT
DER CLEVER GEFÜLLTE KÜHLSCHRANK

Sie können sich nicht richtig ernähren, wenn das einzige Grünzeug in Ihrem Kühlschrank der Schimmel ist. Wir sagen Ihnen, wie ein Mr. Perfect mit seinem Kühlschrankinhalt richtig Eindruck schinden kann.

WIR GEHEN DAVON AUS, DASS SIE

- zum Frühstück und abends meist zu Hause essen, aber mittags nur selten
- 1-mal pro Woche einkaufen gehen und das Fleisch und andere Nahrungsmittel innerhalb einer Woche aufbrauchen
- nur für sich allein einkaufen, aber trotzdem genug haben um ein paar Gäste zum Abendessen zu bewirten

GETRÄNKE

- Magermilch, 4 l
- Orangensaft, 2 l
- andere Fruchtsäfte (z. B. Traubensaft) und Sportgetränke
- Gemüsesaft
- Ein großer Krug gefiltertes Leitungswasser (oder stilles Wasser aus der Flasche)

GEWÜRZSAUCEN & CO. (FÜR DIE ABLAGEN IN DER KÜHLSCHRANKTÜR)

- Ketchup
- Barbecue-Sauce
- scharfe Saucen (z. B. Tabasco)
- Salsa

- Senf (verschiedene Sorten)
- Mayonnaise, fettarm (nicht fettfrei)
- eingelegter Knoblauch
- Ahornsirup (kalorienarm)

FÜR WAHRE KOCH-KÜNSTLER

- chinesische Spezialitäten (Chili-Knoblauch-Paste, Pflaumensauce etc.)
- italienische Spezialitäten (getrocknete Tomaten in Öl, gefüllte grüne Oliven, Kapern etc.)
- mexikanische Spezialitäten (Salsa, Japaleño-Pfeffer, Weizentortillas etc.)
- Zitronensaft
- Limettensaft
- mysteriöse Lebensmittelkonserven, die Ihnen Ihre Bekannten aus dem Urlaub mitgebracht haben

SONSTIGES

- Butter oder Margarine
- fettarmer Käse
- geriebener Parmesankäse
- Leinsamenöl

IM KÜHLSCHRANKREGAL

- fettarmer Naturjoghurt (1 l)
- Fruchtaufstrich, 2 Sorten
- Eier (ein Dutzend)
- fettarmer Sauerrahm (500 g)
- Plastikbehälter (für die Reste)
- Pudding
- fettreduzierte Erdnussbutter
- Schokoladensirup

IM FLEISCHFACH

Hähnchenbrust und Hackfleisch darf nur 2 Tage im Kühlschrank aufbewahrt werden. Die Reste können Sie einfrieren.

- Putenschinken, 500 g
- Hähnchenbrust, ohne Haut und Knochen
- mageres Rinderhackfleisch
- magerer Schinken in Scheiben, 250 g
- fettarmer Käse in Scheiben, 120 g
- fettarmer Käse am Stück, 120 g

IM OBSTFACH

Sorgen Sie stets dafür, dass Sie 15 bis 20 Portionen frisches Obst im Kühlschrank haben.

- sechs Äpfel
- sechs Orangen
- Obst oder Beeren der Saison
- Melone (eine Zuckermelone oder ein Viertel einer Wassermelone)

IM GEMÜSEFACH

Bevorraten Sie immer genügend Gemüse für die Salate und als gedünstete Beilage zum Abendessen.

- Blattsalate: ein Eisbergsalat oder Römischer Salat oder eine abgepackte Salatmischung
- zwei Gurken
- drei Tomaten
- ein Bund Zwiebeln
- Sellerie
- Karotten
- grüne Paprikaschoten
- vier verschiedene Gemüsesorten zum Kochen: z. B. Zucchini, Brokkoli, Aubergine, grüne Bohnen
- ein kleines Stück frischer Ingwer

IM TIEFKÜHLFACH

- Fleisch für vier Mahlzeiten: Fischfilets, magere Steaks, Hähnchenbrust, magere Würstchen
- fettarme Tiefkühlspeisen für zwei Mahlzeiten (Gemüseburger, Ravioli, Klöße etc.
- Tiefkühlgemüse (500 g), einzeln oder als Mischgemüse. Probieren Sie auch Brokkoli und Spinat.
- Kaffee (lässt sich im Tiefkühlfach am besten lagern)
- Tiefkühlbeeren (Heidelbeeren, Erdbeeren etc.) für Fruchtshakes, als Pfannkuchenbelag oder auf's Eis
- Bagels oder Brötchen (sechs Stück)
- ein Vollkorn-Weizenbrot
- fettarmes Vanille- oder Joghurteis
- fettarme Vollkornwaffeln

Diese Empfehlung wurde von Thomas Incledon überprüft.

FÜR ERSTE HILFE UND ZUR SELBST-BEHANDLUNG
ALLES FÜR DEN MEDIZIN-SCHRANK

Keine Sorge, Muskelmann, wir gehen nicht davon aus, dass Sie sich verletzen, krank werden, blaue Flecken, Kratzer, Schmerzen bekommen oder sich sonstige Blessuren zuziehen. Aber ein Hard-Body-Man ist auch nur ein Mensch. Sie leben in der Wirklichkeit und sollten deshalb auf alle Eventualitäten vorbereitet sein.

DAS ÜBLICHE

- Kühlkompressen
- elastische Binden in verschiedenen Breiten
- Alkoholtinktur zum Einreiben (Franzbranntwein)
- Aspirin, Ibuprofen oder ein anderes entzündungshemmendes Schmerzmittel
- Pflaster und Gaze
- hautfarbene Bandagen in verschiedenen Größen
- Baumwollpads
- Baumwolltupfer
- eine Liste mit wichtigen Telefonnummern für den Notfall (Rettungsdienst, Arzt etc.)
- ein Foto von Meg Ryan, auf dem Sie sie lächelnd daran erinnert: Egal wie weh es tut, es gibt immer etwas, für das es sich zu leben lohnt.

TUBEN UND FLÄSCHCHEN

- Brandsalbe mit Cortison
- Antiseptikum
- Wasserstoffperoxyd
- Salbe oder Tinktur gegen Fußpilz
- Sonnencreme (mindestens LSF 15)
- Lippenbalsam (mindestens LSF 8)
- Arnikasalbe oder -gel bei Muskelschmerzen oder Entzündungen
- Insektenschutzmittel

GRUNDAUSRÜSTUNG

- Schere mit stumpfer Spitze
- Thermometer
- Pinzette

SONSTIGES

- Massagegeräte (die elektrischen Geräte sind am angenehmsten)
- Massageroller

Die aufgeführten und abgebildeten Produkte wurden von Dr. James Garrick, dem Leiter der sportmedizinischen Abteilung des Saint Francis Memorial Hospital in San Francisco, befürwortet.

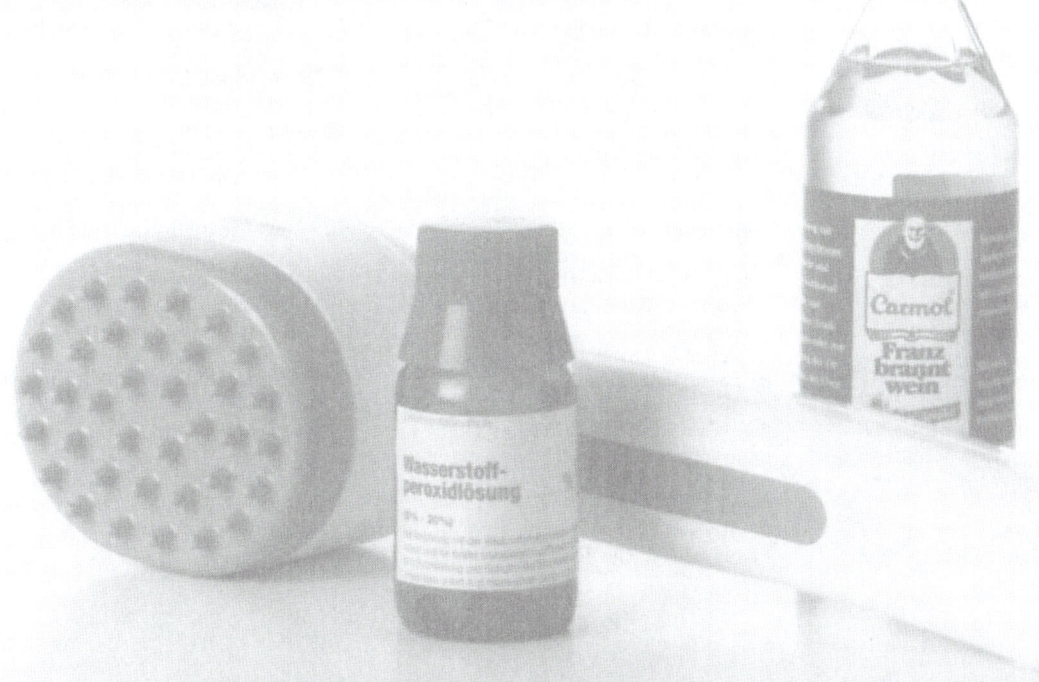

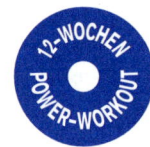

REGISTER

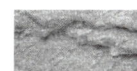

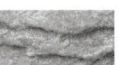